"十二五"普通高等教育本科国家级规划教材

中国高等教育学会医学教育专业委员会规划教材
全国高等医学院校教材

供基础、临床、预防、口腔医学类等专业用

神经病学
Neurology

（第3版）

主　编　王拥军

副主编　张星虎　赵世刚　宋景贵　刘　斌　郭　力

编　者　（按姓名汉语拼音排序）

范文辉（重庆医科大学）　　　　　罗德欣（哈尔滨医科大学）

郭　力（河北医科大学）　　　　　彭　英（中山大学孙逸仙纪念医院）

李　彤（新乡医学院）　　　　　　秦海强（首都医科大学）

李　新（天津医科大学）　　　　　宋景贵（新乡医学院）

李淑芬（承德医学院）　　　　　　苏进营（河北工程大学临床医学院）

李雪梅（潍坊医学院）　　　　　　王拥军（首都医科大学）

李志伟（重庆医科大学）　　　　　殷旭华（内蒙古医科大学）

刘　斌（河北联合大学）　　　　　袁　云（北京大学医学部）

刘　芳（沈阳医学院）　　　　　　张星虎（首都医科大学）

刘　晶（齐齐哈尔医学院）　　　　赵世刚（内蒙古医科大学）

刘志辉（潍坊医学院）

北京大学医学出版社

SHENJINGBINGXUE

图书在版编目（CIP）数据

神经病学/王拥军主编. —3 版. —北京：北京
大学医学出版社，2013.12（2019.5 重印）
ISBN 978-7-5659-0751-7

Ⅰ．①神⋯　Ⅱ．①王⋯　Ⅲ．①神经病学—高等学校—教材
Ⅳ．①R741

中国版本图书馆 CIP 数据核字（2013）第 317601 号

神经病学（第 3 版）

主　　编：王拥军
出版发行：北京大学医学出版社
地　　址：（100191）北京市海淀区学院路 38 号　北京大学医学部院内
电　　话：发行部 010-82802230；图书邮购 010-82802495
网　　址：http://www.pumpress.com.cn
E - mail：booksale@bjmu.edu.cn
印　　刷：北京瑞达方舟印务有限公司
经　　销：新华书店
责任编辑：高　瑾　黄　越　　责任校对：金彤文　　责任印制：罗德刚
开　　本：850mm×1168mm　1/16　印张：22.5　彩插：3　字数：648 千字
版　　次：2013 年 12 月第 3 版　2019 年 5 月第 5 次印刷
书　　号：ISBN 978-7-5659-0751-7
定　　价：46.00 元

序

北京大学医学出版社组织编写的全国高等医学院校临床医学专业本科教材（第2套）于2008年出版，共32种，获得了广大医学院校师生的欢迎，并被评为教育部"十二五"普通高等教育本科国家级规划教材。这是在教育部教育改革、提倡教材多元化的精神指导下，我国高等医学教材建设的一个重要成果。为配合《国家中长期教育改革和发展纲要（2010—2020年）》，培养符合时代要求的医学专业人才，并配合教育部"十二五"普通高等教育本科国家级规划教材建设，北京大学医学出版社于2013年正式启动全国高等医学院校临床医学专业（本科）第3套教材的修订及编写工作。本套教材近六十种，其中新启动教材二十余种。

本套教材的编写以"符合人才培养需求，体现教育改革成果，确保教材质量，形式新颖创新"为指导思想，配合教育部、国家卫生和计划生育委员会在医药卫生体制改革意见中指出的，要逐步建立"5 + 3"（五年医学院校本科教育加三年住院医师规范化培训）为主体的临床医学人才培养体系。我们广泛收集了对上版教材的反馈意见。同时，在教材编写过程中，我们将与更多的院校合作，尤其是新启动的二十余种教材，吸收了更多富有一线教学经验的老师参加编写，为本套教材注入了新鲜的活力。

新版教材在继承和发扬原教材结构优点的基础上，修改不足之处，从而更加层次分明、逻辑性强、结构严谨、文字简洁流畅。除了内容新颖、严谨以外，在版式、印刷和装帧方面，我们做了一些新的尝试，力求做到既有启发性又能引起学生的兴趣，使本套教材的内容和形式再次跃上一个新的台阶。为此，我们还建立了数字化平台，在这个平台上，为适应我国数字化教学、为教材立体化建设作出尝试。

在编写第3套教材时，一些曾担任第2套教材的主编由于年事已高，此次不再担任主编，但他们对改版工作提出了很多宝贵的意见。前两套教材的作者为本套教材的日臻完善打下了坚实的基础。对他们所作出的贡献，我们表示衷心的感谢。

尽管本套教材的编者都是多年工作在教学第一线的教师，但基于现有的水平，书中难免存在不当之处，欢迎广大师生和读者批评指正。

王德炳　柯杨

2013年11月

第 3 版前言

　　医学教材是医学生学习相关领域知识的启蒙书，对医学生提高专业知识、建立合理的知识结构起到至关重要的作用。能有机会编写这样一本"十二五"普通高等教育本科国家级规划教材，所有编者都倍感荣幸，但在光荣背后，我们同时也认识到这是一项艰巨的工作，需要崇高的使命感、高度的责任心，力争编写适合当代学生特点的教材。

　　医学是一门快速发展的科学，尤其在神经系统领域。为破解"脑的奥秘"，全世界各国展开了艰辛的探索之旅，并在神经影像学、神经分子生物学等多个领域取得了卓越的成果，对神经系统疾病的认识更加深入，其诊断与治疗水平也日益得到提高。可以预见，今后一段时间神经科学还将会得到迅速的发展，定期对《神经病学》进行更新也将成为一种必然。本次再版是在《神经病学》第 2 版基础上进行的。第 2 版教材在许多医学院校使用，得到了读者的认可，亦收到了良好的效果。根据第 2 版的经验，在此次再版的过程中，我们始终强调编写的基本原则：①教材应具权威性，所有的观点应得到目前医学界的广泛认可，不应包括不成熟的或个人的观点；②教材要与时俱进，能够反映国家规划、指南、循证医学的内容；③教材应重点突出"三基"，即基本理论、基础知识和基本技能，不过分强调少见病和疑难病；④教材要具可读性，文字要简练，图表清晰、准确。因此，本书力求以较少的篇幅、精练的语言来介绍神经系统常见病、多发病，目的是帮助医学生建立神经系统疾病的临床诊疗思路。

　　为了使教材内容更有利于医学生学习，本次修订对部分章节结构和知识点进行了修正或完善。此版教材在原有基础上增加了 2 个章节，分别是神经系统常见症状、系统性疾病的神经系统损害，把原有的副肿瘤综合征、意识障碍及脑死亡、颅内压异常、眩晕等并入上述章节中，还增加了血管性痴呆、髓鞘中央溶解症、睡眠障碍、脑血管的检查等内容，力图使医学生对常见的神经系统疾病有更全面的了解。对一些已被淘汰的知识，如脊髓造影等，进行了删除，而对一些在临床诊断中更加重要的检查，如 CT、MRI、神经电生理检查等，此版教材也增加了相应内容。另外，对照国际上最新颁布的诊疗指南，对各个章节的内容进行了全面的检查，使此版教材能体现最新的国内外进展。

　　为了使教材能够更好地满足师生的需求，此次再版的流程有了一些创新。在再版前，我们选取了数十名医学生、大学教师等组成专项小组，对第 2 版教材的难易程度、先进性、写作水平进行了全面评价，听取了他们对各个章节应该增加、删减、修改内容的建议。各位编者齐聚北京，参照师生的建议详细讨论，制定了修订内容。之后，各位编者根据修订内容编写和修改，最终形成了此版教材。希望通过流程的改进和各位编者的努力，编写出更加适合医学生学习的教材。在此，对他们的辛勤工作表示衷心的感谢。

　　本次修订对第 2 版内容更新较多，虽然编者倾尽全力，但由于水平有限及时间仓促，书中肯定还存在不足之处，各位读者在使用本教材过程中如有任何宝贵的建议，可以与作者或出版社联系，我们将在修订时更正。

王拥军

目　录

第一章 绪 论

一、神经病学的定义及发展史

神经病学（neurology）由内科学派生出来，它是研究中枢神经系统、周围神经系统及骨骼肌疾病的病因、病理、发病机制、临床表现、诊断、治疗、康复和预防的一门临床学科。

神经病学一词首先出现于 1664 年英国医学家 Thomas Willis 出版了的《脑的解剖》中，但当时神经系统疾病只有在患者死后的研究中才能确认。法国神经病学家 Jean-Martin Charcot（1825—1893）在巴黎建立了著名的神经学诊所，是现代神经病学奠基人，被誉为"神经病学之父"，他把临床观察到的症状与患者死后检查所看到的神经病变联系起来，能够诊断生者所患的疾病，并且能够从一些相似的疾病中区分出每种疾病的症候群。近十年来，随着分子生物学技术的广泛应用，神经系统疾病的诊断已经向分子诊断水平发展，"朊蛋白病"这一诊断名词的出现即是一个例证。神经影像（CT 与 MRI）技术的广泛应用极大地提高了神经系统疾病诊断的准确性。

神经病学是神经科学的一部分，它的发展与研究神经系统结构与功能、病因与病理等诸多神经基础科学密切相关，它们之间相互渗透，互为推动。这些基础学科包括神经解剖学、神经组织胚胎学、神经生物化学、神经病理学、神经遗传学、神经免疫学、神经流行病学、神经影像学、神经药理学、神经信息学、实验神经病学等。临床神经病学涉及的疾病种类繁多，在发展过程中又逐渐独立出其他专科，如神经眼科学、神经内分泌学、神经介入学、血管神经病学等。神经外科早已从神经病学中分离出来。儿童神经病学、围生期神经病学、新生儿神经病学、老年神经病学也已经或正在发展为独立的学科。

二、神经病学在临床医学中的地位

神经系统疾病是严重影响人类健康的疾病。在当今人类病死率最高的肿瘤、脑血管疾病、心血管疾病、痴呆相关疾病 4 类疾病中，有 2 类属于神经病学的研究内容，部分肿瘤也发生在神经系统。随着人口老龄化和生活方式的变化，神经系统疾病有明显增加的趋势。我国最新的统计表明，脑血管疾病已经成为我国人口死亡和致残的首要原因。神经系统疾病不仅损害患者健康，还会造成极大的社会负担。美国、欧洲、日本已经分别实施"脑的十年计划""脑的二十年研究计划""脑时代计划"，将神经病学列为医学发展的优先项目。

三、神经系统疾病的特点

1. 病因的复杂性　与机体其他系统疾病一样，引起神经系统疾病的病因很多，如感染、中毒、遗传缺陷、营养障碍、创伤、免疫损伤、代谢紊乱、内分泌紊乱、先天畸形、血液循环障碍、异常增生等。需要特别强调的是，许多神经系统疾病的病因仍不清楚。了解可能的病因对于正确诊断及恰当治疗非常重要。

2. 临床表现的多样性　神经系统疾病症状及体征多种多样，主要取决于病变部位，了解临床症状及体征的特点对定位诊断非常重要。一般症状可分为 4 类：①缺损症状：神经系统病变引起正常功能的缺损，如：主侧半球脑梗死导致失语、对侧偏瘫和偏身感觉障碍；面神经炎引起同侧面肌瘫痪等；②刺激症状：神经结构受病变刺激产生过度兴奋的表现，如：大脑皮质运动区占位性病变导致对侧肢体局灶性运动发作；腰椎间盘突出引起坐骨神经痛；病因未明的特发性三叉神经痛等；③释放症状：中枢神经系统受损对低级中枢控制功能减弱，使低级中枢功能表现出来，如：脊髓损伤出现双下肢锥体束征，表现肌张力提高、腱反射亢进和巴宾斯基（Babinski）征等；④休克症状：中枢神经系统急性严重的局部病变导致与之功能相关的远隔部位神经功能抑制，如：大量脑出血急性期的脑休克，偏瘫肢体呈肌张力减低、腱反射消失和Babinski征阴性；急性脊髓横贯性损伤的脊髓休克，受损平面以下出现弛缓性瘫痪，休克期过后才逐渐出现释放症状，转为痉挛性瘫痪、肌张力提高、腱反射亢进和Babinski征等。

3. 诊断及治疗的局限性　尽管目前有多种辅助检查手段应用于临床，但某些神经系统疾病诊断仍然是神经内科医生的难题，有时可能需要肌肉、神经、脑或脊髓活组织检查，即使进行活检有时也难以明确诊断，且患者对于活检依从性差。针对神经系统疾病的治疗手段也有限，许多疾病无特异治疗方法如神经遗传病，某些疾病只能控制临床症状如癫痫，即使神经系统感染也因血脑屏障的存在而使抗感染治疗效果受限。特别需要提出的是，神经系统损害后的自我修复能力有限，若神经组织损害严重或治疗时间滞后，最终恢复较差。

四、神经系统疾病的诊断思路

不同于其他系统疾病，神经系统疾病的诊断包括定位诊断和定性诊断。心脏、肺、肝等器官的疾病受累部位通常相对明确，而神经系统疾病则不同，如肢体无力，受累的部位可以是肌肉、神经-肌肉接头、周围神经、脊髓、大脑等，因此，在诊断神经系统疾时，首先应进行定位诊断，通过定位诊断再来分析和确定定性诊断。进行神经系统疾病的诊断时，通常可以遵循以下思路：

1. 通过详细的病史询问及体格检查，获取准确的症状及体征。在患者诉说不适症状时，除非遇到少数焦虑或强迫症患者诉说重复、没有重点，进行适当引导外，大多数情况下不应该打断患者的描述，这样可以知道患者最关心什么情况。在询问病史和体格检查前，应避免查看患者之前在其他医院的病历记录及影像学资料，这样虽然多耗费了一些时间和精力，但获取的信息可更加真实、准确，医生的思维也更加开阔和活跃，减少了之前医疗行为对本次诊疗过程的干扰。另外，应注意患者的不适描述与实际情况是否一致，如患者诉肢体麻木，实际上是肢体无力；患者诉头晕，实际上可能是头昏、眩晕，甚至头痛。

2. 利用掌握的解剖、生理学、病理生理学知识去分析患者的症状及体征，即鉴别患者解剖或生理上发生的异常。

3. 通过上述步骤，可以判断神经系统受累的部位，即解剖诊断或定位诊断。一系列的症状或体征常可组成一个综合征，其判定有助于了解疾病的部位及特性。

4. 结合相关的资料如疾病的起病方式和速度、演变过程、疾病的病程、系统性疾病情况、既往史、个人史、家庭史、实验室检查等，判断患者病理上的损害，称为病理诊断。当能够确定发病机制及导致患者发病的病因，则进行病因诊断。病理诊断和病因诊断统称为定性诊断。

5. 临床医师应评估残疾的程度，并判断疾病的暂时性或长期性（功能诊断）。这对于疾病的治疗、康复及判断功能预后至关重要。

若遇到疑难疾病，应遵循如下原则进行临床分析：

1. 把重点放在主要的症状和体征上，勿被一些次要或不确定的临床表现分散注意。

2. 下结论不宜武断。当考虑问题只局限于某些临床资料、辅助检查时，会使思维变得狭隘，对其他可能的疾病不进行考虑。临床上的初步诊断只是一个假说，获取新的信息后，需对假说进行不断的验证和修订。疾病在某阶段的表现可能不典型，随着时间的推移，可能会展示出疾病的全貌，使得诊断逐渐明确。

3. 当疾病的主要特征缺乏时，很多医师，特别是年轻医师会想到罕见疾病。但通常情况下，常见疾病的少见表现，比罕见疾病的典型症状更为常见。

4. 进行诊断时，临床医师要从获取的临床信息中依靠个体经验进行诊断，而非某个症状出现的概率。分析每一疾病的每个临床症状的重要性是不现实的，所以多数情况下，不能仅依靠概率对病情进行诊断。

5. 安全且合理情况下，可进行组织学检查，有助于获取病理学信息，并进行正确诊断。

五、神经系统疾病的治疗及预防

神经系统疾病的治疗可以分为对因治疗、对症治疗，有些疾病具有特异性治疗方法如结核性脑膜炎的抗结核治疗，而有些只能控制症状如癫痫进行抗癫痫药物治疗，有些疾病无特效疗法如神经变性病、神经遗传病。应充分了解每种疾病的治疗原则，并不断了解治疗新进展，如多发性硬化过去无有效药物预防复发，而干扰素-β的应用可减少其复发、改善预后。在治疗神经系统疾病时，不仅要依据循证医学（evidence-based medicine，EBM）证据，还要兼顾个体化治疗的特点，只有二者有机结合，才能提高治疗效果，改善预后，并降低治疗相关的副作用的发生。

采取适当的预防和干预策略有助于减少或防止神经系统疾病的发生或复发，是提高生活质量、减少医疗费用的方法。神经系统疾病的预防有些针对全民（如通过免疫接种预防急性脊髓灰质炎）；有些针对高危人群（如针对高危人群进行脑血管疾病的预防），可避免大规模人群进行时资源的浪费，也增加了依从性。但筛选高危人群也需一定成本，应权衡其中利弊。预防疾病时，还应注意对不同的危险因素采取联合的干预措施，如脑血管疾病的危险因素有高血压、糖尿病、吸烟、脂代谢异常等，同时对这些危险因素进行联合干预比单一的预防措施能带来更大的益处。

六、神经病学的学习方法

神经病学是一门既复杂又抽象的学科，初学者常感到难以理解及记忆。然而神经病学的逻辑推理性较强，通过复习神经解剖学相关知识，掌握正确的病史询问、神经系统查体方法以及辅助检查的意义与方法等，进行归纳、分析，可以较快地掌握神经病学的相关知识。当然，作为一门临床学科，深入实践最为关键，只有与临床病例结合，并不断地分析和讨论，才能逐步掌握。

（王拥军）

第二章 病史采集

■■■ 学习重点
　　1. 掌握：主诉、现病史的主要内容。
　　2. 熟悉：病史采集过程中的注意事项。
　　3. 了解：神经系统疾病常见症状的特点。

■■■ 内容提要
　　1. 病史采集是神经系统疾病诊断过程的重要环节，是疾病正确诊断的关键。
　　2. 病史采集应注意系统完整、客观真实及重点突出。
　　3. 主诉是患者在疾病过程中感受最痛苦，并促使其就诊的最主要的原因，包括主要症状、病程和疾病演变过程。
　　4. 现病史包括起病情况、症状发展和演变过程、症状特点、伴随症状、诊治情况等。
　　5. 神经系统疾病常见症状的特点。

　　神经系统疾病的诊断过程包括病史采集、神经系统体格检查以及各种相关辅助检查。其中病史采集和体格检查二者并重，是神经系统疾病正确诊断的关键，是任何辅助检查手段不可替代的。通过详尽的病史能够对疾病本身有初步了解，发现对疾病定位和定性诊断有价值的线索。对于神经系统无阳性体征的某些神经系统疾病，病史可能是诊断的唯一线索和依据，结合既往史、个人史和家族史，提出一系列可能疾病的诊断及相关鉴别诊断，以进一步明确治疗方案。

　　病史采集之前通过简单的自我介绍和对患者的问候，获取患者的初步信任，建立和谐医患关系，以便患者能够充分表达，从而使医生获得详尽的临床资料。病史的内容包括：一般情况［如姓名、性别、年龄、职业、居住地、左利手/右利手、发育情况（儿童）］，主诉，现病史，既往史，个人史，以及家族史。病史采集中应注意：①系统完整。尽量不打断患者的叙述，必要时可引导患者按症状出现先后顺序描述其发生、发展和演变情况，重点记录阳性症状，重要的阴性症状也不能忽视。②客观真实。患者提供的病史医生应加以分析，并向亲属及目击者进一步核实。③重点突出。提醒患者减少无关情况和琐碎情节的叙述。④避免暗示。不要根据医生自己的主观推测对患者进行诱导性提问让患者认同。最后，病史采集初步完成后，医生应当归纳患者最有关联的症状特点，并加以分析；必要时还应进一步核实。

一、主诉

　　主诉是患者在疾病过程中感受最痛苦，并促使其就诊的最主要的原因，包括主要症状、病程和疾病演变过程。医生在采集病史过程中应围绕主诉进行询问。在神经系统疾病中，主诉往往是定位和定性诊断最重要的线索。

二、现病史

　　现病史是对主诉的展开，包括发病到本次就诊时症状发生、发展和演变的过程，以及前驱症状和诱发因素等。全面掌握现病史，是疾病正确诊断的法宝。现病史采集过程中应重点了解：①首发症状，是确定疾病性质和初步定位的第一线索；②起病情况，如发病时间、发病急缓、病前有无明显的致病和诱发因素，为定性诊断提供有力证据；③症状的发展和演变，包括症状的加重、减轻、持续进展或无变化等；症状加重、减轻的可能原因和影响因素等，往往暗示特定的疾病性质；④症状特点，包括症状的部位、范围、性质和严重程度等；⑤伴随症状及与现患病有关的其他疾病情况；⑥既往诊治情况及病程中的一般状况；⑦须与本病鉴别的重要阴性症状。

病史采集通常让患者用自己的语言描述疾病的症状，尽量避免其应用医学术语。需重点了解以下神经系统疾病常见症状：

1. 头痛（headache） 头痛是神经系统最常见的症状，病史采集中应了解头痛部位、发生形式、性质、程度，发作持续时间、发作频率，有无规律及先兆，有无诱发因素及伴随症状，头痛与情绪波动、睡眠异常、过度紧张疲劳、体位、月经及饮食的关系，头痛的家族史及诊治经过。

2. 头晕（dizziness）与眩晕（vertigo） 患者述脑子昏昏沉沉、头重脚轻、站立或步态不稳、视物模糊，称之为头晕；感觉自身或外界物体的运动性错觉，如旋转、升降和倾斜等，谓之眩晕。采集过程中应询问患者症状的起病形式、性质特点及伴发症状等。如症状呈发作性、阵发性、持续性；症状与头位和体位的关系、发作诱因；有无伴随视物旋转及自身旋转的错觉、恶心呕吐、耳鸣及听力减退、血压/脉搏变化、心前区不适、发热等；是否存在与症状相关的情况，如服用安眠药、抗惊厥药、脑外伤、颈椎病、贫血、心脏病、高血压/低血压等。

3. 疼痛（pain） 重点了解：①起病形式（急性、亚急性或慢性）；②分布，注意神经系统定位关系，如局限性、放射性（根痛）、扩散性（牵涉痛）等；③性质（锐痛、钝痛）；④规律（发作性、阵发性或持续性）；⑤伴发症状（局部疱疹、炎症或附近结构有无结核、炎症或肿瘤等）。

4. 感觉异常（paresthesia） 如麻木、冷热感、蚁走感、针刺感或电击感等，注意分布的范围、出现的形式（发作性或持续性）及加重的因素等；有无与感觉异常相关的疾病，如糖尿病、用药史、重金属接触史、长期大量饮酒史等。

5. 瘫痪（paralysis） 应注意询问瘫痪的部位，是单瘫、偏瘫、截瘫还是四肢瘫；瘫痪的程度，即瘫痪肢体的活动情况（肌力水平）；起病形式，为急性、亚急性还是慢性起病；瘫痪的性质，是迟缓性瘫痪还是痉挛性瘫痪；瘫痪的诱因或病因，有无上呼吸道感染、肠道感染及疫苗接种史等；既往史、家族史；有无伴发感觉障碍、失语、疼痛、肌肉萎缩、抽搐、发热等。

6. 抽搐发作（seizure） 应当由患者、目击者或家人共同描述。首先了解发作的全过程，其次了解最初起病年龄、诱发因素、先兆症状、发作频率以及以往的诊治情况等。

（1）抽搐部位：全身、局部、不定位或由局部扩展至全身的抽搐。

（2）抽搐形式：肢体是伸直、屈曲还是阵挛，有无头颈或躯干向一侧扭转等。

（3）瞳孔改变：瞳孔扩大、缩小或无变化。

（4）伴随症状：有无意识障碍、二便失禁、舌咬伤、口吐白沫或摔伤等。

（5）抽搐后症状：有无昏睡、头痛呕吐或肢体一过性瘫痪等。

（6）诱发因素：与情绪、月经、睡眠及饮食等的关系。

（7）先兆症状：有无闻到怪异气味、心前区不适感、眼前暗点或闪光、躯体某部位的异常感觉等。

（8）发作频率：每年、每月、每周或每天发作的次数，以及最近一次发作的时间。

（9）最初发病年龄：首次发作的原因，如热性惊厥、脑外伤、脑炎、脑血管病等。

（10）以往的诊断与治疗情况。

7. 晕厥（syncope）　表现为一过性意识丧失并跌倒，跌倒后几秒至几十秒转醒；临床表现为晕厥前期、晕厥期及恢复期。包括反射性晕厥（因直立性低血压、咳嗽、排尿、吞咽等），血管迷走性晕厥，心源性晕厥，脑源性晕厥等。应注意发作时的伴随症状、时间、地点、体位及诱发因素等。

8. 意识障碍（disturbance of consciousness）　首先要让患者及陪同人员理解意识障碍的真正含义，患者或目击者对病情的叙述是判断意识障碍的关键。要了解发病缓急、程度、持续时间，有无伴发抽搐、发热、呕吐、贫血、皮肤出血点等，意识障碍前有无病症、外伤史、中毒史（一氧化碳、农药、乙醇、药物、液化气等中毒）。

9. 视力障碍（visual disorder）　应注意询问是视物模糊还是完全失明，单眼或双眼视力下降的程度，视野缺损的范围是局部还是全部，是否伴有复视；是急性、慢性还是渐进性起病；是否有缓解和复发；以往诊治情况。

三、既往史

询问以往的健康水平和曾患疾病，重点询问与本次发病相关的疾病，如瘫痪、抽搐、高血压、糖尿病、心脏病、高热、昏迷等；内科系统疾病史及诊治情况，曾经接受过的检查；有无外伤史，手术史，感染史，以及预防接种史和过敏史。

四、个人史

询问出生地、居住地、社会经历、文化程度、职业及工作性质；是否到过疫区、生活习惯、性格特点、左/右利手等；烟酒嗜好、吸毒和药物滥用史及具体情况；婚姻史和冶游史；是否有过严重负性生活事件。女性患者需询问月经史和婚育史等。儿童需注意询问围生期、疫苗接种史、成长经过、生长发育情况等。

五、家族史

家族史对遗传性疾病的诊断极为重要。神经系统遗传性疾病或与遗传有关的疾病在临床上并不少见，如进行性肌营养不良、癫痫、肿瘤、偏头痛等。如果两代以上出现相似疾病，或同胞中有两个在相近年龄出现相似疾病，应详细询问发病年龄、临床表现和死亡年龄，记录家族遗传分布情况，分析遗传规律，为预防遗传疾病提供依据。

（李淑芬）

第三章　神经系统体格检查

■■■学习重点

1. 掌握：意识状态检查及意识障碍程度分级；主要脑神经检查、肌力、肌张力、反射、深浅感觉、脑膜刺激征的检查方法及其临床意义。

2. 熟悉：复合感觉、共济运动、自主神经功能的检查方法及临床意义。

3. 了解：各主要肌肉肌力的检查方法。

■■■内容提要

1. 意识状态检查　意识障碍在临床上分为三大类，神经系统检查主要包括以下几个方面：眼征、对疼痛刺激的反应、瘫痪体征、脑干反射、锥体束征和脑膜刺激征等。国际上常用 Glasgow 昏迷评分量表来评价意识障碍的程度。

2. 认知功能检查　主要包括记忆、计算力、定向力、语言、抽象思维和判断、视空间技能等方面的检查。

3. 语言功能检查　包括口语表达、听理解、复述、命名、阅读和书写能力六个方面，有助于失语的临床诊断，注意与构音障碍的区别。

4. 脑神经检查　按十二对脑神经顺序依次检查，特别是临床常见损伤的动眼神经、滑车神经、展神经、面神经、舌咽神经、迷走神经、舌下神经的检查。

5. 运动系统检查　包括肌容积、肌张力异常的类型、肌力分级、共济运动、不自主运动、姿势和步态的检查。

6. 感觉系统　包括浅感觉（痛温触觉）、深感觉（运动觉、位置觉、振动觉）、复合感觉（实体觉、定位觉、两点辨别觉、图形觉）的检查。

7. 反射检查　包括浅反射、深反射及病理反射的检查。反射改变可分为亢进（＋＋＋＋）、活跃（＋＋＋）、正常（＋＋）、减弱（＋）、消失（－）及病理反射。

8. 脑膜刺激征　包括颈强直、凯尔尼格（Kernig）征和布鲁津斯基（Brudzinski）征等，见于脑膜炎、蛛网膜下腔出血、脑炎、脑水肿及颅内压增高等。

9. 自主神经检查　主要为一般视诊检查皮肤黏膜、毛发与指甲等。

10. 脑血管检查　规范的脑血管临床检查是脑血管狭窄识别的基础，标准的临床检查包括触诊、血压测量和脑血管听诊。

病史采集完成后，应对患者进行详细的神经系统检查，要求与全身体格检查同时进行，检查获得的体征可为疾病的诊断提供重要的临床依据。神经系统检查是神经科医生必须熟练掌握的最重要的基本技能之一。

神经系统检查包括：意识状态、认知功能、语言、脑神经、运动系统、感觉系统、反射系统、自主神经功能、脑膜刺激征及脑血管检查。

一、意识状态

意识是指个体对自身状态及外界环境的感知能力，是大脑功能活动的综合表现，包括意识清醒水平和意识内容两部分。意识清醒水平系觉醒状态，是指与睡眠呈周期性交替的清醒状态；意识内容为高级神经活动，包括感知、思维、记忆、情感和意志活动等。一般而言，脑干上行网状激活系统是维持觉醒的基础，而大脑皮质决定意识内容。完整的意识活动需要大脑皮质和脑干功能均保持完好。

意识障碍在临床上分为三大类：以意识清醒水平下降为主的意识障碍（包括嗜睡、昏睡、昏迷），以意识内容减少为主的意识障碍包括（意识模糊或谵妄），特殊类型的意识障碍（包括去皮质综合征、无动性缄默症、植物状态）。

对于意识障碍的患者，采集病史要简明扼要，重点询问意识障碍发生的缓急、是否有外伤史、中毒史、药物过量以及癫痫、高血压、冠状动脉粥样硬化性心脏病（冠心病）、糖尿病、抑郁症或自杀史等，昏迷前是否有其他症状。体格检查强调迅速、准确。一方面要注意生命体征是否平稳，另一方面应尽快确定意识障碍的类型及临床分级。意识障碍的神经系统检查主要包括以下几个方面：眼征、对疼痛刺激的反应、瘫痪体征、脑干反射、锥体束征和脑膜刺激征等。

1. Glasgow 昏迷评分量表（Glasgow coma scale，GCS）　国际上常用此量表来评价意识障碍的程度（表 3-1）。最高分为 15 分，表示意识清楚；8 分以下为昏迷，最低分 3 分，分数越低则意识障碍越重。但此量表对眼肌麻痹、四肢瘫痪、气管插管或切开而不能言语者有一定局限性。

表 3-1　Glasgow 昏迷量表评估法

	评分	反应
A 睁眼动作	4	自动睁眼
	3	言语呼唤后有睁眼反应
	2	疼痛刺激后睁眼反应
	1	对肢体疼痛刺激无睁眼反应
B 言语反应	5	言语定向力准确
	4	言语错乱，缺乏定向力
	3	不适当的言语反应（喊叫、骂、无正常的对话）
	2	不能理解的言语反应
	1	无言语反应
C 局限性动作反应	6	能按吩咐活动肢体
	5	刺激肢体，局限性动作反应定位准确
	4	刺激肢体，肢体出现泛化的逃避、回缩动作
	3	刺激肢体，出现异常强直动作（去大脑强直）
	1	刺激肢体，无反应，不能活动
D 瞳孔对光反射	5	正常
	4	迟钝
	3	两侧反应不同
	2	瞳孔大小不同
	1	无反应
E 脑干反射	5	反射全部存在
	4	睫反射消失
	3	角膜反射消失
	2	头眼或眼前庭反射消失
	1	上述反射均消失
F 抽搐情况	5	无抽搐
	4	局限抽搐
	3	阵发性大发作
	2	持续性大发作
	1	全身呈松弛状态

（续表）

	评分	反应
G 呼吸状态	5	正常节律
	4	周期性潮式呼吸
	3	中枢过度换气节律
	2	不规则（抽泣样）
	1	呼吸停止

A～C 为 Glasgow 昏迷量表：13～14 分为轻度障碍，9～12 分为中度障碍，3～8 分为重度障碍。A～G 为 Glasgow Pittsburgh 昏迷观察表

2. 眼征　包括以下几个方面：

（1）瞳孔：检查其形状、大小、对称性及直接、间接对光反射。

一侧瞳孔散大和对光反射消失常见于各种原因造成的动眼神经麻痹，如颞叶钩回疝、后交通动脉瘤等。双侧瞳孔散大、固定见于严重的中脑损害、重度脑缺氧、深昏迷状态、阿托品中毒等。一侧瞳孔缩小伴上睑下垂和面部无汗，见于 Horner 征，如一侧颈内动脉闭塞或延髓背外侧综合征等；双侧针尖样瞳孔缩小提示脑桥被盖损伤，如脑桥出血、有机磷中毒、吗啡中毒等。

（2）眼底：是否有视盘水肿、出血等。视盘水肿多见于颅内压增高；片状出血见于蛛网膜下腔出血等。

（3）眼球位置及运动：是否有眼球突出、凹陷、位置异常等。突出见于甲状腺功能亢进（甲亢）、动眼神经麻痹和眶内肿瘤等，凹陷见于 Horner 征、颈髓病变以及瘢痕收缩等。一侧眼球外斜视并有瞳孔散大，表明动眼神经麻痹；一侧眼球内斜视见于展神经受损；分离性斜视见于脑干不同层面和小脑损害；眼球浮动提示大脑半球病变而脑干功能保留。急性丘脑损害可引起眼球持续向下和向内偏转；中脑顶盖部病变可引起眼球垂直运动障碍；双眼球水平同向偏斜见于额叶或脑桥被盖部病变。

3. 对疼痛刺激的反应　压眶反射检查昏迷患者对疼痛的运动反应，有助于判断脑损害水平及判断昏迷的程度。出现单侧或不对称性姿势反应，健侧上肢可见防御反应，患侧无，提示偏瘫，定位瘫痪对侧大脑半球或脑干病变。观察面部疼痛表情时的面肌运动，判断有无面瘫。出现去皮质强直，表现为上肢屈曲、下肢伸直、脚内旋，见于皮质及基底节损害；出现去大脑强直，表现为上肢伸直、内收和内旋，伴下肢伸展、踝部不能背屈，常见于中脑受损。

4. 瘫痪体征　昏迷患者若一侧鼻唇沟变浅、口角低垂、睑裂增宽、呼气时面颊鼓起、吸气时面颊塌陷，提示该侧面瘫。一侧肢体自发活动减少、下肢呈外旋位、足底疼痛刺激下肢回缩反应差或消失，提示偏瘫。坠落试验检查上肢时将患者双上肢同时托举后突然放开任其坠落，瘫痪侧上肢迅速坠落且沉重，非瘫痪肢体则向外侧倾倒，缓慢坠落。

5. 脑干反射　包括睫脊反射、角膜反射、反射性眼球运动等，其中反射性眼球运动包括头眼反射和眼前庭反射两种检查方法。脑干反射检查有助于确定是否存在脑干功能损害，判断预后。

（1）角膜反射（corneal reflex）：见三叉神经检查。一侧角膜反射消失常见于三叉神经第一支或面神经损害，提示同侧脑桥病变；双侧角膜反射消失见于一侧三叉神经受损或双侧面神经受损，提示中脑或脑桥受累，常有意识障碍。

（2）头眼反射（oculocephalic reflex）：又称玩偶眼试验（Doll eye test）。轻扶患者头部向左右、上下转动时，正常人眼球向头部运动相反方向移动，然后逐渐回到中线位，脑干病变时该反射消失。

（3）眼前庭反射（oculovestibular reflex）：或称冷热水试验，用注射器向一侧外耳道注入

1ml冰水，半球弥漫性病变而脑干功能正常时出现双眼向冰水灌注侧强直性同向运动；昏迷患者，如存在完全的反射性眼球运动提示脑桥至中脑水平的脑干功能完好；中脑病变时，可显示灌注对侧眼球内收不能，同侧眼外展正常；脑桥病变时反应完全丧失。

（4）睫脊反射（ciliospinal reflex）：颈部皮肤疼痛刺激时可引起双侧瞳孔散大，此反射消失提示下位脑干、颈髓、上胸段脊髓及颈交感神经功能损害。

6. 呼吸形式　昏迷患者，若中枢神经系统病变致呼吸中枢抑制，可出现呼吸节律的异常，可提示不同水平脑损伤的部位，有助于判断病情严重程度及预后。常见以下类型：

（1）过度换气后呼吸暂停：表现为每5～10次深呼吸后，有12～30s的呼吸暂停，提示大脑半球广泛损害。

（2）潮式呼吸（Cheyne-Stokes 呼吸）：渐增-渐减的呼吸频率和呼吸深度，随之有一呼吸暂停阶段，重复出现，其周期可长达30s～2min，呼吸暂停时间可长达5～30s。见于中线深部结构、双侧大脑半球或弥散性皮质损害。

（3）中枢神经源性过度通气：快速节律性过度通气，可达40～70次/分，提示中脑被盖区病变。

（4）长吸式呼吸：表现为延长性吸气痉挛，充分吸气后，暂停2～3s才呼气。见于脑桥上部损害。

（5）丛集式呼吸：频率、幅度不一的周期性呼吸。见于脑桥下部损害。

（6）共济失调性呼吸：表现呼吸频率及节律的异常。见于延髓上部损害。

二、认知功能

高级皮质功能可分为认知功能和非认知功能两大部分。认知功能主要包括记忆、计算力、定向力、语言、执行、抽象思维和判断、视空间技能等方面；非认知功能检查包括有无人格改变、行为异常、精神症状和情绪改变等。本部分主要介绍认知功能障碍的检查方法。

（一）记忆

一般分为瞬时记忆、短时记忆和长时记忆三类。

1. 瞬时记忆检查方法　顺行性数字广度测试是用于检测注意力和瞬时记忆的有效手段。检查者给出若干位的数字串，一般从3或4位数字开始给起，1s给出一个，让患者重复刚才的数字串，然后逐渐增加数字串的长度，直到患者不能完整重复为止。所用的数字串必须是随机、无规律的，不能使用电话号码。逆行性数字广度测试则是让患者逆向说出所给出的数字串，需要具备保存和处理数串的能力。一般顺行性数字广度测试的成绩优于逆行性数字广度测试。

2. 短时记忆检查方法　先让患者记简单物体，如凳子、雨伞或汽车等，或更为复杂一些的短句如"张三，复兴路42号，上海"，确认记住后再继续进行其他测试，约5min后再次询问患者对这些词条的回忆情况。

3. 长时记忆检查方法　包括自己的相关信息如家庭住址和电话号码等，学校学习的基础知识，如国家首都、著名人物。

（二）计算力

一般常从最简单的计算开始，如2+2；或者提出简单的数学计算题，如"白菜2元1斤，10元买几斤"。更常用的方法是从100中连续减7（如果不能准确计算，则让患者从100连续减3）。此时还需注意力和集中力的参与协助。

（三）定向力

包括时间定向力（星期、年月日、季节）、地点定向力（家、所在位置）和人物定向力（辨清家属、医生等）的检查。需患者在注意力集中的状态下进行。

（四）语言（见下）

（五）失用

给予患者口头和书面命令，观察其执行命令、模仿动作和实物演示能力等。注意观察穿衣、洗脸、梳头和用餐等动作是否有序和协调，能否完成目的性简单的动作如伸舌、闭眼、举手、书写和系纽扣等。可先让患者做简单的动作（如刷牙、写字、拨电话号码等），再做复杂的动作（如点烟、穿衣等）。失用通常很少被患者自己察觉，也常被医生忽视。

（六）失认

失认是感觉通路正常而患者不能经由某种感觉辨别熟识的物体。主要包括视觉失认、听觉失认、触觉失认。体象障碍也为失认的一种，系自身认识缺陷，多不作为常规体检。

1. 视觉失认　给患者看一些熟悉物品，照片、风景画和其他实物，令其辨认并用语言或书写进行表达。

2. 听觉失认　辨认熟悉的声音，如铃声、闹钟、敲击茶杯和乐曲声等。

3. 触觉失认　令患者闭目，让其触摸手中的物体加以辨认。

（七）视空间技能和执行功能

画钟试验：让患者画一个钟面、填上数字，并画出指定时间的表针位置。此项检查需视空间技能和执行功能相互协调，若出现钟面缺失或指针不全，提示两者功能障碍。

三、语言功能

包括六个方面：口语表达、听理解、复述、命名、阅读和书写能力，可在采集病史时对其进行综合评价，有助于失语的临床诊断。

1. 口语表达　注意患者谈话语量、语调和发音，有无语法功能或语句结构错误，有无实质词错误或错语、找词困难、刻板语言，能否达义等。具体分如下几种：

（1）言语流畅性：有无言语流利程度的改变，可分为流利性和非流利性言语。

（2）语音障碍：有无在发音器官正常情况下的言语含糊不清，是否影响音调。

（3）找词困难：有无不能自由想起恰当的词汇，或找词的时间延长。

（4）错词、新语、无意义杂乱语及刻板言语。

（5）语法障碍：有无难以组成正确句型的状态，如句子缺乏语法功能词，电报式语；语法错乱，即词语位置顺序不合乎语法规则。

2. 听理解　检查患者对语义的理解能力。要求患者执行简单的口头指令（如"张嘴""睁眼""闭眼"等）和含语法的复合句（如："用左手摸鼻子""用右手摸左耳朵"等）。

3. 复述　要求患者重复检查者所用的词汇或短语，包括常用词（如铅笔、苹果、大衣）、不常用词、抽象词、短语、短句和长复合句等。注意能否一字不错或不漏地准确复述，有无复述困难、错语复述、原词句缩短或延长或完全不能复述等。

4. 命名　让患者说出检查者所指的常用物品如手电、杯子、牙刷、钢笔或身体部分的名称。

5. 阅读　通过让患者朗读文字和执行写在纸上的指令等，判定患者对文字的朗读和理解能力。

6. 书写　要求患者写姓名、地址、系列数字和简要叙事以及听写或抄写等判定其书写能力。

四、脑神经检查

（一）嗅神经

检查前须排除鼻腔局部病变。嘱患者闭目，检查者用拇指堵住患者一侧鼻孔，将装有易挥发但无刺激性气味的液体（如香水、松节油、薄荷水等）小瓶，或牙膏、香皂、樟脑、香烟等置于患者另一侧鼻孔下，让患者说出嗅到的气味名称。然后再按同样方法检查对侧。注意不能使用刺激性液体如乙醇、氨水和甲醛（福尔马林）等。临床可有单侧或双侧嗅觉减退或丧失、幻嗅发作等表现。

（二）视神经

1. 视力　包括远视力和近视力检查。

（1）远视力检查：通常采用国际标准视力表，自上而下分为12行，受试者距视力表5m，按视标大小相对应的视力以小数记录。如果受试者不能看清最大视标，嘱其走近视力表，直至能看清为止，并记录被检眼与视力表的距离，按如下公式计算视力：视力＝0.1×被检眼与视力表的距离（m）/5。

（2）近视力检查：采用标准近视力表，被检眼距视标30cm测定，自上而下逐行认读视标，直至不能分辨的一行为止，前一行标明的视力即代表患者的实际视力。

正常视力在1.0以上，小于1.0即为视力减退。若在视力表前1m处仍不能识别最大视标，可从1m逐渐移近辨认检查者的指数或手动，记录指数（CF）或手动（HM）/距离表示视力。如不能辨认眼前手动，可用手电筒照射眼，记录看到光亮为光感，光感消失为失明。

2. 视野　是双眼平视前方固定不动时所能看到的空间范围，分为中心视野和周边视野。中心视野应用平面视野计检查，周边视野有如下两种检查方法：

（1）手动粗略测试法：嘱患者背光与检查者相距约1m相对而坐，测试其左眼时，检查者遮盖左眼，互相直视，检查者用示指或视标在与患者间等距离处分别由颞上、颞下、鼻上、鼻下从外周向中央移动，嘱患者看到后告知，与检查者的正常视野范围相比较，判断患者是否存在视野缺损。

（2）周边视野计精确测试法：常采用弓形视野计，受检眼注视视野计中心白色固定点，另一眼盖以眼罩，通常先用3～5mm直径白色视标，沿金属板的内面在各不同子午线上由中心注视点向外移动，直到患者看不见视标为止，或由外侧向中心移动直至患者能看见视标为止，将测定的视野记录在视野表上。以此方法每转动视野计30°检查一次，最后把视野表上所记录的各点以连线连接起来，即该眼视野的范围。正常单眼视野范围大约颞侧90°，下方70°，鼻侧和上方各60°。

3. 眼底　嘱患者背光而坐，注视正前方，检查者位于患者右侧，右手持检眼镜，右眼观察患者右侧眼底，左眼相反。正常眼底可见视盘呈圆形或椭圆形，直径约为1.5mm，边缘整齐，色泽红，中央部分色泽较浅，呈凹状，为生理凹陷；正常血管走行呈自然弯曲，动静脉伴行，管径之比约为2∶3。检查后应记录视盘形状、色泽、边缘是否清晰可见及视网膜、血管情况。

（三）动眼、滑车、展神经

三对脑神经共同支配眼球运动，故同时检查。

1. 外观　观察眼裂是否对称、有无上睑下垂、眼球突出或内陷、斜视或同向偏斜、自发眼震等。

2. 眼球运动　患者固定头部，双眼注视检查者手指并随之向各个方向转动，观察两侧眼球向各个方向活动时有无受限及程度，有无复视及眼球震颤；检查辐辏运动。

3. 瞳孔及其反射

（1）外形：观察瞳孔的位置、大小、形状及边缘是否整齐。

（2）对光反射：用手电筒从侧面照射一侧瞳孔，可见瞳孔缩小，称为直接对光反射，对侧瞳孔同时缩小称为间接对光反射。

（3）调节和辐辏反射：嘱患者注视前方远处检查者示指，然后迅速移动示指至患者鼻前方约20cm处，正常可见双瞳孔缩小（调节反射）和双眼球内聚（辐辏反射）。

（四）三叉神经

1. 咀嚼运动　首先观察双侧颞肌、咬肌有无萎缩；双手同时触摸颞肌或咬肌，嘱患者做咀嚼动作，测试两侧肌力是否对称；嘱患者张口，观察下颌有无偏斜。一侧三叉神经运动支病变时，病侧咀嚼肌肌力减弱，张口下颌偏向患侧，病程较长时可能出现肌肉萎缩。

2. 面部感觉　用大头针、盛冷热水的玻璃试管（或音叉表面、听诊器头金属面）、棉签等测试面部皮肤的痛、温、触觉，观察有无感觉过敏、感觉减退或消失，并划出感觉障碍的分布区域，判断是三叉神经周围支区域的感觉障碍还是核性感觉障碍，注意两侧对比。

3. 反射

（1）角膜反射（corneal reflex）：嘱患者向一侧注视，检查者以捻成细束的棉絮由侧方轻触其注视方向对侧的角膜，正常反应为双侧的瞬目动作，受试侧为直接角膜反射，对侧为间接角膜反射。角膜反射的传入通过三叉神经的眼支，中枢在脑桥，传出经由面神经，反射径路任何部位病变均可使角膜反射减弱或消失。

（2）下颌反射：嘱患者微张口，检查者将拇指置于患者下颌正中，用叩诊锤叩击手指，引起下颌上提、闭口动作。下颌反射的传入和传出均为三叉神经，中枢在脑桥。正常人不易引出，双侧皮质脑干束病变时反射亢进。

（五）面神经

1. 运动功能　观察额纹、眼裂和鼻唇沟是否对称，有无一侧口角低垂或口角歪斜。嘱患者行蹙额、皱眉、用力闭目、示齿、鼓腮、吹哨等动作，观察左右是否对称及有无面肌瘫痪。一侧面神经周围性（核或核下性）损害时，病侧所有面部表情肌瘫痪，表现病侧额纹变浅、皱眉不能、闭眼无力或不全、鼻唇沟变浅，鼓腮和吹哨时病侧漏气，示齿时口角歪向健侧；中枢性（皮质脑干束）损害时仅表现病灶对侧眼裂以下面肌瘫痪，检查时应特别注意鉴别。

2. 味觉　嘱患者伸舌，检查者用棉签分别蘸取少许食糖、食盐、奎宁和食醋溶液等涂于患者一侧舌前部 2/3，令其不能讲话，仅指出预先写在纸板上的"甜、咸、酸、苦"四字之一。每测试一种溶液后要用清水漱口。两侧要分别检查并比较。面神经损害时舌前 2/3 味觉丧失。

3. 反射

（1）角膜反射：见三叉神经检查。

（2）掌颏反射：敲击或划手掌大鱼际肌引起同侧颏肌收缩，提示锥体束受损。双侧阳性也可见于老年人。

4. 副交感　观察有无泪液分泌异常。膝状神经节及其附近病变可致同侧泪液减少，膝状神经节远端病变导致泪液分泌增多。

（六）前庭蜗神经

1. 蜗神经

听力检查：粗略检查可用耳语、表音或音叉测试。要求环境安静，由远及近至能够听到声音为止，记录其距离，再用同法测试对侧耳听力，两侧对比，并与检查者比较。精确检查须用电测听计。

音叉试验可鉴别传导性聋和感音性聋，包括：

（1）Rinne 试验：将振动的音叉柄（频率为 128 Hz）置于患者耳后乳突部（骨导），至听不到声音后迅速将音叉移至同侧外耳道旁（气导），直到听不到声音，再检查另一侧。正常情况下，气导能听到的时间长于骨导能听到的时间，即气导＞骨导，称为 Rinne 试验阳性。传导性聋时，骨导＞气导，称为 Rinne 试验阴性；感音性聋时，虽然是气导＞骨导，但二者时间均缩短。

（2）Weber 试验：将振动的音叉置于患者额顶正中，比较双耳骨导。正常时两耳感受到的声音相同。传导性聋时患侧较响，称为 Weber 试验阳性；感音性聋时健侧较响，称为 Weber 试验阴性。

2. 前庭神经　观察患者有无眩晕、呕吐、眼球震颤和平衡失调等自发性症状，也可进行前庭功能检查，包括：

（1）转椅试验：让患者闭目坐于转椅上，头前屈 30°，向一侧快速旋转 10 周后突然停止，让患者立即睁眼注视前方，正常可出现快相和旋转方向相反的水平性眼震，持续 30s，如小于 15s 则提示前庭功能障碍。

（2）冷热水试验（Caloric 试验）：亦称外耳道冷温水灌注试验。患者无鼓膜破损时方可进行本检查。嘱患者仰卧，头部抬起 30°，用冷或热水注入一侧外耳道，至引发眼球震颤时停止注入，注入热水时眼震快相向注入侧，注入冷水时眼震快相向对侧。正常情况下眼震持续约 2min，前庭病变时反应减弱或消失。

（七）舌咽、迷走神经

二者的解剖和生理关系密切，常同时受累，故同时检查。

1. 运动　询问病史时观察患者有无声音嘶哑或鼻音，有无吞咽困难和饮水呛咳。嘱患者发"啊"声，观察双侧软腭抬举是否一致，悬雍垂是否偏斜。一侧麻痹时，病侧腭弓低、软腭上提差，悬雍垂偏向健侧；双侧麻痹时，悬雍垂虽居中，但双侧软腭抬举受限甚至完全不能。

2. 感觉　用棉签或压舌板轻触两侧软腭和咽后壁黏膜，观察有无恶心反应及作呕动作。

3. 味觉　舌咽神经支配舌后 1/3 的味觉，检查方法同面神经。

4. 咽反射　嘱患者张口发"啊"声，用棉签轻触两侧咽后壁黏膜，引起作呕及软腭上抬动作，观察比较两侧是否一致。一侧病变可见患侧咽反射减弱或消失。

（八）副神经

副神经支配胸锁乳突肌和斜方肌的随意活动。先观察患者有无斜颈或垂肩、有无胸锁乳突肌和斜方肌萎缩。嘱患者做转头和耸肩动作，检查者施加阻力以测试胸锁乳突肌和斜方肌的肌力，并左右比较。

（九）舌下神经

首先观察患者舌在口腔内的位置、形态；然后嘱伸舌，观察有无偏斜、舌肌萎缩及肌束颤动。以舌尖分别顶推口颊部，检查者用手指按压腮部测试肌力强弱。一侧舌下神经周围性病变时，伸舌偏向患侧，可有舌肌萎缩及肌纤维颤动；一侧舌下神经核上性病变时，伸舌偏向病灶对侧，无舌肌萎缩和肌纤维颤动。双侧舌下神经病变时舌肌完全瘫痪而不能伸舌。

五、运动系统检查

（一）肌容积（muscle bulk）

观察比较有无肌肉萎缩、假性肥大，若有应记录其部位、分布和范围，确定是全身性、偏侧性、对称性还是局限性，是限于某周围神经支配区，还是限于某个关节活动的范围。除肉眼观察，还可用软尺测量肢体周径，相差 1cm 以上者异常，左右肢体应选择对称点测量周径，以避免测量误差。

（二）肌张力（muscle tone）

肌张力是指肌肉在松弛状态下的紧张度。通过触摸肌肉的硬度和被动屈伸肢体感知的阻力大小进行判断。

1. 肌张力增高　表现肌肉较硬，被动运动时阻力增加，关节活动范围缩小。见于锥体系和锥体外系病变。根据肢体被动活动时的阻力情况可分为折刀样肌张力增高、铅管样肌张力增高和齿轮样肌张力增高。折刀样肌张力增高表现痉挛性肌张力增高，上肢屈肌和下肢伸肌肌张力增高明显，被动活动开始时阻力大，终了时突然变小；铅管样肌张力增高表现强直性肌张力增高，肢体伸肌和屈肌肌张力均增高，整个被动屈伸活动中遇到的阻力均匀一致，若同时存在肢体震颤，则在肢体被动活动过程中出现规律间隔的短时停顿，如同两个齿轮镶嵌转动，称为齿轮样肌张力增高。

2. 肌张力减低　表现肌肉松弛，被动活动时的阻力减小，关节活动的范围增大。见于下运动神经元病变、小脑病变、某些肌源性病变及脑和脊髓急性病变的休克期等。

（三）肌力（muscle strength）

肌力是指随意肌的收缩力。肌力检查有主动法和被动法。主动法是受检者做主动运动时医生观察其运动的幅度、速度和力量；被动法是检查时给予阻力，受检者用力抵抗以测其肌力。检查者嘱受检者依次做各关节运动，观察肌力是否正常或减退、注意瘫痪的部位。以关节为中心检查肌群的伸、屈、外展、内收、旋前和旋后等功能，适用于上运动神经元病变及周围神经损害引起的瘫痪。但对单神经损害及脊髓前角病变，需要对相应的单块肌肉分别进行检查。

1. 肌力分级　采用肌力六级记录法（表 3-2）。嘱患者依次做有关肌肉收缩运动，并施以阻力，或嘱患者用力维持某一姿势时，检查者施力使其改变，以判断肌力。检查肌力时应注意左右对比，考虑到右利或左利的影响，两侧肢体肌力强弱存在正常差异。

表 3-2　肌力的六级记录法

0 级	完全瘫痪，肌肉无收缩
1 级	肌肉可见收缩，但不能产生动作
2 级	肢体能在床面上移动，但不能抵抗自身重力，不能抬离床面
3 级	肢体能抵抗自身重力抬离床面，但不能抵抗阻力
4 级	肢体能抵抗阻力，但不完全
5 级	正常肌力

2. 肌群肌力测定　可分别检查四肢关节的屈、伸、内收、外展运动来判断四肢肌群的肌力；躯干肌检查时嘱患者仰卧位、俯卧位用力抬头及肩来观察腹肌及脊旁肌的收缩力。

3. 主要肌肉肌力检查方法（表 3-3）　各块肌肉肌力的检查需要测试相应的具体动作的力量，并非对每一患者均要测试所有肌肉的肌力，需针对病情选择重点检查。

表 3-3　主要肌肉肌力检查方法

肌肉	节段	神经	功能	检查方法
三角肌	C5~6	腋神经	上臂外展	上臂水平外展位，检查者将肘部向下推
肱二头肌	C5~6	肌皮神经	前臂屈曲和外旋	肘部屈曲，前臂外旋位，检查者将其伸直
肱桡肌	C5~6	桡神经	前臂屈曲	同上，但前臂在半内旋、半外展位
肱三头肌	C7~8	桡神经	前臂伸直	维持肘部伸直位，检查者将其屈曲
桡侧腕长肌	C6~7	桡神经	腕部伸直和外展	前臂内旋、维持腕部伸直位，检查者自手背偏桡侧下压
尺侧腕伸肌	C7~8	桡（骨间）神经	腕部伸直和内收	同上，检查者自手背偏尺侧压下
拇指伸肌	C7~8	桡神经	拇指关节伸直	拇指伸直，检查者加阻力
桡侧腕屈肌	C6~7	正中神经	腕背屈和外展	屈曲腕部，检查者在掌部偏桡侧压下
尺侧腕屈肌	C7~T1	正中神经	腕屈曲和内收	同上，检查者在掌部偏尺侧压下
指屈肌	C7~T1	正中、尺神经	指关节屈曲	检查者于指关节处上抬
拇屈肌	C7~T1	正中、尺神经	拇指关节屈曲	屈拇指，检查者加阻力
髂腰肌	L1~3	腰丛、股神经	髋部屈曲坐位	维持髋膝部屈曲，将大腿向足部方向推

（续表）

肌肉	节段	神经	功能	检查方法
股四头肌	L2～4	股神经	膝部伸直	仰位，维持膝部伸直，检查者屈之
股内收肌群	L2～5	闭孔、坐骨神经	股部内收	仰卧下肢伸直，两膝并拢，检查者分开
胫前肌	L4～5	腓深神经	足部背屈	维持足部背屈，检查者在足背压下
蹈长伸肌	L4～S1	腓深神经	蹈趾伸直和足部背屈	足部固定于中间位置，伸直蹈趾，加阻力
趾长伸肌	L4～S1	腓深神经	足趾伸直和足部背屈	同上，伸直足趾，加阻力
腓肠肌和比目鱼肌	L5～S2	胫神经	足部跖屈	膝部伸直位，跖屈足部，加阻力
蹈长屈肌	L5～S2	胫神经	蹈趾跖屈	跖屈蹈趾，检者在蹈趾远端加阻力
趾长屈肌	L5～S2	胫神经	足趾跖屈	同上，跖屈足趾，加阻力
胫后肌	L5～S1	胫神经	足部内翻	足部跖屈位内旋，检查者在足内缘加阻力
臀大肌	L5～S2	臀下神经	髋部伸直	俯卧，膝部屈曲90°，抬膝，加阻力

C：颈；T：胸；L：腰；S：骶

4. 轻瘫试验

（1）上肢平举试验：患者平伸上肢，掌心向上，持续数十秒后可见轻瘫侧上肢逐渐下垂，前臂旋前，掌心向内。

（2）Barre 分指试验：双手五指分开伸直，轻瘫侧手指逐渐并拢屈曲。

（3）小指征：患者双上肢平举，掌心向下，轻瘫侧小指常轻度外展。

（4）外旋征（Jackson 征）：患者仰卧双下肢伸直，轻瘫侧下肢呈外旋位。

（5）下肢下垂试验：仰卧位，双膝髋关节均屈曲成直角，轻瘫侧小腿渐下垂。

（四）共济运动（coordination movement）

首先观察患者日常生活如吃饭、穿衣、系扣、取物、写字、站立及步态等动作是否协调准确，有无言语顿挫及动作性震颤等，然后行以下检查：

1. 指鼻试验（finger-to-nose test）　嘱患者以示指尖触及前方 0.5cm 处检查者的示指，再触自己的鼻尖，用不同方向、速度、睁闭眼反复进行，注意两侧的动作比较。小脑半球病变时患者指鼻不准，接近目标时动作变慢或出现意向性震颤，常超过目标，称为辨距困难（dysmetria）。感觉性共济失调睁眼时指鼻稳准，闭眼时出现障碍。

2. 快复轮替试验　嘱患者快速做前臂旋前、旋后动作，或一手用手掌、手背连续拍打对侧手掌。小脑性共济失调患者动作笨拙、节律慢且不协调。

3. 反跳试验　也称反击征、肌回弹试验。嘱患者用力屈肘，检查者握其腕部向相反方向用力，随即突然松手，正常人因为对抗肌的拮抗作用而使前臂屈曲迅即终止，不会击中自己。小脑病变时缺少此拮抗作用，屈曲的前臂或掌部可碰击到自己的身体。

4. 跟膝胫试验（heel-knee-shin test）　嘱患者仰卧，抬高一侧下肢，屈膝后将足跟置于对侧膝盖上，沿胫骨前缘向下移动至踝部。小脑损害患者抬腿和触膝时动作幅度大、不准确，下移时摇晃不稳。感觉性共济失调患者闭目时足跟难以准确触及膝盖。

5. 起坐试验　嘱患者仰卧位，双手交叉置于胸前，不能借助手支撑设法坐起，正常人躯干屈曲的同时并双下肢下压，小脑病变患者躯干屈曲同时双下肢向上抬离床面，起坐困难，称联合屈曲征。

6. 龙贝格试验（Romberg test）　嘱患者双足并拢站立，双手向前平伸，先睁眼后闭眼，观察其姿势平衡。若闭眼时出现摇晃不稳甚至跌倒，称 Romberg 征阳性，提示感觉性共济失调；小脑性共济失调患者无论睁眼还是闭眼都站立不稳。一侧小脑病变或前庭病变时向病侧倾倒，小脑蚓部病变时向后倾倒。

（五）不自主运动

观察患者有无不能随意控制的痉挛发作、抽动、震颤、肌束颤动、舞蹈样动作、手足徐动、扭转痉挛等，记录其部位、范围、程度和规律，与情绪、动作、寒冷、睡眠等的关系，并注意询问家族史。

（六）姿势和步态

仔细观察患者坐、卧、立、行的姿势，可能发现对于诊断有价值的线索。嘱患者按指令行走、转弯或停止，注意其起步、步幅、步基、方向、节律、停步和协调动作的情况。根据需要尚可检查足跟行走、足尖行走和足跟挨足尖直线行走。常见步态异常有以下几种：痉挛性偏瘫步态、痉挛性截瘫步态、蹒跚步态、慌张步态、摇摆步态、跨阈步态等。

六、感觉系统检查

检查时嘱患者闭目，切忌暗示性提问。应注意左右、上下、远近端及不同神经支配区的对比。由感觉缺失区查向正常区，感觉过敏则应由正常区向病变区检查，必要时需多次重复检查。感觉系统检查主观性强，应在环境安静、情绪平稳情况下进行。

（一）浅感觉

如有异常，记录部位和范围。

1. 痛觉　用大头针轻刺皮肤，询问有无疼痛及疼痛程度。

2. 触觉　用棉签轻触皮肤或黏膜，询问是否察觉及感受的程度，或嘱患者口头计数棉签接触的次数。

3. 温度觉　分别用盛冷水（0～10℃）和热水（40～45℃）的玻璃试管接触皮肤，辨别冷或热感。

（二）深感觉

1. 运动觉　嘱患者闭目，检查者用拇指和示指轻轻捏住患者手指或足趾末节的两侧，上下移动 5°左右，嘱其辨别移动的方向。如感觉不明显可加大幅度或测试较大关节，如腕、肘、踝和膝关节等。

2. 位置觉　嘱患者闭目，检查者将其肢体摆至某一姿势，让其描述姿势或用对侧肢体模仿。

3. 振动觉　将振动的音叉（128Hz）柄置于患者骨隆起处，如足趾、内外踝、胫骨、髌骨、髂嵴、肋骨、脊椎棘突、手指、尺桡骨茎突、锁骨和胸骨等部位，询问有无振动感及持续的时间，两侧对比。

（三）复合感觉

1. 实体觉　嘱患者闭目，令其单手触摸熟悉的常用物品，如钥匙、纽扣、钢笔、硬币或手表等，说出物体的大小、形状和名称。

2. 定位觉　嘱患者闭目，用竹签轻触患者皮肤，让患者用手指出触及的部位。

3. 两点辨别觉　嘱患者闭目，检查者将钝头的两脚规分开，同时接触皮肤。如患者能感受两点，则缩小两脚间距离，直至被感受为一点为止，此时两脚间距离即为两点辨别距。正常身体各处两点辨别距不同：指尖 2～4mm，手背 2～3cm，躯干 6～7cm。个体差异较大，注意两侧对比。

4. 图形觉　嘱患者闭目，用竹签在患者的皮肤上画各种简单图形，如圆形、方形、三角形等或 1、2、3 等数字，请患者辨别，双侧对比。

七、反射检查

神经系统的反射检查结果客观，较少受意识活动的影响。检查时要求患者保持安静和情绪放松，做到"三个一致"，即两侧肢体的姿势一致、叩击部位一致、叩击力量一致。反射活动的强弱存在个体差异，两侧不对称或改变程度明显提示定位意义。反射改变可分为亢进（＋＋＋＋）、活跃（＋＋＋）、正常（＋＋）、减弱（＋）、消失（－）及病理反射。

（一）深反射

1. 肱二头肌反射（biceps reflex）　由 C5～6 支配，经肌皮神经传导。患者坐位或卧位，肘部半屈，检查者左手拇指或中指置于患者肱二头肌肌腱上，右手持叩诊锤叩击左手指，反射活动为肱二头肌收缩，引起屈肘动作。

2. 肱三头肌反射（triceps reflex）　由 C6～7 支配，经桡神经传导。患者坐位或卧位，肘部半屈，检查者以左手托住其肘关节，右手持叩诊锤叩击鹰嘴上方的肱三头肌腱，反射活动为肱三头肌收缩，引起前臂伸展动作。

3. 桡骨膜反射（radial reflex）　由 C5～8 支配，经桡神经传导。患者坐位或卧位，肘部半屈半旋前位，检查者用叩诊锤叩击其桡侧下端，反射活动表现为肱桡肌收缩，引起肘关节屈曲、前臂旋前动作。

4. 膝反射（knee jerk）　由 L2～4 支配，经股神经传导。患者坐位时膝关节屈曲 90°，小腿自然下垂；仰卧位时检查者左手托其膝后使膝关节呈 120°屈曲，右手持叩诊锤叩击髌骨下方股四头肌肌腱，反射活动表现为股四头肌收缩，小腿伸展。

5. 踝反射（ankle reflex）　由 S1～2 支配，经胫神经传导。患者仰卧位或俯卧位，屈膝 90°，检查者左手使足背屈成直角，右手持叩诊锤叩击跟腱，反射活动为腓肠肌和比目鱼肌收缩，足跖屈。

6. 阵挛（clonus）　是腱反射亢进的表现，见于锥体束损害。可表现为：①髌阵挛（knee clonus）：患者仰卧，下肢伸直，检查者以拇指和示指捏住髌骨上缘，突然而迅速地将髌骨向下推移，并继续保持适当的推力，髌骨发生连续节律性上下颤动；②踝阵挛（ankle clonus）：较常见，患者仰卧，检查者以左手托其腘窝，使膝关节半屈曲，右手托其足底前部，突然用力使足背屈，并继续保持适当的推力，踝关节发生节律性的往复伸屈动作。

（二）浅反射

是刺激皮肤、黏膜、角膜等引起的肌肉快速收缩反应。角膜反射、咽反射见脑神经检查。

1. 腹壁反射（abdominal reflex）　由 T7～12 支配，经肋间神经传导。患者仰卧，屈膝，用竹签沿肋弓下缘（T7～8）、平脐（T9～10）和腹股沟上（T11～12），由外向内轻划腹壁皮肤，反射活动表现为上、中、下腹壁肌肉的收缩，分别为上、中、下腹壁反射。肥胖及经产妇可引不出。

2. 提睾反射（cremasteric reflex）　由 L1～2 支配，经闭孔神经传入，生殖股神经传出。用竹签轻划患者大腿上部内侧皮肤，表现为同侧提睾肌收缩，睾丸上提。年老体衰者可引不出。

3. 肛门反射（anal reflex）　由 S4～5 支配，经肛尾神经传导。患者胸膝卧位或侧卧位，用竹签轻划患者肛门周围皮肤，表现肛门外括约肌的收缩。

4. 跖反射（plantar reflex）　由 S1～2 支配，经胫神经传导。用竹签由后向前自足跟至小趾根部轻划足底外侧，表现为足趾跖屈。

（三）病理反射（pathologic reflex）

1. 巴宾斯基征（Babinski sign）　用竹签由后向前轻划患者足底外侧，至小趾跟部转向内侧，正常为所有足趾的屈曲，阳性反应为踇趾背屈，其余各趾呈扇形展开。

2. 查多克征（Chaddock sign）　用竹签在外踝下方由后向前轻划至足背外侧，阳性反应同 Babinski 征。

3. 奥本海姆征（Oppenheim sign）　用拇指和示指沿胫骨前缘自上而下用力推移至踝上方，

阳性反应同 Babinski 征。

4. 戈登征（Gordon sign）　用手挤压腓肠肌，阳性反应同 Babinski 征。

另外，Schaeffer 征（用手挤压跟腱）、Gonda 征（用力下压第 4、5 足趾，数分钟后突然放开）、Pussep 征（轻划足背外侧缘），阳性反应均为踇趾背屈。下述霍夫曼征和罗索利莫征实际上是牵张反射，阳性常提示锥体束损害，因此习惯上也归入病理反射。

5. 霍夫曼征（Hoffmann sign）　由 C7～T1 支配，经正中神经传导。检查者以左手握住患者腕部，使其腕部略背屈，右手示指和中指夹住患者中指第二指节，拇指向下迅速弹刮患者的中指指盖，阳性反应为拇指屈曲内收及其他各指的屈曲动作。

6. 罗索利莫征（Rossolimo sign）　由 L5～S1 支配，经胫神经传导。患者仰卧，双下肢伸直，检查者用叩诊锤叩击患者足趾基底部跖面，亦可用手指掌面弹击患者各趾跖面，阳性反应为足趾向跖面屈曲。

八、脑膜刺激征

脑膜刺激征包括颈强直、凯尔尼格（Kernig）征和布鲁津斯基（Brudzinski）征等。颈上节段的脊神经根受刺激引起颈强直，腰骶节段脊神经根受刺激，则出现 Kernig 征和 Brudzinski 征。脑膜刺激征见于脑膜炎、蛛网膜下腔出血、脑炎、脑水肿及颅内压增高等，脑膜刺激征伴发热常提示中枢神经系统感染，不伴发热合并短暂昏迷可能提示蛛网膜下腔出血，深昏迷时脑膜刺激征可消失。

1. 颈强直　患者仰卧，双下肢伸直，检查者轻托患者枕部并使其头部前屈，如屈颈受限，颈部抵抗明显，称为颈强直，但须除外颈椎病。正常屈颈时下颌可触及胸骨柄。

2. 凯尔尼格征（Kernig sign）　患者仰卧，检查者托起患者一侧下肢于髋、膝关节屈曲 90°，一手固定其膝关节，另一手握住足跟，将小腿慢慢上抬，使其被动伸展膝关节，若患者伸直受限并出现疼痛，大、小腿间夹角小于 135°，为 Kernig 征阳性。

3. 布鲁津斯基征（Brudzinski sign）　患者仰卧，双下肢伸直，屈颈时出现双侧髋、膝关节屈曲；或屈曲患者一侧膝关节并压向腹部，出现对侧下肢屈曲均为 Brudzinski 征阳性。

九、自主神经功能检查

（一）一般检查

1. 皮肤黏膜　注意观察颜色（有无苍白、潮红、发绀、色素沉着或色素脱失），温度（升高或降低），质地（有无变硬、增厚、菲薄、干燥、潮湿）及局部水肿、溃疡或褥疮，有无汗液分泌异常（多汗、少汗、无汗等）。

2. 毛发与指甲　观察有无多毛、脱毛及毛发分布异常，有无指甲变形、松脆、脱落等。

（二）括约肌功能及性功能

有无尿潴留或尿失禁，有无大便秘结或大便失禁；有无阳痿或月经失调，有无性功能减退或性功能亢进。

（三）自主神经反射

1. 竖毛反射　搔划或用冰块刺激患者皮肤，可引起竖毛肌收缩，局部出现竖毛反应，毛囊隆起如鸡皮状，逐渐向周围扩散，刺激后 7～10s 后最明显，15～20s 后消失。竖毛反应扩展至脊髓横贯性损害的平面停止，可帮助判断脊髓损害的部位。

2. 卧立位试验　患者由平卧突然直立，变换体位后如每分钟脉搏增加超过 12 次，提示交感神经功能亢进；再由直立转为平卧，变换体位后如果每分钟脉搏减慢超过 12 次，提示副交感神经功能亢进。

3. 皮肤划痕试验　用竹签适度加压在患者皮肤上划一条线，数秒后出现先白后红的条纹为正常。如果出现白色条纹持续时间超过 5min，提示交感神经兴奋性增高；如果红色条纹增宽、隆起，持续数小时，提示副交感神经兴奋性增高或交感神经麻痹。

4. 眼心反射   压迫眼球引起心率减慢的变化称为眼心反射。嘱患者安静卧床 10min 后计数 1min 脉搏，然后压迫患者双侧眼球（压力不致产生疼痛为限）20～30s 后再计数脉搏。正常情况每分钟脉搏减慢 10～12 次，迷走神经功能亢进者每分钟脉搏减慢 12 次以上，迷走神经麻痹者脉搏无变化，交感神经功能亢进者脉搏不减慢甚至加快。

十、脑血管检查

规范的脑血管临床检查是脑血管狭窄识别的基础，可以获得其他检查不能得到的大量信息。一般来讲，标准的临床检查包括触诊、血压测量和脑血管听诊。

（一）触诊

标准的触诊包括双侧颈动脉和桡动脉的触诊。如果颈动脉一侧搏动减弱，提示颈动脉可能有狭窄，同时在颈动脉触诊时注意有无因杂音带来的颤动。注意双侧桡动脉脉搏是否对称，观察有无一侧减弱或消失，桡动脉搏动减弱提示同侧锁骨下动脉可能存在狭窄。

（二）四肢血压测量

特别是双上肢血压，正常情况下双侧大致对称，如果收缩压相差 20mmHg 以上，低的一侧可能存在同侧锁骨下动脉的狭窄或闭塞。临床多见于多发性动脉炎，可引起脑缺血症状，包括头痛、头晕、晕厥、短暂局部脑缺血发作、卒中等。

（三）脑血管听诊

1. 脑血管的听诊要掌握几个要点   ①选择合适的听诊器，一般要使用钟形听诊器，而不是隔膜式听诊器；②掌握正确的听诊部位，标准听诊区有四个，包括颈动脉听诊区、椎动脉听诊区、锁骨下动脉听诊区和眼动脉听诊区（图 3-1）；③如果闻及杂音，要注意其部位、强度、性质、音调、传播方向和出现时间，以及患者姿势改变和呼吸等对杂音的影响。要区分是听诊动脉的杂音还是其他动脉传导过来的杂音；④颈动脉和锁骨下动脉听诊时，如果未听到杂音可通过加压的方式诱发；⑤除了杂音之外，与对侧相比的声音减弱也是重要的狭窄征象。

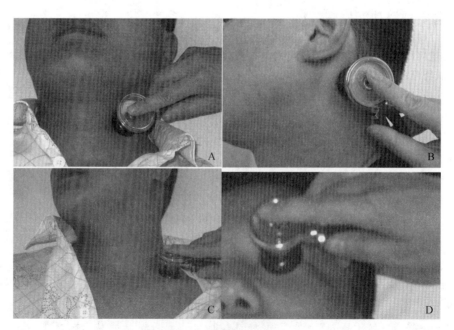

图 3-1   脑血管听诊区

A：颈动脉听诊区；B：椎动脉听诊区；C：锁骨下动脉听诊区；D：眼动脉听诊区

2. 检查方法与部位　患者取坐位或卧位，采用钟形听诊器检查，分别听诊颈动脉、椎动脉、锁骨下动脉和眼动脉听诊区。听诊时注意力要集中，可同时触患者脉搏，仔细寻找有无与脉搏同步的血管杂音。

3. 杂音的临床意义

（1）颈部大血管区血管杂音：应考虑颈动脉或椎动脉狭窄。颈动脉狭窄的典型杂音发自颈动脉分叉部，并向下颌部放射，出现于收缩中期，呈吹风样高音调性质。这种杂音往往提示强劲的颈动脉血流和颈动脉粥样硬化狭窄，但也可见于健侧颈动脉，可能是代偿性血流增快的关系。

（2）锁骨上窝区血管杂音：提示锁骨下动脉狭窄，见于颈肋压迫。

（3）颈静脉杂音：最常出现于右颈下部，随体位变动、转颈、呼吸等改变其性质，故与动脉杂音不同。右锁骨上窝听到低调、柔和、连续性杂音，则可能为颈静脉流入上腔静脉口径较宽的球部所产生，这种静脉音是生理性的，用手指压迫颈静脉后即可消失。

（李雪梅）

第四章　神经系统疾病的辅助检查

■■学习重点

1. 掌握：腰椎穿刺术的适应证、禁忌证及并发症，典型癫痫脑电图的特点，头颅计算机断层成像（CT）和磁共振成像（MRI）的特点及临床应用。

2. 熟悉：数字减影血管造影（DSA）的适应证及临床意义，肌电图及诱发电位的适应证及临床意义，颈部血管超声、经颅超声多普勒的适应证及临床意义，神经病理检查适应证。

3. 了解：基因诊断常用的技术和方法。

■■内容提要

1. 腰椎穿刺术

适应证：用于需了解脑脊液压力和成分发生改变的疾病，如中枢神经系统感染性或炎症性疾病、蛛网膜下腔出血、脑膜癌等；评价中枢神经系统感染性或炎症性疾病的治疗反应；鞘内用药或注射造影剂。

禁忌证：颅内压增高伴有明显的视盘水肿和怀疑后颅窝肿瘤者；腰椎穿刺术部位的皮肤、皮下组织或脊柱有感染者；凝血功能异常；高颈段脊髓肿物或脊髓外伤急性期，开放性颅脑损伤等。

并发症：腰椎穿刺术后头痛、穿刺损伤、脑疝等。

2. 脑电图

脑电图的基本原理，几种常见的异常脑电图，主要用于癫痫等的诊断。

3. 肌电图

肌电图主要用于诊断神经和肌肉疾病，如运动神经元病、周围神经病、肌肉疾病、重症肌无力等的诊断。

4. 脑诱发电位

脑诱发电位主要包括躯体感觉诱发电位、视觉诱发电位、脑干听觉诱发电位、事件相关电位、运动诱发电位，主要用于中枢神经系统传导通路功能状态的评价。

5. 神经影像学

神经影像学检查包括头颅及脊柱 X 线平片、CT、MRI、DSA 等，是神经系统疾病的重要检查手段。

6. 超声诊断

超声诊断包括颈部血管超声、经颅多普勒超声，是脑血管病的重要检查手段。

第一节　脑脊液检查

脑脊液（cerebrospinal fluid，CSF）是由各脑室脉络丛产生，流动于脑室及蛛网膜下腔的一种无色液体，对脑和脊髓有保护、支持和营养等多种功能。许多神经系统疾病可以使 CSF 的生理、生化等特性发生改变。对中枢神经系统感染（如脑膜炎）、蛛网膜下腔出血、脑膜癌和脱髓鞘疾病的诊断、鉴别诊断、预后判断和疗效具有重要的价值，此外也是部分疾病特殊治疗的路径。

脑脊液主要由侧脑室脉络丛分泌，分泌量约占 CSF 的 95%，其余来源于第三脑室和第四脑室等部位。正常成人 CSF 总量为 110～200ml，平均为 130ml。其中两侧脑室各占 10～15ml，第三、第四脑室共 5～10ml，脑蛛网膜下腔及脑池（如脚间池、桥池、小脑延髓池等）占 25～30ml，脊髓蛛网膜下腔占总量的 50% 左右。CSF 生成速度为 0.3～0.5ml/min，每日生成 400～500ml，每日更新 3～4 次。在病理情况下（如脑瘤、脑膜炎）生成量可成倍增加。

CSF 的流动具有一定的方向性。两个侧脑室产生的 CSF 经室间孔流入第三脑室，再经中脑导水管流入第四脑室，经第四脑室的正中孔和外侧孔流入脑和脊髓的蛛网膜下腔，最后主要经矢状窦旁的蛛网膜颗粒回渗到上矢状窦，使 CSF 回流至静脉系统。其回流（或吸收）主要取决于颅内静脉压和 CSF 的压力差以及血脑屏障间的有效胶体渗透压。脑和脊髓的血管、神经周围间隙和室管膜也参与 CSF 的吸收。CSF 分泌增多和吸收障碍引起交通性脑积水，通路受阻则引起梗阻性脑积水。

临床 CSF 的采集通常经腰椎穿刺术进行，特殊情况下可采用小脑延髓池穿刺和侧脑室穿刺及前囟穿刺等方法。本节详细介绍腰椎穿刺术（lumbar puncture）。

一、腰椎穿刺术（腰穿）的适应证、禁忌证和并发症

（一）适应证

1. 中枢神经系统炎症性病变，包括各种原因的脑膜炎和脑炎。
2. 怀疑蛛网膜下腔出血而影像学检查尚不能证实或与脑膜炎等疾病鉴别有困难时。
3. 中枢神经系统血管炎、脱髓鞘疾病及颅内转移瘤的诊断和鉴别诊断。
4. 脑膜癌、瘤的诊断。
5. 鞘内用药或注射造影剂。
6. 怀疑颅内压力异常。

（二）禁忌证

1. 颅内压力升高伴有明显的视盘水肿。
2. 颅内占位性病变，尤其是后颅窝占位病变或出现脑疝迹象。
3. 腰穿部位的皮肤、皮下组织或脊柱有感染。
4. 凝血功能异常、凝血因子缺乏或血小板减少。
5. 高颈段脊髓肿物或脊髓外伤急性期，开放性颅脑损伤等。
6. 病情危重。

（三）并发症

1. 腰穿后头痛　为最常见的并发症，约占 25%。多为 CSF 放出过多，造成颅内压降低所致。多发在穿刺后 24h 出现，可持续 5～8 天，头痛以前额和（或）后枕部为主。穿刺后嘱患者去枕平卧以减轻头痛，鼓励患者多饮水，必要时可静脉输入生理盐水。

2. 脑疝　为最危险的并发症，较易发生在颅内高压的患者，如颅内压高的患者必须行腰穿检查时，一定在穿刺前先用脱水剂。

3. 出血　误穿动脉、静脉或小血管导致血性脑脊液。

4. 感染　较少见，如无菌意识不强、操作不当或局部有感染灶等。

二、腰椎穿刺术的操作方法

穿刺时选取合适的体位是腰穿成败的关键（图 4-1）。患者通常左侧卧位，屈颈抱膝，尽量使脊柱前屈，有利于拉开椎间隙。背部要与检查床垂直，脊柱与床平行。穿刺部位的确定是沿

双侧髂嵴最高点做一连线，与脊柱中线相交处为第 4 腰椎棘突，然后选择第 4、第 5 腰椎间隙进针，如失败可以选择下一或上一腰椎间隙。常规消毒铺无菌巾后，用 2% 的利多卡因 2ml 在穿刺点行局部逐层浸润麻醉。麻醉生效后，操作者左手固定穿刺部位皮肤，右手持针，垂直于背部或稍向头端方向缓慢进针 4～6cm 深度（儿童 2～3cm）。当针尖穿过韧带和硬膜时感到阻力突然消失提示已进入蛛网膜下腔。缓慢抽出针芯，即可见脑脊液流出。测定压力时嘱咐患者全身放松，头恢复至自然位，并缓慢将双下肢伸直。术毕，将针芯插入后再拔出穿刺针，局部无菌纱布覆盖，胶布固定。嘱患者去枕平卧 4～6h。穿刺时尽量选小号穿刺针，进针时针尖斜面应与脊柱轴线平行，以免硬脊膜纤维受损。取 CSF 一般不要超过 10ml，如果腰穿后头痛明显，可卧床休息，多饮水，必要时可静脉输入生理盐水。有脑疝征象时应立即停止腰穿，并快速静脉滴注或推注 20% 甘露醇 250～500ml。

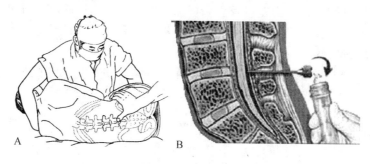

图 4-1　腰椎穿刺术操作示意图

三、脑脊液检查

（一）常规检查

1. 压力

（1）压力测定：腰穿成功后连接压力管，CSF 进入测压管可见液面随呼吸轻微波动，嘱患者充分放松后，管中液体不再波动时的 CSF 压力为初压，其卧位时的压力一般为 80～180mmH_2O。若 >200mmH_2O 提示颅内压增高；若 <80mmH_2O 提示颅内压降低。若连接管中液面不波动，提示椎管内有梗阻或有枕骨大孔疝，均宜小心。

（2）奎肯施泰特试验（Queckenstedt test）：又称压颈试验，即腰椎穿刺时压迫颈部观察 CSF 压力变化。压颈试验前应先进行压腹试验，用手掌深压腹部，CSF 压力迅速上升，解除压迫后，压力迅速下降，说明穿刺针头确实在椎管内。压颈试验有指压法和压力计法，前者是用手指压迫颈静脉 10～15s 后放松，观察其压力的变化。压力计法是将血压计气带轻缚于患者颈部，测定初压后，可迅速充气至 20mmHg、40mmHg 和 60mmHg，记录 CSF 压力变化直至压力不再上升为止，然后迅速放气，记录 CSF 压力至不再下降为止。正常情况下压颈后 CSF 压力迅速上升 100～200mmH_2O 以上，解除压颈后，压力迅速下降至初压水平。如在穿刺部位以上有椎管梗阻，压颈时压力不上升（完全梗阻），或上升、下降缓慢（部分梗阻），称为压颈试验阳性。如压迫一侧颈静脉，CSF 压力不上升，但压迫对侧上升正常，常提示梗阻侧的横窦闭塞。如有颅内压升高或怀疑后颅窝肿瘤者，禁行压颈试验，以免发生脑疝。压颈试验阳性提示蛛网膜下腔完全梗阻或不完全梗阻，主要见于脊髓肿瘤、脊膜炎和椎管肿瘤等。

（3）终压：放出 CSF 后所测得的压力，当低于原初压的 1/2 时常为异常。正常人放液 2～3ml 后的脑压降低一般不超过 10～20mmH_2O 或保持不变。若放液 3～5ml 后压力下降大于 50mmH_2O，应考虑椎管内或枕骨大孔处有不同程度的梗阻；完全性梗阻时，终压有时可下降到零。若放液数毫升后，脑压下降很少或很快恢复到初压水平，则提示有交通性脑积水或颅内压增高。

2. 性状

（1）颜色：正常 CSF 为无色透明的液体。在病理情况下可表现为不同颜色改变。

①红色：常由于各种出血引起，CSF 中出现多量的红细胞，主要由于穿刺损伤出血、蛛网膜下腔或脑室出血引起。前者在留取三管标本时，第一管为血性，以后两管颜色逐渐变淡，红细胞计数结果也依次减少，经离心后上清液呈无色透明。当蛛网膜下腔或脑室出血时，三管均呈红色，离心后上清液呈淡红色或黄色。红细胞在某些 CSF 中 5min 后即可出现皱缩现象，因此不能用以鉴别陈旧性或新鲜出血。②黄色：可因出血、梗阻、感染、黄疸等引起。陈旧性蛛网膜下腔或脑室出血，由于红细胞缺乏蛋白质和脂类对膜稳定性的保护，很易破坏、溶解，出血 $4\sim8h$ 即可出现黄色。停止出血后，这种黄色仍可持续 3 周左右。在椎管梗阻（如髓外肿瘤、吉兰-巴雷综合征）CSF 蛋白质量超过 $1.5g/L$ 时，颜色变黄，其黄色程度与蛋白质含量成正比。化脓性脑膜炎、重症结核性脑膜炎时，因 CSF 蛋白质含量明显增加而呈淡黄色或黄色。重症黄疸如核黄疸、新生儿溶血病时 CSF 也呈黄色。③白色或灰白色：多因白细胞增加所致常见于化脓性脑膜炎。④褐色或黑色：常见于脑膜黑色素瘤。

（2）透明度：正常 CSF 应清晰透明。病毒性脑炎、神经梅毒等疾病的 CSF 也可呈透明外观。CSF 中白细胞 $>300\times10^6/L$ 时可变为混浊；蛋白质含量增加或含有大量细菌、真菌等也可使其混浊；结核性脑膜炎时 CSF 常呈毛玻璃样微混；而化脓性脑膜炎时 CSF 常呈明显混浊。

（3）凝块或薄膜：收集 CSF 于试管内，静置 $12\sim24h$，正常 CSF 不形成薄膜、凝块和沉淀物。若 CSF 内蛋白质包括纤维蛋白多于 $10g/L$ 即可出现凝块或沉淀物，结核性脑膜炎患者的 CSF 静置 $12\sim24h$ 后，可见表面有纤维的网膜形成，取此膜涂片检查结核分枝杆菌，阳性率较高。蛛网膜下腔梗阻时，由于阻塞，远端的 CSF 蛋白质含量常高达 $15g/L$ 以上，此时 CSF 呈黄色胶冻状。

3. 细胞数　正常成人 CSF 白细胞数为 $(0\sim5)\times10^6/L$，多为单个核细胞。儿童为 $(0\sim10)\times10^6/L$，超过 $10\times10^6/L$ 为异常。白细胞增多常提示中枢神经系统有炎症；红细胞增多提示有出血。急性细菌性感染早期，常出现多核白细胞增多；结核或真菌性脑膜炎时，常出现单核白细胞增多，但在早期也可出现多核白细胞增多。CSF 中细胞的改变有助于病原的诊断。

4. 潘迪试验（Pandy test）　CSF 蛋白质定性试验方法。利用 CSF 中球蛋白能与饱和苯酚（石炭酸）结合形成不溶性蛋白盐的原理，球蛋白含量越高反应越明显，通常作为蛋白质定性的参考试验，可出现假阳性反应。

（二）生化检查

1. 蛋白质　正常人腰穿 CSF 蛋白质含量为 $0.15\sim0.45g/L$（$15\sim45mg/dl$），脑池液为 $0.10\sim0.25g/L$（$10\sim25mg/dl$），脑室液为 $0.05\sim0.15g/L$（$5\sim15mg/dl$）。蛋白质含量增高见于中枢神经系统感染、脑肿瘤、脑出血、脊髓压迫症、吉兰-巴雷综合征、听神经瘤等。吉兰-巴雷综合征在发病 $1\sim2$ 周后，CSF 出现"蛋白-细胞分离"现象（即蛋白质增高而细胞数正常），这对诊断有重要意义。蛋白质含量降低 $<0.15g/L$ 见于腰穿或硬膜损伤引起 CSF 丢失、身体极度虚弱和营养不良者。

2. 糖　CSF 糖含量取决于血糖的水平，正常值为 $2.5\sim4.4mmol/L$（$50\sim75mg/dl$），为血糖的 $50\%\sim70\%$。通常 CSF 糖 $<2.25mmol/L$（$45mg/dl$）为异常。糖含量明显减少见于化脓性脑膜炎，轻至中度减少见于结核性或真菌性脑膜炎（特别是隐球菌性脑膜炎）以及脑膜癌病和转移癌。病毒感染时，CSF 糖含量正常或稍高。糖含量增加见于血糖增高情况。

3. 氯化物　正常 CSF 氯化物含量为 $120\sim130mmol/L$（$700\sim750mg/dl$），较血氯水平为高。细菌性和真菌性脑膜炎均可使氯化物含量减低，尤以结核性脑膜炎最为明显。氯化物含量降低还可见于全身性疾病引起的电解质紊乱等（表 4-1）。

表 4-1　常见颅内感染性疾病的脑脊液特点

疾病	压力 (mmH$_2$O)	外观	白细胞数 (×10^6/L)	蛋白 (g/L)	糖 (mmol/L)	氯化物 (mmol/L)	致病菌
正常	80~180	无色透明	0~5	0.15~0.45	2.5~4.4	120~130	(一)
病毒性脑膜炎	正常或增高	透明	10~100，淋巴细胞为主	正常或轻度增高	正常	正常	(一)
化脓性脑膜炎	增高	混浊	500~10000，中性细胞为主	中度或显著增高	减低	减低	化脓菌
结核性脑膜炎	增高	透明或混浊（毛玻璃样）	50~500，淋巴细胞为主	中度或显著增高	减低	减低	结核菌
新型隐球菌性脑膜炎	增高	透明或混浊	10~500，淋巴细胞为主	中度增高	减低	减低	隐球菌

（三）特殊检查

1. 细胞学检查　一般采用玻片离心法收集脑脊液细胞。取 1~2ml CSF，经细胞离心沉淀仪使细胞沉淀在带滤纸孔的玻片上，干燥后经瑞-吉染色镜检。脑脊液细胞学检查可进行细胞分类并发现肿瘤细胞、细菌和真菌等。正常脑脊液细胞主要是小淋巴细胞，其次是单核样细胞。化脓性脑膜炎可见中性粒细胞增多；病毒性脑炎、病毒性脑膜炎表现为淋巴细胞增多；结核性脑膜炎呈混合细胞反应；而脑寄生虫病以持续的嗜酸性粒细胞增多为特征（彩图 4-2）。蛛网膜下腔出血呈无菌性炎性反应，通常在出血后 24h 达到高峰，如无再出血往往在 7~10 天内迅速消失。一般在出血的 12~24h 内出现激活的单核细胞，3 天内出现含红细胞的吞噬细胞，5 天后出现含铁血黄素吞噬细胞，10 天后可见胆红素吞噬细胞；如在吞噬细胞胞浆内同时见到被吞噬的新鲜红细胞、褪色的红细胞、含铁血黄素和胆红素，则为出血未止或复发出血的征象。如系腰椎穿刺损伤者则不会出现此类激活的单核细胞和吞噬细胞。

2. 蛋白电泳　CSF 蛋白电泳的正常值（滤纸法）：前白蛋白 3%~6%，白蛋白 44%~62%，α$_1$ 球蛋白 4%~8%，α$_2$ 球蛋白 8%~11%，β 球蛋白 8%~13%，γ 球蛋白 7%~18%。电泳带的质和量分析对神经系统疾病的诊断有一定帮助。前白蛋白降低见于神经系统炎症，升高见于脑萎缩、脑积水及中枢神经变性病；白蛋白减少多见于 γ 球蛋白增高症；α 球蛋白升高主要见于中枢神经系统感染早期；β 球蛋白增高见于肌萎缩侧索硬化和退行性病变；γ 球蛋白增高多见于脱髓鞘疾病和中枢神经系统感染等。

3. 免疫球蛋白　正常脑脊液免疫球蛋白（CSF-Ig）含量极少，其中 IgG 为 10~40mg/L，IgA 为 1~6mg/L，IgM 含量极微。脑脊液 IgG 增高见于中枢神经系统炎性反应（细菌、病毒、螺旋体及真菌等感染），对多发性硬化、其他原因所致的脱髓鞘病变和中枢神经系统血管炎等诊断有所帮助；结核性脑膜炎和化脓性脑膜炎时 IgG 和 IgA 均上升，前者更明显，结核性脑膜炎时 IgM 也升高。乙型脑炎急性期 IgG 基本正常，恢复期 IgG、IgA、IgM 均轻度增高。

CSF-IgG 指数　脑脊液 IgG 指数 =（脑脊液 IgG/血清 IgG）/（脑脊液白蛋白/血清白蛋白），正常值≤ 0.58，>0.7 为异常，提示脑脊液免疫球蛋白增高来源于中枢神经的合成。可作为中枢神经系统内自身合成的免疫球蛋白标志，见于多发性硬化等许多神经系统免疫性疾病。鞘内 24h IgG 合成率的测定，临床意义与 IgG 指数相同。

寡克隆区带　CSF 寡克隆区带（oligoclonal bands，OB）测定也是检测鞘内免疫球蛋白合成的重要方法。一般临床上检测的是 IgG 型寡克隆区带，是诊断多发性硬化的重要辅助指标。常用的检测方法是等电聚焦电泳和免疫印迹的方法。OB 阳性也可见于其他神经系统感染性疾病。

髓鞘碱性蛋白　中枢神经病变累及白质髓鞘时髓鞘碱性蛋白（MBP）可释放到 CSF 和血清中，用放免分析和酶联免疫法可测出微量 MBP。脑脊液 MBP > 8μg/L 提示活动性脱髓鞘病变，如多发性硬化。

4. 病原学检查

（1）病毒学检测：通常使用酶联免疫吸附试验（ELISA）等方法检查病毒抗体，如单纯疱疹病毒（herpes simplex virus，HSV）、巨细胞病毒（cytomegalovirus，CMV）、风疹病毒（rubella virus，RV）和 EB 病毒等。HSV 抗原早期阳性提示近期感染的可能，双份血清的测定对判断近期感染更有意义；HSV-IgG 型抗体阳性在血清中可终身存在，发病初期 HSV-IgM 型抗体阳性更有意义。CSF 中分离出病毒或检测病毒抗体阳性有助于 CMV、EB 病毒诊断，而阴性不能排除诊断。

（2）细菌学检查：对各种脑膜炎都应进行 CSF 细菌学检查，包括涂片和培养等方法。疑有真菌性脑膜炎时可行墨汁涂片检查。CSF 涂片联合培养诊断隐球菌性脑膜炎的阳性率高达 80% 左右。革兰（Gram）染色可查找革兰阳性球菌。而抗酸染色可查找结核分枝杆菌。结核性脑膜炎的 CSF 静置 12~24h 后，可见表面有纤细的网膜形成，取此膜涂片检查结核分枝杆菌，阳性率较高。有时可用新鲜 CSF 直接涂片，快速查找病原体。

（3）脑脊液特异性抗原抗体检测：对一些中枢神经系统疾病的诊断有较大的帮助。如脑膜炎奈瑟菌抗体检测、乙型脑炎病毒抗体检测分别有助于流行性脑脊髓膜炎和乙型脑炎的早期诊断。脑脊液螺旋体荧光抗体吸收试验对神经梅毒、麻疹病毒抗体效价测定对亚急性硬化性全脑炎等疾病，均起着重要的诊断作用。囊虫特异性抗体检测方法有间接血凝试验、ELISA 法和酶联免疫电转印（EITB）等，其中 ELISA 法最常用，敏感性达 90% 以上，特异性达 98%。正常人抗体阴性，CSF 中抗体阳性有助于脑囊虫的诊断。用单克隆抗体技术检测 CSF 中的癌细胞，不仅有助于癌性脑病的早期诊断，而且还可鉴定癌细胞的来源。

第二节　神经电生理检查

一、脑电图

脑电图（electroencephalography，EEG）是通过电极记录下脑细胞群自发性、节律性电活动的检测方法。EEG 是癫痫诊断和治疗中最重要的一项检查工具，EEG 在癫痫诊断中的作用概括有以下几点：确定发作性事件是否为癫痫发作；确定癫痫发作类型；确定可能的癫痫综合征；有助于发现癫痫的诱发因素。尽管高分辨率的解剖和功能影像学在不断发展，但在癫痫的诊治中 EEG 仍不可替代。

（一）脑电图的敏感性和特异性

EEG 对癫痫的诊断具有重要的作用，但在诊断中有一定的局限性，即 EEG 的敏感性和特异性。已知发作间期癫痫样放电（interictal epileptiform discharges，IEDs）是诊断癫痫的重要依据。IEDs 敏感性指其在癫痫人群中的发生率，受多种因素的影响。一般来说，IEDs 在癫痫儿童中的发生率明显高于成人，且癫痫起病年龄越早 IEDs 发生率越高，有调查发现 12 岁以上癫痫患者棘波发生率为 39%，4~6 岁患儿则可高达 61%。对仅有一次癫痫发作患者的 EEG 调查发现，12%~50% 的患者首次 EEG 记录到了 IEDs，6%~45% 记录到了非特异性异常，32%~74% EEG 为正常。IEDs 特异性是指相比癫痫患者而言，IEDs 在正常人群中的发生率。一般而言，非癫痫患者 IEDs 的发生率低，伴 IEDs 而无癫痫发作的个体未来发展为癫痫的可能性很大。大部分非癫痫人群特别是儿童中 IEDs 常见有三种类型：中央-颞区放电、广泛性棘慢波放电及光阵发反应。研究发现，儿童中仅 40% 的中央-颞区放电和 50% 的枕区放电伴临床癫痫发作，仅有光阵发反应的患者很少出现癫痫发作。相对而言，局灶性（特别是颞区）或多灶性放电则常见于癫痫患者，但是在尿毒症脑病、低钙血症等状态下记录到局灶性或多灶性放电时，大多数患者临床常无癫痫发作。

（二）脑电图的一般操作和检测种类

一般在清洁去脂的头皮上，按国际脑电图学会建议的 10-20 系统电极安放法，放置 21 只电极。可以根据需要选用特殊电极，如记录颞叶底部的电活动可增加蝶骨电极，记录额叶底部和颞叶前内侧的病变可以增加鼻咽电极。常规 EEG 至少记录 20～30min，包括安静闭目状态、睁眼（3s）、过度换气（3min，20 次/分）。进行 EEG 检查时，可通过一些特殊的手段诱发不明显的异常电活动，如闪光刺激、睡眠、静脉注射戊四氮和贝美格等。携带式脑电图监测仪可连续 24h 记录患者脑电信号。闭路电视脑电图和录像监测可同时观察患者情况及脑电图变化。

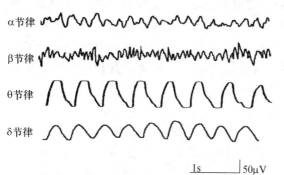

图 4-3   脑电基本节律示意图

（三）正常脑电图

1. 成人脑电图   在清醒状态下，健康成人 EEG 的基本节律为 8～12Hz 的 α 节律，波幅为 20～100μV，约占 75%，主要分布在枕部和顶部。全头 α 频率变化不超过 2Hz，两侧对应区不超过 0.5Hz，两侧波幅差可达 30%。在额颞叶区有 β 波，频率为 13～25Hz，波幅为 5～20μV。大脑前半球可见少量 θ 波，频率为 4～7Hz。频率 4Hz 以下为 δ 波，清醒状态下几乎没有，但入睡可出现，且由浅入深逐渐增多。

频率＜8Hz 的脑电波称为慢波。在声光刺激或精神活动时，α 节律消失，代之以低幅波（图 4-3）。过度换气时，约 80% 的儿童和 30% 的成人出现高波幅的慢波节律，不应认为是异常。

2. 儿童脑电图   以慢波为主，随着年龄增加，慢波逐渐减少，而 α 波逐渐增多，至 14～18 岁时接近于成人 EEG 表现。

3. 睡眠脑电图   非快速眼动相（NREM）的第 1 期（困倦期），清醒时的 α 节律消失，代之以低波幅慢波；第 2 期（浅睡期）出现睡眠纺锤波（12～14Hz）；第 3、4 期（深睡期）出现广泛性分布的高波幅慢波。在快速眼动相（REM）则出现低波幅 θ 波和间歇出现的低电压 α 波为主的混合频率的脑电活动。

（四）常见异常脑电图

1. 弥漫性慢波   背景活动为弥漫性慢波是最常见的异常表现，无特异性。可见于各种原因所致的弥漫性脑病、缺氧性脑病、中枢神经系统变性病及脱髓鞘性脑病等。

2. 局灶性慢波   是局部脑实质功能障碍所致。见于局灶性癫痫、脑脓肿、局灶性硬脑膜下或硬脑膜外血肿等。

3. 三相波   通常为中至高波幅、频率为 1.3～2.6Hz 的负-正-负或正-负-正波。主要见于肝性脑病和其他原因所致的中毒代谢性脑病。

4. 癫痫样放电   包括棘波、尖波、棘慢复合波、多棘波、尖慢复合波及多棘慢复合波等（图 4-4）。50% 以上患者在癫痫发作的间期记录到癫痫样放电，放电的不同类型波通常提示不同的癫痫综

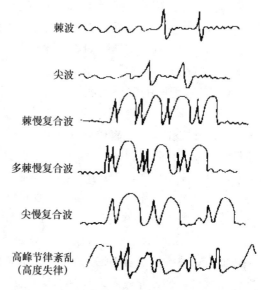

图 4-4   部分异常脑电图

合征，如多棘波和多棘慢复合波通常伴有肌阵挛，见于全身性癫痫和光敏感性癫痫等。双侧同步对称、每秒 3 次、重复出现的高波幅棘慢复合波提示失神发作。

（五）脑电图的临床应用

EEG 检查主要用于癫痫的诊断、分类和病灶的定位；对区别脑部器质性或功能性病变、弥漫性或局灶性损害以及脑炎、中毒性和代谢性等各种原因引起的脑病等的诊断有重要意义。不同病因的中枢神经系统疾病可以出现相同的 EEG 异常表现；而同一种 EEG 异常表现也可由多种病因引起，故 EEG 对中枢神经系统疾病具有辅助诊断价值。

1. 癫痫 EEG 在临床上最大的应用价值在于帮助癫痫的诊断。EEG 是确诊癫痫及癫痫综合征的准确分类最有价值的检出方法，发作间期出现癫痫样放电（如棘波、尖波、棘慢复合波等）支持癫痫诊断，但缺乏癫痫样放电不能排除癫痫诊断。30%～50% 的癫痫患者在第一次常规 EEG 中记录到癫痫样放电，60%～90% 的癫痫患者在第三次 EEG 中记录到癫痫样放电。10%～40% 的癫痫患者常规 EEG 发作期间无癫痫样放电显示，睡眠、睡眠剥夺、过度换气和闪光刺激等在某些患者可能诱发出癫痫样放电。颞叶近中线部位及眶额部病灶常需安放蝶骨电极、鼻咽电极等特殊电极。癫痫是发作性神经功能障碍，医生不能随时得到诊断所需的信息，因此有时需要延长 EEG 监测时间。采用盒式磁带 EEG 记录仪长时间（通常可为 24h）监测患者，可以大大提高癫痫样放电检出率。脑电图录像监测系统可同步记录患者的发作行为和发作时 EEG，对癫痫发作类型的诊断及某些不能解释的发作（如晕厥、低血糖、脑缺氧发作、假性发作等）有重要的诊断价值。除此之外，EEG 在癫痫治疗中的作用主要有：评估单次无诱因的癫痫发作后再次发作的风险性；评估何种类型的抗癫痫药可能最有效；评估有无外科手术适应证，确定发作起源部位；寻找认知功能受损的原因；判断临床行为变化是否为非惊厥性持续状态；评估抗癫痫药撤药后复发的风险性等。

2. 脑肿瘤、脑脓肿和硬脑膜下血肿 EEG 改变 90% 取决于病变的类型和部位，除弥散改变外，典型异常为局灶性，多见局灶性慢波（多为 δ 波），有时为癫痫发作活动或局灶性波幅减低。75%～90% 的幕上肿瘤或脓肿可由 EEG 准确定位，当大脑转移瘤在计算机断层成像（CT）扫描尚未显示时，EEG 可能显示局灶性异常。

3. 颅脑外伤 脑震荡患者伤后昏迷状态下 EEG 出现慢波，之后慢波减少，伤后 24h 大多恢复正常。头外伤后动态 EEG 监测对癫痫预后有一定价值。

4. 引起昏迷及意识障碍的疾病 意识障碍患者的 EEG 几乎均为异常。由于心脏停搏导致严重的急性脑缺氧损伤，与 EEG 减慢的程度之间有密切一致性。普遍性 θ 活动是最轻的类型，中等程度缺氧 EEG 显示正常背景活动消失及广泛的 δ 波；重度缺氧时 EEG 出现爆发抑制。普遍性缺氧 EEG 也可表现为昏迷，昏迷及爆发抑制通常都是严重普遍减慢、电压衰减甚至脑电静息的过渡式样。肝性脑病的 EEG 异常程度与精神错乱、昏迷的程度一致，EEG 特征是双侧同步的高波幅三相波，此种波形也见于肾衰竭、呼吸衰竭有关的脑病。电静息（<0.5μV）诊断脑死亡。

5. 弥漫性脑变性疾病 阿尔茨海默（Alzheimer）病早期认知功能损害较轻，EEG 可能正常，出现中度至严重症状时 EEG 可见弥散性慢活动，局灶性慢波少见。亚急性硬化性全脑炎（subacute sclerosing panencephalitis，SSPE）常在疾病第二阶段出现周期复合放电，特征是爆发出现高波幅棘慢波群、棘慢复合波群或一个大慢波后跟着几个波幅相对较低的慢波群，持续 0.5～3s，每 4～15s 重复出现。Creutzfeldt-Jacob 病（CJD）在疾病发展阶段逐渐形成周期性放电，为普遍的两侧同步连续的周期性刻板式尖波或尖的三相波，间隔 0.5～1.0s，周期波常伴肌阵挛，但两者不成恒定关系。

二、脑诱发电位

脑诱发电位（cerebral evoked potential，CEP）是神经系统在感受外来或内在各种刺激时所产生的生物电活动，其检测技术可以了解脑的功能状态。目前不仅能对躯体感觉、视觉和听觉等感觉通路的刺激进行检测，还可对运动通路及认知功能进行测定，后者称为事件相关电位（event related potential，ERP），其中最常用的是 P300 电位。甚至包括一些 CT 和磁共振成像（MRI）等影像学技术不能显示的中枢神经系统损害。CEP 包括以下几种类型：

（一）躯体感觉诱发电位

躯体感觉诱发电位（somatosensory evoked potential，SEP）指刺激肢体末端感觉神经，在躯体感觉上行通路不同部位记录的电位。SEP 起源于周围神经中直径较大的快速传导的有髓传入纤维。主要反映周围神经、脊髓后束和有关神经核、脑干、丘脑、丘脑放射及皮质感觉区的功能。临床应用于吉兰-巴雷综合征、颈椎病、后侧索硬化综合征、多发性硬化（MS）及脑血管病等感觉通路受累的诊断和客观评价。可帮助确定脊髓损伤是脊髓休克还是脊髓断裂。还可用于脑死亡的判断和脊髓手术的监护等。

1. 检测方法　刺激电极置于周围神经干体表部位，用方波脉冲刺激，频率为 $1\sim5\,Hz$，刺激量以刺激远端（手指或足趾）微动为宜。常用的刺激部位为上肢的正中神经和尺神经，下肢的胫后神经和腓总神经等。

2. 波形的命名　SEP 各波的命名原则是极性（波峰向下为 P，向上为 N）＋潜伏期。例如潜伏期为 14ms，波峰向上的波称为 P14。

3. SEP 异常的判断标准和影响因素　SEP 异常的判断标准：①潜伏期＞平均值＋3 个标准差（standard deviation，SD）；②某一波成分消失或波幅较对侧低 50% 以上。影响因素主要是年龄、性别和温度、身高。检查中注意皮肤温度应保持在 34℃ 左右。

（二）视觉诱发电位

视觉诱发电位（visual evoked potential，VEP）是经头皮记录的枕叶皮质对视觉刺激产生的电活动。临床应用于视通路病变，特别是对 MS 患者可提供早期视神经损害的客观依据。单侧 VEP 异常通常提示视交叉前病变，双侧异常病变可位于视通路（视网膜、视神经、视交叉、视束、视放射及视皮质）的任一部位，但确切的定位比较困难，半视野刺激 VEP 有助于进一步定位诊断。VEP 的最有价值之处是发现视神经的潜在病灶，对 MS 的诊断非常有意义。

1. 检测方法　通常在光线较暗的条件下进行，检测前应粗测视力并行矫正。临床上最常用的方法为黑白棋盘格翻转刺激 VEP（pattern reversal visual evoked potential，PRVEP）和闪光刺激 VEP。前者优点是波形简单易于分析，阳性率高且重复性好；后者受视敏度影响小，适用于 PRVEP 检测不能合作者。记录电极置于左枕点（O_1）、枕区中点（O_Z）和右枕点（O_2），参考电极通常置于顶点（C_Z）。

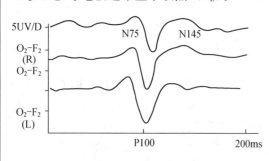

图 4-5　右眼全视野视觉诱发电位

2. 波形命名和起源　PRVEP 是一个由 NPN 组成的三相复合波，分别按各自的平均潜伏期命名为 N75、P100 和 N145（图 4-5）。正常情况下 P100 潜伏期最稳定且波幅高，是唯一可靠的成分。VEP 各波的起源目前尚不清楚。

3. VEP 异常的判定标准和影响因素

（1）判断标准：潜伏期＞平均值＋3SD；波幅＜$3\mu V$ 及波形分化不良或消失等；两眼间 P100 潜伏期差值大于 $8\sim10ms$。

（2）影响因素：主要受视力、性别、年龄的影响。

（三）脑干听觉诱发电位

脑干听觉诱发电位（brainstem auditory evoked potential，BAEP）是指经耳机传出的声音刺激听神经传导通路在头顶记录的电位。检测时一般无需患者的合作，婴幼儿及昏迷患者均可进行测定。主要用于客观评价听力、脑桥小脑角肿瘤、MS、脑死亡的判断及手术监护等。

1. 检测方法　多采用短声（click）刺激，刺激强度 50～80dB，以 75dB 为常用。刺激频率 10～15Hz，持续时间 10～20ms，叠加 1000～2000 次。检测时单耳刺激，对侧噪声掩盖。记录电极通常置于 Cz，参考电极置于耳垂或乳突，接地电极置于额极点（FPz）。

2. 波形　正常 BAEP 通常由 5 个波组成，依次以罗马数字命名为 Ⅰ、Ⅱ、Ⅲ、Ⅳ和Ⅴ波。特别是Ⅰ、Ⅲ和Ⅴ波的潜伏期和波幅更有临床价值。Ⅰ波起源于听神经，Ⅱ波起源于耳蜗核，部分为听神经颅内段，Ⅲ波起源于上橄榄核，Ⅳ波起源于外侧丘系及其核团（脑桥中、上部分），Ⅴ波起源于下丘的中央核团区（图 4-6）。

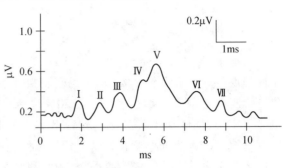

图 4-6　正常人 BAEP

3. 异常判定标准和影响因素　各波潜伏期延长＞均值＋3SD；波形消失或波幅Ⅰ/Ⅴ值＞200%。影响因素主要是年龄、性别，女性Ⅴ波潜伏期较男性短，而波幅高。BAEP 不受麻醉镇静药、睡眠觉醒和注意力集中程度的影响。

（四）运动诱发电位

运动诱发电位（motor evoked potential，MEP）包括电刺激和磁刺激。经颅磁刺激运动诱发电位（transcranial magnetic stimulation motor evoked potential，TMS-MEP）指经颅磁刺激大脑皮质运动细胞、脊髓及周围神经运动通路，在相应的肌肉上记录的复合肌肉动作电位。MEP 的主要检测指标为各段潜伏期和中枢运动传导时间（CMCT）。主要应用于运动通路病变的诊断，如 MS、脑血管病、脊髓型颈椎病和肌萎缩侧索硬化等。

1. 检测方法　上肢 MEP 检测是将磁刺激器置于上肢对应的大脑皮质运动区、C7 棘突和 Erb 点，在拇短展肌或小指展肌等肌肉上记录诱发电位；下肢 MEP 测定是将磁刺激器置于下肢对应的大脑皮质运动区、L1 及腘窝，在伸趾短肌和胫前肌上记录诱发电位。确定刺激量的原则通常是阈值＋最大输出强度的 20%，上肢刺激量一般为最大输出量的 65%～75%，下肢为 65%～80%，头部为 80%～90%。

2. CMCT 的计算和异常的判断标准　皮质刺激潜伏期与 C7 棘突刺激潜伏期的差为 CMCT，正常值范围是均值＋2.58 SD。异常的判断标准为各波潜伏期或 CMCT 延长＞平均值＋2.58SD；上肢易化或非易化状态下波形消失；下肢易化状态下波形消失。

3. 易化现象　皮质刺激时相应肌肉轻度收缩，可较容易诱发出动作电位，而且伴有潜伏期缩短和波幅增高。

4. MEP 的影响因素　各波潜伏期与身高有明显的相关性；随着年龄增长而潜伏期延长，而与性别无明显的相关性。

（五）事件相关电位

事件相关电位（event related potential，ERP）是人对外界或环境刺激的心理反应，指人对某种事件或信息进行认知加工（注意、记忆和思维等）时，通过叠加和平均技术在头颅表面记录的大脑电位。因反映认知过程中大脑的电生理变化，故称为"认知电位"，也称内源性事件相关电位。ERP 主要研究认知过程中大脑的神经电生理改变，即探讨大脑思维的轨迹，不是纯粹的生理反应。ERP 中应用最广泛的是 P300 电位。P300 用于各种大脑疾病引起的认知功能障碍的评价，目前还有学者将 P300 电位用于测谎等研究。

1. 检测方法　检测原则通常是接受两种或两种以上的刺激组成的序列，对其比较作出反应。两种刺激中一种低频率、不规则出现者称为靶刺激，另一种为非靶刺激。刺激形式包括听觉、视觉、躯体感觉、数字、语言和图像等，并按一定的概率编码排序。

2. **注意事项**　患者必须保持清醒状态，瞌睡和精力不集中、反应不准确均影响 P300 检查的结果。

3. **P300 检查的影响因素**　P300 潜伏期与年龄呈正相关，20 岁以后平均每增加 1 岁增加 1~1.5ms，波幅与年龄的关系尚不肯定，但 70 岁以后波幅逐渐降低。

三、肌电图

肌电图（electromyography，EMG）指同心圆针电极插入肌肉后，记录肌肉在静息状态和不同程度随意收缩状态下及周围神经受刺激时各种电生理特性的技术，用以判定神经和肌肉功能，诊断神经和肌肉疾病。广义的 EMG 包括常规 EMG、神经传导速度（NCV）、重复神经电刺激（RNS）、运动单位计数（MUNE）、单纤维肌电图（SFEMG）及巨肌电图（macro-EMG）等。脊髓前角细胞及其以下传导通路包括神经-肌肉接头病变是 EMG 检查的适应证。其临床意义除了诊断和鉴别诊断神经源性和肌源性损害外，还可用于发现亚临床病灶和容易被忽略的病变；与 NCV 结合可以补充临床上的定位诊断。

（一）正常肌电图

1. 正常肌肉静息时无电活动。当检查针电极插入肌肉时，刺激肌纤维产生短暂的电活动，称插入电位。停止移动针电极时插入电活动也迅速消失，于 300ms 左右恢复静息状态。

2. 当肌肉收缩时产生运动单位动作电位。常规肌电图应用的同轴单芯针电极所记录的电位为运动单位动作电位，是电极记录范围内一个运动单位所属肌纤维同步放电的总和。不同程度用力收缩时，由于参与收缩的运动单位数量、频率不同而出现不同的波形。

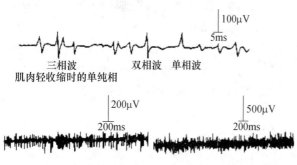

图 4-7　正常肌电图

3. 当肌肉轻度收缩时，只有阈值较低的 I 型纤维运动单位发放，频率 5~15Hz，持续时间 2~10ms，振幅一般为 500~1000μV。波形多为双相或三相，称单纯相，四相以上的波则称为多相波。

4. 当肌肉中度收缩时，参与的运动单位数目增多，偶尔能分辨出单个运动单位电位，称混合相。

5. 当肌肉大力收缩时，几乎所有的运动单位参与收缩，呈相互重叠的、密集的、难以分辨基线的多运动单位电位，称干扰相（图 4-7）。

（二）异常肌电图

1. **异常插入电位**　构成异常的插入电位可以是纤颤波、正锐波或其他自发电位。插入电位减少或消失见于严重的肌肉萎缩、肌肉纤维化和脂肪组织浸润等；插入电位增多或延长见于神经源性和肌源性损害。

2. **异常自发电位**　①纤颤电位（fibrillation potential）：是由失神经支配的肌纤维对乙酰胆碱的敏感性增高或肌肉细胞膜电位的稳定性下降所致的单个肌纤维的自发放电，为肌肉放松时出现的短时限、低电压自发电位，其波形多为双相，起始为正相，时限范围 1~2ms，波幅一般为 20~200μV。常见于神经源性和肌源性损害；②正锐波（positive shape potential）：其产生机制及临床意义同纤颤电位，为失神经支配的多数肌纤维同步放电，是呈"V"字形的正相电位，时限 10~100ms，波幅 50~200μV，频率为 4~10Hz，声音呈遥远雷鸣样（图 4-8）；③束颤电位：为运动单位兴奋性增高所致的肌肉自发电位。波形为双相、三相或多相，起始为止相，时限 5~15s，波幅 100~600μV；④复合重复放电：是一组肌纤维自发同步放电。发放过程中通常没有波幅和频率的改变，声音似机关枪发放。波幅通常 50~100μV，频率为 5~

100Hz。多见于进行性肌营养不良和炎性肌病以及慢性失神经（神经源性损害）。

3. 肌强直放电　与安静时肌膜氯离子通透性减小有关，多见于肌肉自主收缩或受机械刺激后。波幅通常为 $10\mu V \sim 1mV$，频率为 $25 \sim 100Hz$。放电过程中波幅和频率逐渐衰减，扩音器可传出类似"飞机俯冲或摩托车减速"的声音。见于各种原因所致的肌强直。

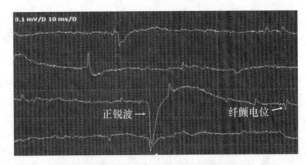

图 4-8　纤颤电位和正锐波

4. 运动单位电位的异常改变　①单纯相和混合相：肌肉重收缩时出现单纯相表明运动单位数量明显减少，通常运动单位损失 75% 或更多，临床上肌肉出现重度瘫痪；出现混合相表明运动单位数量部分减少；②病理干扰相：肌肉重收缩时，虽肌力减弱，而电位相位明显增多，波形过分密集，其波幅也低。为肌纤维变性坏死致运动单位变少所致。

（三）神经传导速度

神经传导速度（nerve conduction velocity，NCV）是用于评定周围神经传导功能的一项诊断技术。通常包括运动神经传导速度（motor nerve conduction velocity，MCV）、F 波和感觉神经传导速度（sensory nerve conduction velocity，SCV）的测定。

1. 测定方法

（1）MCV 的测定：①电极放置：阴极置于神经远端，阳极置于神经近端，两者相隔 $2 \sim 3cm$；记录电极置于肌腹，参考电极置于肌腱；地线置于刺激电极和记录电极之间；②测定方法及 MCV 的计算：超强刺激神经干远端和近端，在该神经支配的肌肉上记录复合肌肉动作电位（CMAP），测定其不同的潜伏期，用远端和近端之间的距离除以两点间潜伏期差，即为神经的传导速度。计算公式：神经传导速度（m/s）＝两点间距离（cm）×10/两点间潜伏期差（ms）。波幅的测定通常取峰-峰值。

（2）SCV 的测定：①电极放置：刺激电极置于或套在手指或足趾末端，阴极在阳极的近端；记录电极置于神经干的远端（靠近刺激端），参考电极置于神经干的近端（远离刺激部位）；地线固定于刺激电极和记录电极之间；②测定方法及计算：顺行测定法是将刺激电极置于感觉神经远端，记录电极置于神经干的近端，然后测定其潜伏期和记录感觉神经动作电位（SNAP）；刺激电极与记录电极之间的距离除以潜伏期为 SCV。

2. 异常 NCV 及临床意义　MCV 和 SCV 的主要异常是传导速度减慢和波幅降低，前者主要反映髓鞘损害，后者为轴突损害，严重的髓鞘脱失也可继发轴突损害。F 波较 MCV 的优越性在于可以反映运动神经近端的功能。

（四）F 波与 H 反射

1. F 波（F-ware）　F 波是以超强电刺激神经干在 M 波（CMAP）后的一个较晚出现的小的肌肉动作电位。F 波的特点是其波幅不随刺激量变化而改变，重复刺激时 F 波的波形和潜伏期变异较大。

（1）测定方法：电极放置，同 MCV 测定，不同的是阴极放在近端；潜伏期的测定，通常连续测定 $10 \sim 20$ 个 F 波，然后计算其平均值，F 波的出现率为 $80\% \sim 100\%$。F 波出现率的减少或潜伏期延长均提示神经传导异常。

（2）临床意义及应用：F 波有助于周围神经病的早期诊断、病变部位的确定。由于 F 波可以反映运动神经近端的功能，对神经根病变的诊断有重要的价值，可弥补 MCV 的不足，临床用于吉兰-巴雷综合征（GBS）、遗传性运动感觉神经病、神经根型颈椎病等的诊断。

2. H 反射（H-reflex）　H 反射是利用较小电量来刺激神经，冲动经感觉神经纤维向上传到脊髓，再经单一突触连接传入下运动神经元引发肌肉电活动。

（1）测定方法：电极放置：刺激电极置于腘窝胫神经处，记录电极置于腓肠肌肌腹，最佳刺激强度依个人不同反应而定。

（2）临床意义及应用：H反射相对稳定地出现于正常成人S1根所支配的肌肉，其他部位则较少见。若H反射消失则表示该神经根或其相关的反射弧病损。临床用于GBS、腰椎病、腰骶神经根病变的诊断。

（五）重复神经电刺激

重复神经电刺激（repetitive nerve stimulation，RNS）指超强重复刺激神经干在相应肌肉记录复合肌肉动作电位，是检测神经肌肉接头功能的重要手段。正常情况下，神经干连续受刺激后，CMAP的波幅可有轻微波动，而降低或升高超过一定的范围均提示神经肌肉接头病变。RNS可根据刺激的频率分为低频RNS（≤5Hz）和高频RNS（10～30Hz）。

1. 测定方法　①电极放置：刺激电极置于神经干，记录电极置于该神经所支配的肌肉，地线置于两者之间；②神经和肌肉的选择：通常选择面神经支配的眼轮匝肌、腋神经支配的三角肌、尺神经支配的小指展肌及副神经支配的斜方肌等；近端肌肉阳性率高，但不易固定；远端肌肉灵敏度低，但较稳定，伪差小；高频刺激患者疼痛较明显，通常选用尺神经。

2. 正常值的计算和异常的判断　确定波幅递减是计算第4或第5波比第1波波幅下降的百分比；而波幅递增是计算最高波幅比第1波波幅上升的百分比；正常人低频波幅递减在10%～15%，高频刺激波幅递减在30%以下，而波幅递增在50%以下。低频波幅递减＞15%（部分定为10%）和高频刺激波幅递减＞30%为异常，称为波幅递减；高频刺激波幅递增＞100%为异常，称为波幅递增。单纤维肌电图是目前诊断运动终板功能障碍最敏感的方法。

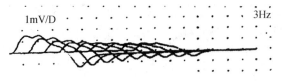

图19　重症肌无力患者低频重复神经电刺波幅递减

3. 临床意义　用于了解神经肌肉接头的功能状态，诊断和鉴别突触前膜和后膜的病变，特别是重症肌无力和Lambert-Eaton综合征的诊断，前者表现为低频或高频刺激波幅递减（图4-9），而后者表现为低频刺激波幅递减，而高频刺激波幅递增。

（六）EMG的临床应用

1. 运动神经元病［如肌萎缩侧索硬化（ALS）］　是累及上、下运动神经元的慢性进行性疾病。

EMG改变：广泛的进行性和慢性失神经改变。进行性失神经改变是病变2～3周以后出现的自发电位，包括纤颤电位等。慢性失神经电位表现为运动单位电位时限显著延长、波幅增高及多相波百分比增加等，肌肉大力收缩时可见运动单位电位数量减少，表现为混合相和单纯相。

异常EMG的分布特点：①三个以上肢体肌肉出现神经源性损害，临床无症状的部位更有意义；②胸锁乳突肌神经源性损害的阳性率占80%以上；③胸段脊旁肌的神经源性损害，该部位是脊髓神经根病变较少累及的部位；④舌肌的神经源性损害，但不具有特征性意义。

神经传导速度改变：MCV在病变早期通常正常，晚期特别是肌肉明显萎缩的部位MCV减慢且复合肌肉动作电位波幅降低。F波通常正常，肌肉严重萎缩，特别是伴有MCV异常时，F波的潜伏期可延长。SCV无明显的改变，是排除本病的最重要指标之一。

2. 吉兰-巴雷综合征（GBS，又称急性炎性脱髓鞘性多发性神经病）　GBS是免疫介导的以周围神经脱髓鞘损害为主的周围神经病。

EMG改变：病变早期以髓鞘脱失为主，EMG可以正常，轴突受累或严重脱髓鞘继发轴突损害者可出现神经源性损害。2周后可出现自发电位，病程较长者可有运动单位电位时限增宽、波幅增高及多相波百分比增高等。肌肉大力收缩可见运动单位减少。

神经传导速度改变：发病 1～2 周内部分患者 SCV 及 MCV 无明显改变，2 周后可出现神经传导速度减慢、波幅离散及波幅下降等。神经传导速度减慢在病后 2～3 个月最明显。F 波可表现为潜伏期延长或传导速度减慢。

3. 肌源性疾病　指各种原因引起的肌肉病，包括进行性肌营养不良、炎性肌病、内分泌性肌病、代谢性肌病和肌强直等。

EMG 改变：肌强直性营养不良可见肌强直放电，其他肌肉疾病均可见纤颤电位和正锐波，炎性肌病的自发电位通常是疾病活动的标志。轻微收缩时运动单位电位时限缩短、波幅降低及多相电位增多，大力收缩时呈低波幅干扰相，称病理干扰相，是肌源性损害的 EMG 特征性改变。肌源性损害的分布特点是以近端肌肉受累为主。

神经传导速度改变：SCV 无明显改变，肌纤维严重损害特别是有肌肉萎缩时可见运动末端潜伏期延长及波幅降低，严重者肌肉复合电位难以测出。

4. 重症肌无力（MG）　MG 是突触后膜乙酰胆碱受体抗体介导的自身免疫性疾病。

EMG 和神经传导速度通常正常，少数患者或病程较长者可合并肌源性损害，表现为运动单位大小不等、时限缩短、波幅降低及多相波百分比增高等。

RNS 改变：低频 RNS 可见波幅明显递减，高频 RNS 也可见波幅明显递减，但不如低频 RNS 递减明显，因此前者临床意义更大。

5. 肌无力综合征　指伴发于癌症的神经肌肉接头传递阻滞，其神经重复电刺激与 MG 不同，高频刺激波幅反面递增可达 50% ～110%。

第三节　影像学检查

一、头颅及脊柱 X 线平片

头颅和脊柱 X 线平片是利用 X 线检查颅内和脊柱病变的基本方法，对头颅骨、脊柱疾病的诊断价值较大。目前广泛采用计算机 X 线摄影术（computed radiography，CR），极大地提高了图像的清晰度和对比度。数字 X 线摄影（DR）技术近年才运用到临床，应用"平板检测器"采集 X 线信号，除 X 线摄像还可透视和动态观察，使传统 X 线摄像提供的信息数字化。

（一）头颅 X 线检查

检查简便安全，患者无痛苦及任何不适。头颅平片包括正位和侧位片，根据临床需要也可摄颅底、内听道、视神经孔、舌下神经孔及蝶鞍等相片。主要通过观察头颅大小、形态、颅骨的结构、蝶鞍、岩骨与内耳道和颅骨内钙化等改变来进行诊断。

（二）脊柱 X 线检查

包括前后位、侧位和斜位片。颈椎、胸椎和腰椎需分段摄片。用于观察脊柱的生理曲度，椎体有无发育异常，有无椎弓根、椎间孔和椎间隙的改变，有无椎板破坏或脊柱裂，有无椎旁软组织阴影，有无骨折、脱位和骨质增生等。脊柱椎骨的病变，如结核、肿瘤及椎间盘脱出等，可压迫脊髓和脊神经而引起神经症状，此时脊椎平片常可显示病变。但对较小病变分辨率差。

二、计算机断层成像

计算机断层成像（computerized tomography，CT）是由英国工程师 Hounsfield（1969）成功设计，是继伦琴于 1895 年发现 X 线以来在 X 线诊断学方面划时代的飞跃，在神经系统疾病的诊断中发挥了重要作用。近年来随着 CT 设备的改进、扫描技术及图像质量的提高、对比剂的运用及螺旋扫描各种三维显示技术的发展，CT 在神经科学领域的作用变得越来越显著。

（一）成像原理

CT 诊断的原理是利用各种组织对 X 线的不同吸收系数，通过计算机处理得到断层图像。X 线束对人体所选层面从多方面进行扫描，X 线透过人体后的衰减信号由电子检测器接受，再将这些 X 线衰减信号转换成数字信号，经计算机处理得出该薄层断面各点的吸收系数空间分布，从而重建出人体断层图像。CT 装置主要由数据收集、计算机图像处理、终端图像显示三大部分组成，另外尚有图像储存、输出装置、控制台和可移动诊断床。

（二）临床应用

常规头颅 CT 平扫主要用于颅内血肿、脑外伤、脑出血、蛛网膜下腔出血、脑梗死、脑肿瘤、脑积水、脑萎缩、脑寄生虫病等的诊断。在 CT 片上，骨和血肿等 X 线衰减较大，表现为增白的高密度阴影；而软组织和水肿等 X 线衰减较小，表现为灰黑色的低密度阴影。在急诊怀疑为脑血管病的患者，头颅 CT 为最基本的鉴别脑出血和脑梗死的方法。但对于颅底及后颅凹的病变，由于骨质伪影的影响，CT 分辨率较差，有可能漏诊。

1. 脑出血　CT 检查对脑出血最具诊断意义。急性期颅内血肿 CT 特征为边界清晰的高密度区，呈肾形、椭圆形、不规则形，如破入脑室形成脑室铸形，密度均匀，CT 值 50～80Hu，血肿周围尚有一低密度坏死水肿带。血肿及周围水肿一起的占位效应于 1～4 周内出现的概率在 90%，在出血 2 周水肿最为明显（图 4-10A）。

CT 提供了在活体上观察脑出血动态变化的可靠手段。随着病程的进展，血肿开始溶解吸收，血肿边缘部分密度降低，边界由清晰转为模糊，低密度环形影增宽，高密度灶向心性缩小，血肿 CT 值下降。脑室内血肿吸收较快，一般 1～3 周可完全吸收。出血 2～3 个月后血肿吸收可逐渐形成卒中囊。血肿周围的脑水肿，亦呈动态改变。开始时水肿带为薄薄一层，于第 2 周时增厚，第 2～3 周时发展至高峰。此不仅有血肿周围的水肿，同时，血肿于第 2 周时开始溶解，溶解中的血肿边缘与脑水肿合在一起，使低密度影增厚。脑水肿于第 3 周开始减退。

2. 脑梗死　脑梗死的 CT 特征是阻塞血管供应区出现低密度影，此与脑出血引起的高密度影像成鲜明对照，继发出血时可见高、低密度混杂。少数患者于发病后 6～24h 内出现边界不清的稍低密度灶，而大部分患者于 24h 后才可见边界比较清楚的低密度灶，密度不均匀，其部位和范围与闭塞血管的供血区一致。发生在分水岭区域的脑梗死多呈线条形。发病后 1～2 周梗死区密度进一步降低，且逐渐均匀一致，边界更加清楚（图 4-10B）。范围较大的脑梗死由于伴有脑水肿，产生占位效应。占位效应于发病后 1～2 周最明显，然后逐渐减轻，第 4 周后基本消退。脑梗死经水肿期、吸收期，于第 4～6 周转入瘢痕期，此时病灶内坏死组织被移除，最后为水样液所填充，遗留一个囊腔。

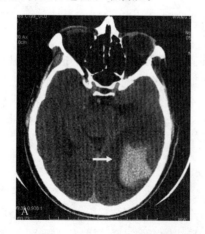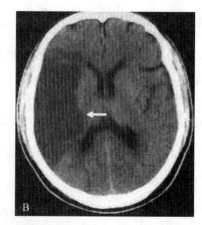

图 4-10　头颅 CT 常规扫描

A：左侧颞枕叶脑出血伴周围水肿、占位效应（箭头）；B：右侧大脑中动脉供血区脑梗死（箭头）

　　3. 此外，CT 对颅内肿瘤、脓肿与肉芽肿、寄生虫病、外伤性血肿与脑损伤等疾病诊断效果好，诊断较为可靠。

　　4. CT 血管造影（computed tomography angiography，CTA）　可以获得比较精细和清晰的血管重建图像，而且可以做到三维实时显示，有望取代常规的脑血管造影（图 4-11）。有助于血管畸形、动脉瘤的诊断，是血管造影的替代方法。

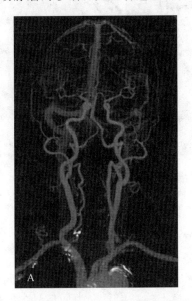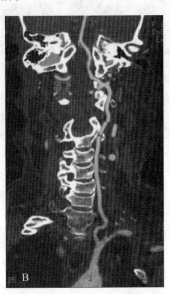

图 4-11　头颈部 CTA 成像

A：示颈总动脉、颈内动脉及椎基底动脉系统；B：示左侧椎动脉

三、磁共振成像

　　磁共振成像（magnetic resonance imaging，MRI）诊断技术于 20 世纪 80 年代开始应用于临床，是 CT 之后影像技术的又一次飞跃。与 CT 相比，其对软组织的分辨率高，无辐射、无骨伪影，尤其适用于检查颅内和脊髓病变。但 MRI 检查时间较长，并且不适用于体内有金属置入物的患者。

（一）基本原理

　　MRI 是利用人体内氢质子在主磁场和射频场中被激发产生的共振信号经计算机放大、图像处理和重建后得到的磁共振成像。人体组织中广泛存在杂乱无章的自旋运动的氢质子，在强大均匀的外磁场中，氢质子的自旋轴将按磁场磁力线的方向重新排列，且仅能平行或反平行于外磁场方向进行排列；当外加一个射频脉冲，而脉冲频率又恰好等于氢质子旋转频率时，处于磁场中的氢质子即产生共振，吸收能量从低能级跳跃到高能级；当停止射频脉冲后，被激发的氢质子又恢复到激发前的状态。这一恢复过程称为弛豫，而恢复到原来平衡状态所需的时间则称为弛豫时间。弛豫时间有纵向弛豫时间 T_1 和横向弛豫时间 T_2 两种。不同组织和器官具有其独特的 T_1 和 T_2 值。这种组织间弛豫时间上的差别是 MRI 成像的基础。MRI 不像 CT 只有吸收系数一个参数，而是有 T_1、T_2 和自旋核密度等几个参数。因此，一个 MRI 扫描层面可有多种扫描成像方法，如 T_1 加权像（T_1WI）、T_2 加权像（T_2WI）等。

　　MRI 图像呈黑色时，称为低强度信号，即长 T_1 加权像或短 T_2 加权像。图像呈白色时为高信号，即短 T_1 加权像或长 T_2 加权像。在 T_1 加权像上，脂肪 T_1 短，磁共振信号强，呈白色；脑与肌肉 T_1 加权像居中，呈灰色；脑脊液 T_1 加权像长，呈黑色。在 T_2 加权像上，脑脊液 T_2 长，磁共振信号强，呈白色；而脑灰质呈黑色，脑白质呈灰色（图 4-12）。空气和骨皮质含氢量少，磁共振信号弱，因此无论在 T₁ 或 T₂ 加权像上均是黑色。而心脏和大血管，由于血液流动迅速，使发射磁共振信号的氢原子核离开接收范围之外，测不到磁共振信号，因此在 T₁ 和 T₂ 加权像上均是黑影。此现象称为流空效应。利用这一效应可使心腔和血管显影。

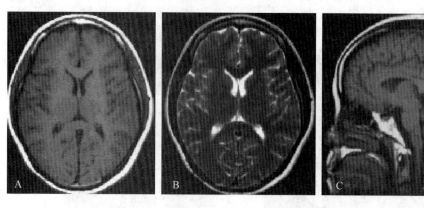

图 4-12　头部常规 MRI 成像

A：T₁WI，轴位；B：T₂WI，轴位；C：T₁WI，矢状位

（二）液体衰减反转回复序列

液体衰减反转回复序列（fluid-attenuated inversion recovery，FLAIR）是一种脑脊液信号被抑制的 T₂ 加权序列，也称水抑制成像技术。该技术可抑制自由水（如脑脊液和水肿）的信号，而脑组织的信号不受影响。脑脊液由 T₂ 加权像上的高信号变为低信号，实质性病灶和含结合水的病灶表现为明显的高信号，而含自由水的病灶如陈旧性脑梗死、囊肿则表现为低信号。FLAIR 成像对于脑梗死、脑白质病变、多发性硬化等疾病的敏感性较高，已经成为临床常用的成像技术。

（三）磁共振的弥散及灌注成像

磁共振弥散加权成像（diffusion-weighted image，DWI）及灌注加权成像（perfusion-weighted image，PWI）是近年来临床应用的磁共振成像新技术。在弥散加权像，脑组织细胞内水肿表现为高信号，间质水肿没有信号增强，而脑室内的自由水表现为低信号。灌注加权像还可显示出缺血区局限脑血容量和脑血流量的下降。因此，进一步提高了对脑血管疾病的诊断能力。

（四）磁共振血管成像

磁共振血管造影（magnetic resonance angiography，MRA）是利用血液中运动质子为内在流动的标记物，使血管与周围组织形成对比，经计算机处理后，显示血管形态的一种磁共振成像新技术。MRA 可清楚显示颅内大血管，如 Willis 动脉环，大脑前、中、后动脉及其主要分支，具有无需注入造影剂、不需插管、无放射损伤等优点。缺点是信号变化复杂，对血管病变有夸大效应（图 4-13）。MRA 临床主要用于颅内动脉瘤、脑血管畸形、颅内大血管闭塞性疾病等，已替代相当部分的常规血管造影检查。

（五）功能磁共振成像

功能磁共振成像（functional MRI，fMRI）是研究活体脑神经细胞活动状态的一项新技术。脱氧血红蛋白在高场磁体中具有磁化敏感效应，可使脑组织的 T₂ 信号下降；而含氧血红蛋白不具有磁化敏感效应，不使脑组织信号产生变化。因此脑组织没有功能活动时，毛细血管内的脱氧血红蛋白较多，导致脑组织信号减弱；而功能刺激后，如语言活动、声音刺激、视觉刺激、手指运动等，脑组织动脉血增多，含氧血红蛋白增加，脱氧血红蛋白含量相对减少，从而使功能区信号增强。比较有无功能活动的脑组织信号，即可以得到脑功能图像。此项技术已用于脑部手术前的评估，如通过标记肿瘤与功能区之间的关系，最大限度地切除肿瘤，同时使功能区得到保护；也用于认知功能的研究及卒中患者脑功能恢复的评价等。

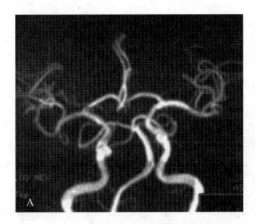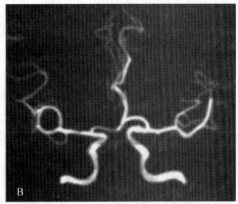

图 4-13　头颅 MRA 成像

A：示 Willis 动脉环、颈内动脉及椎基底动脉系统；B：示颈内动脉系统

（六）MRI 的临床应用

MRI 能提供多方位和多层面的解剖学信息，目前许多方面已取代了 CT 检查。对大部分中枢神经系统病变来说，MRI 较 CT 分辨率更高、显示更清楚，尤其是脑干及后颅窝病变。MRI 可产生更明显的脑灰质与脑白质对比度，因此常用于诊断脱髓鞘疾病、脑变性疾病和脑白质病变；在脊髓成像时，可获得冠状、矢状和横轴三维像，对脊髓内病变较 CT 显示清楚，常用于脊髓肿瘤、脊髓空洞症、椎间盘脱出、脊椎转移瘤等脊髓病变的诊断。但对骨、钙化病灶及出血性病变不如 CT，且体内装有起搏器或其他铁磁性金属者不能使用 MRI 检查。静脉注入造影剂进行 MRI 增强扫描，可提高检测灵敏度，对肿瘤手术和放射治疗范围的确定可提供重要信息。临床常用的造影剂为顺磁性造影剂钆–二乙三胺五醋酸（Gd-DTPA）。

1. 脑梗死　MRI 检查可早期清晰地显示梗死灶，但危重患者受病情限制，患者戴起搏器、义齿及动脉瘤安置金属夹等不能做 MRI 检查。优点是：①分辨度高，能清晰显示直径为 1mm 的病灶；②由于对组织含水量敏感，能显示早期缺血和水肿；③无骨组织伪影，适宜于颅底、后颅凹、椎管和枕骨大孔附近病变的诊断；④弥散加权 MRI 可在缺血早期发现病变。

脑梗死发病 6h 内，由于细胞水肿，造成 T_1 与 T_2 延长，这是 MRI 较 CT 早显示脑梗死的病理生理基础，T_1WI 低信号，T_2WI 高信号（图 4-14）。此后发生血管源性水肿并进行性加重，血脑屏障破坏。在梗死 1 天后到第 1 周末，水肿进一步加重，占位效应日渐明显。典型表现为病变动脉变窄、流空效应减弱或消失，其供血范围内的脑组织在 T_1 加权像呈低信号，在 T_2 加权像呈高信号，占位效应十分明显。在梗死第 2 周到第 3 周，坏死物质渐被清除，梗死灶周围出现新生血管，血脑屏障重新建立。若行 Gd-DTPA 增强扫描，脑梗死呈异常对比增强，其中脑回发生增强提示梗死处于亚急性期。在梗死发生几个月后，一部分患者由于梗死范

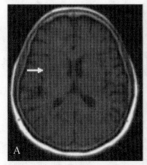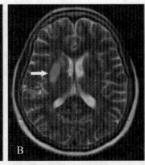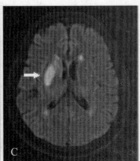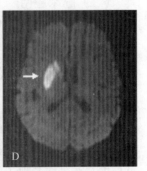

图 4-14　右侧基底核区脑梗死

A：T_1WI 低信号；B：T_2WI 高信号；C：T_2 FLAIR 高信号；D：DWI 高信号（箭头）

围小、治疗及时，MRI 仅表现为局部脑萎缩；另一部分患者则在梗死区发生明显的神经胶质增生，形成脑萎缩并形成囊性脑软化，T_1 与 T_2 显著延长，甚至接近脑脊液的 T_1 与 T_2。

2. 脑出血　MRI 检查可发现 CT 不能确定的脑干或小脑少量出血，能分辨病程 4~5 周后 CT 不能辨认的脑出血，区别陈旧性脑出血与脑梗死，结合 MRA 检查可发现脑血管畸形、血管瘤、肿瘤等出血原因，显示血管畸形流空现象。

(1) 超急性期（<24h）：血肿最初为与全血相似的红细胞悬液，质子密度较高，T_1WI 和 T_2WI 弛豫时间长于脑组织，在 T_1WI 显示为等或略高信号，在 T_2WI 呈略高信号。早期阶段可无水肿带，数小时后可出现轻、中度脑水肿，表现为 T_1WI 低信号，T_2WI 高信号。

(2) 急性期（24~48h）：血肿凝为血块，红细胞内血红蛋白主要为去氧血红蛋白，为顺磁性物质，是影响血肿 MRI 信号强度的主要成分。在 T_1WI 仍为等信号，在 T_2WI 血肿中心信号降低。质子像上由于质子密度较高，常表现略高信号。此期血肿周围出现较明显血管源性水肿，表现 T_1WI 低信号，T_2WI 高信号。

(3) 亚急性期（3 日~2 周）：红细胞内去氧血红蛋白氧化形成高铁血红蛋白，亦为顺磁性物质，在 T_1WI 血肿核心呈等信号，外面围绕着一层高信号带，在 T_2WI 表现低信号，绕以高信号周围水肿带。随着溶血高铁血红蛋白游离于细胞外，T_1WI 仍缩短，但 T_2WI 延长，T_2WI 出现高信号。本期后阶段含铁血黄素亦开始在血肿壁沉积成环，引起 T_2WI 缩短，形成 T_2WI 低信号。此期脑水肿开始逐渐吸收，但未完全消退，显示 T_1WI 等信号或低信号，T_2WI 高信号。

(4) 慢性期（>3 周）：血肿核心去氧血红蛋白氧化形成高铁血红蛋白，在 T_1WI 和 T_2WI 表现高信号。周围水肿带已消失，血肿边缘可见含铁血黄素沉积形成的低信号带，可持续数月或更长。此后在吞噬细胞的作用下血红蛋白分解，T_1WI 呈低信号，T_2WI 高信号。

四、数字减影血管造影

数字减影血管造影（digital substraction angiography，DSA）是将传统的血管造影与计算机相结合而派生的新的检查方法，极大地提高了血管造影诊断技术的特异性及准确性。尤其在脑血管疾病的诊断和治疗方面。随着介入放射学技术的普遍应用，DSA 已成为介入性诊断和治疗不可缺少的基本工具。

(一) 基本原理

DSA 是通过电子计算机进行辅助成像的血管造影方法，它是应用计算机程序进行两次成像完成的。在注入造影剂之前，首先进行第一次成像，并用计算机将图像转换成数字信号储存起来。注入造影剂后，再次成像并转换成数字信号。两次数字相减，消除相同的信号，得到一个只有造影剂的血管图像。这种图像较以往所用的常规脑血管造影所显示的图像更清晰和直观，一些精细的血管结构亦能显示出来。

(二) 临床应用

根据造影剂注入部位的不同分为动脉 DSA 和静脉 DSA。动脉 DSA 通常采用股动脉或肱动脉插管法，在颈总动脉和椎动脉注入含碘造影剂（泛影葡胺等），然后在动脉期、毛细血管期、静脉期分别摄片，造影剂可清楚显示颅内动脉、毛细血管和静脉的形态、分布及位置（图 4-15）。造影剂用量少，临床应用广泛。

DSA 不但能清楚地显示颈内动脉、椎基底动脉、颅内大血管及大脑半球的血管图像，还可测定动脉的血流量，因此，目前已被应用于脑血管病检查，特别是对于动脉瘤、动静脉畸形等定性定位诊断，更是最佳的诊断手段，不但能提供病变的确切部位，而且对病变的范围及严重程度，亦可清楚地了解，为手术提供较可靠的客观依据（图 4-16A）。此外，对于缺血性脑血管病，也有较高的诊断价值。DSA 可清楚地显示动脉管腔狭窄、闭塞、侧支循环建立情况等，有利于明确脑出血、蛛网膜下腔出血的病因（图 4-16B）。

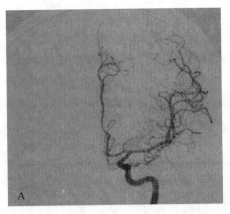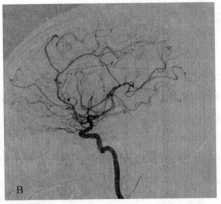

图 4-15　正常脑血管的 DSA 影像

A：左侧颈内动脉系统正位；B：左侧颈内动脉系统侧位

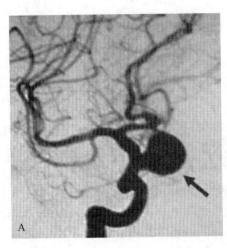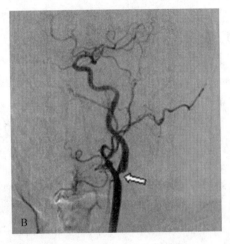

图 4-16　脑血管 DSA 成像

A：示颈内动脉 C6 段囊状动脉瘤（箭头）；B：示左颈动脉分叉处中-重度狭窄（箭头）

第四节　超声诊断

一、颈部血管超声

颈部血管超声是广泛应用于临床的一项无创性检测手段，可客观检测和评价颈部大血管的管壁形态，血管内、中、外膜的病变以及管腔是否狭窄和血流速度的改变，评价颈动脉粥样硬化性狭窄或闭塞产生的血流动力学变化，目前已越来越多地应用于临床，为缺血性脑血管病的诊断、治疗及预后评估提供帮助。

（一）检测技术

颈动脉超声检测包括二维、彩色多普勒、脉冲波多普勒频谱和能量多普勒血流影像等综合分析功能。通常选择使用 5.0～10.0MHz 线阵式超宽频探头。通常，完整的颈部动脉超声检测应包括双侧颈总动脉（common carotid artery，CCA）、颈内动脉（internal carotid artery，ICA）、颈外动脉（external carotid artery，ECA）（彩图 4-17A）、椎动脉（vertebral artery，VA）和锁骨下动脉（subclavian artery，SA）。

（二）检测指标

1. 二维图像的检测指标

（1）血管位置：观察血管的起始、走行及与周围血管的关系，有无变异、移位、受压及畸形等。

（2）血管壁结构：观察内、中和外膜的情况，三层结构是否完整，内膜是否光滑，是否有增厚或动脉硬化斑块形成，有无夹层动脉瘤等。

（3）血管内径：主要观察有无管腔狭窄和扩张，判断狭窄程度。

2. 彩色多普勒血流显像检测指标

（1）血流方向：正常血流方向的判断取决于红细胞与探头发射声波之间的相对运动。当红细胞朝向探头运动时为正向，以红色表示，反之，背离探头的血流以蓝色表示。

（2）彩色血流的显像与血管病变的观察：由于血流在血管腔内的流动为层流状态，因此，正常颈动脉血流的彩色显像为中间明亮周边相对减弱。一旦发现管腔内血流信号有充盈缺损，提示有血管狭窄的存在。

（三）检测内容

通过不同超声影像显示动脉解剖结构的变化和血流动力学特征，可以准确判断颈动脉的病变。超声技术检测到的常见颈动脉病变包括：颈动脉粥样硬化引起的内-中膜厚度（intima-media thickness，IMT）改变、斑块形成（彩图 4-17B）、动脉狭窄或闭塞，先天性颈内动脉肌纤维发育不良，非特异性炎性病变，颈动脉夹层等。另外应用颈动脉超声检测技术对颈动脉狭窄介入性或外科手术治疗前后的随访观察，具有重要的临床意义。

（四）临床应用

（1）颈动脉粥样硬化、狭窄或闭塞：可以直观地观察到颈动脉内膜面粗糙、回声间断或内膜局限性增厚。IMT 增厚>0.8mm 提示内膜增厚；斑块处显示彩色充盈缺损，中重度狭窄血管腔内显示彩色多色镶嵌，为明显湍流，轻度狭窄显示血流束变窄，完全闭塞者中断。

（2）先天性颈内动脉肌纤维发育不良：超声检测可发现管径不规则缩窄，内膜、中膜结构不清，无正常中膜平滑肌特有的低回声暗带；彩色血流显示无正常动脉血流的中心层流所形成的明亮带特征；管腔内血流充盈不均，呈串珠样改变，远端血流信号减弱。

（3）颈动脉瘤：根据动脉瘤的病理基础和结构特征可分为真性动脉瘤、假性动脉瘤和夹层动脉瘤。夹层动脉瘤是由于动脉内膜与中膜之间分离，使病变血管出现双腔结构（真腔与假腔），假腔内血流的灌注与血栓的形成造成真腔管径减小，血管狭窄（彩图 4-18）。

（4）锁骨下动脉盗血综合征：由于锁骨下动脉或无名动脉起始部狭窄或闭塞，导致病变远端肢体血流供应障碍及椎基底动脉系统缺血，超声显示病变血管狭窄，同时可以发现同侧椎动脉血流反向，证实从椎动脉盗血。

（5）大动脉炎：表现为血管壁内膜、中膜及外膜结构分界不清，血管内膜相对均匀增厚，呈被褶样改变，血管壁明显增厚，动脉内膜、中膜结构融合，外膜表面粗糙，回声明显增强，动脉内径均匀缩小。

二、经颅多普勒超声

经颅多普勒超声（transcranial doppler，TCD）检查是利用人类颅骨自然薄弱的部位作为检测窗（如颞骨嶙部、枕骨大孔、眼眶），采用低频率（1.6～2.0MHz）的脉冲波探头对颅内动脉病变所产生的颅底动脉血流动力学变化提供客观的评价信息（彩图 4-19）。

（一）检测部位和方法

（1）颞窗：分前、中、后三个声窗，通常后窗是检测大脑半球动脉的最佳选择，易于声波穿透颅骨及多普勒探头检测角度的调整，通过颞窗分别检测大脑中动脉（MCA）、前动脉

（ACA）、后动脉（PCA）和颈内动脉末段（TICA），并可通过压迫颈总动脉判断前交通动脉（AcoA）和后交通动脉（PcoA）。

（2）眼窗：探头置于闭合的眼睑上，声波发射功率降至 5%～10%；通过眼窗可以检测眼动脉（OA）、颈内动脉虹吸部（CS）各段、海绵窦段（C4 段）、膝段（C3 段）和床突上段（C2）。在颞窗透声不良时可通过眼窗检测对侧 ACA、MCA 和 TICA。

（3）枕窗：探头置于枕骨粗隆下方，发际上 1cm 左右，枕骨大孔中央或旁枕骨大孔，通过枕窗检测双侧椎动脉（VA）、小脑后下动脉（PICA）和基底动脉（BA）。

（二）适应证

脑动脉狭窄和闭塞，脑血管痉挛，脑血管畸形，颅内压增高，脑死亡，脑血流微栓子监测，颈动脉内膜剥脱术中监测，冠状动脉旁路移植术中监测。

（三）禁忌证和局限性

TCD 常规检测通常无禁忌证。但是在经眼眶探测时必须减低探头发射功率（采用功率5%～10%），当患者出现以下情况时，检查存在一定的局限性：①患者意识不清晰，不配合；②检测声窗穿透不良，影响检测结果准确性。

（四）临床应用

TCD 可用于神经内外科、重症监护病房、麻醉科、脑动脉介入治疗中心和血管外科等临床科室。其临床应用主要包括以下几方面：

（1）脑动脉狭窄或闭塞的诊断：颅内血管狭窄通过以下 4 个方面评估：①血流速度的变化：典型血管狭窄的特点是节段性血流速度异常，狭窄段流速升高，狭窄近端流速正常或相对减低，狭窄远端流速减低（狭窄＞50%）；②狭窄程度的判断：根据血流速度，并结合狭窄后血流速度、频谱和音频的改变进行分析判断；③血流频谱特征：随狭窄程度的增加频谱基线上下出现湍流及弧形或索条状对称分布的血管杂音所特有的高强度血流信号形成的特征性频谱。④血流音频改变：随狭窄程度增加，音频出现低调或高调粗糙杂音以及乐音性或机械样血流杂音形成的音频特征（彩图 4-20）。

（2）脑血管痉挛：检测指标：①前循环重点观察大脑中动脉主干（深度 50～65mm）血流速度变化，平均血流速度大于 120～150cm/s 时可以认为轻-中度血管痉挛血流改变，当平均血流速度大于 150cm/s 通常提示重度血管痉挛；②后循环动脉重点观察椎基底动脉的血流变化，血管痉挛的诊断速度低限分别是平均流速 80cm/s 和 95cm/s；③在无全脑充血的情况下，大脑中动脉平均血流速度增加 25～50cm/s 可视为异常（血管痉挛程度加重）；④Lindegaard 指数（血管痉挛指数），即颅内大脑中动脉平均流速与颅外段颈内动脉平均流速比值（MVMCA/MVEICA），正常人为 1.7±0.4。Lindegaard 指数是辅助参考指标常用来判断血流速度增快是脑血管痉挛还是全脑充血性性血流动力学改变，当 Lindegaard 指数＞3 时，常认为发生了血管痉挛，而≤3 则认为是全脑充血状态血流动力学无改变。

（3）侧支循环建立的判断：正向频移提示血流方向朝向探头，负向则提示背离探头。根据TCD 所提供的此项参数，可以用来判定颅外大动脉严重狭窄或闭塞后侧支循环建立情况，如颈内动脉狭窄后依据同侧大脑前动脉血流的方向可判断前交通动脉开放；锁骨下动脉狭窄后依据同侧椎动脉血流双向或反向可判断是否存在椎动脉-锁骨下动脉盗血以及盗血程度。

（4）脑死亡的判断：检测指标：①收缩期流速逐渐下降随呼吸节律（人工呼吸机节律）呈现高低不同改变的特征，舒张期血流呈现消失、逆转、消失的动态变化；②血流频谱出现单纯低流速性高尖型收缩峰，逐渐转变为舒张期位于基线下方，出现收缩-舒张"振荡型"频谱，最后出现单纯尖小的"钉子波型"及血流信号完全消失；③脑死亡血流方向指数（DFI）＜0.8可以判定脑死亡血流改变。计算公式：DFI＝1－R/F，R 为负向血流速度，F 为正向血流速度。

（5）颈动脉内膜剥脱或介入治疗中的血流监测：监测探头可以放置在单侧或双侧颞窗，不受外科手术野影响，持续记录同侧大脑中动脉血流。TCD 较其他监测设备所具有的一个显著性优点是，它能提供与围术期脑血管病相关的所有主要因素的信息，包括夹闭过程所致低灌注、介入或术后血栓形成以及术后高灌注综合征。

第五节　神经病理检查

神经病理检查主要包括脑、神经、肌肉手术切除标本或诊断性活组织检查，通过组织形态观察作出病理描述和诊断，以解释临床和神经电生理的改变。但由于神经病理诊断受取材部位和标本大小的限制，所以对于部分病理诊断阴性的患者，仍然应该结合临床，必要时可以重复活检，慎下结论。

一、脑活组织检查

脑活组织检查（biopsy of brain tissue）是通过取材局部脑组织进行病理检查的一种方法，可为某些脑部疾病的诊断提供重要依据。目前主要应用脑立体定向活检术，在手术侵袭很小的情况下，准确获得脑内病变组织，从而达到明确病变性质进行正确治疗的目的。由于 CT、MRI 引导技术定位精确，既可准确定位靶点，又可识别病灶周围的血管等重要结构，因此提高了手术的安全性。与普通 X 线定位的立体定向活检术的并发症（5%～10%，如穿刺损伤、脑水肿、脑内血肿等）比较，CT、MRI 定位的立体定向活检术的并发症明显减少，仅为1%～4%。近年来，计算机技术的普及以及活检器械的改进，使得 CT 定位下立体定向活检技术得到广泛应用。

注意事项：①弥漫性脑改变，取非功能区或神经功能缺失小的区域；②局灶性病变，在非功能区浅表区域开颅手术取材或穿刺取材；③脑深部病灶或病灶范围小，需要磁共振立体定向穿刺取材。由于脑组织功能区密集，创伤相对于神经、肌肉活检要严重，并且多数患者对于脑活检知情同意困难，所以其病理检查恐难推广，目前国内只集中在少数医院进行。脑活检标本制成冰冻和石蜡切片后应根据需要进行染色处理。

脑组织病理主要用于蜡样脂褐素沉积性脑病、黏多糖沉积病、脑白质营养不良、亚急性硬化性全脑炎、中枢神经系统血管炎、神经白塞病、阿尔茨海默病、Creutzfeldt-Jakob 病、原发性中枢神经系统淋巴瘤、弥漫性胶质瘤病等占位性病变的诊断。

二、神经活组织检查

神经活组织检查（biopsy of nerve）有助于周围神经病的病因诊断和病变程度的判断。取材部位主要为腓肠神经，因为该神经走行表浅（皮下筋膜外）、易于分离，手术对周围组织破坏程度相对小，且为纯感觉神经，手术取材后只遗留足背外侧皮肤感觉减退，后遗症轻微。其他取材部位还有腓浅神经分支等。活检术前准备：主管医生应该先通过患者症状和神经系统查体结果，并结合电生理感觉神经传导速度测试，初步判断患者是否存在周围神经病并累及腓肠神经，而取材时应该选择感觉缺失重、腓肠神经动作电位潜伏期小且传导速度减慢的一侧下肢。

神经活检可观察神经组织的纤维密度和分布情况，髓鞘有无脱失，轴突变性和再生情况。了解神经病变的类型（轴突或脱髓鞘病变）、神经病变的严重程度、反应病程，对分析神经损伤的机制和可能病因、神经病预后的判断有帮助。因为神经活检取材部位存在局限性，且取材神经为纯感觉神经，所以临床医生应该首先了解神经活检可能对哪些疾病作出特异性诊断。

目前可以通过神经活检诊断的疾病概括如下：①系统性血管炎累及周围神经，如结节性多动脉炎、韦格纳肉芽肿病、Churg-Strauss 综合征；或系统性结缔组织病继发血管炎累及周围神经，如类风湿性关节炎、干燥综合征、系统性红斑狼疮；②脱髓鞘疾病，包括：慢性炎性脱髓鞘性多发性神经病（chronic inflammatory demyelinating polyneuropathy，CIDP）；③遗传性疾病，包括：遗传性感觉运动神经病，巨轴突性神经病，常染色体显性遗传脑动脉病合并皮质下梗死和白质脑病（cerebral autosomal dominant arteriopatliy with subcortical infarcts and leukoencephalopathy，CADASIL），神经轴突营养不良，以及由于遗传代谢异常造成特异性物质在周围神经沉积的疾病：Fabry 病（X 染色体连锁遗传的 α-半乳糖苷酶缺乏性疾病），Krabbe 病（常染色体隐性遗传，基因缺陷引起半乳糖脑苷-β-半乳糖苷酶缺乏），异染性白质营养不良（芳香硫酸酯酶 A 缺乏）；④在周围神经可有特异发现的全身性疾病：麻风病，原发性淀粉样变性，结节病；⑤少数在周围神经有特异发现的中毒性疾病：胺碘酮药物中毒。

三、肌肉活组织检查

肌肉活组织检查（biopsy of muscle）是临床常用的病理检查手段，通过切取局部肌肉组织，采用病理技术辅助确定病理性质的一种检查方法。

1. 适应证

（1）临床上表现为进行性四肢近端为主的肌无力、肌萎缩，伴或不伴有肌肉疼痛，血清肌酶升高，符合肌肉病。

（2）临床上表现为四肢远端为主或不对称的肌无力、肌萎缩，需要鉴别神经源性或肌源性的病变。可做股四头肌、肱二头肌、三角肌或其他部位的肌肉活检。

（3）局部肌肉和皮下组织疼痛、肿胀、无力，可以协助确定感染、筋膜炎、淋巴瘤等。

（4）全身系统性肌病，包括自身免疫性疾病，内分泌肌病，恶性肿瘤等。

（5）一些不明原因的多系统疾病或中枢神经系统疾病，可以通过肌肉活检的某些特殊发现帮助确定病因。如线粒体脑病。

2. 注意事项 创伤或肌电图检查部位附近取材，对于慢性进行性疾病患者，应该选择受累程度轻的肌肉进行活检，而急性或亚急性起病的患者，应该选择受累程度重甚至伴疼痛的肌肉进行活检，注意避免取材严重萎缩的肌肉。

3. 常用染色方法 苏木素-伊红（HE）、改良 Gomori 三色（MGT）、还原型辅酶 I（NADH-TR）、琥珀酸脱氢酶（SDH）、细胞色素 C 氧化酶（CCO）、高碘酸希夫（PAS）反应、唾液消化后 PAS 反应、油红 O（ORO）、酸性磷酸酶（ACP）、非特异性酯酶（NSE）和腺苷三磷酸（ATP）酶染色，光镜下观察。对于临床怀疑炎性肌病或肌营养不良患者可进一步免疫组化染色标记炎性细胞或特殊蛋白表达。对于部分先天性肌病、包涵体肌炎或代谢性肌病需要进一步电镜下超微结构观察。

4. 肌肉病理检查的作用 有助于诊断以下疾病：免疫介导的炎性肌病，包括多发性肌炎、皮肌炎、结缔组织病血管炎等，包涵体肌炎、肌营养不良、糖原贮积病、脂质沉积病、线粒体疾病、类固醇肌病、甲状腺功能亢进性肌病、甲状腺功能减退性肌病、先天性肌病。

第六节 分子生物学诊断技术

分子生物学诊断也称基因诊断（gene diagnosis）是近二十年发展起来并应用于神经系统遗传学疾病的病因检查技术，又称分子诊断，是指采用分子生物学方法检测基因的结构及其功能是否正常。从 DNA/RNA 水平检测、分析致病基因的存在、变异和表达状态，直接或间接判断致病基因的存在，从而对疾病进行诊断。基因诊断的途径通常包括基因突变的检测、基因连锁分析和 mRNA 的检测。

1. 常用技术和方法 根据原理通常可分为：核酸分子杂交（molecular hybridization）技

术、聚合酶链反应（polymerase chain reaction，PCR）技术、DNA 测序、基因芯片技术、mRNA 差异显示技术等。

（1）核酸分子杂交技术：其理论基础是核酸分子碱基互补原则，用已知序列的 DNA 或 RNA 片段作为探针与待测样品的 DNA 或 RNA 片段进行分子杂交。是最基本的基因诊断技术之一，具有灵敏度高和特异性强等优点。但其操作繁琐、杂交时间长等缺点限制了它在临床实践中的应用。根据杂交方式不同分为 Southern 印迹杂交、Northern 印迹杂交、斑点杂交和原位杂交等。还有蛋白质免疫印迹杂交，即 Western 杂交，与 Southern 和 Northern 杂交不同的是探针通过待测蛋白质的相应抗体进行检测。

（2）聚合酶链反应技术：PCR 是在体外进行 DNA 复制反应，基本原理是在模板 DNA、引物和四种脱氧核糖核苷三磷酸存在的条件下依赖于 DNA 聚合酶的酶促反应。反应时间短和样本需求量小的特点使其成为备受青睐的基因诊断技术。目前已经发展出多种相关技术，其中逆转录-PCR（RT-PCR）和 PCR-单链构象多态性（PCR-SSCP）尤为重要。RT-PCR 可以检测到基因在转录水平的突变；PCR-SSCP 通过 DNA 单链不同构象在凝胶电泳上显现出不同带型，可检测单个碱基突变。目前，PCR 技术已经成为检测单基因遗传病的重要工具。PCR 技术的局限性在于目标 DNA 片段不能过大（通常 $<3kb$）。

2. 临床意义

基因诊断可以弥补神经系统遗传性疾病临床诊断的不足，有利于早期诊断，并为遗传病的分类提供新的方法和依据，为遗传病的治疗提供新的出路。

神经系统遗传病占人类遗传病的 60% 以上，包括单基因遗传病、多基因遗传病、线粒体遗传病和染色体病。目前基因诊断主要用于单基因遗传病。近年来研究最多的按基因型分类的疾病有遗传性共济失调、腓骨肌萎缩症、致死性家族性失眠症（fatal familial insomnia，FFI）和家族性亚急性海绵状脑病（CJD）、遗传性压迫易感性神经病及通道病等。其中，脊髓小脑性共济失调（SCA）致病基因的染色体位置多数已经确定，根据临床特点和基因定位可分为 21 种亚型（SCA_9、SCA_{15}、SCA_{18} 和 SCA_{20} 尚未定位）。腓骨肌萎缩症分为常染色体显性遗传、隐性遗传和 X-连锁隐性遗传和半显性遗传共 23 型。离子通道病包括氯离子通道病、钠离子通道病、钙离子通道病和钾离子通道病，均发现有不同的基因定位和致病基因。在作出基因诊断之后，将基因分型和相对应的临床表现结合起来，有利于深入理解疾病的本质；在临床科研上，也能为未来进行个体化基因治疗奠定基础。此外，在普遍意义上，基因诊断还可用于产前诊断遗传性疾病、病原微生物的检测、预测和早期发现恶性肿瘤等。近年来基因诊断的范围已经从原来的遗传性疾病扩大到肿瘤、心脑血管病和感染性疾病等。尤其在中枢神经系统感染的诊断方面，一些分子生物学诊断技术如 PCR 得到了广泛的应用。

第七节   神经心理测验

神经心理学是一门研究脑与心理之间关系的交叉性学科，临床神经心理学在神经科和精神科等临床医学领域有着广泛应用，为许多脑部疾病的定位诊断、临床评估提供了帮助，如痴呆、脑血管病、帕金森病和脑炎等。具体应用的主要手段就是神经心理检查。

（一）情感状态评估

焦虑、抑郁是常见临床症状。而焦虑谱系障碍包括多种疾病诊断。用于评定焦虑、抑郁的量表有很多，且各有侧重。大致有评定一般焦虑、抑郁症状严重程度的量表和专门用于具体某一种焦虑障碍的量表两类。一般采用自评法和他评法，自评法常用的量表为医院用焦虑抑郁量表（HAS、HDS），Zung 焦虑、抑郁自评量表（ASA、SDS），以及 Liebowitz 社交焦虑量表（LSAS）等。他评量表包括 Hamilton 焦虑抑郁量表（HAMA、HRSD），Marks 恐怖强迫量表（MSCPOR），以及 Liebowitz 社交焦虑量表（LSAS）等。

（二）记忆障碍评估

通过韦氏成人智力量表、临床记忆量表和韦氏记忆量表等对记忆商数进行测定。通过听觉词汇学习测验（WHO-UCLA）测定词语学习记忆能力。用改良的 Ray 复合图形检测复合图形记忆，通过 Fuld 物体记忆测验检测物体回忆。

（三）其他认知功能检测

简明精神状态评定、语言流畅度测定、数字广度试验、画钟试验和图像复制。

总之，神经心理检查作为一种临床辅助检查手段，要求把人的心理或行为确定为一种数量的值，测验必须进行标准化，要有固定的实施方法、标准化的指导语和答案、统一的记分方法，还要有一个常模，同时测评需要经过统一培训的专业人员来完成。在选择测验材料时要在信度和效度两方面达到一定的要求，尽量保证测验结果的可信性，以更好地服务于临床。

（李志伟）

第五章 神经系统病变的定位诊断

1. 掌握：脑神经病变的症状和定位诊断，运动系统的的症状与定位，反射异常的定位诊断，感觉系统病变的症状与定位，颅脑和脊髓病变的定位诊断。

2. 熟悉：上运动神经元瘫痪和下运动神经元瘫痪的比较，基底核病变的症状及其定位诊断。

3. 了解：脑神经的解剖和生理，运动系统解剖生理，反射的解剖生理，感觉系统的解剖生理，颅脑和脊髓的解剖生理。

1. 定位诊断以临床症状及体征为基础，运用神经解剖的知识进行分析。

2. 定位诊断时，可以按解剖（中枢神经系统、周围神经系统、肌肉系统）进行定位，也可按功能（运动系统、感觉系统）进行定位。

3. 周围神经系统病变定位按脑神经（12对）、脊神经划分。脊神经定位时，应区分神经末梢、神经干、神经根。

4. 中枢神经系统病变的定位按大脑半球、内囊、基底核、间脑、脑干（中脑、脑桥、延髓）、小脑、脊髓划分。大脑半球又按额、颞、顶、枕叶定位。

5. 脊髓定位强调纵向定位（颈、胸、腰髓节段）、横向定位（髓内、髓外、硬膜下、硬膜外）。

6. 运动系统包括锥体系统、锥体外系统。锥体系统又可区分为上运动神经元、下运动神经元。

7. 脑血管病的定位诊断，首先区分为动脉系统疾病和静脉系统疾病。动脉系统疾病中，缺血性脑血管病按血管分布（颈内动脉系统、椎基底动脉系统）定位，出血性脑血管病按照出血部位（脑实质、蛛网膜下腔、脑室）定位。

8. 与中枢神经系统疾病相关的其他定位包括：脑膜（软脑膜、硬脑膜、蛛网膜）、蛛网膜下腔、脑室系统（侧脑室、第三脑室、第四脑室）、脊膜（软脊膜、硬脊膜）。

　　神经系统疾病根据其病变部位可产生相应的运动、感觉、反射、自主神经以及高级神经活动功能障碍。临床医师用神经解剖、生理、病理知识对收集的临床及辅助检查资料进行分析，初步确定病变的解剖部位，即定位诊断。定位诊断可从两方面着手：功能解剖观点和形态解剖观点。前者包括躯体感觉功能、躯体运动功能、言语功能、反射功能、自主神经功能等；后者包括脑神经、脊神经、脊髓、脑干、小脑、大脑等。功能解剖定位往往牵涉形态解剖的许多部位，如视觉障碍定位，包括视神经、视交叉、视束、外侧膝状体、视放射、视皮质各部位的鉴别。形态解剖定位往往包括几种功能解剖定位，如脊髓的定位包括感觉、运动、排便几种功能障碍。在定位诊断基础上，确定病变的性质和原因，这一过程则称为定性诊断。只有在完成定位、定性诊断后，才能采取积极有效的措施，达到对神经系统疾病防治的目的。

　　本章将按照脑神经、运动系统、反射、感觉系统、大脑的解剖生理、病损后的症状以及如何定位进行介绍，为学习神经病学打下坚实的基础。

第一节　脑神经

　　脑神经（cranial nerves）共 12 对，按其头尾侧的排列顺序，分别用罗马数字命名。Ⅰ 为嗅神经，Ⅱ 为视神经，Ⅲ 为动眼神经，Ⅳ 为滑车神经，Ⅴ 为三叉神经，Ⅵ 为展神经，Ⅶ 为面神经，Ⅷ 为位听神经，Ⅸ 为舌咽神经，Ⅹ 为迷走神经，Ⅺ 为副神经，Ⅻ 为舌下神经。

　　第Ⅰ、Ⅱ 对脑神经在颅内部分是其二级和三级神经元的神经纤维束，其他 10 对脑神经与脑干里的有关神经核联系，运动核靠近中线，感觉核靠近外侧（图 5-1，图 5-2）。但第Ⅺ 对脑神经的一部分是从颈髓的上几节前角发出的。脑神经有感觉和运动纤维，主要支配头、面部。

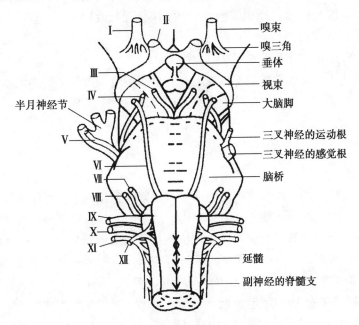

图 5-1　脑底脑神经的穿出部位

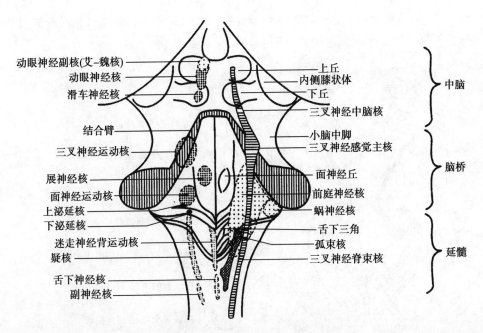

图 5-2　脑干内部神经核的排列

其中第 I 、 II 、 VIII 对脑神经为感觉神经，第 III 、 IV 、 VI 、 XI 、 XII 对脑神经为运动神经，第 V 、
VII 、 IX 、 X 对脑神经为混合神经，第 III 、 VII 、 IX 、 X 对脑神经含副交感神经纤维。除第 XII 对脑
神经核和第 VII 对脑神经核的下部外，所有脑神经核的中枢支配均是双侧的，例如，左侧动眼神
经核同时接受左侧（不交叉）和右侧（交叉）的纤维支配。

一、嗅神经

（一）解剖生理

鼻腔上部嗅黏膜中双极嗅神经元的中枢突聚集成 15～20 条嗅丝，穿过筛骨的筛板和硬脑
膜，终于嗅球。由嗅球的第二级神经元发出纤维经嗅束、外侧嗅纹终止于颞叶的钩回、海马回
的前部分及杏仁核，即嗅中枢。经中间嗅纹及内侧嗅纹的纤维分别终止于前穿质及胼胝体下
回，与嗅觉的反射联络有关。

（二）嗅神经病变的症状和定位诊断

双侧嗅觉减退或丧失多因鼻腔局部病变引起。单侧嗅觉减退或丧失是前颅凹占位性病变的
一个重要体征。中枢病变一般不引起嗅觉丧失，因双侧有较多的联络纤维，但可有幻嗅发作。

二、视神经

（一）解剖生理

视神经发源于视网膜的神经节细胞的中枢突，视网膜鼻侧一半的纤维经视交叉后与对侧颞
侧一半的纤维结合，形成视束，终于外侧膝状体。换神经元后发出纤维经内囊后肢后部形成视
辐射，止于枕叶距状裂两侧的楔回和舌回的视中枢皮质（又称纹状区）。视网膜周边的纤维投
射于纹状区的前部，黄斑的纤维投射于纹状区的后部。光反射的径路不经外侧膝状体，由视束
经上丘臂入中脑上丘，与两侧动眼神经副核（Edinger-Westphal 核，艾-魏核）发生联系。

（二）视神经病变的症状和定位诊断

1. 视力障碍及视野缺损　视觉径路自前向后贯穿全脑，可根据视力障碍和视野缺损而诊
断颅内病变部位。一般在视交叉前方的病变可引起单眼全盲，视交叉处病变可引起双颞侧偏
盲，一侧视交叉侧部病变可引起一侧性鼻侧偏盲，视束病变可引起双眼对侧视野的偏盲（同向
偏盲），视辐射病变可引起对侧象限盲（图 5-3）。

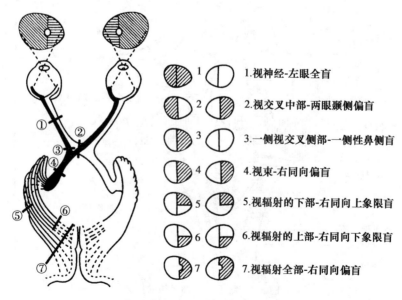

图 5-3　视神经径路及受损后视野缺损的症状

（1）视神经：常由视神经本身病变、受压迫或颅高压引起，视神经病变的视力障碍程度重于视网膜病变。突然失明多见于眼动脉或视网膜中央动脉闭塞。数小时或数天达高峰的视力障碍多见于视神经乳头炎或球后视神经炎。重度周边视野缺损（又称管状视野）多由癔症或视觉疲劳以及视网膜色素变性、青光眼晚期等眼科疾病引起，不规则视野缺损多由视神经压迫病变引起（图5-3-1）。

（2）视交叉：视交叉病变常由垂体瘤、颅咽管瘤的压迫引起，可有两眼颞侧偏盲（图5-3-2）。一侧或两鼻侧偏盲少见，见于颈内动脉粥样硬化压迫视交叉外侧部（图5-3-3）。

（3）视束：视束病变见于颞叶肿瘤向内压迫，引起两眼对侧视野的同向偏盲，偏盲侧对光反射消失（图5-3-4）。

（4）视辐射：视辐射的下部受损多由颞叶后部肿瘤或血管病引起，可有两眼对侧视野的同向上象限盲（图5-3-5）。视辐射上部病变多见于顶叶肿瘤或血管病，可有两眼对侧视野的同向下象限盲（图5-3-6）。视辐射完全受损时引起两眼对侧视野同向偏盲，偏盲侧对光反射存在，视野的中心部保存，称黄斑回避（图5-3-7）。

（5）枕叶视中枢：引起偏盲。枕叶前部受损引起视觉失认。

2. 视盘异常

（1）视盘水肿：常见于颅内占位性病变（肿瘤、脓肿、血肿）、脑炎、脑膜炎和静脉窦血栓形成等引起颅内压增高时，但应当与其他原因引起的视盘变化进行鉴别，如视盘炎、假性视盘水肿和高血压眼底改变。

1）视盘炎：眼底变化与视盘水肿相似，程度多小于2个屈光度。主要鉴别点在于视盘炎时视力障碍往往产生在眼底改变之前，伴眼痛或眼球压痛，迅速发生一侧或双侧的视力丧失。而视盘水肿的视力障碍到晚期才出现，一般为双侧性，无眼痛或眼球压痛，伴有颅内压增高和神经系统局灶体征。

2）假性视盘水肿：为先天性畸形，眼底变化为视盘颜色稍红，边缘模糊，与视盘水肿早期相似，但视力正常，无颅内压增高的现象。

3）高血压眼底改变：严重高血压可有视盘水肿和视网膜出血，但眼底动脉硬化样改变明显，动脉高度变细，银丝样，反光强，静脉充血不显著，有动静脉压迹，伴广泛的视网膜出血，有高血压的临床表现。

（2）视神经萎缩：分为原发和继发两种。原发性者视盘苍白而边界清楚，筛孔清晰可见，病因为多发性硬化、视神经压迫、变性病等。继发性视神经萎缩视盘苍白但境界不分明，不能窥见筛板，见于视盘水肿、视盘炎和视网膜炎的后期。

三、动眼、滑车和展神经

（一）解剖生理

1. 动眼神经　动眼神经躯体传出纤维起于中脑上丘的动眼神经核，此核位于中脑导水管腹侧的中央灰质内，由许多大型多极神经元组成，其纤维走向腹侧，经过红核，穿过大脑脚间窝，在大脑后动脉和小脑上动脉之间迁出，与后交通动脉伴行，经蝶鞍两旁海绵窦侧壁，从眶上裂入眶，支配提上睑肌、上直肌、下直肌、内直肌、下斜肌、瞳孔括约肌和睫状肌（图5-4）。动眼神经副交感纤维由中脑动眼神经副核发出，终于眶内睫状神经节，节后纤维抵达瞳孔括约肌和睫状肌，分别司瞳孔缩小和晶状体变凸。

2. 滑车神经　起自中脑下丘水平动眼神经核下端的滑车神经核，其纤维走向背侧顶盖，在顶盖与前髓帆交界处交叉后穿出，由后向前绕过中脑，穿入海绵窦，与动眼神经伴行，经眶上裂入眶，支配上斜肌（图5-4）。

3. 展神经　展神经核位于脑桥中部菱形窝面神经丘的深面，其纤维贯通脑桥腹侧，从桥延沟穿出，向前上方走行，越颞骨岩尖及鞍旁海绵窦外侧壁，经眶上裂入眶，支配外直肌（图5-4）。

　　在眼外肌中只有外直肌和内直肌呈单一水平运动，其他肌肉均有几个方向的运动功能，既可相互协同，又可相互抵消，以完成某一方向的运动。如上斜肌、下斜肌协助外直肌外展时，向上同向下力量、内旋同外旋力量正好抵消。又如眼球向上运动时，上直肌、下斜肌同时收缩，内收同外展、内旋同外旋力量正好抵消（图5-5）。

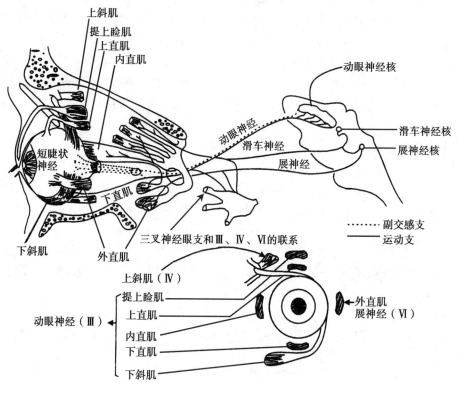

图 5-4　动眼、滑车和展神经的径路

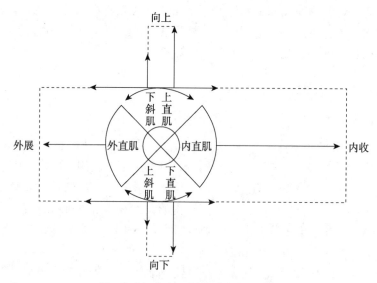

图 5-5　各眼外肌的运动方向分解图

（二）动眼、滑车和展神经病变的症状与定位诊断

1. 眼肌麻痹　可由周围性、核性、核间性与核上性损害引起。如眼肌麻痹仅限于眼外肌而瞳孔括约肌功能正常，称眼外肌麻痹，相反则称眼内肌麻痹。如眼内和眼外肌全部麻痹，称全眼肌麻痹。

（1）周围性眼肌麻痹

1）动眼神经麻痹：上睑下垂，外斜视，向上、下、内方向运动受限并复视，瞳孔散大，对光及调节反射消失。见于颅底部病变如动脉瘤、肿瘤和炎症等。

2）滑车神经麻痹：患侧眼球向外下方活动受限，仅在下楼梯或向下看时出现复视。多合并动眼神经麻痹，单独滑车神经麻痹少见。

3）展神经麻痹：患侧眼球呈内斜位，外展运动不能或受限，向外注视有复视。见于鼻咽癌颅底转移、海绵窦血栓、脑桥小脑角肿瘤、糖尿病或颅压高时。

动眼、滑车及展神经合并麻痹多见，表现为眼球固定于中间位，各方向活动不能，瞳孔散大，对光及调节反射消失。

（2）核性眼肌麻痹：动眼神经核较为分散，病变时可选择性地损害部分眼肌功能，而其他眼肌不受影响，呈分离性眼肌麻痹。展神经核受损时，常累及面神经和锥体束，产生同侧展神经、面神经及对侧肢体交叉性瘫痪。核性眼肌麻痹见于脑干的血管病、肿瘤和炎症。

（3）核间性眼肌麻痹：是脑桥侧视中枢与其联系纤维内侧纵束病变所致。内侧纵束连接一侧展神经核和另一侧动眼神经内直肌核，使眼球水平同向运动。

前核间性眼肌麻痹，水平注视时：①患侧眼球不能内收；②对侧眼球外展正常或外展不全伴有眼震；③辐辏运动正常。前核间性眼肌麻痹可限于一侧或两侧，病变在脑桥侧视中枢与动眼神经核之间。

后核间性眼肌麻痹，水平注视时：①患侧眼球不能外展；②双侧眼球内收正常；③刺激前庭时可出现正常外展动作；④双眼辐辏功能正常。病变在脑桥侧视中枢与展神经核之间。

一侧脑桥被盖部病变使该侧侧视中枢受损，若病变同时累及对侧已交叉过来的内侧纵束可出现一个半综合征（one and a half syndrome），表现为病侧眼球在水平注视时既不能外展也不能内收，对侧眼球向病变侧水平注视时不能内收，但可以外展且有水平性眼震。

（4）核上性眼肌麻痹：主要表现为双侧眼球联合运动障碍，产生两眼同向偏斜，具有以下三个特点：①无复视；②双眼同时受累；③麻痹眼肌的反射性运动仍保存，虽不能将两眼向一侧凝视，但该侧突然出现声音时，两眼可转向该侧。

眼球水平同向运动受皮质侧视中枢（额中回后部）和脑桥侧视中枢（展神经核附近）的支配。一侧皮质侧视中枢刺激性病变（癫痫）时，两眼向对侧偏斜；破坏性病灶（卒中）则向同侧偏斜。脑桥的侧视中枢支配两眼向同侧注视，受对侧皮质侧视中枢来的纤维的控制，故破坏性病变引起两眼向健侧（对侧）注视，方向关系同皮质中枢相反（图5-6）。

上丘破坏性病变时两眼向上同向运动障碍，称 Parinaud 综合征，上丘刺激性病变时眼球发作性转向上方，称动眼危象。下丘

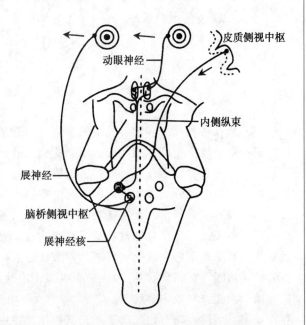

图 5-6　两眼同向水平运动的神经支配

损害时可引起向下注视障碍。

2. 复视　两眼注视同一物体时产生两个影像谓之复视，常见于眼外肌麻痹时。健侧眼视物为真像（实像），麻痹侧眼视物为假象（虚像）。复视成像的规律是：当眼球上直肌麻痹时，眼球向下移位，虚像位于实像之上。外直肌麻痹时，眼球偏向内侧，虚像位于实像的外侧。内直肌麻痹时眼球偏向外侧，虚像位于实像内侧。单眼复视为单眼注视一物体时出现的复视，见于癔症或眼部疾病等。

3. 瞳孔大小及反射异常　瞳孔的大小由动眼神经的副交感纤维（支配瞳孔括约肌，使瞳孔缩小）和颈上交感神经节发出的交感纤维（支配瞳孔开大肌，使瞳孔散大）调节。受损后分别引起瞳孔散大或瞳孔缩小。普通光线下瞳孔正常直径为 3～4mm，小于 2mm 为瞳孔缩小，大于 5mm 为瞳孔散大。

（1）瞳孔散大：双侧瞳孔散大主要由副交感神经损害引起，还可见于颠茄类药物中毒、癫痫大发作后或深昏迷时。一侧瞳孔散大常见于颅底动脉瘤。幕上一侧半球出血、脑肿瘤等颅内压增高所致的天幕疝压迫动眼神经时也可出现单侧瞳孔散大。脑膜炎和糖尿病等也可出现一侧瞳孔散大。

（2）瞳孔缩小：双侧瞳孔缩小主要为交感神经损害所致，见于镇静催眠药、氯丙嗪、有机磷农药中毒时，瞳孔针尖样缩小见于吗啡类药物中毒或脑桥病变。一侧瞳孔缩小，若伴有同侧眼裂变小、眼球内陷和面部少汗则为霍纳（Horner）综合征。可因同侧脑干、颈 8 至胸 1 的脊髓侧角及颈交感神经干通路上的交感神经麻痹所致，亦可见于肺尖部的病变（图 5-7）。

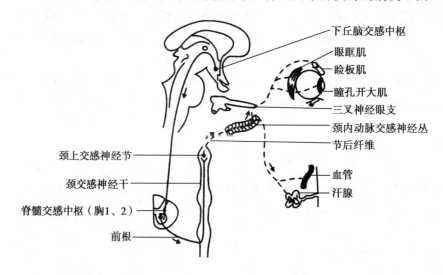

图 5-7　眼交感神经通路

（3）瞳孔对光反射异常：光线刺激瞳孔引起的缩瞳反射，称为对光反射。其传导径路为：视网膜→视神经→中脑顶盖前区→双侧艾-魏核→双侧动眼神经→睫状神经节→节后纤维→瞳孔括约肌。这一径路上任何一处损害均可引起对光反射丧失和瞳孔散大。应当注意的是，枕叶视中枢、视辐射、外侧膝状体损害引起的中枢性失明，对光反射不丧失，瞳孔也不散大。

（4）调节反射异常：注视近物时引起两眼会聚（内直肌收缩）和瞳孔缩小即为调节反射。传导径路可能为视觉信息通过视觉通路到达枕叶视皮质，后者发出纤维至中脑分别与艾-魏核及双侧直肌核联系，完成调节反射。调节反射障碍见于下面几种情况：①调节反射的缩瞳反应丧失见于白喉（损伤睫状神经）、脑炎（损伤中脑）。调节反射的会聚动作不能见于帕金森综合征（由于肌强直）或中脑病变；②阿-罗（Argyll-Robertson）瞳孔为对光反射消失，调节反射存在，多见于神经梅毒，此由于对光反射径路在中脑顶盖前区受损所致。

四、三叉神经

(一) 解剖生理

三叉神经是一混合神经，含有较小的运动根和较大的感觉根。

1. 运动 起自脑桥三叉神经运动核的运动纤维，经卵圆孔出颅，融合于下颌支内，支配咀嚼肌（咬肌、颞肌、翼内肌、翼外肌）、鼓膜张肌等，运动核接受双侧皮质延髓束支配。

2. 感觉 感觉纤维起源于颞骨岩尖的半月神经节内的感觉神经元，周围支分为眼支、上颌支和下颌支，分布于头皮前部和面部皮肤以及眼、鼻、口腔内黏膜。中枢支进入脑桥，其痛、温觉纤维止于三叉神经脊束核，触觉纤维终止于感觉主核。脊束核和感觉主核的二级神经元发出纤维交叉到对侧组成三叉丘系上升，与脊髓丘脑束一起止于丘脑外

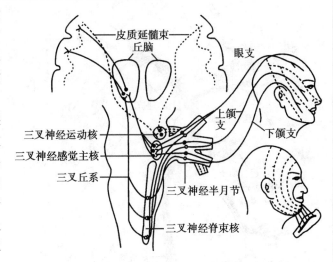

图 5-8 三叉神经的周围性和节段性支配

侧核群中的腹后内侧核，最后从丘脑发出纤维经内囊后肢止于中央后回的下 1/3 部（图 5-8）。

(1) 眼支：通过海绵窦外侧壁，经眶上裂入眶，分布至额顶部、上睑和鼻背部皮肤，眼球、泪腺、结合膜、鼻腔上部的黏膜以及额窦，还支配小脑幕以上的硬脑膜。

角膜反射弧：角膜→三叉神经眼支→三叉神经感觉主核→两侧面神经核→面神经→眼轮匝肌。

(2) 上颌支：经圆孔出颅，穿过翼腭窝，出眶下孔至面部，司上颌牙齿、齿龈、硬腭和软腭、鼻腔下部黏膜以及眼裂与唇间皮肤感觉。

(3) 下颌支：与三叉神经运动支并行，经卵圆孔出颅，司下颌牙齿、齿龈、口腔、舌黏膜以及口唇以下和耳前皮肤感觉。

半月节之中枢支经感觉根进入脑桥。痛、温觉纤维下行，终止于三叉神经脊束核。该核甚长，自脑桥开始经延髓至第三颈髓后角。从口周来的痛、温觉纤维止于此核的上部，从耳周来的则止于此核下部。此核部分受损时，便产生面部洋葱皮型分布的痛、温觉缺失而触觉保存的分离现象，与三叉神经个别周围支受损后产生的感觉障碍分布不同。

(二) 三叉神经病变的症状和定位诊断

1. 核性病变 三叉神经脊束核病变时，同侧面部痛、温觉节段性丧失，触觉存在，呈洋葱皮型分布的感觉分离。三叉神经感觉主核病变时，出现轻触觉障碍，但痛、温觉保存的感觉分离现象。

2. 周围性病变 一侧三叉神经病变引起同侧面部皮肤、角膜、结膜以及鼻、口、舌黏膜各种感觉丧失。角膜及下颌反射抑制或消失。患侧咀嚼肌瘫痪和萎缩而产生咬合无力，张口时下颌向患侧偏斜。

五、面神经

(一) 解剖生理

1. 运动纤维 从脑桥被盖部腹侧的面神经核发出纤维，向后绕过展神经核（内膝），向下向前于脑桥下缘听神经旁穿出。穿越蛛网膜下腔，在听神经上方入内耳孔，再经面神经管下

行，转弯处（外膝）横过膝状神经节，最后由茎乳孔出颅，支配除咀嚼肌和提上睑肌以外的面肌、镫骨肌、耳部肌、枕肌、颈阔肌等（图5-9）。支配眼裂以上面肌的神经元接受双侧皮质延髓束控制，支配眼裂以下面肌的神经元只接受对侧皮质延髓束控制（图5-10）。

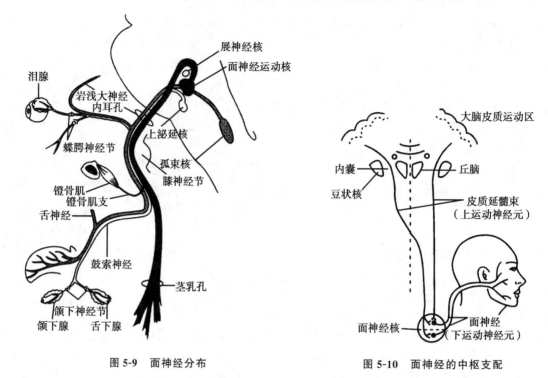

图 5-9   面神经分布   图 5-10   面神经的中枢支配

2. 感觉纤维   味觉纤维起自面神经管内膝状神经节，周围支沿面神经径路下行，在面神经管内，离开面神经向前方行走，形成鼓索，参加到舌神经中，终止于舌前2/3的味蕾。中枢支形成面神经的中间支入脑桥后，与舌咽神经的味觉纤维一起，终止于孤束核，再发出纤维经丘脑至中央后回下部。

3. 副交感纤维   起于脑桥的上泌延核，经中间神经、舌神经，至颌下神经节，节后纤维支配颌下腺、舌下腺分泌，泪腺分泌纤维则取道岩浅大神经。

（二）面神经病变的症状和定位诊断

1. 中枢性面瘫   即核上损害，表现为对侧眼裂以下诸肌麻痹，额肌及眼轮匝肌不受累，随意动作虽消失而哭笑等动作仍保留，常合并同侧偏瘫及中枢性舌下神经麻痹。见于中央前回下部或皮质延髓束一侧性损害，多为卒中或脑瘤等。

2. 周围性面瘫   即核及核下性损害，表现为患侧额纹变浅或消失、鼻唇沟变浅、口角下垂和（或）偏向健侧，皱额、蹙眉、闭眼、示齿、吹哨、鼓腮等动作不能，见于面神经炎等。周围性面瘫时，可结合附加症状确定病变的具体部位。

（1）核性：①伴同侧展神经麻痹，对侧锥体束征，即所谓米亚尔-居布勒（Millard-Gubler）综合征，病变在脑桥；②伴两眼不能向病侧同向运动、对侧偏瘫和偏身感觉障碍（锥体束和内侧丘系受损），称福维尔（Foville）综合征，多见于脑桥梗死。

（2）核下性：①伴同侧或对侧的其他脑神经如第Ⅴ、Ⅵ、Ⅷ、Ⅸ、Ⅹ、Ⅺ、Ⅻ对等损害时，提示病变在脑底；②伴舌前2/3味觉丧失、唾液分泌缺失时，病变在面神经管内鼓索；③伴耳鼓膜与耳壳后部疱疹时，见于膝状神经节带状疱疹病毒感染，又称 Hunt 综合征；④伴听觉过敏时，病变多在镫骨神经以上。

六、前庭蜗神经

前庭蜗神经是一感觉神经，由蜗神经和前庭神经组成。

（一）蜗神经

1. 解剖生理 发自内耳螺旋神经节之双极细胞，周围支终止于螺旋器的毛细胞，中枢支入内听道后聚成蜗神经，在脑桥尾端止于蜗神经前后核，再发出纤维于同侧及对侧上行，称外侧丘系，终于四叠体的下丘及内侧膝状体，由此发出纤维经内囊、听放射止于颞横回皮质听觉中枢（图5-11）。

2. 蜗神经病变的症状和定位诊断

（1）耳鸣：是无外界声音刺激而患者主观听到持续性声响，系感受器或其传导径路的病理刺激引起。低调性耳鸣提示感受器病变，高调性耳鸣提示传导径路病变。

（2）耳聋

1）核上性损害：听觉沿脑干两侧外侧丘系传导，每侧的外侧丘系都有来自双耳的传入纤维。所以，一侧听觉障碍只发生在内耳、中耳、蜗神经及其核性病变时，而一侧外侧丘系、皮质下中枢和皮质听觉中枢及内囊病变，均不发生明显的听觉障碍，听觉刺激均能沿着未受损害的一侧传向大脑皮质。

2）核性损害：为脑干听觉核性病变，有听力障碍，同时也出现其他神经核及长束症状，见于脑干血管病及肿瘤。

3）核下损害：为内耳听觉感受器及其传导纤维损害引起。神经性聋时听力下降，Rinne试验气导＞骨导，但均缩短，Weber试验音响偏向健侧，见于药物中毒、听神经瘤、脑膜炎等。传导性聋时听力下降，Rinne试验骨导＞气导，Weber试验音响偏向患侧，见于外耳道闭塞、疖肿、中耳炎等。

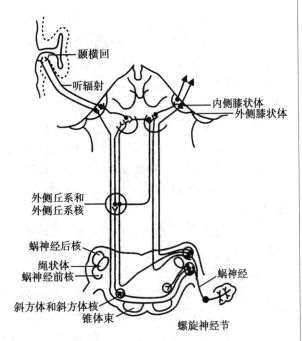

图 5-11 蜗神经的中枢径路

颞横回
听辐射
内侧膝状体
外侧膝状体
外侧丘系和外侧丘系核
蜗神经后核
绳状体
蜗神经前核
蜗神经
斜方体和斜方体核
锥体束
螺旋神经节

（二）前庭神经

1. 解剖生理 纤维起自内耳前庭神经节的双极细胞，周围支布于半规管的壶腹、椭圆囊和球囊的毛细胞，中枢支聚成前庭神经，与蜗神经同行入颅腔，止于脑干的前庭神经核群（内侧核、外侧核、上核和脊髓核），一小部分纤维经小脑下脚（绳状体）终止于绒球及小结。前庭神经外侧核纤维组成前庭脊髓束，终止于同侧脊髓前角细胞，调节身体平衡运动。其他的前庭神经核纤维加入内侧纵束，与第Ⅲ、Ⅳ、Ⅵ对脑神经和上部脊髓颈髓建立联系，反射性地调节眼球和颈肌活动（图5-12）。

2. 前庭神经病变的症状和定位诊断

表现为眩晕、眼球震颤和平衡失调。内耳急性损害时听觉和前庭症状可同时发生，脑干

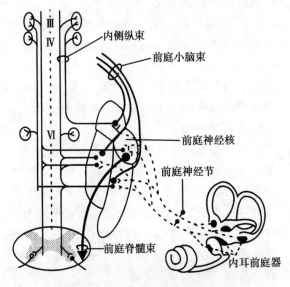

图 5-12 前庭神经与第Ⅲ、Ⅳ、Ⅵ
脑神经及上部脊髓的联系

内侧纵束
前庭小脑束
前庭神经核
前庭神经节
前庭脊髓束
内耳前庭器
Ⅲ
Ⅳ
Ⅵ

病变的眩晕很少合并听力障碍（蜗神经和前庭神经入脑干后彼此分开）。

（1）眩晕：患者感觉外物旋转或自身旋转，常伴恶心呕吐。

1）核上性病变：①大脑皮质颞叶、顶叶病变影响前庭功能时，产生眩晕，但一般无眼震，可伴有皮质病变的其他症状；②小脑病变，尤其是小脑与前庭通路破坏时，也可产生眩晕，一般伴有眼震和小脑症状。

2）核性病变：脑干前庭神经核病变时产生眩晕，伴有眼震，旋转或垂直性眼震最具特征性，无听力障碍，构成所谓的"前庭耳蜗分离现象"。

3）核下病变：为前庭感受器及其传导纤维的病变，起病突然，有眩晕、恶心、呕吐、眼震和肢体倾斜。眼震多为水平性，如为破坏性病灶，慢相向病灶侧，快相向健侧，刺激性病灶则相反。

（2）平衡障碍：表现为步态不稳，易向患侧偏斜，误指试验偏向患侧，龙贝格（Romberg）征阳性等。

（3）眼球震颤：指眼球自发性或诱发性上下左右或转动性地摆动和振荡，构成水平、垂直、旋转或混合性眼震。眼球向各个方向动作速度多不相等，故有快相和慢相之分，一般以快相作为眼震的方向。急性迷路病变时（炎症、出血），眼震常呈旋转性，快相向健侧，前庭中枢性病变时眼震方向不一，快相多向注视侧。脑桥被盖部病变时常发生垂直性眼震，有一定的诊断特异性。

七、舌咽和迷走神经

（一）解剖生理

1. 舌咽神经 起自延髓，其纤维构成1～3个支，与迷走神经伴行由颈静脉孔出颅（图5-13）。

（1）运动纤维：起自疑核，支配茎突咽肌，使软腭上提。

（2）感觉纤维：起自上神经节及岩神经节，周围支分布于：①舌后1/3的味蕾，传导味觉；②咽部、软腭、舌后1/3、扁桃体、两侧腭弓、耳咽管、鼓室，司黏膜感觉；③颈动脉窦和颈动脉体即为窦神经，与呼吸、脉搏、血压的调节反射有关。中枢支止于延髓的孤束核。

（3）副交感纤维：起自下泌延核，经鼓室神经和岩浅小神经，止于耳神经节，节后纤维支配腮腺的分泌。

2. 迷走神经 是一对行程最长、分布最广的混合神经（图5-14）。

（1）运动纤维：起自疑核的纤维，经颈静脉孔出颅，支配软腭和咽部的肌肉。起自迷走神经背核的纤维，分布于胸腹腔诸器官，发挥其副交感功能。

（2）感觉纤维：躯体传入纤维数量最少，胞体位于颈静脉孔内的颈静脉神经节（上神经节），周围突分布于后颅窝的硬脑膜、耳廓及外耳道皮肤，中枢突止于三叉神经脊束核。内脏传入纤维胞体位于颈静脉孔下方的结状神经节（下神经节），周围突分布于颈、胸和腹腔器官，中枢突止于孤束核。

舌咽、迷走神经彼此邻近，共同起始于疑核和孤束核，临床上常同时检查。

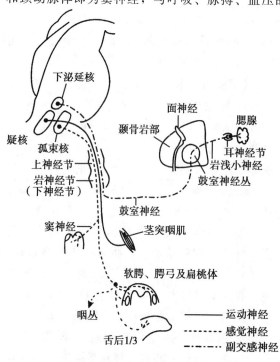

图 5-13 舌咽神经的分布

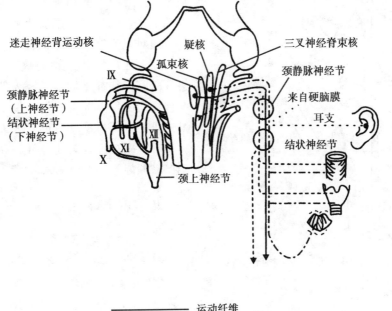

運動纖維
體感纖維
內臟運動纖維
內臟感覺纖維

图 5-14　迷走神经的分布

（二）舌咽和迷走神经病变的症状与定位诊断

舌咽和迷走神经同时受累时有声音嘶哑和吞咽困难。临床多见一侧舌咽、迷走神经麻痹，检查时瘫痪侧软腭弓较低，嘱患者发"啊"音时，患侧软腭上抬受限，悬雍垂向健侧偏斜，患侧咽部感觉和反射消失（图5-15）。

图 5-15　右侧舌咽与迷走神经麻痹

舌咽神经单独损害时表现为舌后 1/3 的味觉减退和丧失，伴咽反射减低或丧失，并有轻度吞咽困难。舌咽神经刺激性病变时可出现舌咽神经痛。

一侧迷走神经麻痹时出现同侧声带麻痹，声音嘶哑，病侧软腭下垂，张口时咽后壁移向健侧，常伴有心动过速等心律失常。两侧迷走神经麻痹时多很快死亡。

舌咽或迷走神经单独损害而无长束受损体征，提示脑干外神经根病变。一侧皮质延髓束损害不引起舌咽迷走神经麻痹，只有双侧损害时才引起症状，称假性延髓性麻痹。

八、副神经

（一）解剖生理

副神经分延髓支和脊髓支。延髓支起自疑核，纤维出脑后与迷走神经同行，经颈静脉孔出颅，返回至迷走神经，构成喉返神经，支配声带。脊髓支起自颈髓第 1～5 节前柱的外侧群细胞，经枕骨大孔入颅，与发自疑核的延髓支结合，穿颈静脉孔离开颅腔，分布于胸锁乳突肌（司头转向对侧）和斜方肌上部（司耸肩动作）（图5-16）。

（二）副神经病变的症状与定位诊断

副神经受两侧皮质延髓束支配，故一侧皮质延髓束损害，不出现副神经病变的症状，需在

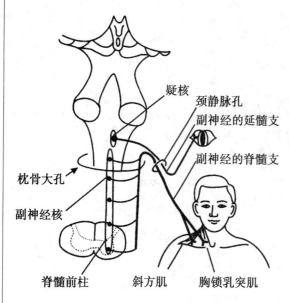

图 5-16　副神经的支配

临床上注意。一侧副神经周围性麻痹时，患侧肩部下垂，胸锁乳突肌肌力弱，继之萎缩，转颈（向对侧）和耸肩（同侧）无力。双侧麻痹时，除上述症状出现在两侧外，头处于前屈位。斜方肌麻痹往往不明显，因为斜方肌的上部受副神经支配，下部由 C3～4 髓节支配，故仅有斜方肌上半麻痹，肩向下外方移位。颅后窝病变时，副神经常与迷走神经和舌咽神经同时受损（颈静脉孔综合征）。

九、舌下神经

（一）解剖生理

起于舌下神经核，纤维从延髓的锥体与橄榄体之间穿出，联合成为一个总干后从舌下神经管出颅，支配舌肌。舌伸出时主要由颏舌肌动作，回缩主要是舌骨舌肌的作用。舌下神经只接受对侧皮质延髓束支配。

（二）舌下神经病变的症状和定位诊断

一侧麻痹时伸舌偏向病侧，两侧麻痹则伸舌动作不能或受限，周围性舌下神经麻痹可有舌肌萎缩。舌下神经核变性时，如运动神经元病，可有肌束颤动。中枢性舌下神经麻痹则无舌肌萎缩，常伴偏瘫，多为脑血管疾病。

第二节　运动系统

神经运动系统可分为四个部分：上运动神经元、下运动神经元、锥体外系统、小脑系统。

一、上运动神经元（锥体系统）

（一）解剖生理

上运动神经元支配下运动神经元的运动功能。上运动神经元起自额叶中央前回运动区 V 层的巨锥体细胞（Betz 细胞），轴突分别形成皮质脊髓束和皮质脑干束，合称为锥体束，经放射冠，分别通过内囊后肢和膝部下行。皮质脊髓束经大脑脚底中 3/5、脑桥的基底部、延髓锥体，在延髓锥体交叉处大部分神经纤维交叉至对侧，形成皮质脊髓侧束下行，终于脊髓前角。小部分不交叉而直接下行，形成皮质脊髓前束，在各个平面上陆续交叉止于对侧前角，少数始终不交叉而陆续止于同侧前角（图5-17）。

皮质脑干束在脑干各个脑神经运动核的平面上交叉至对侧，终止于各个脑神经运动核。除面神经核下部和舌下神经核外，其他脑神经运动核均接受双侧大脑皮质的支配。

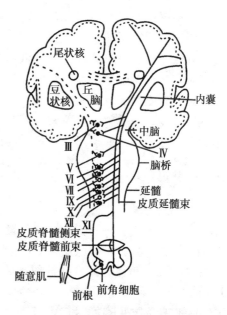

图 5-17　上、下运动神经元及脑干的脑神经运动核

皮质运动区，即 Brodmann 第 4 区，身体各部分在该区有相应的代表位置，与人体方向相反，头部在下面，下肢在上面，下肢所占区域小，上肢尤其是手和手指所占区域较大。下肢的一部分、肛门及膀胱括约肌的代表区在旁中央小叶。

锥体束与躯体大部分是对侧支配关系，仍有一部分锥体束纤维是同侧支配。一侧锥体束的损害一般只引起对侧上、下肢瘫痪以及对侧舌肌和面肌下部瘫痪。而眼肌（Ⅲ、Ⅳ、Ⅵ）、咀嚼肌（Ⅴ）、咽喉声带（Ⅸ、Ⅹ）、额肌（Ⅶ）、颈肌（Ⅺ）和躯干肌往往不受影响，这是因为习惯上同时运动的肌群存在较多的同侧支配。

（二）上运动神经元病变的症状与定位诊断

1. 上运动神经元瘫痪的特点　大脑皮质运动区或锥体束受损即引起对侧肢体单瘫或偏瘫，称上运动神经元瘫痪或中枢性瘫痪。其主要特点为：①瘫痪的分布：以整个肢体为主，可为单瘫、偏瘫、截瘫和四肢瘫；②瘫痪肌的选择呈不均等性：上肢伸肌比屈肌瘫痪重，下肢屈肌比伸肌瘫痪重。精巧的后天获得的运动，如系扣、书写等较粗大的运动损害重；上肢往往比下肢重，远端比近端重；③肌张力增高：在急性严重的病变（如急性脑血管病或急性脊髓炎），由于断联休克作用，往往表现为弛缓性瘫痪，腱反射降低或消失，休克期过后（此期因个体差异而长短不等），转为肌张力增高，腱反射亢进。隐袭起病者往往开始即肌张力增高。偏瘫肢体的肌张力增高程度在各肌群是不一致的，上肢的屈肌比伸肌肌张力高，下肢的伸肌比屈肌肌张力高。体检时伸直上肢及弯曲下肢所遇阻力最大，快速被动运动比慢速被动运动阻力大。被动运动时开始阻力大而后迅速下降，称为折刀样肌张力增高；④姿势异常：锥体束病变时由于肌张力平衡破坏，产生姿势异常，如上肢肩关节内收和内旋，肘关节屈曲和旋前，腕及手指屈曲。下肢髋关节伸展和内收，膝及踝关节伸展，足及足趾呈跖屈并略内翻姿势，走路下肢向外划圈样前移，足尖着地，步幅较小；⑤病理性联合运动：锥体束损害时常出现不自主的连带运动，如健侧肢体随意运动时，伴发偏瘫侧肢体对应部位的类似运动等，并不意味着病情的恢复；⑥反射异常：可有病变侧浅反射消失，腱反射亢进和病理反射阳性等。

2. 上运动神经元瘫痪的定位诊断（图 5-18）

（1）皮质：主要有两个特点：①单瘫，是皮质运动区破坏性病变的特点，表现为上肢、下肢或面部的瘫痪；②局限性癫痫，为刺激性病变，出现对侧肢体的局限性癫痫。拇指及示指、口角或踇指三处之一开始的单肢痉挛发作。抽搐如按运动区的排列顺序进行扩散，称杰克逊（Jackson）癫痫。皮质病变多见于肿瘤的压迫、皮质动脉支的梗死、动静脉畸形等。

（2）内囊：锥体束纤维在内囊部最为集中。内囊损害的典型症候为三偏征：偏瘫、偏身感觉障碍与偏盲，临床上偏瘫及偏身感觉障碍比"三偏"更多见，病因多为大脑中动脉分支的豆纹动脉出血或闭塞。另外，位于皮质和内囊之间的放射冠病变，主要以一个肢体的瘫痪为著，亦可伴有感觉障碍，多见于皮质下白质中的胶质瘤。

（3）脑干病变：脑干病变的特点是交叉性瘫痪，即一侧脑干病变累及同侧脑神经运动核和未交叉的皮质脊髓束和皮质脑干束。①中脑：典型者为韦伯（Weber）综合征，病侧动眼神经麻痹和对侧偏瘫；②脑桥：典型者为 Millard-Gubler 综合征，病侧展神经和面神经麻痹，对侧偏瘫；③延髓：典型者为瓦伦贝格（Wallenberg）综合征，有迷走（Ⅹ）、舌咽（Ⅸ）、副（Ⅺ）、舌下（Ⅻ）等神经受累的症状和体征。

（4）脊髓病变：病变水平不同可出现不同的临床症状。延髓与脊髓交界处病变时，此处有锥体交叉，可以引起上肢与下肢交叉性瘫痪，临床罕见。病变在上颈段时，引起四肢痉挛性瘫痪，在颈膨大时，双上肢弛缓性瘫痪而双下肢痉挛性瘫痪，病变在胸髓以下时可出现双下肢痉挛性截瘫。半侧脊髓病变时，可出现 Brown-Sêquard 综合征，病变同侧损伤水平以下痉挛性瘫痪及深感觉障碍，病变对侧损伤水平以下痛温觉障碍。引起脊髓病变的常见原因为炎症、肿瘤、血管病和外伤等。

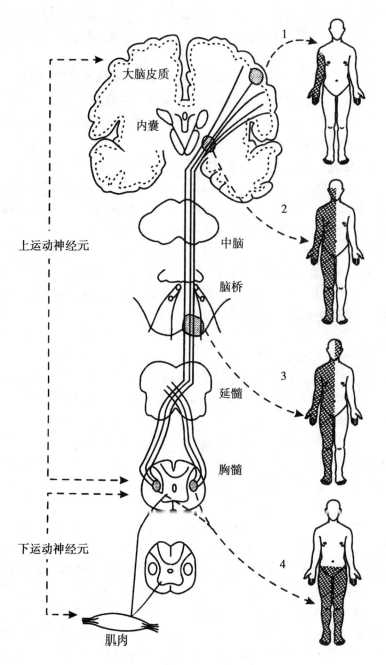

图 5-18   锥体受损的常见部位及瘫痪分布

1. 皮质运动区病变引起单瘫；2. 内囊病变引起偏瘫；3. 脑干病变引起交叉性瘫痪；4. 胸髓病变引起截瘫

二、下运动神经元

(一)解剖生理

下运动神经元指脑神经运动核、脊髓前角细胞及其发出的神经轴突，接受锥体束、锥体外系统和小脑系统的神经冲动，经前根、周围神经传递至运动终板，引起肌肉收缩。

每个前角细胞支配 50～200 个肌纤维。每个运动神经元和它们所支配的一组同一组化类型（Ⅰ型或Ⅱ型）的肌纤维，称为一个运动单位，它是执行运动功能的基本单元。而锥体束、锥体外系统和小脑系统是控制、平衡和协调肌肉活动的中枢神经结构。

前根在椎间神经节后与后根结合之后再发出前支和后支，前支共形成五个神经丛：颈丛

（C1～4）、臂丛（C5～T1）、腰丛（L1～4）、骶丛（L5～S4）和尾丛（S5～Co）。由于各肌肉总是获得几个根的支配，而非来自一个根，因此肌肉的运动支配也有节段型和周围型神经支配的区别（图5-19）。

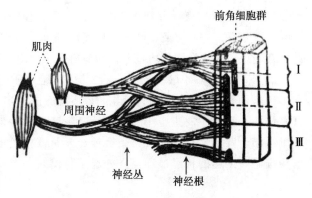

图 5-19　肌肉的节段型和周围型支配

（二）下运动神经元病变的症状与定位诊断

下运动神经元径路的损害引起的肌肉瘫痪，称为下运动神经元瘫痪或周围性瘫痪，特点为瘫痪肌肉张力低，呈弛缓性，肌肉有萎缩，腱反射减弱或消失，无病理征。下运动神经元瘫痪时，各部位的病变特点如下：

1. 前角细胞　引起弛缓性瘫痪，呈节段型分布，无感觉障碍。如 C5 前角损害引起三角肌萎缩，C8～T1 损害引起手部小肌肉萎缩，L3 损害时股四头肌萎缩，L5 损害时踝关节和足部背曲不能。急性起病者多见于脊髓前角灰质炎，慢性者因部分未死亡的前角细胞受到病变刺激出现肉眼可见的肌束颤动或肉眼不能识别而只能在肌电图上显示的肌纤维颤动，但二者均不发生运动效果，常见于肌萎缩侧索硬化。

2. 前根　瘫痪分布呈节段型，多见于髓外肿瘤的压迫、脊髓膜的炎症或椎骨病变，后根常同时受累，而出现根性疼痛和节段型感觉障碍。

3. 神经丛　引起某一肢体的多数周围神经瘫痪、感觉障碍和自主神经功能障碍，见于周围神经脱髓鞘、外伤、肿瘤压迫等。

4. 周围神经　瘫痪及感觉障碍的分布同周围神经支配区一致，如多发性神经炎可出现四肢远端对称性弛缓性瘫痪，伴肌萎缩及手套-袜套型感觉障碍。

上运动神经元瘫痪和下运动神经元瘫痪的比较，见表5-1。

表 5-1　上、下运动神经元瘫痪的鉴别诊断

体征	上运动神经元瘫痪（中枢性瘫痪）	下运动神经元瘫痪（周围性瘫痪）
瘫痪分布	整个肢体为主（单瘫、偏瘫、截瘫）	肌群为主
肌张力	增高，呈痉挛性瘫痪	降低，呈弛缓性瘫痪
腱反射	增强	减低或消失
病理反射	有	无
肌萎缩	无或轻度失用性萎缩	明显
肌束性颤动	无	可有
肌电图	神经传导正常，无失神经电位	神经传导异常，有失神经电位

三、锥体外系统

锥体系统以外的躯体运动传导通路，统称锥体外系统（extrapyramidal system）。锥体外系统的主要功能是调节肌张力，协调肌肉活动，维持和调整体态姿势，进行习惯性和节律性动作等，如某些防御性反应运动、走路时双臂摆动、模仿、手势和面部表情等动作。此外，锥体外系统也执行一些粗大的随意运动。

（一）解剖生理

锥体外系统包括大脑皮质（额叶等）、纹状体（尾状核、壳核和苍白球）、丘脑、丘脑底核、红核、黑质、前庭核及小脑等，组成一个复杂的多级神经元链索，下面简述两条重要的传导路：

1. 纹状体-苍白球系（图 5-20）　大脑皮质（主要是额叶）发出的纤维，直接或通过丘脑间接地止于尾状核和壳核，尾状核和壳核发出的纤维几乎全部止于苍白球，苍白球发出的纤维

形成豆核祥和豆核束，分别止于红核、黑质、丘脑底核和网状结构等处。由红核发出的纤维形成红核脊髓束，左右交叉；网状结构发出纤维形成网状脊髓束，部分交叉至对侧，部分在同侧。红核脊髓束和网状脊髓束均止于脊髓前角运动细胞，下达的神经冲动最后经脊神经至骨骼肌。

2. 皮质-脑桥-小脑系（图 5-21） 由大脑皮质起始的纤维组成额桥束及枕颞桥束，经内囊和大脑脚两侧入脑桥止于同侧脑桥核，脑桥核发出的纤维越过中线，经对侧小脑中脚（脑桥臂）进入小脑，主要止于小脑皮质后叶新区，而后该区发出纤维先至齿状核，再由齿状核发出纤维经结合臂交叉至对侧红核交换神经元，红核发出的纤维组成红核脊髓束，再交叉后至脊髓前角细胞，下达的神经冲动经脊神经至骨骼肌。

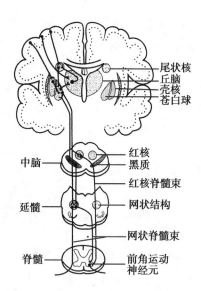

图 5-20   锥体外系统中的纹状体-苍白球系

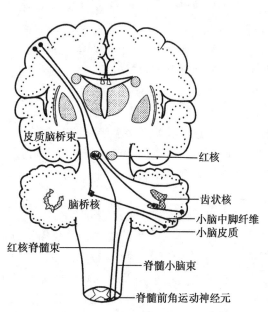

图 5-21   锥体外系统中的皮质-脑桥-小脑系

（二）锥体外系统病变的症状与定位诊断

锥体外系统病变产生肌张力变化和不自主运动两大类症状。肌张力增高常伴运动减少，肌张力减低常伴运动增多。纹状体-苍白球系损伤的主要症状是肌张力的改变（张力增高或降低）和运动状态的异常（运动过多或过少）。苍白球和黑质的病变多发生肌张力增高和运动过少症候群。尾状核和壳核的病变则产生肌张力过低和运动过多的症候群。丘脑底核的病变可发生半身舞蹈病。以下分述几种常见的临床症状：

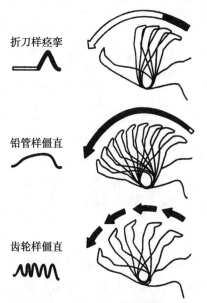

图 5-22   肌张力增高的类型

1. 强直（rigidity） 锥体外系统病变时伸肌和屈肌张力均增高，各方向活动所遇阻力一致，故称铅管样僵直（不伴有震颤时）。或可感到断续相间的阻力变化，称为齿轮样僵直（伴有震颤时），均与锥体束受损所致的"折刀样痉挛"不同（图 5-22）。静止状态下，虽然伸肌和屈肌张力均增高，但屈肌张力更高，使患者出现特殊的姿势：头前倾，躯干略屈，肘关节屈曲内收，腕略伸，指掌关节屈曲，手指呈"握笔状"。运动少而缓慢，面部表情缺乏（面具脸），语音单调，走路时双上肢前后摆动减少，起步缓慢，步态很小，但越走越快，且不能及时停止，临床上称为"慌张步态"。常见于帕金森综合征。

2. 静止性震颤（static tremor） 常为手指节律性抖动

（每秒4～6次），形成所谓"搓丸样"动作，静止状态下易出现，作随意运动时减轻，睡眠后消失。病情严重时下颌、唇、舌及四肢均可发生震颤，多见于帕金森综合征。

3. 舞蹈样运动（choreic movement）　为肢体不规则、无节律和无目的的反复动作，如耸肩转颈、伸臂、抬臂、摆手和手指伸屈等动作。特点为上肢比下肢重，远端比近端重，随意运动或情绪激动时加重，安静时减轻，睡眠后消失。头面部亦可出现挤眉弄眼、撅嘴伸舌等动作，病情严重时肢体可有粗大的频繁动作。见于风湿性舞蹈症和遗传性舞蹈症等。

4. 手足徐动症（athetosis）　又称指划动作或易变性痉挛。表现为上肢远端的游走性肌张力增高或降低，腕及手指做缓慢交替性的伸屈动作。如腕过曲时，手指常过伸，前臂旋前，缓慢过渡为手指屈曲，拇指常屈至其他手指之下，而后其他手指相继地屈曲（图5-23）。有时出现发音不清和鬼脸，亦可出现足部不自主动作。多见于脑炎、播散性脑脊髓炎、核黄疸和肝豆状核变性等。

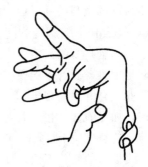

图 5-23　手足徐动症患者的手部典型姿势

5. 扭转痉挛（torsion spasm）　又称变形性肌张力障碍，系围绕躯干或肢体长轴的缓慢旋转性不自主运动，痉挛性斜颈是本症的一种特殊局限性类型。见于原发性遗传疾病，亦可见于肝豆状核变性，苯噻嗪类药物反应等。

6. 偏侧投掷症（hemiballismus）　为一侧肢体猛烈的投掷样不自主运动，以肢体近端为重，多由对侧丘脑底核损害引起。

7. 抽搐（tic）　为单个或多个肌肉的快速收缩动作，固定一处或呈游走性，表现为挤眉弄眼、面肌抽动、鼻翼扇动、撅嘴，呼吸肌受累时可有不自主发音。可为基底核病变，也可为精神因素所致。另有一些儿童病例可表现为抽动秽语综合征（Gilles de la Tourette syndrome），主要有面肌抽动、呼吸发音和秽语等。

还有一类药物如苯噻嗪类、丁酰苯类、左旋多巴、甲氧氯普胺引起的运动异常，急性起病可表现为颈后仰、斜颈、骨盆歪斜、肢体姿势异常、强迫张口、伸舌等不自主动作，停药可消失。长期用药后出现者称为迟发性运动障碍，表现为间歇发生张口、咀嚼、伸舌、鬼脸等动作，停药可消失，也可为不可逆。

四、小脑

（一）解剖生理

小脑（cerebellum）位于后颅窝，在脑桥和延髓背侧，其间为第四脑室，借上、中、下脚与中脑、脑桥和延髓发生联系。上方为小脑幕，下方为小脑延髓池。小脑中线部分为蚓部，两边各有小脑半球。

1. 小脑内部结构　小脑表面为灰质，内部为白质。灰质从外向内分为分子层、浦肯野（Purkinje）细胞层及颗粒细胞层。白质中由外侧向中线有四对神经核：齿状核、栓状核、球状核和顶核。小脑的传入纤维称苔状纤维，终止于颗粒细胞层。皮质内的联系则由颗粒细胞将冲动传输至分子层的蓝细胞，再由蓝细胞传递至浦肯野细胞。小脑冲动则由浦肯野细胞发出，终于齿状核等神经核，再从齿状核发出纤维离开小脑，经结合臂终止于对侧的中脑红核或丘脑。

2. 小脑的传入和传出通路　小脑的传入通路主要有：①接收对侧大脑皮质额桥束、颞桥束和脑桥小脑束传入的冲动；②接收由脊髓小脑后束经小脑下脚（绳状体）和脊髓小脑前束经小脑上脚（结合臂）传入的脊髓本体感觉（深感觉），终于小脑蚓部，得以调节肌张力与协同功能；③接收前庭神经传入的前庭觉，传至小脑的绒球小结叶及双侧的顶核，得以协调平衡。

小脑的传出通路主要有：①由齿状核等神经核发出纤维经小脑上脚终于对侧中脑的红核，再由红核脊髓束交叉至本侧的脊髓前角细胞（即小脑红核脊髓通路），故小脑半球与身体是同侧关系；②小脑发出冲动经对侧红核、丘脑、皮质径路向对侧大脑皮质第 4 区、6 区进行信息反馈；③小脑从绒球小结叶发出纤维至顶核，再经顶核延髓束将冲动传递至前庭外侧核，通过前庭脊髓束支配脊髓的平衡反射。

3. 小脑分叶及其生理功能　小脑分为：绒球小结叶，包括半球上的绒球和蚓部上的小结，主要功能是调节躯体平衡；前叶，在小脑上面、首裂（小脑上面的第一个较深的裂）以前的部分，主要功能为调节肌张力并维持身体姿势；后叶，为首裂以后的部分，主要参与对由大脑皮质启动的精巧的随意运动的调节。

（二）小脑病变的症状与定位诊断

小脑病变的最主要症状是共济失调。表现为走路蹒跚不稳、左右摇摆如醉汉状。患者仰卧起坐困难，因为不能像正常人那样把下肢压贴于床面来屈曲上半身，而是髋关节和上半身同时屈曲（合并屈曲现象），因此不得不用双手撑床坐起。患者可因共济失调而影响日常的生活动作，如穿衣、系扣、取物、书写、言语等。也不能准确完成共济试验，如指鼻试验、跟膝胫试验、轮替试验等。部分患者可有眼球震颤。急性小脑病变还可有肌张力降低。小脑半球和小脑中线损害的症状不同，具体如下：

（1）小脑中线（蚓部）损害：主要表现为躯干及两下肢的共济失调，站立不稳，行走步基宽，摇晃不定，呈醉汉步态或共济失调步态，上肢共济失调不明显。多见于小脑蚓部的髓母细胞瘤。

（2）小脑半球损害：症状在病侧肢体，头及躯干可偏向病侧，病侧肩低，步态不稳，易向病侧倾倒，病侧共济失调检查阳性。特点为上肢比下肢重，精细动作较粗大动作重。多见于一侧小脑的脓肿、血肿或肿瘤等。

慢性弥漫性小脑损害者，小脑蚓部和半球可同时受损，因代偿作用临床上四肢共济失调可不明显，但有躯干和言语共济失调（吟诗样语言）。

第三节　反　射

（一）解剖生理

反射（reflex）是机体对刺激的非自主反应。反射的结构基础是反射弧，包括：①感受器；②传入神经元（即感觉神经元）；③中间联络神经元；④传出神经元（脊髓前角或脑干的运动神经元）；⑤效应器。反射弧任何一点的中断可造成反射丧失，神经性休克（断联休克）可使反射暂时受到抑制。每个反射弧是通过固定的脊髓节段及周围神经，故临床上根据反射的改变判断损害部位。对反射的灵敏度因人而异，一定范围内的增强或减弱并不表示病理情况，但如双侧或上、下肢比较后有差别常有重要临床意义。反射分为：①深反射（腱反射或肌肉牵张反射），即肌肉受突然牵引后的急速收缩反应，其特点是反射弧由感觉神经元和运动神经元直接连接而成；②浅反射（皮肤及黏膜反射）：为刺激皮肤、角膜、黏膜引起的肌肉急速收缩反应。角膜反射和咽反射已在脑神经一节中讨论。此处的浅反射主要指腹壁反射、提睾反射、跖反射、肛门反射等。浅反射的反射弧除脊髓节段性的反射弧外，还有冲动循脊髓上升达中央后回和中央前回，下降的通路经由锥体束至脊髓前角细胞；③病理反射：指在锥体束损害时才出现的异常反射，是一种原始反射的释放。但在 1 岁以下婴儿则为正常的原始保护反射。

（二）反射异常的定位诊断

1. 深反射减弱或消失　是下运动神经元或肌肉病变的重要体征。见于周围神经、脊髓前后根、后根节、脊髓前后角和脊髓后索病变，亦见于周期性瘫痪和重症肌无力等，还可见于深昏迷、深麻醉、深睡眠、镇静药过量、神经性休克期。

2. 深反射增强　锥体束对深反射有抑制作用。深反射增强见于反射弧未中断而锥体束受累时，是上运动神经元损害的重要体征，深反射增强常伴反射区的扩大，刺激肌腱以外区域也能引出腱反射，如叩击胫骨前面也可引起股四头肌收缩。多见于脑部病变，如血管病、肿瘤、炎症和脱髓鞘疾病等，也可见于脊髓病变，如多发性硬化脊髓型、脊髓炎、脊髓肿瘤和脊髓空洞症等。另外，神经官能症、甲状腺功能亢进、手足搐搦症、破伤风等神经肌肉兴奋性增高也可出现深反射活跃，但无反射区的扩大。

3. 浅反射减弱或消失　上、下运动神经元瘫痪均可出现浅反射减弱或消失。昏迷、麻醉、深睡状态、1岁内婴儿也可丧失。

4. 病理反射　巴宾斯基（Babinski）征是最重要的病理反射。如本征阴性尚可用其他试验方法，如查多克（Chaddock）征、奥本海姆（Oppenheim）征、戈登（Gordon）征等来进行测试。病理反射的阳性反应为跗趾背屈，其他各趾呈扇形展开。反应强烈时髋、膝部亦屈曲或不需刺激而足趾自发地呈现本征的姿势。

Babinski征反应强烈时，刺激下肢任何部位均可引起双侧Babinski征和双侧下肢的回缩（髋、膝屈曲，踝背屈），称脊髓自动症反射。反应更强烈时，可有大小便排空、举阳、射精、下肢出汗、竖毛和皮肤发红，称总体反射。见于脊髓完全的横贯性损害。

第四节　感觉系统

感觉是感受器所接受到的刺激在人脑中的综合反映。特殊感觉（视、听、嗅、味）已在脑神经一节中叙述，本节只讨论一般感觉。

一般感觉包括：①浅感觉：指痛觉、温度觉和触觉，来自皮肤和黏膜；②深感觉：指运动觉、位置觉和振动觉，来自肌腱、肌肉、骨膜和关节；③复合感觉又称皮质感觉：指实体觉、图形觉、两点辨别觉、定位觉和重量觉等，为顶叶皮质对各种深浅感觉分析、比较、综合而形成。

（一）解剖生理

1. 感觉传导径路　各种一般感觉均由其特有的感受器把刺激冲动传向中枢，均经三级向心的神经元互相连接组成，其中第二级神经元发出的纤维交叉至对侧，因此感觉中枢与外周是交叉关系（图5-24）。

（1）浅感觉

1）躯干和四肢的浅感觉：①痛觉和温度觉：第一级神经元胞体位于脊神经节内，周围突分布于躯干和四肢皮肤的浅部感受器。中枢突组成后根的外侧部，到达脊髓，上升1~2个节段后入后角，该处的第二级神经元发出纤维，经白质前连合交叉至对侧，组成脊髓丘脑侧束，终于丘脑外侧核，由此再起始第三级神经元纤维，其轴突组成丘脑皮质束，投射至中央后回的中上部和旁中央小叶后部；②触觉：第一级神经元胞体也在脊髓神经节内，周围突分布于

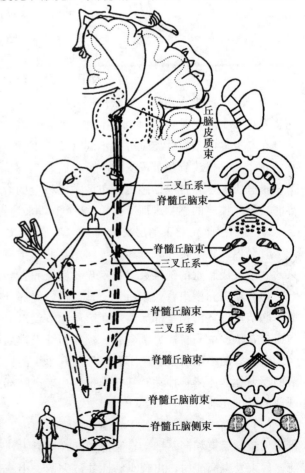

丘脑皮质束

三叉丘系
脊髓丘脑束

脊髓丘脑束
三叉丘系

脊髓丘脑束
三叉丘系

脊髓丘脑束

脊髓丘脑前束

脊髓丘脑侧束

图5-24　浅感觉传导路

皮肤触觉感受器，中枢突经后根的内侧部入脊髓后索，其中传导精细触觉的纤维随薄、楔束上行，传导一般触觉的纤维经后角第二级神经元中继，其纤维经前连合交叉到对侧前索，组成脊髓丘脑前束上行，进入延髓之后，行程和终止同脊髓丘脑侧束。

2）头面部的浅感觉：传导头面部的痛、温、触觉纤维，由三级神经元组成。第一级神经元胞体位于三叉神经半月节内，周围突分布于头面部皮肤和黏膜的浅部感受器，中枢突组成三叉神经感觉根，入脑桥后分为短的升支和长的降支。升支传导触觉，止于三叉神经感觉主核，降支传导痛、温觉，止于三叉神经脊束核。该两核为第二级神经元，其轴突大部分交叉到对侧组成三叉丘系，止于丘脑腹后内侧核，此处为第三级神经元，其轴突组成丘脑皮质束，经内囊后肢，最后投射至中央后回下部（图5-24）。

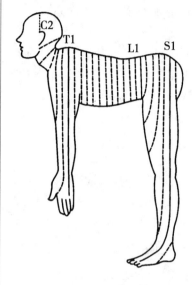

图 5-25　体表的节段性感觉支配

（2）深感觉：第一级神经元胞体位于脊神经节内，周围突分布于肌肉、关节、肌腱，中枢突经后根入脊髓后索，升支分别形成薄束和楔束。薄束在后索内侧，传导下部躯干及下肢的深感觉。楔束在其外侧，传导上部躯干及上肢的深感觉。二者终于延髓的薄束核和楔束核，由此处的第二级神经元发出纤维，交叉至对侧形成内侧丘系上行，终于丘脑腹后外侧核，再由此处的第三级神经元发出纤维经内囊后肢，终于中央皮质后回。

2. 节段性感觉分布　　每一脊神经后根的传入纤维来自一定的皮肤区域，这种节段性分布现象于胸段最为明显。上下肢的感觉分布比较复杂，但仍有节段规律（图5-25）。一些典型的节段分布关系特别有助于临床定位诊断。如乳头平面为胸（T）4，脐平面为T 10，腹股沟平面为T 12及腰（L）1。上肢的桡侧为颈（C）5～7，前臂及手的尺侧为C8及T 1，上臂内侧为T2，股前为L 1～3，小腿前面为L 4～5，小腿及股后为骶（S）1～2，肛周鞍区为S 3～5。

脊神经的前支在颈部和腰骶部形成臂丛、腰丛和骶丛，通过重新组合和分配，从这些神经丛里发出多个周围神经，每个周围神经里含有多个节段的脊神经纤维。因此，周围神经在体表的分布与脊髓的节段性感觉分布不同（图5-26和图5-27）。

每个感觉根或脊髓节段支配一片皮肤感觉，称为皮节。绝大多数皮节是由2～3个后根或节段重叠支配，脊神经的感觉分布区常比相应的脊髓节段低1～2个，故当确定脊髓损害的上界时，须从体检的感觉平面上提1～2个节段来计算。

3. 髓内感觉传导束的层次排列

脊髓内部感觉传导束分为传导深感觉的纤维束（薄束、楔束、脊髓小脑前束、脊髓小脑后束）和传导浅感觉的纤维束（脊髓丘脑侧束和脊髓丘脑前束）。

（1）薄束和楔束：位于后索，是后根内侧部纤维在后索的直接延续。薄束的起点较低，在第5胸节段以下占据全部后索，在第4胸节段以上只占后索的内侧半，其外侧为楔束。后索由内向外，依次由来自骶、腰、胸、颈部的纤维排列而成（图5-28）。

（2）脊髓小脑后束：位于脊髓外侧索边缘的后部，上行止于小脑皮质，传导来自肌腱、关节的反射性本体感觉冲动。其纤维排列是来自腰部的纤维在后方，来自胸部的纤维居中，来自颈部的纤维在前方。

（3）脊髓小脑前束：位于脊髓外侧索的边缘，脊髓小脑后束的前方，上行止于小脑皮质。排列大致与后束相同，即来自骶部的纤维在后方，依次向前为腰、胸和颈部的纤维。脊髓小脑前、后束发生病变时，出现小脑性共济失调。小脑性共济失调与感觉性共济失调主要区别在于它不能为视觉所矫正。

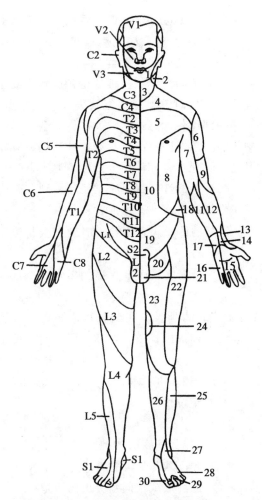

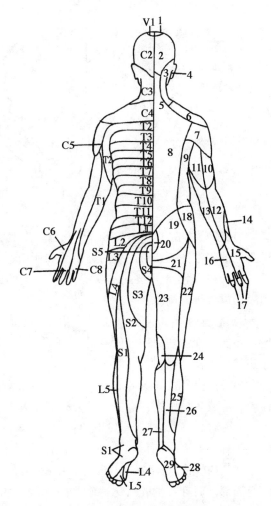

图 5-26　体表的节段性和周围性感觉支配（前面）。V：三叉神经

1. 三叉神经；2. 耳大神经；3. 颈皮神经；4. 锁骨上神经；5. 胸神经前皮支；6. 腋神经；7. 臂内侧皮神经；8. 胸神经外侧皮支；9. 臂外侧皮神经；10. 胸神经前皮支；11. 前臂内侧皮神经；12. 前臂外侧皮神经；13. 桡神经浅支；14. 正中神经浅支；15. 正中神经；16. 尺神经；17. 尺神经掌支；18. 髂腹下神经外侧皮支；19. 髂腹下神经前皮支；20. 生殖股神经股支；21. 髂腹股沟神经；22. 股外侧皮神经；23. 股经前皮支；24. 闭孔神经皮支；25. 小腿外侧支神经；26. 隐神经；27. 腓浅神经；28. 腓肠神经；29. 腓深神经；30. 胫神经跟支

图 5-27　体表的节段性和周围性感觉支配（后面）。V：三叉神经

1. 额神经；2. 枕大神经；3. 枕小神经；4. 耳大神经；5. 颈神经后支；6. 锁骨上神经；7. 臂内侧皮神经；8. 胸神经后支；9. 胸神经外侧皮支；10. 臂后侧皮神经；11. 臂内侧皮神经；12. 前臂后侧皮神经；13. 前臂内侧皮神经；14. 前臂外侧皮神经；15. 桡神经浅支；16. 尺神经；17. 正中神经；18. 髂腹下神经；19. 臀上神经；20. 臀中神经；21. 臀下神经；22. 股外侧皮神经；23. 股后侧皮神经；24. 闭孔神经皮支；25. 小腿外侧皮神经；26. 腓肠神经；27. 隐神经；28. 足底内侧皮神经；29. 足底外侧皮神经

（4）脊髓丘脑侧束：位于外侧索的前部，脊髓小脑前束的内侧，经白质前连合交叉，上行止于丘脑。脊髓丘脑侧束的纤维排列由内向外依次为来自颈、胸、腰、骶部的纤维。其功能是传导痛温觉（前部传导痛觉，后部传导温度觉）。

（5）脊髓丘脑前束：位于前索，脊髓丘脑侧束的前内侧，经白质前连合交叉，上行止于丘脑。此束的纤维排列定位与脊髓丘脑侧束基本相同，其功能为传导粗略触觉和压觉。

这种传导束的层次排列对髓内外病变的鉴别诊断有重要意义。如颈段发生髓内肿瘤时，痛、温度觉障碍是按颈、胸、腰、骶顺序自上向下发展；而颈段髓外肿瘤时，痛、温觉障碍的发展顺序则相反。

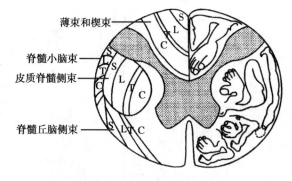

薄束和楔束

脊髓小脑束

皮质脊髓侧束

脊髓丘脑侧束

图 5-28　脊髓白质传导的定位

（二）感觉系统病变的症状与定位诊断

1. **临床表现**　感觉障碍可分为抑制性症状和刺激性症状两大类。

（1）抑制性症状：感觉径路被破坏或功能受到抑制时，出现感觉缺失或感觉减退。在同一部位各种感觉均缺失，称完全性感觉缺失。如果在同一部位只有某种感觉障碍而其他感觉保存者，称为分离性感觉障碍。

（2）刺激性症状：感觉径路受到刺激或兴奋性增高时出现下列症状：

1）感觉过敏（hyperesthesia）：指轻度刺激即产生强烈的感觉，系由检查时的刺激与传导径路上的兴奋性病灶所产生的刺激总和所引起。

2）感觉倒错（dysesthesia）：指对刺激的错误感受，如轻划皮肤而有疼痛的感觉，冷觉的刺激误以为热觉刺激。

3）感觉过度（hyperpathia）：由于刺激阈增高与反应时间延长，在刺激后，需经一潜伏期，才能感到强烈的、定位不明确的不适感觉，并从刺激点向周围扩散，持续一段时间。见于丘脑和周围神经损伤。

4）感觉异常（paraesthesia）：没有外界刺激而发生的感觉，如麻木、蚁走、瘙痒、重压、针刺、冷或热、肿胀、电击、束带感等，其发生的范围具有定位价值。

5）疼痛：常见疼痛有以下四种：

①局部疼痛（local pain）：疼痛局限于身体某一部位，如神经病变时的神经痛。

②放射性痛（radiating pain）：中枢神经、神经根或神经干刺激性病变时，疼痛不仅位于病变局部，而且可扩展到受累感觉神经的支配区。如神经根的肿瘤或椎间盘突出的压迫等发生的放射性痛。

③牵涉性痛（referred pain）：当某些内脏器官发生病变时，常在与罹病内脏相当的脊髓段所支配的体表部分产生感觉过敏或有疼痛的感觉，称牵涉性痛。这种感觉过敏或疼痛的区域有时发生在与该患病器官邻近的皮肤，有时发生在与该器官相隔较远的皮肤。例如，心绞痛时可在左上臂内侧皮肤感到疼痛，肝胆疾患时可在右肩感到疼痛等。

④灼性神经痛（causalgia）：表现为剧烈的烧灼样疼痛，迫使患者用冷水浸湿患肢。多见于正中神经或坐骨神经损伤。

2. **定位诊断**　感觉传导通路的不同部位受损表现出不同的临床症状，为定位诊断提供了线索（图 5-29）。

（1）周围型感觉障碍：一般有 3 个特点：①周围神经病变在感觉受累的同时往往有运动障碍、肌营养障碍及反射障碍等；②肢体远端部位往往最早发生异常，呈现手套、袜套样分布；③如病变限于某一神经的特殊支干，也可发生该神经支配区以感觉障碍为主的表现，如股外侧皮神经损伤等。

（2）根型感觉障碍：脊神经后根可因压迫、炎症而产生刺激性症状，表现根痛，大致按神经根的分布扩散。如病变在胸根，典型症状是"束带样痛"。根痛在咳嗽或喷嚏时加重，常见于脊髓髓外肿瘤、椎间盘脱出等。

（3）传导束型感觉障碍：白质传导束病变时所发生的感觉障碍，称为传导束型感觉障碍，表现为病灶水平 1～2 个节段以下分布区内的感觉障碍，见于以下几种情况：①脊髓丘脑束发生病变时，在病灶水平以下对侧发生痛温觉丧失或减退；②脊髓后索发生病变时，患侧病灶水平以下发生深感觉障碍，如双侧病变，往往表现出感觉性共济失调。如请患者双足并拢直立，

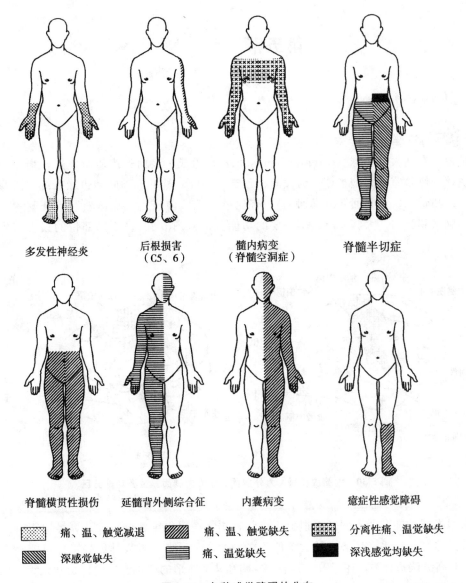

多发性神经炎　　后根损害　　髓内病变　　脊髓半切症
　　　　　　　　（C5、6）　（脊髓空洞症）

脊髓横贯性损伤　延髓背外侧综合征　内囊病变　癔症性感觉障碍

图例	说明	图例	说明	图例	说明
	痛、温、触觉减退		痛、温、触觉缺失		分离性痛、温觉缺失
	深感觉缺失		痛、温觉缺失		深浅感觉均缺失

图 5-29　各种感觉障碍的分布

睁眼时尚可，闭目后摇晃倾倒，即 Romberg 征阳性。

（4）偏身感觉障碍：如有偏身感觉障碍，定位诊断应考虑的部位有：①脑干病变：延髓和脑桥病变时，可产生交叉性偏侧感觉障碍，即病灶同侧面部和对侧半身痛、温觉消失。如病灶高达中脑并超过三叉神经交叉水平，则不再出现交叉性偏侧感觉障碍，仅有病灶对侧偏身（包括面部）感觉缺失。多见于脑血管病；②丘脑病变：典型的丘脑综合征包括：对侧偏身感觉障碍，深感觉障碍最为明显；半身疼痛，常有严重的自发性疼痛和感觉过度。亦多见于脑血管病；③内囊病变：内囊受损时对侧偏身（包括面部）感觉减退或消失，常伴有偏瘫和偏盲；④皮质病变：大脑皮质感觉中枢在中央后回及旁中央小叶附近，支配躯体的关系自下而上依次排列为口、面、手臂、躯干、大腿以及小腿，小腿和会阴部位于半球内侧面。由于皮质感觉区域广，病变往往只损害其中一部分，表现为对侧一个上肢或一个下肢的感觉减退或缺失。皮质型感觉障碍的特点是出现精细性感觉（复合感觉）障碍，如实体觉、图形觉、两点辨别觉、定位觉等。皮质感觉中枢的刺激性病灶可引起感觉型癫痫的发作。

（5）癔症性感觉障碍：特点为感觉障碍的分布不符合解剖支配规律，其范围和程度易变化，且易受暗示影响。患者常有引起癔症的精神诱因及性格特点。

第五节   大   脑

一、大脑半球

（一）解剖生理

端脑由左右两大脑半球（cerebral hemisphere）组成，表面为皮质所覆盖，半球内部为白质、基底核和侧脑室。大脑半球分为额叶、顶叶、颞叶、枕叶、岛叶和边缘系统。边缘系统包括边缘叶（扣带回、海马回和海马回钩）、杏仁核、丘脑前核、乳头体核及下丘脑等。各叶又有不同的脑回和脑沟。大脑皮质有着重要的功能分区（图 5-30）。不同部位的损害产生不同的临床症状。

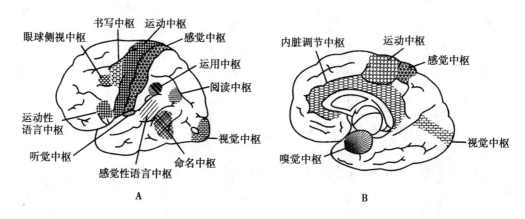

图 5-30   大脑皮质（A 为外侧面，B 为内侧面）重要功能分区

左右两半球功能有所不同。习惯上，将与言语、逻辑思维、分析和计算等功能有关的半球称为优势半球。右利手者优势半球大多位于左侧，左利手者约半数其优势半球可能在右侧。非优势半球与高级认知有关，在音乐、美术、空间和几何图形的识别、视觉记忆和认识不同人的面容等方面发挥着主要作用。两半球功能虽各有侧重，但又互相联系，构成了大脑的整体功能。

（二）大脑半球病损后的症状

可归纳为以下几方面：

1. 高级脑功能障碍   可出现精神、认知、情感和行为等方面的障碍，自知力、理解力、记忆力、计算力等可有不同程度的下降或丧失。

2. 意识障碍   可出现昏迷、去皮质状态、去大脑强直和一些特殊类型的意识障碍（见第三章）。

3. 癫痫发作   可出现部分性、全身性等各种类型的癫痫发作（详见第十六章）。

4. 言语障碍   可出现运动性、感觉性和命名性失语，以及失读、失写和失用等。

5. 视觉障碍   可出现偏盲、象限盲、皮质盲、视幻觉和视觉失认等。

6. 运动障碍   可出现面舌瘫、单瘫、偏瘫和截瘫等。

7. 感觉障碍   可出现复合感觉（实体觉、图形觉、两点辨别觉、定位觉和重量觉等）、视空间感觉和其他感觉异常，以及体象障碍等。

8. 尿便障碍   可出现排尿、排便障碍。

（三）大脑半球病变的定位诊断

各个脑叶有相对独立的功能，临床上可根据出现的症状进行定位诊断。

1. 额叶　病变时主要引起精神、认知、语言和随意运动障碍。下面分述各具体部位的损害症状。

（1）额叶外侧面病变：以脑梗死、肿瘤和外伤多见。①额叶前部病变，以精神障碍为主，表现为人格改变，表情淡漠，反应迟钝，缺乏始动性和内省力，记忆力和注意力减退，思维和综合能力下降，对侧额叶性共济失调等；②中央前回病变，刺激性病灶产生对侧上、下肢或面部的抽搐，破坏性病灶多引起单瘫，上部受损产生下肢瘫痪，下部受损则产生面、舌或上肢的瘫痪；③额中回后部病变，刺激性病变引起双眼向病灶对侧凝视，破坏性病变双眼向病灶侧凝视。另外，如果额中回后部病变在优势侧，也可产生失写；④额下回后部病变，如在优势侧，可产生运动性失语；⑤额叶后部病变，产生对侧上肢强握与摸索反射。

（2）额叶内侧面病变：以大脑前动脉闭塞和矢状窦旁脑膜瘤多见。病变影响旁中央小叶时可使对侧膝以下和足部瘫痪，伴有尿便障碍，临床上可凭足部瘫痪严重而膝关节以上无瘫痪与脊髓病变鉴别。

（3）额叶底面（眶面）：以额叶底面的挫裂伤、嗅沟脑膜瘤和蝶骨嵴脑膜瘤较为多见。病变时可产生食欲亢进、胃肠蠕动增快、多饮多尿、体温调节障碍，发生肿瘤时可产生福-肯（Foster-Kennedy）综合征，表现为同侧嗅觉缺失和视神经萎缩，对侧视盘水肿。

2. 顶叶　受损后以感觉症状为主。

（1）中央后回损害：刺激性病灶产生对侧局限性感觉性癫痫发作，常为针刺、电击、偶为疼痛等感觉异常发作。破坏性病变引起皮质感觉障碍，如实体觉、两点辨别觉和定位觉的减弱或丧失。

（2）优势侧顶叶损害：角回皮质损害引起失读，缘上回损害引起两侧运用不能。有时角回损害尚可引起格斯特曼（Gerstmann）综合征，症状为失算、手指失认、左右失定向和失写，有时伴失读。

（3）非优势侧顶叶损害：角回附近损害可引起不能认识对侧身体的存在，称为自体部位失认（autotopagnosia）。缘上回附近损害可有病感失认（anosognosia），如否认优势侧偏瘫的存在。两者均为体像障碍。

（4）任何一侧的顶叶病变：可出现触觉忽略（tactile inattention），即分别检查两侧触觉时能感知，但同时测试两侧，则病灶对侧无感觉。

3. 颞叶　一侧颞叶损害时症状较轻，双侧病变时症状较为明显。

（1）精神症状：可出现错觉、幻觉、似曾相识或似不相识感以及情感异常等。双侧颞叶损害可引起严重的记忆障碍。

（2）癫痫症状：前部病变影响颞叶内侧海马回钩的嗅觉和味觉中枢时，可出现钩回发作，表现为幻嗅和幻味，做舔舌和咀嚼动作。

（3）视觉症状：颞叶白质中视辐射受到损害时，可引起两眼对侧视野的同向上象限盲。

（4）失语：优势侧颞上回后部受损时引起感觉性失语，颞中、下回后部受损则产生命名性失语。

（5）听力障碍：一侧颞横回的听觉中枢受损常无听觉障碍或为双耳听力轻度下降，双侧受损则听力障碍严重，偶可出现幻听。

4. 枕叶　为视觉中枢之所在，损害后可引起视觉障碍。

（1）视野缺损：单侧病变产生对侧同向性偏盲或象限盲。双侧病变产生全盲或水平型上半或下半盲。一侧视觉中枢损害不影响黄斑区视觉，且对光反射不消失，称黄斑回避。如双侧视觉中枢完全损害，则黄斑回避现象消失。

（2）视觉发作：视中枢刺激性病变可引起不成形幻视发作（闪光、亮点、色彩等），视中枢周围视觉联络区的刺激性病灶可引起成形的幻视发作（图案、人物等）。视觉发作后有时可继以癫痫大发作。

（3）其他视觉症状：①色觉偏盲，表浅的局灶的病变可产生此症状，一般为红-绿色，物体形状仍可感知；②视觉失认，优势侧顶枕区病变可引起视觉失认，如让患者用眼看钥匙时不认识，用手触摸后即可认得，同时对图形、面容等都可失去辨认能力；③视觉忽略，可有对侧视野中物体的视觉忽略。

5. 边缘系统　包括边缘叶、杏仁核、乳头体核、丘脑前核和下丘脑等，与网状结构和大脑皮质有着广泛的联系，其功能与个体保存（寻食、防御等）、种族保存（生殖行为）、内脏活动、精神活动（情绪、记忆等）有关。损害时出现饥饿、口渴、性行为异常、胃肠蠕动改变以及恐惧、盛怒、抑郁和记忆、智能减退。

二、内囊

（一）解剖生理

内囊（internal capsule）位于丘脑、尾状核与豆状核之间，为白质中最主要的结构，是大脑皮质和皮质下各中枢之间上下行纤维的主要通路。投射纤维在这里形成了一个宽厚的白质层，在大脑水平切面上内囊呈开口向外的横放"＞＜"。内囊分为：①前肢，位于尾状核和豆状核之间，含丘脑前辐射和额桥束；②膝部，位于前后肢相连处，含皮质脑干束；③后肢，位于丘脑和豆状核之间，前部有皮质脊髓束，支配上肢的纤维靠前，支配下肢的纤维靠后。后部依次有丘脑辐射、视听辐射和枕颞桥束等（图 5-31）。

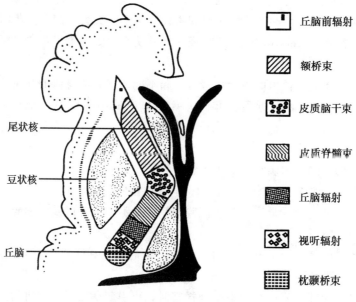

尾状核
豆状核
丘脑

丘脑前辐射
额桥束
皮质脑干束
皮质脊髓束
丘脑辐射
视听辐射
枕颞桥束

图 5-31　内囊及其周围结构

（二）内囊损害的症状与定位诊断

内囊聚集了大量的上下行传导纤维，损害时极易引起对侧完全性偏瘫，病因以急性脑血管疾病多见。内囊出血常引起"三偏"综合征，即偏瘫、偏身感觉障碍和偏盲。但内囊的梗死可以只有偏瘫而无偏身感觉缺失，主要因为内囊的运动纤维由纹状体外侧动脉供应，感觉纤维的丘脑辐射由丘脑膝状动脉供应，两者互为分开。

三、基底神经节

（一）解剖生理

基底神经节（basal ganglia）又称基底核，为位于大脑两半球深部的灰质核团，由尾状核、豆状核、屏状核和杏仁核组成，豆状核又分为壳核和苍白球。其中尾状核和豆状核构成纹状体，为基底核的最重要部分。纹状体又分为两部分，即新纹状体（壳核、尾状核）和旧纹状体（苍白球）。红核、黑质和丘脑底核通常也作为基底核的一部分。以上核团为锥体外系统的中继核，一方面各核之间互相发生联系，另一方面接受大脑皮质、丘脑等处传来的神经冲动，然后经苍白球发出的纤维至丘脑而与大脑皮质联系。苍白球的下行纤维，通过红核、黑质、网状结构等影响脊髓下运动神经元（图5-32）。基底核与大脑皮质及小脑协同调节随意运动、肌张力和姿势反射，也参与复杂行为的调节。

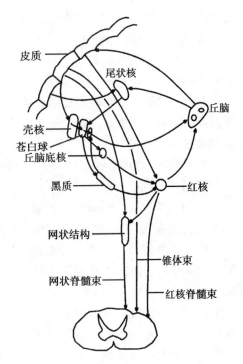

图 5-32　锥体外系统与大脑皮质、丘脑及脊髓的联系

（二）基底核病变的症状与定位诊断

基底核损害以变性疾患多见，也可见于中毒、炎症、血管病、缺氧、肿瘤、外伤以及发育异常等。主要表现为肌张力改变（增高或降低）和运动异常（动作增多或减少）。临床可根据不同的症状来推断不同的病灶部位：①新纹状体病变可引起肌张力减低和动作过多，如舞蹈样动作、手足徐动症和扭转痉挛；②旧纹状体病变可引起肌张力增高，动作减少及静止性震颤；③丘脑底核病变可引起偏侧投掷运动。

常见的基底核病变有帕金森综合征、风湿性舞蹈症、手足徐动症、扭转痉挛、肝豆状核变性等，症状大多表现为双侧，如为一侧症状，其病变当在对侧相应的基底核。

四、间脑

间脑（diencephalon）位于中脑和大脑半球之间，除其下部外，被两侧大脑半球所掩盖，外侧部与半球实质融合。间脑包括丘脑、上丘脑（旧称丘脑上部）、下丘脑（旧称丘脑下部）、后丘脑（旧称丘脑后部）和底丘脑（丘脑底部）。间脑病变大多无明显的定位体征，该部占位性病变与脑室内肿瘤相似，临床上称之为中线肿瘤。间脑病变的主要症状为颅内压增高，也可有精神、自主神经、代谢和内分泌障碍等。较常见的病变部位为丘脑和下丘脑。

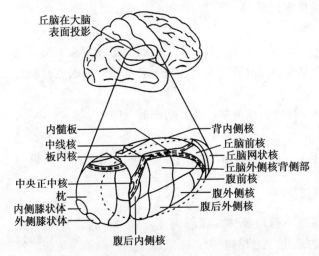

图 5-33　右侧丘脑的核团及其在半球内投影

（一）丘脑

1. 解剖生理　丘脑是间脑中最大的灰质块，长约 4cm，宽约 1.5 cm，呈卵圆形。主要的核团有：①前核群，接受来自下丘脑乳头体的纤维，并发出纤维至扣带回；②内侧核群，与大脑额叶联系；③外侧核群，分为：腹后外侧核，接受脊髓丘脑束和内侧丘系的纤维；腹后内侧核，接受三叉丘脑束的纤维；腹外侧核，接受小脑齿状核及顶核发出的纤维；④外侧膝状体，接受视束的纤维；⑤内侧膝状体，接受四叠体下臂的听觉纤维。

丘脑为各种感觉（嗅觉除外）进入大脑

之前的最末级中继核，对上行网状系统、边缘系统以及大脑皮质的活动有着重要影响（图5-33）。

2.丘脑病变的症状与定位诊断

（1）丘脑外侧核群病变：主要症状为：①小脑性共济失调（小脑发出的结合臂纤维到丘脑腹外侧核中断所致）；②对侧肢体的运动障碍，可有短暂的对侧偏瘫和对侧肢体的不随意运动（舞蹈或手足徐动）；③对侧面部表情障碍，如情绪变化、哭笑无常或表情丧失；④对侧半身感觉障碍，如感觉缺失，深感觉比浅感觉障碍重；⑤对侧半身自发性疼痛；⑥对侧半身感觉过敏或感觉过度。

（2）丘脑内侧核群病变：可产生痴呆及各种精神症状、睡眠障碍、自主神经功能紊乱等。

（二）下丘脑

1.解剖生理　下丘脑位于丘脑下沟的下方，占全脑重量的1/300，由视前核、室旁核、背内侧核、后核、视上核、腹内侧核、漏斗核、灰结节核和乳头体核等组成（图5-34）。下丘脑既是自主神经皮质下中枢，又是重要的内分泌腺体。除与垂体联系外，还与脑干、丘脑、基底核、边缘系统以及大脑皮质相联系。下丘脑的视上核和室旁核中的神经元具有内分泌功能，对垂体功能进行控制。下丘脑对体重、体温、代谢、内分泌、饮食、生殖、睡眠和觉醒等起着重要的调节作用，同时也与人的情绪行为有关。

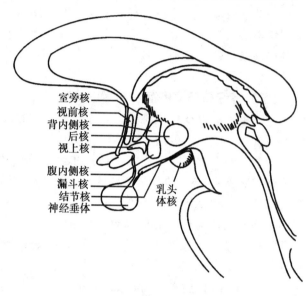

图5-34　下丘脑的主要核团

2.下丘脑病变的症状和定位诊断

（1）体温调节障碍：下丘脑前端（视前区）损害可引起中枢性发热，临床可见体温较高，无感染征象，白细胞常不增高，解热剂无效。下丘脑尾端病变可引起体温过低。

（2）睡眠障碍：下丘脑后部与觉醒有关，损害时可引起睡眠增多。当病变波及中脑上端网状结构时可引起深睡。

（3）摄食失常：下丘脑腹内侧核损害可有摄食明显增加，灰结节的外侧区病变则产生显著厌食症状。

（4）尿崩症：视上核、室旁核或下丘脑垂体束（后叶）受损引起抗利尿激素分泌降低，可有烦渴、多饮、多尿、尿比重（<1.006）和渗透压降低，禁水8h后血浆渗透压增高（>300mmol/L），谓之中枢性尿崩症。

（5）胃、十二指肠溃疡和出血：急性下丘脑病变可发生胃、十二指肠溃疡及出血，与交感缩血管神经麻痹所致的黏膜下血管扩张或迷走神经兴奋所致的局部缺血有关。常见于急性脑血管病变所致的下丘脑前部及其下行径路受损。

（6）性功能障碍：下丘脑的性抑制中枢在腹内侧核前端，此处病变时（肿瘤、炎症多见），因丧失抑制功能而出现性早熟。

下丘脑病损的定位需要根据其特有的症状，结合辅助检查，进行全面分析，才能尽早诊断。

（三）上丘脑

病变比较少见。

上丘脑松果体区病变以肿瘤多见，常压迫中脑四叠体，除颅内压增高外，可出现帕里诺（Parinaud）综合征，表现为：①瞳孔对光反射消失（上丘病变）；②眼球垂直同向运动障碍，特别是向上的凝视麻痹（上丘病变）；③神经性聋（下丘病变）；④小脑性共济失调（结合臂病变）。

五、脑干

（一）解剖生理

脑干（brain stem）由中脑、脑桥和延髓组成，上连间脑，下接脊髓。内部主要结构为：①灰质，主要为神经核团，除脑神经核外，有传导深感觉的薄束核和楔束核，还有与锥体外系统功能有关的红核、黑质等；②白质，主要有锥体束、深浅感觉传导束、锥体外系统传导束及内侧纵束等，也有一些内部联络纤维；③网状结构，中央区域纤维纵横交织，散布着大量大小不等的细胞体和核团的"网状"区域。网状结构接受各种感觉信息，并与中枢神经各级水平联系，参与睡眠与觉醒、运动与感觉及内脏活动的调节等。

（二）脑干病变的症状与定位诊断

脑干病变的症状特点是：交叉性麻痹，即同侧的周围性脑神经麻痹和对侧的中枢性偏瘫和偏身感觉障碍。脑干受损的具体定位可根据受损脑神经的平面来判断。临床上常见的几个脑干综合征对定位极有帮助（图5-35）。

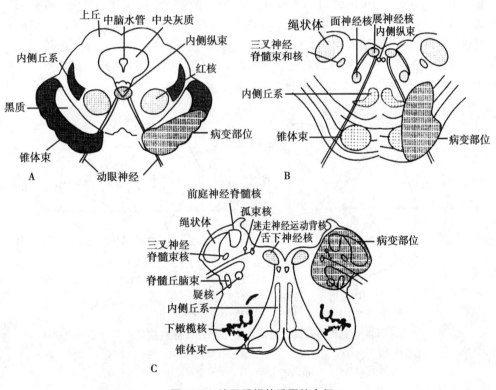

图 5-35　脑干受损的重要综合征

A：Weber 综合征；B：Millard-Gubler 综合征；C：Wallenberg 综合征

1. 韦伯（Weber）综合征　表现为病灶侧动眼神经麻痹，对侧面下半部、舌及肢体瘫痪，病变在中脑的大脑脚。

2. 米亚尔-居布勒（Millard-Gubler）综合征　表现为病侧眼球不能外展与周围性面瘫，对侧肢体中枢性瘫痪，病变在脑桥的腹外侧部。

3. 瓦伦贝格（Wallenberg）综合征　病侧面部痛、温觉减退、角膜反射丧失、Horner 征、软腭与咽喉肌瘫痪、咽反射消失、构音障碍以及小脑性共济失调等，对侧半身痛、温觉丧失，同时伴眩晕、呕吐、眼球震颤，病变在延髓背侧。

脑干病变累及上、中、下小脑脚纤维时，可出现病侧脑神经和小脑症状。双侧脑桥基底部病变累及双侧皮质脊髓束和三叉神经核以下的皮质延髓束时，出现双侧中枢性面舌瘫和四肢中枢性瘫痪，意识存在，只能以眼球运动示意，称闭锁综合征（locked-in syndrome）。脑干上端上行激活系统受损后，可出现嗜睡和昏迷。脑干被盖部不同平面的损害可出现不同类型的呼吸异常。

六、小脑

小脑（cerebellum）位于后颅窝，在脑桥和延髓背侧，其间为第四脑室，借上、中、下脚与中脑、脑桥和延髓发生联系。主要功能是调节姿势的平衡、运动的共济与协调并反射性地维持肌张力。小脑中线（蚓部）损害主要表现为躯干及两下肢的共济失调。小脑半球损害引起同侧肢体的共济失调。急性小脑病变（血管病变、炎症等）的临床表现较慢性病变（变性、肿瘤等）明显，因慢性病变时小脑可发挥其较强的代偿功能。

七、脊髓

（一）解剖生理

脊髓（spinal cord）位于椎管内，呈扁圆柱形，长42～45cm，上端于枕骨大孔处与延髓相连，下端为圆锥至第一腰椎下缘。自上而下发出31对脊神经，支配相应的节段。脊髓有两个膨大，颈膨大由C5～T2脊髓组成，发出支配上肢的神经。腰膨大由L1～S2脊髓组成，发出支配下肢的神经。脊髓内部结构比较特殊（图5-36），在大脑和周围神经的联系上发挥着中继站的功能，对运动、感觉和括约肌起着重要的管理作用。

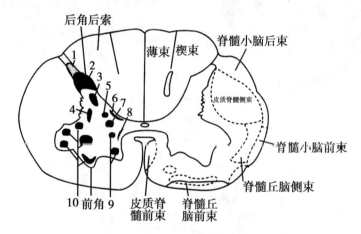

图 5-36 脊髓内部结构（成人第7、8颈髓横切）

1. 后角边缘核；2. 胶状质；3. 后角固有核；4. 网状核；5. 克拉克柱；6. 后角连合核；
7. 中间内侧核；8. 前角连合核；9. 内侧运动核；10. 外侧运动核

（二）脊髓病变的症状与定位诊断

1. 灰质损害

（1）前角损害：前角细胞对骨骼肌的支配有节段性特点。损害时出现所支配骨骼肌的下运动神经元瘫痪，无感觉障碍，常见于脊髓灰质炎、运动神经元病等。

（2）后角损害：可出现同侧皮肤节段性分离性感觉障碍，即痛、温觉减退或消失而深感觉和识别触觉保留，此由于传导深感觉和识别触觉的纤维不经后角而直接进入后索之故。后角刺激性病变可有自发性疼痛伴有感觉过敏，单纯的后角损害见于脊髓空洞症（图5-37）。

（3）侧角损害：C8～L2及S2～4尚有侧角，分别为交感和副交感中枢。C8～L2侧角为睫状体脊髓中枢，损害时可产生Horner征。其他节段的侧角损害产生相应节段的自主神经症状，如血管舒缩、泌汗、竖毛反应障碍及皮肤指甲营养改变等。

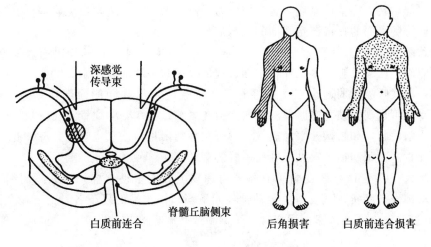

图 5-37 脊髓后角与前连合损害

2. 白质损害

(1) 皮质脊髓束损害：出现病灶侧损害平面以下的上运动神经元瘫痪。

(2) 后索损害：病损平面以下同侧深感觉及识别性触觉缺失或减退，并出现感觉性共济失调。常见于脊髓压迫症、亚急性联合变性、脊髓痨及糖尿病等。

(3) 脊髓丘脑束损害：病变水平以下对侧痛温觉障碍，触觉和深感觉保留。因脊髓丘脑束纤维排列骶部纤维位于最外侧，颈部纤维位于最内侧，因而髓外病变自外向内压迫时，先出现骶部和腰部的感觉障碍，髓内病变则与之相反。

(4) 白质前连合损害：白质前连合病变时由于双侧脊髓丘脑束的交叉纤维受到破坏，常出现双侧对称性、节段性、分离性感觉障碍（痛温觉降低而识别触觉保留），常见于脊髓空洞症、髓内肿瘤、脊髓血肿等（图 5-37）。

3. 脊髓半侧损害　脊髓半侧损害又称 Brown-Sêquard 综合征，病侧损害平面以下的上运动神经元瘫痪和深感觉缺失，对侧痛、温觉障碍。常见于髓外肿瘤、外伤、脊髓血肿、囊肿型脊髓蛛网膜炎等（图 5-38）。

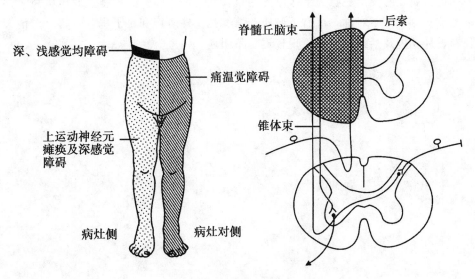

图 5-38 脊髓半侧损害

4. 脊髓横贯性损害　脊髓横贯性损害时产生运动、感觉和括约肌障碍。急性横贯性损害时，往往先有脊髓休克症状，损害平面以下弛缓性瘫痪，腱反射减弱或消失，病理反射不能引出，一般3～4周后转为痉挛性瘫痪，包括肌张力增高，腱反射亢进，出现病理反射以及反射性排尿等。不同脊髓平面的损害产生不同的临床症状。

（1）高颈髓（C1～4）主要症状有：①四肢上运动神经元瘫痪，病损平面以下全部感觉丧失，大小便障碍，四肢及躯干多无汗，常伴有枕部疼痛和头部活动受限；②C3～5节受损可出现膈肌瘫痪，腹式呼吸减弱；③三叉神经脊束核受损时可出现同侧面部外侧痛、温觉丧失；④副神经核受累可出现胸锁乳突肌及斜方肌无力和萎缩；⑤病变由枕骨大孔波及后颅凹时，可引起延髓及小脑症状，如眩晕、眼球震颤、发音及吞咽困难、饮水呛咳、共济失调，甚至呼吸循环衰竭而死亡。高颈髓损害常见于肿瘤、脱髓鞘、外伤、颅底与颈椎畸形等。

（2）颈膨大（C5～T2）病变时可有颈、肩和双上肢的根性疼痛，排尿障碍。四肢瘫痪，上肢为下运动神经元瘫痪，下肢为上运动神经元瘫痪，损害平面以下各种感觉缺失，C8～T1病变时可出现 Horner 征。颈膨大病变常见于颈髓或其附近结构的肿瘤、颈椎病、外伤和脊髓炎等。

（3）胸髓（T3～12）：胸髓病变的主要症状为双下肢上运动神经元瘫痪，病损平面以下各种感觉消失、尿便障碍、出汗异常。根据节段的不同，症状各有特点：①上胸髓（T2～4）病变：在支配区内初期可有刺激性症状，如一侧或双侧肋间神经痛，有时伴束带感，后期可有感觉障碍；②中胸髓（T5～8）病变：基本症状同上胸髓病变，尚有上腹壁反射减低或丧失，可伴尿潴留；③下胸髓（T9～12）病变：可出现位于下腹部的根性疼痛，向外阴部放散，易误诊为盆腔疾患。有时下腹壁肌无力，而上腹部肌力完好，患者由仰卧位坐起时可见脐孔被牵上移的现象，称比弗（Beevor）征阳性。下腹壁反射及提睾反射减低或丧失。可出现尿失禁，大便失禁者少见。胸髓病变常见于炎症和肿瘤。

（4）腰膨大（L1～S2）：可出现双下肢下运动神经元瘫痪、会阴部和双下肢各种感觉缺失及括约肌障碍。损害平面在L2～4时膝反射常消失，在S1～2时踝反射往往消失，在S1～3时则出现阳痿。

（5）脊髓圆锥（S3～5）：圆锥病变时运动障碍并不明显，因为下肢的运动神经在S3以上。可出现马鞍形感觉障碍（肛门周围和外阴部），肛门反射减低或丧失。排尿困难往往是一个突出的症状（支配膀胱的副交感神经源于S2～4），同时有性功能障碍等。

（6）马尾：病变时突出症状为下肢剧烈的自发性疼痛，咳嗽、喷嚏使腹压增高时放射性痛加剧，一侧或双侧，常不对称，可有下肢肌萎缩、弛缓性瘫痪和足下垂，跟腱反射消失，提睾反射常保存，性功能及括约肌障碍出现较迟且不明显。

（苏进营）

第六章　神经系统疾病的定性诊断原则

■ 学习重点
　　掌握：神经系统疾病定性诊断的基本原则及思考方法。

■ 内容提要
　　1. 定性诊断中需遵循的原则。
　　2. 正确的定性诊断源于对疾病病理性质及病因的理解。

　　神经系统疾病的定性诊断是医师在临床诊疗过程中最为关键的环节，也是患者最为关心的问题。神经系统疾病累及的神经结构有较大的选择性，及早确定病变部位有利于缩小对疾病的搜索范围。当然，完整的诊断信息仍然取决于完善的病史、完整的查体及合理的辅助检查，其中病史的采集和分析是最重要的环节。

　　（一）定性诊断中需遵循的原则

　　在诊断过程中，我们通常需要遵循以下原则：

　　1. 一元论原则　通常用一种疾病解释患者的症状。只有在无法进行合理解释时，才会考虑多种疾病并存的情况。

　　2. 常见病原则　在诊断时首先考虑常见病，毕竟罕见病出现的概率较小。

　　3. 整体原则　在进行诊断时，要结合患者的全身状态、是否并存其他系统疾病等进行综合考虑，以得出完整的诊断。

　　4. 另外，应该高度重视疾病的发展演变性。诊断往往随疾病的发展不断完善。如后面讲到的短暂性脑缺血发作和脑梗死两种疾病，就存在着这样的关系。

　　（二）定性诊断的思路

　　正确的定性诊断源于对疾病病理性质及病因的理解。

　　1. 起病方式　起病急的疾病一般包括颅内感染、卒中、脑外伤等，慢性或隐袭起病则应考虑肿瘤、变性及脱髓鞘疾病、遗传性疾病等。

　　2. 发作方式　反复发作考虑是否为癫痫、偏头痛、周期性瘫痪等，病程中病情反复波动变化者考虑是否为神经肌肉接头疾病或脱髓鞘疾病，病情反复缓解复发、每况愈下，考虑是否为多发性硬化。

　　3. 结合患者的病史、既往史、神经定位体征及定位诊断、完善的辅助检查，可以在较短的时间内作出正确的诊断。

　　作为临床医师，我们应该不断地完善自我、广泛地涉猎医学知识（包括国内外的以及中西医医学知识）、充分地运用互联网等，以便在医学工作中更加得心应手，让患者对我们的服务更加满意。

（刘　晶）

第七章　神经系统常见症状

■■■学习重点

1. 掌握：昏迷的程度判定，眩晕的概念，头痛的问诊，痫性发作的概念及与晕厥的鉴别，晕厥的临床表现及与痫性发作的鉴别，失语的概念及分类，颅内高压临床表现，睡眠障碍的临床表现。

2. 熟悉：意识障碍的常见病因，眩晕的临床分类，痫性发作的病因、发病机制、表现、诊断及鉴别诊断，晕厥的病因、发病机制及治疗，失用、失认的概念及分类，颅内高压的常见疾病，睡眠障碍的病因、发病机制及治疗。

3. 了解：脑死亡的判定标准，低颅压的临床症状及常见疾病。

■■■内容提要

（一）意识障碍及脑死亡

1. 意识障碍包括意识水平的下降和意识内容的改变。

2. 发病机制是病变影响了脑干上行网状激活系统和大脑皮质的兴奋。

3. 以是否伴有神经系统定位征区分中枢神经系统病变和全身性疾病。

4. 脑死亡是大脑和脑干功能全部丧失的不可逆转状态。

（二）眩晕

1. 眩晕分为病理性眩晕和生理性眩晕。

2. 中枢性眩晕与周围性眩晕的鉴别。

（二）头痛

1. 头痛通常局限于头颅上半部，包括眉弓、耳轮上缘和枕外隆突连线以上部位。

2. 头痛的问诊需注意多个方面。

（四）痫性发作

1. 痫性发作是由于脑部某一群神经元异常的、过度的同步化放电所导致的一个发作性事件。

2. 痫性发作具有发作性、短暂性、重复性及刻板性四个特征。

3. 痫性发作的诊断主要依靠病史，需与假性发作、晕厥鉴别。

（五）晕厥

1. 晕厥是由于脑血流量减少所致的短暂性意识丧失。晕厥与体位性虚脱相关，并可以自行恢复。

2. 晕厥发作分为三期：晕厥前期、晕厥期、晕厥后期。临床上常将晕厥分为血管紧张度或血容量异常、心源性晕厥、脑源性晕厥和其他晕厥。

3. 晕厥的诊断主要依靠病史，需与痫性发作鉴别。

4. 晕厥治疗的主要目的应包括预防晕厥再发和相关的损伤。

（六）失语、失用及失认

1. 失语、失用及失认是脑部相应区域损害造成的临床症状。

2. 失语主要分为外侧裂周围失语综合征、经皮质失语综合征等。

3. 失语、失用和失认的临床表现及受损区域。

（七）颅内压异常

1. 颅内高压三联征是头痛、呕吐、视盘水肿。

2. 颅内高压可形成脑疝，威胁生命。

3. 低颅压综合征的临床表现。

（八）睡眠障碍

1. 睡眠障碍是睡眠的质和量发生异常或在睡眠时发生某些临床症状，其病因多种多样。

2. 睡眠障碍临床表现为睡眠过多、睡眠过少和睡眠相关的疾病。

3. 睡眠障碍的治疗包括药物治疗和非药物治疗（心理治疗等）。

第一节　意识障碍及脑死亡

一、意识障碍

意识是个体对自身状态和周围环境的感知能力，通过语言、躯体运动及行为表达出来。意识的维持依赖大脑皮质的兴奋。脑干上行网状激活系统（ascending reticular activating system）接受各种感觉信息的侧支传入，组成非特异性投射系统将兴奋上传至双侧丘脑非特异性核团，再由此弥散投射至整个大脑皮质而维持觉醒状态。意识障碍可表现为意识水平下降和意识内容变化两方面。意识水平下降表现为嗜睡、昏睡，其正常觉醒状态有赖于脑干网状结构上行激活系统的完整；意识内容包括定向力、感知力、注意力、记忆力、思维、情感和行为等，有赖于大脑皮质的高级神经活动的完整。

（一）分类

1. 以意识水平下降为主的意识障碍

（1）嗜睡（somnolence）：是意识障碍的早期表现。患者表现为睡眠时间过度延长，能被叫醒，并配合检查及回答简单问题，但刺激停止后又继续入睡。

（2）昏睡（sopor）：意识障碍较嗜睡加重。需较强刺激方可唤醒，有不完整应答，停止刺激后又很快入睡。

（3）昏迷（coma）：按意识受损的范围、反射存在与否及生命体征的稳定，将意识障碍的严重程度分为三级，见表 7-1。

Glasgow 昏迷程度评定量表依据睁眼、言语刺激的回答及命令动作的情况对意识障碍的程度进行评估，见表 3-1。

2. 以意识内容改变为主的意识障碍

（1）意识模糊（confusion）或称朦胧状态（twilight state）：表现意识范围缩小，注意力减退，常有定向力障碍，突出表现是错觉，幻觉较少见，情感反应淡漠并与错觉相关。

表 7-1　昏迷程度的鉴别

昏迷程度	刺激反应	无意识自发动作	腱反射	浅反射	生命体征
浅昏迷	有	有	存在	存在	无变化
中昏迷	强疼痛刺激可有	少	存在	减弱或消失	轻度变化
深昏迷	无	无	消失	消失	明显变化

（2）谵妄（delirium）：是一种以兴奋性增高为主的高级神经中枢急性活动失调状态，是在意识清晰度降低的同时，表现出注意力丧失、认知障碍及定向力障碍（包括时间、地点、人物

定向力及自身认识障碍），并产生大量的幻觉、错觉。幻觉以幻视多见，内容多为生动、逼真而鲜明的形象，如看到猛兽、鬼怪、战争场面等。通常夜间更重，常见于器质性脑病。

3. 特殊类型的意识障碍

（1）去皮质综合征（decorticate syndrome）：又称去大脑皮质状态，是指大脑广泛受损导致的皮质功能受损而皮质下其他功能保存的状态。患者意识丧失，能无意识睁闭眼，对光、角膜反射存在，但对外界刺激无意识反应，无自发言语及有目的动作，呈上肢屈曲、下肢伸直的姿势。有睡眠觉醒周期，有时可出现无意识的喊叫，病理征阳性。常见于急性颅脑损伤或急性脑缺血缺氧状态等。

（2）运动不能性缄默症（akinetic mutism，AM）：是植物状态的一种特殊类型，也称醒状昏迷（coma vigil）。为脑干上部或丘脑的网状激活系统及前额叶-边缘系统损害所致。患者能随声音转动眼球，甚至对疼痛刺激或命令有屈曲反射或逃避反应，貌似清醒，实则处于无意识状态，无随意运动、自发言语以及任何的情绪反应。

（3）闭锁综合征（locked-in syndrome）：又称闭锁症候群，即去传出状态，系脑桥基底部病变所致。患者大脑半球和脑干被盖部网状激活系统无损害，因此意识保持清醒，对语言的理解无障碍。患者四肢及脑桥以下脑神经均瘫痪，仅依靠眼球运动与周围建立联系。常见于脑干梗死。

（二）病因

意识障碍的病因可以见于多种疾病。以是否伴有神经系统定位征区分神经系统疾病与全身其他系统疾病，详见表 7-2。

表 7-2　意识障碍的病因

损伤部位	常见病因
颅内局限性疾病	脑血管病：脑出血、脑梗死、暂时性脑缺血发作等；颅内占位性病变：原发性或转移性颅内肿瘤、脑脓肿、脑肉芽肿、脑寄生虫囊肿等；颅脑外伤：脑挫裂伤、颅内血肿等
颅内弥漫性病变	颅内感染性疾病（各种脑炎、脑膜炎、蛛网膜炎、室管膜炎、颅内静脉窦感染等）、弥漫性颅脑损伤、蛛网膜下腔出血、脑水肿、脑变性及脱髓鞘性病变
癫痫发作	
全身感染性疾病	各种败血症、感染中毒性脑病等
内源性中毒	肝性脑病、肾性脑病、肺性脑病、糖尿病性昏迷、黏液水肿性昏迷、垂体危象、甲状腺危象、肾上腺皮质功能减退性昏迷、乳酸酸中毒等
外源性中毒	工业毒物、药物、农药、植物或动物类中毒等
正常物质缺乏	缺氧：一氧化碳中毒、严重贫血及变性血红蛋白血症等（血氧分压正常而含氧量降低）；肺部疾病、窒息及高山病等（血氧分压及含氧量降低） 缺血：心排血量减少的各种心律失常、心力衰竭、心脏停搏、心肌梗死；脑血管阻力增加的高血压脑病、高黏血症；血压降低各种休克等 低血糖：如胰岛素瘤、严重肝疾病、胃切除术后、胰岛素注射过量及饥饿等
水、电解质、酸碱平衡紊乱	高渗性昏迷、低渗性昏迷、酸中毒、碱中毒、高钠血症、低钠血症、低钾血症等
药物过量或戒断后	抗高血压药物、西咪替丁、胰岛素、抗胆碱能药物、抗癫痫药物、抗帕金森病药物、阿片类、水杨酸类、类固醇等
物理性损害	日射病、热射病、电击伤、溺水等

（三）鉴别诊断

通过详询病史及临床检查，意识障碍的判断多无困难。但在诊断中应注意与一些特殊的精神、意识状态相鉴别。

1. 闭锁综合征（locked-in syndrome）　又称去传出状态，病变位于脑桥基底部，双侧锥体束和皮质脑干束均受累。患者意识清醒，因运动传出通路几乎完全受损而呈失运动状态，眼球不能向两侧转动，不能张口，四肢瘫痪，不能言语，仅能以瞬目和眼球垂直运动示意与周围建立联系。本综合征可由脑血管病、感染、肿瘤、脱髓鞘病等引起。

2. 意识缺乏症（abulia）　患者处于清醒状态，运动感觉功能存在，记忆功能尚好，但因缺乏始动性而不语少动，对刺激无反应、无欲望，呈严重淡漠状态，可有额叶释放反射，如掌颏反射、吸吮反射等。本症多由双侧额叶病变所致。

3. 木僵（stupor）　表现为不语不动，不吃不喝，对外界刺激缺乏反应，甚至出现大小便潴留，多伴有蜡样屈曲、违拗症，言语刺激触及其痛处可有流泪、心率增快等情感反应，缓解后多能清楚回忆发病过程。见于精神分裂症的紧张性木僵、严重抑郁症的抑郁性木僵、反应性精神障碍的反应性木僵等。

4. 癔症发作（hysteria attack）　有时易误为意识障碍。但起病多有精神因素，患者发病时仍有情感反应（如眼角噙泪）及主动抗拒动作（如扒开其上睑时眼球有回避动作或双睑闭得更紧）。四肢肌张力多变或挣扎、乱动。神经系统无阳性体征。心理治疗可获迅速恢复。

5. 发作性睡病（hypnolepsy）　是一种不可抗拒的病理性睡眠。常在正常人不易入睡的场合下，如行走、骑车、工作、进食等情况下入睡，持续数分钟至数小时，可被唤醒，多伴有睡眠瘫痪、入睡幻觉及猝倒发作。

二、脑死亡

脑死亡（brain death）是大脑和脑干功能全部丧失的不可逆转状态。脑死亡标准的确立对于现代医学有非常重要的指导意义，不仅是医学的问题，更是伦理学的问题。对指导医生正确地实施复苏与抢救，确定准确的死亡时间，减少法律纠纷，合理有效地分配有限的医学资源，推进器官移植的开展，在伦理学上体现对人的尊重等均具有重要意义。国家卫生和计划生育委员会（前卫生部）脑死亡判定标准起草小组制定了《脑死亡判定标准（成人）（修订稿）》和《脑死亡判定技术规范（成人）（修订稿）》（2009 年）。

1. 脑死亡判定标准与判定技术规范

（1）判定的先决条件：①昏迷原因明确：原发性脑损伤包括颅脑外伤、脑血管疾病等；继发性脑损伤主要指缺氧性脑病，如心搏骤停、麻醉意外、溺水、窒息等。昏迷原因不明确者不能实施脑死亡判定；②排除一切可逆性昏迷的原因：包括急性中毒（如一氧化碳、酒精、镇静催眠药、麻醉药、抗精神病药物、肌肉松弛剂等中毒），低温（肛温≤32℃），严重电解质及酸碱平衡紊乱，严重代谢及内分泌障碍（如肝性脑病、尿毒症性脑病、非酮性高血糖脑病、低血糖或高血糖性脑病）等。

（2）临床判定标准：①深昏迷：强压患者两侧眶上切迹或针刺面部，不应有任何面部肌肉活动，用 Glasgow 昏迷量表（GCS）测定昏迷评分为 3 分。但脊髓反射可以存在，包括颈部以下刺激时引起的反射。无肢体自发运动（进行自主呼吸激发试验时偶可出现），无去大脑强直，无去皮质强直或痉挛；②脑干反射消失：包括对光反射、角膜反射、头眼反射、前庭眼反射、咳嗽反射等全部消失；③无自主呼吸：靠呼吸机维持，自主呼吸诱发试验证实无自主呼吸。以上三项必须全部具备。

（3）确认试验：①正中神经短潜伏期体感诱发电位（SLSEP）显示 N9 和（或）N13 存在，P14、N18 和 N20 消失；②脑电图（EEG）显示电静息；③经颅多普勒超声（TCD）显示颅内前循环和后循环呈振荡波、尖小收缩波或血流信号消失。以上 3 项中至少 2 项阳性。确认优选顺序是 SLSEP、EEG、TCD。

（4）判定时间：临床判定和确认试验结果均符合脑死亡判定标准者可首次判定为脑死亡。

首次判定 12h 后再次复查，结果仍符合脑死亡判定标准者，方可最终确认为脑死亡。

2. 主要技术操作规范及注意事项

（1）自主呼吸激发试验验证：①先决条件：肛温 $\geqslant 36.5℃$，收缩压 $\geqslant 90mmHg$ 或平均动脉压 $\geqslant 60mmHg$，动脉氧分压（PaO_2）$\geqslant 200mmHg$，动脉二氧化碳分压（$PaCO_2$）$35\sim 45mmHg$，慢性二氧化碳潴留者 $PaCO_2\geqslant 40mmHg$；②试验方法：脱离呼吸机后即刻将输氧导管通过气管插管插至隆凸水平，输入 $100\%O_2 6L/min$，密切观察胸、腹部有无呼吸运动，脱离呼吸机 $8\sim 10min$ 检测 $PaCO_2$；③结果判定：$PaCO_2\geqslant 60mmHg$ 或慢性二氧化碳潴留者 $PaCO_2$ 超过原有水平 $20mmHg$，仍无呼吸运动，即可判定无自主呼吸；自主呼吸激发试验可能出现明显的血氧饱和度下降、血压下降、心率加快或减慢、心律失常等，此时即刻终止试验，并宣告本次试验失败。为了避免自主呼吸激发试验对下一步确认试验的影响，应将该试验放在脑死亡判定的最后一步。

（2）脑干反射判定注意事项：①脑死亡者多数伴有双侧瞳孔散大（$>5mm$），但少数瞳孔可缩小或双侧不等大。因此，不应将瞳孔大小作为脑死亡判定的必要条件。眼部疾患或外伤可影响瞳孔对光反射的判定，判定结果应慎重。②角膜反射即使未见明确眨眼动作，但上下睑和眼周肌肉有微弱收缩时，不应判定为消失。眼部疾患或外伤、三叉神经或面神经病变均可影响角膜反射判定，判定结果应慎重。③眼外肌瘫痪可影响头眼反射判定，判定结果应慎重。颈椎外伤时禁止此项检查，以免损伤脊髓。④前庭眼反射即使无明显的眼球震颤，但可见微弱眼球运动时，不应判定前庭眼反射消失。头面部外伤时，眼部的出血、水肿可影响其判定，判定结果应慎重。⑤咳嗽反射是用长度超过人工气道的吸引管刺激气管黏膜，引起咳嗽反射。刺激气管黏膜无咳嗽动作，判定为咳嗽反射消失。但如有胸、腹部运动，应认为咳嗽反射存在。⑥5 项反射全部消失，即可判定为脑干反射消失。若 5 项中有不能判定者时，应增加确认试验项目。

（3）判定步骤：第一步为脑死亡临床判定，符合判定标准（深昏迷、脑干反射消失、无自主呼吸）；第二步为脑死亡确认试验，至少 2 项符合脑死亡判定标准；第三步为脑死亡自主呼吸激发试验，验证自主呼吸消失。如一个步骤不符合判定标准，则不必继续；上述三个步骤均符合脑死亡判定标准时，确认为脑死亡。

第二节　眩　晕

眩晕（vertigo）指自身或外界物体的运动性幻觉，是机体对自身平衡和空间位置的自我体会错误。表现为患者主观感觉自身或外界物体呈旋转、升降、倾斜等。

（一）解剖学基础

机体的平衡及定向功能是视觉、深感觉和前庭系统（平衡三联）三者共同完成的。视觉提供周围物体的方位和机体与周围物体的关系，深感觉传递肌肉及关节的位置觉、运动觉、振动觉，前庭系统感知身体空间位置和保持姿势平衡。各种外界刺激通过平衡三联传入皮质中枢，不断反射性调节机体的平衡。平衡三联、平衡调节中枢、传导径路及中继核的功能障碍均可导致眩晕，但眩晕多见于前庭系统功能障碍。

前庭神经传导径路：三个半规管壶腹嵴、椭圆囊和球囊→内耳前庭神经节双极细胞（1 级神经元）→前庭神经（与蜗神经一起）→内听道、内耳孔（入颅）→脑桥尾端进入脑桥→前庭神经核的上核、内侧核、外侧核、下核（2 级神经元）→各核发出纤维至①小脑绒球小结叶（前庭小脑束）；②上部颈髓前角细胞（前庭脊髓束）；③参与内侧纵束（与Ⅲ、Ⅳ、Ⅵ脑神经核联系）；④在背侧丘脑的腹后核换元，再投射到颞上回前方的大脑皮质（前庭丘脑皮质径路），共同维持身体平衡，调节身体平衡及眼球位置等。

（二）临床分类

眩晕可分为病理性眩晕和生理性眩晕，病理性眩晕根据病变部位不同又分为周围性眩晕和中枢性眩晕。

1. 病理性眩晕（pathologic vertigo）

（1）周围性眩晕：指前庭感受器及前庭神经颅外段病变引起的眩晕。

（2）中枢性眩晕：指前庭神经颅内段、前庭神经核及其联络纤维、小脑、大脑皮质的前庭代表区病变引起的眩晕。

周围性眩晕与中枢性眩晕的鉴别见表7-3。

表 7-3　周围性眩晕与中枢性眩晕的鉴别

临床特点	周围性眩晕	中枢性眩晕
病变部位	前庭感受器及前庭神经颅外段	前庭神经颅内段、前庭神经核、核上纤维、内侧纵束、小脑、大脑皮质
常见疾病	良性阵发性位置性眩晕（BPPV）、梅尼埃病、迷路炎、前庭神经炎等	后循环短暂性脑缺血发作、脑梗死、脑出血、听神经瘤、第四脑室肿瘤、颞叶肿瘤等
眩晕特点	发作性、症状重、持续时间短	症状可轻、可重，持续时间长
与体位关系	改变头位或体位加重，闭目不减轻	与头位或体位改变无关，闭目减轻
眼球震颤	幅度小、多水平或水平加旋转、眼震快相向健侧，有疲劳性	幅度大，水平、旋转，典型可垂直性，无疲劳性
平衡障碍	倾倒方向与眼震慢相一致，与头位有关	倾倒方向不定，与头位无一定关系
前庭功能试验	无反应或反应减弱	反应正常
听觉损伤	有（迷路炎、梅尼埃病）或无（BPPV、前庭神经炎）	通常无
自主神经症状	恶心、呕吐、出汗、面色苍白	少有或不明显
脑功能损害	无	脑神经损害、瘫痪或抽搐等

2. 生理性眩晕（physiologic vertigo）

非病理状态也可出现眩晕，多见于无序的头部运动如乘船、乘车、或连续的旋转动作结束时，会发生一过性眩晕、恶心、呕吐，休息后可很快缓解，为前庭系统、视觉系统、本体感觉系统向大脑皮质传入的信息不匹配，大脑皮质无法协调整合三个系统的信息所致。

（三）鉴别诊断

眩晕需与头晕（dizziness）鉴别。头晕在临床中也很常见，指头脑昏昏沉沉，头重脚轻，摇晃不稳，甚至跌倒，常伴有烦躁、恶心。与眩晕最大的区别是无周围环境或自身旋转的运动感，不出现眼震。可见于缺氧、直立性低血压、高血压、鼻炎、焦虑、抑郁等。

第三节　头　痛

头痛（headache）是临床常见的症状，发病率较高。通常将局限于头颅上半部，包括眉弓、耳轮上缘和枕外隆突连线以上部位的疼痛统称头痛。头痛病因繁多，发病机制复杂多样。包括颅内病变如颅内感染、颅内占位病变、脑血管病及各种原因引起的颅内高压等引起的头痛，颅内外动脉扩张引起的头痛，眼源性头痛，精神疾病表现的头痛，其他全身疾病如急性感染、中毒等导致的头痛，等等。发病年龄常见于青年、中年和老年，男女发病率均等。

头痛根据情况不同有多种分类方法：根据病因分为原发性头痛（如偏头痛、紧张性头痛、丛集性头痛等）和继发性头痛（如颅脑外伤、高颅压、脑膜炎等）；根据起病情况分为急性头痛（病程在 2 周之内）、亚急性头痛（病程在 2 周以上 3 月之内）和慢性头痛（病程在 3 月以上）；根据病情严重程度分为轻、中、重度头痛。国际头痛协会 2004 年制定的头痛分类标准把头痛分为原发性头痛和继发性头痛等。

头痛的诊断主要通过询问病史进行，而客观检查只能起辅助诊断。询问病史需注意以下方面：①头痛的部位，单侧或双侧、额部或枕部等，有利于发现头痛的原发疾病；②头痛的性质：钝痛、酸痛、隐痛可能见于功能性疾病；尖痛、烧灼样痛、电击样痛等常见于神经痛；胀痛、剧烈样痛可见于脑出血；搏动性头痛或"跳痛"见于血管性头痛；③头痛持续的时间，是发作性头痛还是持续性头痛。发作性头痛每次持续多长时间，间隔多长时间，好发于白天还是晚上等；持续性头痛持续了多长时间；④头痛起病情况，是急性、亚急性还是慢性；⑤头痛是否有诱发因素和缓解因素；⑥头痛时是否伴发其他症状，如呕吐、视物不清、眩晕等；⑦是否进行了与头痛相关的检查，如头 CT、MRI、脑电图、腰椎穿刺等。

头痛的防治原则：①治疗原发病；②减轻或终止头痛的症状；③预防头痛复发，减少头痛的诱发因素。

有关头痛的具体内容见第十八章。

第四节　痫性发作

痫性发作（seizure）源于拉丁词 sacire，意思为"着魔"，是由于脑部某一群神经元异常的、过度的同步化放电所导致的一个发作性事件。按照放电部位、范围及时间不同，痫性发作的临床表现各异，包括从难以觉察的临床症状到典型的强直-阵挛发作。

（一）发病机制及病因

痫性发作的发病机制仍不完全清楚，但一些重要的发病环节已为人类所知。脑内神经元异常放电是痫性发作的基础。在病理情况下，一组病态神经元的放电频率可高达每秒数百次，并能导致其周围及远处的许多神经元同步性放电，产生高幅高频的棘波放电，即产生痫性活动。神经元异常放电可能系离子异常跨膜运动所致，后者的发生与离子通道结构和功能异常有关。调控离子通道的神经递质功能障碍是引起离子通道功能异常的主要原因，离子通道蛋白和神经递质多数是基因表型产物，因而其异常往往与基因的表达异常有关。

病灶细胞群的高频重复放电，通过神经元间连接通道向多方向扩布。神经元间的扩布包括直接和间接两类，后者为突触连接，是人类神经元的主要连接方式。有研究表明，癫痫患者神经元突触有明显的功能异常，这种病态的突触通过突触囊泡的快速循环再生使神经冲动的突触传递功能大大增强，使癫痫样放电得以迅速扩布，但其扩布范围尚取决于其他部位神经元的抑制能力，可以仅牵涉一个区域的大脑皮质而不再扩散，引起临床上的部分性发作，也可能一开始就扩布到双侧大脑半球，引起临床上的全面性发作。

痫性活动的终止与脑神经元的能量消耗无关，而与梯层的抑制作用相关，主要包括：癫痫灶周围抑制性神经细胞的活动，胶质细胞对兴奋性物质的回收以及病灶外抑制机制的参与。此外，在发作时脑部释放的一些物质，如脑啡肽、腺苷、次黄嘌呤等内生性物质可能有抑制痫性发作的作用。

痫性发作还与其他多种因素有关，如免疫机制参与、N-甲基-D-天冬氨酸（NMDA）敏感的兴奋性氨基酸受体、神经肽、离子转运、膜蛋白、脂类基质、细胞因子、环腺苷酸（cAMP）、环鸟苷酸（cGMP）、神经营养因子、γ-氨基丁酸（GABA）转运功能障碍等。

脑电图上的痫性放电与临床上的痫性发作：单个神经元的异常放电不足以引起临床上的痫性发作，当这种异常放电进入到局部神经网络并在其中传播时可受到网络内兴奋或抑制神经元的增益或抑制，当异常电流增加到一定程度，并可以通过脑电图记录到时，就表现为脑电图上的痫样放电。当电流增加到足以打破脑部的抑制功能，或内抑制功能减弱时，就会沿电阻最小的径路传播引起临床上的痫性发作。脑电图上痫样放电和临床上的痫性发作是以谷氨酸为代表的脑内兴奋功能增强的结果，还与以GABA为代表的脑内抑制功能的减弱有关。

痫性发作是中枢神经系统内正常的兴奋和抑制平衡发生变化的结果。能影响神经元兴奋性的因素非常多，有很多不同的方式可以扰乱这一正常的平衡，因此引起痫性发作的原因很多，其病因多种多样。可以说所有引起中枢神经系统病变的病因都可能引起痫性发作，还有相当一部分原发性痫性发作，即无明确病因的痫性发作。痫性发作常见的病因包括原发性神经系统疾病（如特发性癫痫、脑外伤、卒中、脑血管畸形、脑肿瘤、脑炎、脑膜炎、脑寄生虫、灰质异位等），系统性疾病（如低血糖症、低钙血症、低钠血症、尿毒症、肝性脑病、肺性脑病、高血压脑病、药物中毒、高热等）。

（二）临床表现

痫性发作的具体表现及分类详见第十六章。本节仅作概述：①痫性发作具有发作性、短暂性、重复性、刻板性四个特征；②痫性发作为神经系统疾病的刺激症状，可表现：a. 运动异常，如抽搐、阵挛等，可以是局限性发作，也可以是全面性发作；b. 感觉异常，如肢体麻木感、针刺感、视觉性闪光或黑矇、坠落感等；c. 精神症状，可出现发作性记忆障碍如似曾相识、似不相识，发作性情感障碍如无名恐惧、忧郁、愤怒等，发作性错觉如视物变形等；d. 自主神经症状，如发作性出现苍白、皮肤潮红、多汗、瞳孔散大、腹痛等；③痫性发作可伴有意识丧失，也可以不伴有意识丧失。

（三）诊断与鉴别诊断

痫性发作诊断主要根据临床表现具有发作性、短暂性、重复性、刻板性的特点诊断，脑电图如有痫样放电可以支持诊断。

痫性发作需与假性发作（见第十六章）、晕厥（见下一节）鉴别。

第五节　晕　厥

晕厥（syncope）是由于脑血流量减少所致的短暂性意识丧失。晕厥与体位性虚脱相关，并可以自行恢复。它往往突然发生，很快消失，表现为突然发生的肌无力、姿势性肌张力丧失、不能直立及意识丧失。晕厥必须与昏迷区别开来。昏迷是持久而不易恢复的意识丧失。晕厥的病理基础是脑部的低灌注，与痫性发作有明显的不同，但临床上由于二者都可能出现意识丧失，对发作过程描述不清则可能造成鉴别困难。

（一）病因及发病机制

人体有数种机制促进循环以适应直立姿势，人体将近3/4的血液存在于静脉床，任何影响静脉回流的因素都可能导致心排血量的减少。只要全身动脉收缩，脑血流量还可维持；但当循环系统失调时，将产生严重的低血压，造成脑灌注急剧减少，当少于正常的一半时，脑血流减少至维持意识所需的临界水平以下，则导致晕厥的发生。

导致晕厥的原因有：①血管紧张度或血容量异常，包括直立性低血压、迷走神经功能紊乱、颈动脉窦过敏、情境性晕厥、舌咽神经痛；②心血管疾病，包括心律失常和其他与心肺相关的病因；③脑血管疾病，包括椎基底动脉供血不足、基底动脉性偏头痛。然而多因素造成的晕厥也并非罕见。

（二）临床表现

临床上典型的晕厥发作分为三期：①晕厥前期：表现为面色苍白、恶心、出汗、头晕、耳鸣、上腹部不适、四肢发冷、视物模糊、轻度肌张力减弱使患者摇摆，此期持续几秒至十几秒。此时若能扶持物体或躺下，症状可逐渐消失而不至于发生意识丧失；②晕厥期：意识丧失及肌张力消失，跌倒，大多血压下降，瞳孔散大，对光反射减弱或消失，腱反射消失，可有遗尿。此期通常持续约数秒到数分钟，若意识丧失时间过长可发生抽搐；③晕厥后期：意识恢复，对周围环境能正确理解，仍有面色苍白，全身软弱，不愿讲话或活动。

临床上常将晕厥分为以下几类：

1. 血管紧张度或血容量异常

（1）神经心源性（血管迷走神经性和血管减压神经性）晕厥：血管迷走性神经性晕厥与交感神经兴奋性减弱（血管扩张）及副交感神经兴奋性增加（心动过缓）相关，血管减压神经性晕厥与交感神经兴奋性减弱相关。这些形式的晕厥正常人也可发生，并且近半数的晕厥发作可以用这些形式的晕厥来解释。神经心源性晕厥常常反复发作，通常在炎热或拥挤的环境、极度疲劳、重度疼痛、饥饿、长时间站立、情绪激动时诱发晕厥。晕厥发作前常有前驱症状，会在意识丧失前出现乏力、恶心、出汗、头晕、视物模糊、心动过缓后的心动过速、血压下降、面色苍白，晕厥前期症状使缓慢起病的患者有时间来保护自己避免受伤，而对于那些突发患者，则常导致跌伤。意识丧失的程度和持续时间亦有不同。患者可保留部分对周围环境的意识，或完全意识丧失。意识丧失的患者通常没有自主活动、骨骼肌松弛、脉搏微弱或类似于消失、血压下降或不能测出、呼吸微弱，置于水平卧位可缓解。如果患者保持直立体位，意识丧失的时间很可能会延长，因此，对于血管迷走神经性晕厥的患者，尽可能使其平卧是很重要的。尽管神经心源性晕厥通常为良性，但它可能伴随长时间的心脏停搏和低血压，从而导致损伤。

（2）直立性低血压性晕厥：表现为在体位骤变，主要由卧位或蹲位突然站起时发生晕厥。发生在血管收缩反射不稳定或有缺陷的患者。当人体处于直立姿势时，由于下肢阻力血管和容量血管缺乏血管收缩反射导致血压下降，虽然这种晕厥与血管减压神经性晕厥区别不大，但体位的影响至关重要。

（3）颈动脉窦综合征：由于颈动脉窦附近病变，如局部动脉硬化、动脉炎、颈动脉窦周围淋巴结炎或淋巴结肿大、肿瘤以及瘢痕压迫或颈动脉窦受刺激，致迷走神经兴奋、心率减慢、心排血量减少、血压下降致脑供血不足。可表现为发作性晕厥或伴有抽搐。常见的诱因有用于压迫颈动脉窦、突然转头、衣领过紧等。

（4）情境性晕厥：在特定的情景下（如咳嗽、排尿、排便、吞咽）引起的晕厥。机制可能由于自主神经功能异常所致，产生心动抑制反应、血管减压反应导致晕厥。也可能是咳嗽、排便、排尿动作时减少静脉回流而产生低血压和晕厥。

（5）其他因素引起的晕厥：如舌咽神经痛、剧烈疼痛、下腔静脉综合征、食管及纵隔疾病、胸腔疾病、胆绞痛、支气管镜检查时由于血管舒缩功能障碍或迷走神经兴奋导致的晕厥。

2. 心源性晕厥　由于心脏病心排血量突然减少或心脏停搏，导致脑组织缺氧而发生的晕厥。通常由心律失常引发，其他的器质性心血管疾病也可引发晕厥。

3. 脑源性晕厥　由于脑部血管或主要供应脑部血液的血管发生循环障碍，导致一时性广泛性脑供血不足所致。如脑动脉硬化引起血管腔变窄，高血压病引起脑动脉痉挛，偏头痛及颈椎病时基底动脉舒缩障碍等均可出现晕厥。脑血管疾病引发晕厥时，椎基底动脉系统常参与其中。

4. 其他晕厥　低血糖综合征、通气过度综合征、重症贫血导致的晕厥及高山适应性晕厥等。

（三）诊断与鉴别诊断

晕厥为发作性疾病，主要通过询问病史进行诊断，通过辅助检查查找晕厥病因。询问晕厥前的情况，有无先兆；晕厥时意识障碍的程度和持续时间的长短；当时的面色、脉搏、有无尿失禁及肢体抽动；意识恢复后的主观不适等。应注意晕厥发作的诱因。晕厥主要与痫性发作进行鉴别见表7-4。

表 7-4　晕厥与痫性发作的鉴别要点

临床特点	晕厥	痫性发作
诱因	情绪紧张、屏气、直立性低血压、心源性原因等	通常没有
先兆症状	疲劳、恶心、出汗等可较长	无或短
发作时体位	通常直立位	不定
发作时间	白天较多	白天夜间均有，睡眠时多
面部表现	苍白	青紫或正常，口吐白沫
肢体抽搐	无或少见	常见
伴舌咬伤、尿失禁	无或少见	常见
发作后头痛或意识模糊	无或少见	常见
心血管系统异常	无	常见
发作间期脑电图	多正常	异常

（四）治疗

晕厥患者治疗的主要目的应包括预防晕厥再发和相关的损伤，降低晕厥致死率，提高患者生活质量。重点在于病因治疗和预防发作。

1. 晕厥发作时的处理

发现晕厥患者后应将其置于头低足高位，保证脑组织有尽可能多的血液供应量。立即确定气道是否通畅，并测定呼吸和脉搏等。解松衣扣，头转向一侧避免舌阻塞气道。注意保暖，不喂食物。清醒后不马上站起。待全身无力好转后逐渐起立行走，并且在起立后再观察几分钟。对晕厥后跌倒的患者，应该仔细检查有无外伤等体征。检查有无威胁患者生命的原发病，如急性出血或致命性心律失常的表现。

2. 病因治疗

如病因已查明，应尽早进行病因治疗，这是根治晕厥最有效的措施。许多患者的晕厥发作具有一定的诱因，如较长时间的站立、情绪波动、睡眠不足等，应予以避免。

第六节　失语、失用及失认

人类大脑的器质性病变除可导致运动、感觉和脑神经受损症状和体征外，还可出现高级神经活动障碍如失语、失用和失认等。

一、失语

失语（aphasia）是脑损害所致的语言交流能力障碍，包括各种语言符号（语言、文字、手语等）表达或理解能力受损或丧失。患者意识清楚、无精神障碍及严重认知障碍，无视觉、听觉缺损和口、咽喉、舌等发音器官肌肉瘫痪及共济失调，却听不懂别人和自己的讲话，说不出要表达的意思，不理解或写不出病前会读、会写的字句等。

（一）临床分类

由于病因及病变部位不同，所表现的失语类型也不同，常以一种语言障碍为主，同时伴有不同程度的其他语言功能受损，也可表现为全部语言功能均受损，可伴有失认、失用或肢瘫等。传统上根据语言损害的临床特点和病变部位进行分类。

1. 外侧裂周围失语综合征　病变都在外侧裂周围区，共同特点是均有复述障碍。包括 Broca 失语、Wernicke 失语、传导性失语。

（1）Broca 失语：口语表达障碍为突出特点，又称运动性失语。为非流利型语言，表现语量少、讲话费力、找词困难等，因语量少仅限于实质词且缺乏语法结构而呈电报式语言。口语理解相对好，可伴复述、命名、阅读及书写的不同程度受损。病变位于优势半球额下回后部（Broca 区）。

（2）Wernicke 失语：口语理解障碍为突出特点，又称感觉性失语。表现患者对别人和自己讲的话均不理解或仅理解个别词或短语。口语表达为流利型，语量多、讲话不费力、发音清晰，患者滔滔不绝地说，但有较多的错语（多为语义错误如将"帽子"说成"袜子"）或不易理解的新语，空话连篇，答非所问。同时可伴有与理解障碍较一致的复述和听写障碍，以及不同程度的命名、阅读障碍。病变位于优势半球颞上回后部（Wernicke 区）。

（3）传导性失语（conduction aphasia）：复述不成比例受损为其最大特点。表现口语清晰，能自发讲出语义完整、语法结构正常的句子，但不能复述出在自发讲话时较易说出的词或句子，或以错语复述（多为语音错误如将"铅笔"说成"先北"）。朗读中出现明显的语音错误，伴不同程度的书写障碍。病变位于优势半球缘上回皮质或深部白质内弓状纤维。

2. 经皮质性失语综合征　病灶位于分水岭区，又称分水岭区失语综合征，共同特点是复述相对保留。包括经皮质运动性失语、经皮质感觉性失语及经皮质混合性失语。

（1）经皮质运动性失语（transcortical motor aphasia）：患者有 Broca 失语的特点，表现为能理解他人的言语，但自己只能讲一两个简单的词或短语，呈非流利型失语，程度较 Broca 失语轻，且完整保留复述能力，病灶多在优势侧额叶分水岭区。

（2）经皮质感觉性失语（transcortical sensory aphasia）：患者有 Wernicke 失语的特点，表现为听觉理解障碍，但讲话流利，语言空洞，经常是答非所问，呈流利型失语，程度较 Wernicke 失语轻，复述能力相对完整，但常不能理解复述的含义，有时可将检查者故意说错的话完整复述，这与经皮质运动性失语患者复述时可纠正检查者故意说错的话明显不同。病变多位于优势半球颞、顶叶分水岭区。

（3）经皮质混合性失语（mixed transcortical aphasia）：为经皮质运动性失语和经皮质感觉性失语并存。口语复述相对好，其他语言功能均有严重障碍为其特点，病灶多在优势半球分水岭区的大片区域。

3. 完全性失语（global aphasia）　又称混合性失语。特点是所有语言功能均严重障碍，为最严重的失语类型。口语表达障碍明显，只能发出无意义的"吗""吧""吐"等声音。听理解、复述、命名、阅读和书写均严重障碍。患者可逐渐学会结合语境，并通过非口语方式（如表情、手势、姿势、语调变化等）进行交流。病灶多在优势半球大脑中动脉分布区的广泛区域。

4. 命名性失语（anomic aphasia）　以命名不能为突出特点。如令患者说出指定物体的名称时，却叙述该物体的性质或用途代替说不出的名称，但常可接受选词提示，在所给的供选择名称中能选出正确的名词，若别人告知该物体的名称，患者能判断对错。自发谈话为流利型，可伴轻度的阅读、书写、复述、理解障碍。病灶多位于优势侧颞中回后部或颞枕交界区。

5. 皮质下失语综合征（subcortical aphasia syndrome）　皮质下结构（如丘脑及基底核）病变也可产生失语，目前对皮质下失语的机制尚存争议，有人认为皮质下结构参与了语言的实质性过程，也有人认为皮质下结构病变影响了皮质语言中枢的血供及代谢从而产生失语。皮质下病变产生的失语较皮质病变少见，症状常不典型。

（1）丘脑性失语（thalamic aphasia）：急性期表现为表情淡漠、不主动讲话，以后出现语言流利性受损，音量减小，且有找词困难，可伴错语和模仿语言，有轻微的理解力损害，复述功能可保留。

（2）基底核性失语（basal ganglion aphasia）：内囊、壳核受损时表现为语言流利性降低，语速慢，常用词不当，理解基本无障碍，能看懂文字，但不能读出或读错，类似 Broca 失语。

壳核后部病变时，表现为听觉理解障碍，讲话流利，但语言空洞、有较多的错语或不被理解的新语，类似 Wernicke 失语。

（二）鉴别诊断

临床上失语需与构音障碍鉴别，二者有本质的不同。构音障碍（dysarthria）是由于发音器官神经肌肉病变，造成发音器官的肌无力、肌张力增高及运动不协调所致。表现为发声困难，发音不清，声音、音调及语速异常。患者听理解、阅读和书写正常，可通过文字进行交流。见于上、下运动神经元病变所致的延髓性麻痹，小脑病变，帕金森病，以及肌肉疾病如肌营养不良、重症肌无力等。

二、失用

失用（apraxia）患者无运动、感觉及智能障碍，能理解检查者的命令，但不能准确执行命令完成自己熟悉的动作。如不能完成伸舌、吞咽、洗脸、刷牙等简单动作，但不经意间可自发进行。为左侧缘上回、胼胝体前部或右侧皮质下白质病变。解剖学基础：优势侧顶叶缘上回（多见于左侧，为运动功能皮质代表区）→同侧中央前回→经胼胝体→右侧中央前回。左侧缘上回病变产生双侧失用，左侧缘上回至同侧中央前回间病变引起右侧肢体失用，胼胝体前部或右侧皮质下白质受损时引起左侧肢体失用。临床上大致可分为：

1. 观念运动性失用（ideokinetic apraxia） 最常见，患者不能按指令完成复杂的随意运动或模仿动作（如令其伸舌时，却做了张口动作），但可自动地反射性进行日常活动（如进食时无意地伸舌舔摄唇边的米粒），日常生活多不受影响。由优势侧缘上回病变所致，运动区及运动前区病变也可引起，可能是动作观念形成区（缘上回）与执行动作的运动中枢间纤维通路中断所致。

2. 观念性失用（ideational apraxia） 对复杂精巧动作失去应有的正确观念，只能做系列动作中单一或分解动作，而不能把他们按次序、合乎逻辑地组合成一套完整动作。将动作前后顺序弄错，如把应最后做的动作首先执行，仿佛漫不经心或注意力不集中。患者的日常活动显得不正常，模仿动作一般无障碍，可与其他失用并存。多为左侧顶叶后部、缘上回及胼胝体病变。

3. 结构性失用（constructional apraxia） 主要涉及空间关系的结构性运用障碍，如排列、建筑和绘画。患者认识各构成部分，理解相互位置关系，但构成完整体的空间分析和综合能力障碍。也可能与视觉性失认有关。多为非优势半球枕叶与角回间连合纤维中断所致。

4. 肢体运动性失用（melokinetic apraxia） 仅限于肢体，通常为上肢。一般简单动作并无困难，而失去执行精巧、熟练动作的能力，如不能书写、扣衣、弹琴等。为双侧或对侧运动区及其纤维或胼胝体前部病变所致。

5. 穿衣失用（dressing apraxia） 不能正确地穿脱衣裤，如放一件衬衣在患者手中，他将衬衣转过来，揉皱了还弄不清从哪个方向穿进去。多见于非优势侧顶叶病变，与视觉空间定向障碍有关，可合并结构性失用、偏侧忽视或失语等。

三、失认

失认（agnosia）是指患者无视觉、听觉、躯体感觉和智能障碍，不能通过某种感觉辨认以往熟悉的物体，但可通过其他感觉识别。如患者看到手表不知何物，但触摸外形或听表走动的声音却可知。相对少见，由顶叶、颞叶或枕叶病变所致。临床上失认可分为：

1. 视觉失认（visual agnosia） 患者无视觉障碍，看到原来熟悉的物品不能正确认识、描述和命名，但通过其他感觉途径可认出。包括物品失认、颜色失认、面孔失认及纯失读等。一般认为是对视觉对象本身及其概念间的联系中断，病变位于枕叶、纹状体周围和角回。

2. 听觉失认（auditory agnosia）　听力正常，却不能辨别原来熟悉的声音。如不能区别熟人说话的嗓音。病变位于双侧听觉联络皮质、双侧颞上回中部皮质、优势侧颞叶皮质下白质。

3. 触觉失认（tactile agnosia）　患者触觉、本体觉和温度觉均正常，不能单纯通过触摸来辨认原来熟悉的物体。病变多位于双侧顶叶角回、缘上回。

4. 体象障碍（body-image disturbance）　患者视觉、痛温觉、本体觉正常，但对躯体各个部位的存在、空间位置及各组成部分的关系不能认识，表现自体部位失认、偏侧肢体忽视、病觉缺失、幻肢及半侧肢体失存症等。多见于非优势（右侧）半球顶叶病变。

5. Gerstmann综合征　表现双侧手指失认、肢体左右失定向、失写和失算。见于优势半球顶叶角回病变。

第七节　颅内压异常

颅内压（intracranial pressure，ICP）是指颅腔内容物对颅腔壁上所产生的压力。由于脑室和蛛网膜下腔相通，所以侧卧位时腰椎穿刺所测得的脑脊液静水压可代表 ICP。成年人 ICP 正常值为 $80\sim180mmH_2O$（$0.78\sim1.76kPa$），儿童为 $40\sim100mmH_2O$（$0.4\sim1.0kPa$）。在正常情况下，ICP 可根据机体状况自行调节，当疾病发生，ICP 的生理调节失控，影响到正常的压力值并使其增高或降低称为颅内压异常；通常表现为颅内压增高和降低两种情况。

一、颅内压增高

由多种致病因素引起颅内容积增加，侧卧位腰椎穿刺所测得颅内压超过 $200mmH_2O$（2kPa），即为颅内压增高（increased intracranial pressure）。

1. 发病机制及病因

（1）脑组织的体积增加，是指脑组织内液体增加，这是由于脑水肿的原因。

（2）颅内血容量增加，各种原因引起血液中的二氧化碳蓄积或高碳酸血症，可使脑血管扩张，脑血流量急剧增加；丘脑下部、鞍区或脑干损伤时，可导致脑血管调节中枢的功能紊乱，脑血管反应性扩张，使脑血流量急剧增加。

（3）脑脊液过多，见于各种脑积水。

（4）颅内占位性病变，为颅腔内额外增加之内容物，除病变本身占有一定的颅腔容积外，还可引起病变周围的脑水肿或脑脊液循环通路的梗阻，从而导致颅内压增高。包括各种颅内肿瘤、血肿、肉芽肿、囊肿、脑寄生虫病等。

（5）颅脑先天异常：如先天性脑积水、颅底凹陷和先天性小脑扁桃体下疝畸形等，可以造成脑脊液回流受阻产生颅内压增高；狭颅症，由于颅腔狭小，限制了脑的正常发育，也常发生颅内压增高。

2. 分类

（1）根据颅内压增高原理可分为：①弥漫性颅内压增高，在颅内各处无明显压力差，颅内结构无明显的移位。临床常见于蛛网膜下腔出血、脑膜脑炎等；②局限性颅内压增高，通过脑组织移位将压力传送到附近脑组织，造成整个颅内压增高。在颅内不同部位有明显压力差，易造成脑疝。常见于脑瘤、脑实质出血、大面积脑梗死等。

（2）根据病因可分为：①特发性 ICP 增高又称良性 ICP 增高，主要是由于颅内静脉系统阻塞、脑肿胀、脑水肿和脑脊液分泌过多造成，发展缓慢并能自行缓解；②继发性 ICP 增高，由于机体其他疾病造成了颅内容积增加而导致。临床上常见于局灶性脑病，如脑瘤、脑实质出血、脑寄生虫病等。

（3）根据病情发展快慢可分为：①急性颅内压增高，见于急性颅脑外伤、脑出血、大面积脑栓塞等。病情发展快且较重，常出现生命体征异常，影响意识；②亚急性颅内压增高，多见于增长较快的颅内恶性肿瘤、颅内感染、各种转移性颅内肿瘤。病情发展较快，颅内高压的三联征不太明显；③慢性颅内压增高，见于慢性硬脑膜下血肿、颅内良性肿瘤缓慢生长等慢性脑病。病情发展缓慢，常无典型的高颅压症状，或出现时轻时重的头痛，需仔细询问病史并进行体格检查，以防误诊。

3. 临床表现

（1）头痛：头痛是颅内压增高最常见的症状之一，有时也是首发症状。部位多在额部及颞部，可从颈枕部向前方放射至眼眶。程度不同，以早晨或晚间较重，头痛程度随颅内压的增高而进行性加重。当用力、咳嗽、弯腰或低头活动时常使头痛加重。性质以胀痛和撕裂痛为多见，并可出现全头的压迫感，患者描述为"头痛得要爆炸了"。

（2）呕吐：头痛剧烈时可伴有恶心和呕吐。呕吐呈喷射性，易发生于饭后，有时可导致水电解质紊乱和体重减轻。

（3）视盘水肿：颅内压增高的重要体征之一。表现为视盘充血，边缘模糊不清，中央凹陷消失，视盘隆起，静脉怒张。严重时视力丧失。若视盘水肿长期存在，则视盘颜色苍白，视力减退，视野向心缩小，称为视神经继发性萎缩。此时如果颅内压增高得以解除，往往视力的恢复也并不理想，甚至继续恶化和失明。

（4）生命体征异常：急性颅内压增高可出现血压升高，心率加快，呼吸深快继而出现潮式呼吸。如形成脑疝，压迫生命中枢，随时可能出现呼吸心搏骤停。

（5）意识及精神障碍：颅内压急剧增高时可致昏迷，或呈不同程度的意识障碍，如意识模糊、嗜睡等，慢性颅内压增高时，轻者记忆力减退、注意力不集中，重者可出现进行性痴呆、情感淡漠、大小便失禁。老年及中年患者精神症状多见。

（6）其他症状：特发性颅内压增高有时可引起一侧或双侧展神经麻痹及复视，极度侧视时出现细小水平性眼震。此外，儿童可见典型的 Bell 麻痹。

4. 脑疝

当颅内压增高超过一定的代偿能力或继续增高时，脑组织受挤压并向邻近阻力最小的方向移动，若被挤入硬脑膜或颅腔内生理裂隙，即为脑疝。疝出的脑组织可压迫周围重要的脑组织结构，当阻塞脑脊液循环时可使颅内压进一步升高，危及生命安全。临床常见的脑疝以下2种：

（1）小脑幕切迹疝：多见于小脑膜以上病变。为部分颞叶和（或）脑中线结构经小脑幕切迹向下疝出。根据疝出的脑组织和被填塞的脑池不同可分为外侧型和中央型2种。当颞叶受挤下移时，最初为海马沟经小脑幕切迹下疝（填塞病变侧脚间池，海马沟疝）或海马回经小脑幕切迹下疝（填塞病变侧环池及大脑静脉池，海马回疝）。病变继续发展时，病变侧海马沟、海马回经小脑幕切迹向下疝出，即为颞叶全疝，以上3种颞叶组织疝是小脑幕切迹疝的外侧型。若第三脑室、丘脑下部等重要中线结构下移，使中脑上部疝至小脑幕切迹以下，即为中央型。小脑幕切迹疝除出现一般颅内压增高的症状外，还有以下临床表现：①意识障碍。由清醒逐渐进入嗜睡，甚至昏迷，或由浅昏迷突然发展为中或深昏迷。系脑干受压，脑血流量减少，网状结构上升性激活系统功能受损所致。②瞳孔变化。早期病灶侧瞳孔可短暂缩小，随后逐渐散大，对光反射迟钝或消失。脑疝终末期瞳孔明显散大，对光反应消失，眼球固定不动（动眼神经损害）。③瘫痪。病灶对侧肢体出现瘫痪，系大脑脚锥体束受损所致。晚期也可表现为去大脑强直，系中脑严重受压、缺血、损害网状结构下行性抑制系统所致。④生命体征改变。初期呼吸深而慢，继之出现潮式呼吸、过度换气或双吸气，晚期呼吸不规律、浅快而弱直至呼吸停止。脉搏先慢后快，血压先升后降，系延髓中枢衰竭的表现。

（2）枕骨大孔疝：多见于后颅凹占位病变，也可见于小脑幕切迹疝的晚期。颅内压增高使小脑扁桃体向下疝入枕骨大孔。按发展的快慢分为：①慢性型。早期有枕部疼痛，颈项强直，舌咽、迷走、副、舌下神经轻度损害，患者意识清楚。偶可出现四肢强直、呼吸轻度抑制，病情发展超出代偿能力后，生命体征迅速恶化并出现昏迷等。②急性型。可突然发生，也可由于腰椎穿刺、用力等促使原有的慢性型枕骨大孔疝急剧加重所致。由于延髓生命中枢受压，小脑供血障碍，颅内压迅速增高（第四脑室中孔阻塞），临床上出现严重枕下痛及颈项强直、眩晕、吞咽困难、肌张力降低，四肢弛缓性瘫痪，呼吸及循环迅速进入衰竭状态。也可突然昏迷，呼吸停止，而后心脏停搏。

通过全面而详细的病史和神经系统检查，可发现许多颅内疾病在引起颅内压增高之前已有的一些局灶性症状与体征，由此可作出初步诊断。应及时进行辅助检查，以尽早诊断和治疗。

二、低颅压综合征

由各种原因引起的侧卧位蛛网膜下腔的脑脊液压力低于 60mmH$_2$O（0.59kPa），主要临床症状为体位性头痛的综合征即为低颅压综合征（intracranial hypotension syndrome）。临床上此综合征并不少见，但常由于未能认识而误诊。

1. 发病机制

（1）脑体积减小：脱水或全身重大疾病引起的恶病质状态如脑实质水分的缺失、脑体积缩小、脑脊液生成减少、血液浓缩、血液渗透压增加、脑萎缩等。

（2）脑脊液减少：①脑脊液漏出：腰椎穿刺后留取脑脊液过多或颅脑外伤引起脑脊液漏；②脊膜术后或颅脑手术后导致脑脊液循环减少；③感染或感染变态反应引起的慢性软脑膜炎和脑脉络膜室管膜炎，由于患者脑室脉络丛绒毛基质发生纤维化，脉络丛上层常萎缩在绒毛基质中，胶原纤维和嗜银纤维增生，胶原纤维和绒毛小动脉发生透明性变，因而绒毛小动脉管腔常狭窄或闭塞，绒毛血管之外有纤维被膜形成。这些病理改变使脑脊液的生成减少而造成颅内低压；④局部脉络丛血管反射性痉挛和控制脑脊液产生的下丘脑中枢的紊乱，可以产生低颅压。

（3）慢性巴比妥类中毒：有报道慢性巴比妥类中毒出现了低颅压综合征，机制不明。

（4）原发性低颅压综合征：病因和机制不明，可能与脉络丛脑脊液生成减少或吸收过度、神经根解剖异常、脉络丛血管痉挛、下丘脑功能紊乱等有关。

（5）休克：在休克状态可减少脑血流量，从而造成脑脊液压力降低。

（6）脑血管床的体积减小：血液中二氧化碳分压降低时，脑血循环很快受到抑制或供血不足，脑血管床体积即减少，造成颅内压显著降低。

2. 分类

（1）原发性低颅压综合征：病因和机制不明，常由于先天性颅脑结构异常或脉络丛等产生脑脊液的组织异常，造成脑脊液生成减少或吸收过多，颅内压显著下降。

（2）继发性低颅压综合征：继发于其他疾病或进行诊疗时引起的颅内压下降。如腰椎穿刺后、颅脑外伤、脑膜炎、脉络丛病变等。

3. 临床表现

（1）起病可很急骤，青壮年男性多于女性。

（2）头痛：程度剧烈，部位为全头痛或枕颈额颞等区域，或无固定位置痛，可向项肩放射，性质为持续性胀痛。随体位改变而出现的坐起站立及活动时头痛加剧，多在平卧或头低脚高位时头痛减轻或消失。站立时头痛加剧可能与脑脊液压力降低本身以及站立时脑穹窿面的疼痛敏感结构移位有关。

（3）伴发症状：常伴有恶心、呕吐、耳鸣、畏光、眩晕、步态不稳，少数有短暂的晕厥发作、精神障碍、抽搐、心悸、出汗，老年患者则表现为眩晕，并伴以头重或头昏感。偶有头痛其眩晕可能与基底动脉局限性供血不足有关，即可能为脉络丛血管痉挛而致脑脊液产生减少所致。

（4）体征：神经系统可无阳性体征。体格检查部分有直立时脉搏徐缓、颈强直、颈部肌肉压痛凯尔尼格征阳性、双侧或一侧展神经不全麻痹，眼底视盘模糊。颅内低压颈部抵抗较真性脑膜刺激征出现的颈部抵抗轻。

4. 预防和治疗

（1）严格掌握脱水剂、利尿剂的应用指征，最好应用颅内压监护仪指导应用的时间和剂量，一旦有所好转应及时减用和停用。

（2）严格掌握腰椎穿刺指征。

（3）对于多发性损伤休克的患者应及时纠正低血压休克，及时恢复灌注压和脑血流量。

（4）长期脑脊液漏应及时行脑脊液漏修补术。本病一旦确诊，应使患者去枕平卧，对于较重者床尾抬高 10°～30°，适当增加液体入量，必要时行鞘内注射生理盐水和过滤空气，促进脑脊液的分泌，提高颅内压。本病的预后较好，确诊后及时治疗均能痊愈。

第八节　睡眠障碍

睡眠是维持机体健康不可缺少的生理过程，是机体复原、整合和巩固记忆的重要环节，对机体的重要性仅次于呼吸和心跳。睡眠的质和量发生异常或在睡眠时发生某些临床症状称为睡眠障碍，如睡眠减少或睡眠过多、睡行症等，其中以失眠症最为常见。据调查显示，成年人出现睡眠障碍的比例高达 35%，睡眠障碍者中有 55.5% 的患者存在不同程度的社会功能障碍。

（一）病因及发病机制

人类的睡眠状态和分期的定义是以脑电图、眼动电图和测量位于下颌和颈部的体表肌电图所显示的特征模式图为基础的，这种由定义睡眠和觉醒的电生理参数组成的连续记录的陈列图称为多导睡眠图。人类正常睡眠分为两个时相，快速眼球运动（rapid eye movement，REM）睡眠和非快速眼球运动（non-rapid eye movement，NREM）睡眠。睡眠一开始进入非快速眼球运动睡眠相，其特点是大部分神经细胞活动降低，全身代谢减慢，脑电图上出现慢波。根据睡眠的深浅分为四期：1 期（入睡期）、2 期（浅睡期）、3 期（中度睡眠期）和 4 期（深度睡眠期）。然后进入快速眼球运动睡眠相，脑活动和脑电图表现与觉醒时相似，眼动电图所显示的 REM 的阵发眼球运动与清醒状态下睁眼时所显示的相似，但自主神经功能不稳定，下颌肌电图活动缺失，脑干调节性的肌张力降低，各种感觉功能显著减退。在正常的一夜睡眠中，NREM 睡眠与 REM 睡眠交替出现。和睡眠有关的解剖结构相当广泛，包括上行网状结构、中缝核、孤束核、蓝斑核、丘脑网状核、下丘脑和额叶底部等。睡眠所涉及的神经递质包括乙酰胆碱、多巴胺、5-羟色胺、去甲肾上腺素、氨基丁酸等。以上解剖部位和神经递质的功能异常或病变可导致睡眠障碍。

人们的睡眠按照不同的生活习惯，将一天的睡眠分为午间小睡和夜间睡眠。人们的睡眠主要由两方面决定：一是积极诱导睡眠及相关进程，二是规划一天 24h 内的睡眠规律。二者无论是内源性异常或是外源性干扰（环境、药物、疾病等）均可导致睡眠障碍或睡眠节律失调。睡眠障碍的病因很多，包括心理性的（如对睡眠环境的负面条件反射）、疾病伴发的（如神经系统障碍的失眠或睡眠过度、哮喘、心肌缺血、创伤、慢性阻塞性肺疾病等）、药物性的（如多巴胺能激动药、抗胆碱能药物、抗精神病药物、酒精、尼古丁、毒品等）、环境性的、昼夜节律失调（如轮班工作睡眠障碍、时差变化综合征）等因素。

（二）临床表现

睡眠障碍包括睡眠过少、睡眠过多和睡眠相关的疾病。

1. 睡眠过少

失眠（insomnia）最常见，整夜睡眠时间少于 5h，表现为入睡困难、浅睡、易醒或早醒等，由于夜间睡眠减少和睡眠质量下降，患者可有日间瞌睡、不同程度的不适感、焦虑、紧张、不安或压抑感等。失眠可由外界环境因素（室内光线过强、周围过多噪音、值夜班、坐车船、刚到陌生的地方）、躯体因素（疼痛、瘙痒、剧烈咳嗽、睡前饮浓茶或咖啡、夜尿频繁或腹泻等）或心理因素（焦虑、恐惧、过度思念或兴奋）引起。一些疾病也常伴有失眠，如神经衰弱、焦虑、抑郁症等。失眠根据病程可分为短期失眠和长期失眠。前者通常持续数日，后者则持续 3 周以上。根据病因可分为原发性失眠和继发性失眠，前者包括无确定病因的失眠和心理生理性失眠；后者包括一过性环境性失眠，伴随精神障碍的失眠，伴随神经系统障碍的失眠，伴随其他内科疾病的失眠，药物、毒品及酒精依赖型失眠。

家族性致死性失眠症是一种进行性难治性失眠，为常染色体显性遗传病，由编码朊蛋白等位基因第 178 位点基因的突变所致。患者表现为睡眠时间逐渐减少，数月内出现完全不能睡眠，镇静催眠药物治疗无效。随后，患者表现为一种梦样睡眠状态，直至昏迷、死亡。

2. 睡眠过多

发作性睡病（narcolepsy）以日间出现不能克制的短暂睡眠发作为特点。多于儿童或青年期起病。其发病机制不清，可以见于丘脑下部、中脑灰质被盖网状结构受累的患者。经典的发作性睡病四联征：不可抑制的发作性睡眠、猝倒发作、睡眠麻痹（睡瘫）和入睡前幻觉。睡眠发作表现为白天不能克制的睡意和睡眠发作，每次发作持续数秒至数小时不等，一般十几分钟，短暂的睡眠后可恢复精神。多导睡眠图结果具有睡眠潜伏期缩短，出现睡眠始发的 REM 睡眠等特征性表现。

Kleine-Levin 综合征又称发作性睡病-强食症。属周期性嗜睡症，是少见的发作性疾病。多在 10~20 岁起病，男性较多，常伴肥胖，但内分泌功能正常。成年后可自愈。表现为持续数日至数周不能控制的嗜睡，醒后伴易饥多食和精神症状。睡眠周期与正常人相同，脑电图也无异常。每年平均发作数次，发作间歇期可与常人无异。

3. 睡眠相关的疾病

（1）睡眠呼吸暂停综合征（sleep apnea syndrome）是指在每晚 7h 的睡眠中呼吸暂停反复发作 30 次以上，每次 10s 以上；或全夜睡眠期平均每小时呼吸暂停和低通气次数大于 5 次。分为中枢性、阻塞性和混合性三种。其中，阻塞性睡眠呼吸暂停综合征最为多见。40~60 岁多见，超重中老年男性更常见。多导睡眠图是诊断本病的金标准。呼吸暂停在 NREM 睡眠 1、2 期常见，3、4 期罕见，REM 期最常见。

（2）夜惊（sleep terror）主要发生在 4~12 岁的儿童，男孩多见，多有家族史。往往发生在入睡后半小时至 2 小时内。表现为睡眠时突然惊醒、坐起、喊叫，随后不停地哭喊、双手乱打、双腿乱蹬、床上或下地无目地行走。同时伴有面部表情恐怖，眼睛睁大，明显的呼吸急促、心跳加快、瞳孔散大、皮肤潮红出汗。拒绝任何接触，发作中很难唤醒，持续时间约数分钟，多在发作停止前清醒，对发作过程仅有片段回忆。多导睡眠图显示开始于 NREM 睡眠 3、4 期。

（3）梦魇（nightmare）是一种恐怖不安或焦虑为主要特征的梦境体验。可发生于任何年龄，多始于儿童期 3~6 岁，无性别差异。患者出现长而复杂的梦，内容恐怖，以致患者惊恐万分、拼命挣扎。惊醒可发生在睡眠的任何时刻，惊醒后定向力迅速恢复。对刚才的梦境内容能够清晰回忆。由于情绪的恐怖和焦虑，很难立即继续入睡。多导睡眠图显示在 REM 睡眠期突然惊醒，并且伴心率和呼吸轻度增快，REM 睡眠潜伏期缩短、密度可能增加。数周或数月发作一次。

（4）睡行症（sleep walking）亦称梦游，多在 4~8 岁之间发病，是在慢波睡眠中发生的睡眠时行走，出现于夜间睡眠的前 1/3 时段中。表现为睡眠中突然坐起，目光呆滞，做些无目的的动作；或下床，双眼凝视，走来走去；或刻板地做一些日常习惯性的动作。很容易在父母语言的指引下回到床上再次入睡。有时可以完成一些复杂的活动，如避开障碍物行走，从一间屋走到另一间，甚至能开门走到外面，造成意外伤害。梦游结束时完全清醒，对刚才发生的事件不能回忆或只有片段的回忆。

（5）不安腿综合征（restless legs syndrome）中老年多见，通常在夜间睡眠时出现双下肢极度不适感导致入睡困难，并且睡眠中醒转次数增多，严重影响睡眠的效果。不适感可以是蠕动样或爬行样感觉异常，在静息状态下加重，而在活动后可以暂时缓解。

（三）诊断与鉴别诊断

睡眠障碍根据临床表现不难诊断，多导睡眠图是重要的诊断依据。美国《精神障碍的诊断与统计手册》第 4 版（DSM-Ⅳ）将睡眠障碍分为 3 类：原发性睡眠障碍、精神障碍相关睡眠障碍和其他睡眠障碍。原发性睡眠障碍分为：睡眠异常，包括原发性失眠症、原发性过度睡眠、发作性睡眠、与呼吸有关的睡眠障碍及睡眠的昼夜节律障碍；睡眠相关异常，包括噩梦障碍、睡惊障碍和睡行障碍。鉴别诊断：发作性睡病与癫痫的鉴别（见第十六章）。

（四）治疗

1. 失眠的治疗

（1）非药物治疗

1）心理治疗：认知行为疗法是目前采用最多的一种心理学疗法，它主要是让患者了解有关睡眠与失眠的基本知识，纠正患者对失眠后卧床和睡眠改善后存在的不良认知，处理患者的求全责备心理，从而达到减轻焦虑、改善睡眠的目的。一般心理治疗包括支持性的心理治疗、暗示疗法等。

2）行为治疗：①放松治疗，常用的方法有呼吸放松法、渐进性肌肉放松法、自我暗示法等；②刺激控制疗法，主要操作要点是：只在有睡意时才上床；上床后不做与睡眠无关的事；卧床 20min 仍不能入睡，可起床去另一房间做些单调的事；只在卧室内睡眠；醒来后的 15～20min 一定要离开卧室；③生物反馈法，常用的有肌电图生物反馈和感觉运动皮质反馈两种；④物理治疗，物理因素通过对局部的直接作用和神经、体液的间接作用引起人体反应，从而改善睡眠障碍。常见的物理疗法包括电疗法、声疗法、磁疗法以及光疗法等。

（2）药物治疗

1）抗组胺药（如苯海拉明），可通过抑制组胺起到诱导睡眠作用。

2）苯二氮䓬类药物，是非选择性 GABA 受体复合物激动剂，可缩短入睡潜伏期、延长总睡眠时间，如地西泮、阿普唑仑、奥沙西泮、氯硝西泮等，其副作用包括逆行性遗忘、停药效应、宿醉效应、头晕、嗜睡、精神运动活动损害等，长期大量使用会导致依赖。

3）非苯二氮䓬类药物，代表药物为唑吡坦、佐匹克隆、扎来普隆，半衰期较短，易被从体内清除。不会引起白天的困倦感。

4）抗抑郁药，对伴有抑郁症状者可酌情使用，可选用有助眠镇静作用的抗抑郁药，如米氮平、帕罗西汀、米安色林、阿米替林、多塞平等。

2. 嗜睡症和发作性睡病的治疗

药物治疗是治疗的主要手段，一般推荐应用中枢兴奋剂，如右苯丙胺、左苯丙胺、哌甲酯（利他林）、匹莫林（苯异妥英）等药物。但是应用兴奋剂应注意副作用。三环类抗抑郁药也有一定的效果。

3. 睡行症的治疗

本病无特效治疗方法。发生于儿童者，随发育成熟，该病会自然消失。苯二氮䓬类药物地西泮和阿普唑仑常被用于治疗睡行症，但对老年患者收效甚微。三环类抗抑郁药中的阿米替林、丙米嗪、氯米帕明以及 5-羟色胺再摄取抑制剂也有治疗作用。

4. 夜惊的治疗

（1）药物治疗：可使用苯二氮䓬类药物，适量服用可以加深睡眠；若夜惊伴有明显的焦虑、惊恐等情绪，可给予抗焦虑或抗抑郁药。

（2）非药物治疗：心理治疗对年轻患者有疗效，在配合药物治疗的情况下可使疗效更明显。

5. 梦魇的治疗

药物治疗同"夜惊"。非药物治疗主要采取心理治疗。

6. 不安腿综合征的治疗

首选苯二氮䓬类药物如氯硝西泮、阿普唑仑等，以及巴氯芬、多巴丝肼睡前服，也可试用卡马西平、丙戊酸钠、抗抑郁药等。

（宋景贵   李 彤）

第八章　脑血管疾病

■■■学习重点

1. 掌握：脑血管疾病的危险因素、预防措施及诊断步骤，缺血性卒中的诊断和治疗原则，短暂性脑缺血发作的诊断、鉴别诊断及治疗原则，脑出血的诊断和治疗原则，蛛网膜下腔出血的诊断及治疗原则，血管性痴呆的诊断和鉴别诊断。

2. 熟悉：脑的血液供应，不同部位缺血性卒中的临床表现，短暂性脑缺血发作的定义及临床表现，不同部位脑出血的临床表现，蛛网膜下腔出血的临床及影像学表现，血管性痴呆的病理类型和临床表现。

3. 了解：缺血性卒中的病因、病理生理机制，短暂性脑缺血发作的发病机制，脑出血的病因与发病机制，蛛网膜下腔出血的病因及病理生理机制。

■■■内容提要

1. 脑血管疾病概述

脑的血管系统大体可分为动脉系统和静脉系统，动脉系统又可分为颈动脉系统和椎基底动脉系统。脑血管疾病的危险因素可分为可干预与不可干预两种。可干预的危险因素有：高血压、糖尿病、脂代谢紊乱、心脏病、短暂性脑缺血发作、颈动脉狭窄、脑血管疾病史、吸烟、酗酒等。脑血管疾病的治疗应遵循"循证医学与个体化分层相结合"的原则，按照"正确的时间顺序"提供及时的评价与救治措施，并且有系统性。

2. 缺血性卒中

缺血性卒中的病因包括：动脉粥样硬化、心源性栓塞、小动脉硬化、其他原因及隐源性因素或病因不明。缺血性卒中的诊断步骤包括：初步诊断、病理生理学诊断、伴发心脏或血管病变诊断、评估全身危险因素、发病机制诊断、严重程度诊断及患者的个体因素评估。缺血性卒中的患者，发病后极早期恢复血流是治疗的关键。

3. 短暂性脑缺血发作

短暂性脑缺血发作（TIA）是由于局部脑或视网膜缺血所引起的短暂性神经功能缺损发作，典型的症状不超过1h，最多不超过24h，且无急性缺血性卒中的证据。TIA的病因与发病机制可能与微栓塞、血流动力学改变有关。TIA应当被看做是一种急症，主要处理方法有：抗凝治疗、抗血小板聚集治疗、扩容治疗、手术治疗等。

4. 脑出血

脑出血是指自发性脑实质内出血。最常见的原因是高血压。高血压性脑出血的出血部位以壳核最多见，其次为丘脑、尾状核、半球白质、脑桥、小脑和脑室等。脑出血的诊断多可以根据起病形式、临床表现、影像学检查明确。头颅CT为首选检查。脑出血的治疗原则包括降低颅内压，控制高血压，防治并发症，早期功能锻炼。

5. 蛛网膜下腔出血

蛛网膜下腔出血是指多种病因所致脑底部或脑及脊髓表面血管破裂后，血液直接流入蛛网膜下腔导致的急性脑血管疾病。突出表现是突然发生的剧烈头痛和脑膜刺激征。头颅CT为首选检查。腰椎穿刺可见均匀的血性脑脊液。DSA是确定蛛网膜下腔出血病因的主要手段。蛛网膜下腔出血治疗原则是预防再出血，降低颅内压，控制血压，防治并发症，去除病因。

6. 血管性痴呆

血管性痴呆的主要病理类型包括：①多发性脑梗死性痴呆；②关键性梗死性痴呆；③小血管性痴呆；④低血氧-低灌流性痴呆；⑤出血性痴呆。血管性痴呆诊断标准包括三个要素：痴呆、脑血管疾病以及二者的相关性。

第一节　概　述

脑血管疾病（cerebrovascular disease，CVD）是指各种原因导致脑血管病变或血流障碍引起的脑部疾病的总称。急性发病并迅速出现脑功能障碍的脑血管疾病称为急性脑血管病，多表现为突然发生的脑部受损征象，如意识障碍、局灶症状和体征。如症状持续超过24h，或影像学可见责任病灶者称为卒中（stroke），又称为中风（apoplexy）、脑血管意外（cerebrovascular accident），包括缺血性卒中和出血性卒中。如症状持续时间小于24h，且影像学未发现责任病灶的称为短暂性脑缺血发作（transient ischemic attack，TIA）。因此，急性脑血管疾病包括卒中，但不等同于卒中。

一、流行病学

脑血管疾病严重威胁人类健康。据2008年世界卫生组织公布的数据显示，卒中继缺血性心脏病之后成为第二大致死病因，每年造成570万例死亡，占全球所有死亡的9.7%。卒中死亡与当地经济收入相关，在高收入国家，卒中是第二位的死因（每年约80万例死亡），而在中等收入国家是第一位的死因（每年约350万例死亡），在低收入国家则是第五位的死因（每年约150万例死亡）。据估算，至2030年经年龄、性别调整后的卒中死亡率将会下降，但因人口老龄化影响，总卒中死亡人数预期会增加至750万。

我国也是受脑血管疾病威胁较大的国家之一，2008年国家卫生和计划生育委员会（前卫生部）公布了中国的死因顺位，与之前的死因顺位不同，卒中（136.64/10万）首次已经超过恶性肿瘤（135.88/10万），成为中国第一死因。

脑血管疾病发病率男性高于女性，男：女为1.3：1～1.7：1。脑血管疾病发病率、患病率和死亡率随年龄增长而增加，45岁以后明显增加，65岁以上人群增加最为明显，75岁以上者发病率是45～54岁组的5～8倍。脑血管疾病的发病与环境因素、饮食习惯和气候（纬度）等因素有关，我国卒中发病率总体分布呈现北高南低、西高东低的特征；纬度每增高5°，卒中发病率则增高64.0/10万，死亡率增高6.6/10万。

二、脑部血液供应及其特征

脑的血管系统大体可分为动脉系统和静脉系统。动脉系统又可分为颈动脉系统和椎基底动脉系统，颅脑的血液供应主要来自颈前的两根颈总动脉和颈后的两根椎动脉（图8-1）。脑血管的最大特点是颅内动脉与静脉不伴行。

（一）颈动脉系统（前循环）

颈动脉系统包括颈总动脉、颈外动脉和颈内动脉及其分支（图8-2）。颈总动脉，左右各一根，分别提供一侧颅脑的供血。右侧的颈总动脉起自头臂干，左侧的颈总动脉直接起自主动脉弓。双侧颈总动脉在气管两侧向上走行，在甲状软骨略上水平分为颈内动脉和颈外动脉，在颈部可以触摸到颈总动脉及其分叉部。颈外动脉分支供应头皮、颅骨、硬膜及颌面部器官，颈内动脉则向上走行穿颅骨进入颅内，分支供应垂体、眼球及大脑等。颈内动脉的主要延续性分支

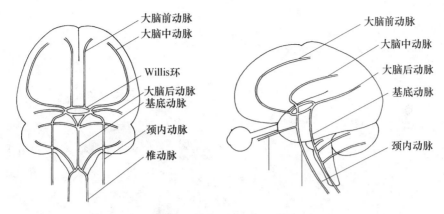

图 8-1　脑的主要供血动脉

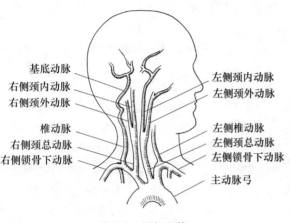

图 8-2　颈部血管

为大脑前动脉和大脑中动脉,此外还有眼动脉、脉络膜前动脉等。颈动脉系统主要供应大脑半球前 3/5 的血液,故又称为前循环。

(二)椎基底动脉系统(后循环)

椎基底动脉系统的主要来源血管为椎动脉,左右各一。右侧椎动脉发自头臂干,左侧椎动脉发自左锁骨下动脉。椎动脉逐节穿过颈椎横突孔向上走行,至颅骨和第一颈椎之间进入颅内。两侧的椎动脉入颅后汇合形成基底动脉,在脑干的前方向上走行,至大脑半球的底部分叉为双侧的大脑后动脉。除大脑后动脉外,基底动脉和双侧的椎动脉入颅后还分出小脑上动脉、小脑前下动脉和小脑后下动脉等诸多细小动脉供应脑干和小脑。椎基底动脉系统主要供应大脑半球后 2/5 以及脑干和小脑的血液,故又称为后循环。

(三)脑底动脉环(Willis circle)

位于脑底面下方、蝶鞍上方,下视丘及第三脑室下方,灰结节、垂体柄和乳头体周围,由前交通动脉、两侧大脑前动脉始段、两侧颈内动脉末段、两侧后交通动脉和两侧大脑后动脉始段吻合而成(图 8-3)。将颈内动脉和椎基底动脉相互联系,继而将前后循环以及左右两侧大脑半球的血液供应相互联系,对调节、平衡这两大系统和大脑两半球的血液供应起着重要作用。当某一动脉血流减少或被阻断时,血液借此得以重新分配和平衡。

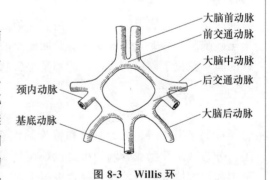

图 8-3　Willis 环

(四)颅脑动脉吻合

头皮、颅骨、硬膜和脑的动脉系统既相对分隔又存在着广泛的吻合。在正常情况下,这些吻合血管的血流量很小。当某些血管狭窄或闭塞时,这些吻合血管则起到一定的代偿作用,是调节脑部血液分配的另一重要途径。如颈内动脉分出的眼动脉与颈外动脉分出的颞浅动脉相吻合,大脑前、中、后动脉的皮质支与脑膜中动脉相吻合(图 8-4)。

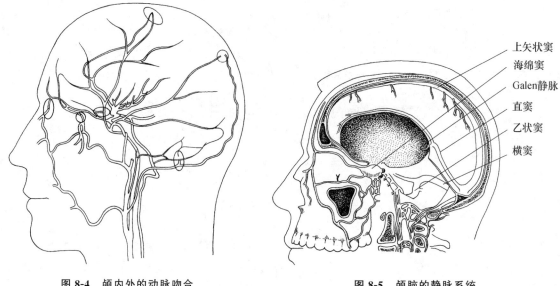

图 8-4　颅内外的动脉吻合

图 8-5　颅脑的静脉系统

上矢状窦
海绵窦
Galen静脉
直窦
乙状窦
横窦

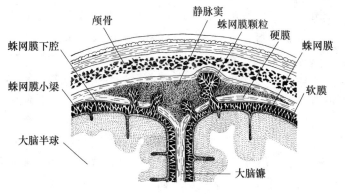

颅骨　　　静脉窦
蛛网膜颗粒
硬膜
蛛网膜
蛛网膜下腔
蛛网膜小梁
软膜
大脑半球
大脑镰

图 8-6　蛛网膜下腔的构造

（五）静脉系统

脑静脉多不与动脉伴行，其管壁较薄，且无瓣膜。大脑的静脉分为浅深两层，浅群收集脑浅层的血液；深群收集脑深部实质内的血液。大脑大静脉（Galen 静脉）是接受大脑深静脉的主干，注入直窦。人的硬脑膜静脉窦可分为后上群与前下群。后上群包括上矢状窦、下矢状窦、左右横窦、左右乙状窦、直窦、窦汇及枕窦等；前下群包括海绵窦、海绵间窦、左右岩上、岩下窦、左右蝶顶窦及基底窦等（图 8-5）。脑静脉血的回流，主要都汇集至硬脑膜静脉窦，再经颈内静脉回流至心脏。脑膜静脉窦尚通过蛛网膜颗粒回流脑脊液。脑蛛网膜颗粒位于硬脑膜附近，特别是上矢状窦两侧形成许多绒毛状突起（图 8-6）。

三、分类

根据起病急缓，分为急性和慢性脑血管病。急性脑血管疾病临床上以动脉血管的病变为主，分为缺血性脑血管病和出血性脑血管病两大类；前者依据发作形式和病变程度分为缺血性卒中和短暂性脑缺血发作；后者根据出血部位不同，主要分为脑出血和蛛网膜下腔出血。慢性脑血管疾病包括血管性痴呆等。既往曾把缺血性卒中分为脑血栓形成、心源性栓塞、腔隙性梗死。其实，上述三种名称只是描述了疾病的不同方面。脑血栓形成是指某一病理生理过程，在动脉粥样硬化、动脉夹层、血管炎、烟雾病等存在动脉病变的情况下均可以出现；心源性栓塞是一个病因诊断；腔隙性梗死是按照病变的大小诊断，病因可以包括小动脉自身的病变、大动脉粥样硬化或心源性栓塞等。因此，本节并未采用上述分类，而只是对缺血性卒中做一整体介绍。

四、危险因素

与脑血管疾病发生有密切因果关系的因素称为危险因素，其可以是一种疾病或生理状态，如高血压、糖尿病、高脂血症、心脏病、高半胱氨酸血症等；也可以是一种生活方式或环境因素，如吸烟、酗酒、肥胖、抑郁等。

脑血管疾病的危险因素又可分为可干预与不可干预两种。

1. 可干预的危险因素 系指可以控制或治疗的危险因素。包括：①高血压：系公认的脑血管疾病最重要的独立危险因素。脑血管疾病的发生与收缩压、舒张压和平均动脉压呈直线关系。约60%的脑血管疾病患者是由高血压所致。高血压人群的卒中危险性是正常人群的3～6倍。②糖尿病：糖尿病患者发生缺血性脑血管疾病的危险性是普通人群的2～3倍。③脂代谢紊乱：系脑血管疾病的重要危险因素。④心脏病：各种心脏病，如心房颤动、感染性心内膜炎、心瓣膜病、急性心肌梗死，均可引起脑血管疾病。⑤短暂性脑缺血发作：既是一种脑血管疾病，也是一种危险因素。30%的缺血性卒中患者在发病前曾有过短暂性脑缺血发作病史，或33%的短暂性脑缺血发作患者迟早要发展为完全性卒中。⑥颈动脉狭窄：系缺血性脑血管疾病的潜在危险因素。当狭窄程度加重或发生血流动力学改变时，则可发生缺血性脑血管疾病。⑦脑血管疾病史：曾患过脑血管疾病者的复发率明显升高。⑧吸烟：吸烟导致脑血管疾病的危险性与吸烟的量成正比，最高可达不吸烟人群的6倍。戒烟后2年，卒中的危险性即大幅度下降；5年后与不吸烟人群已无明显差异。⑨酗酒：长期大量饮酒可引起脑动脉或颈动脉粥样硬化，最终导致脑血管疾病的发生。饮酒量与卒中的发生率有明显的相关性。

2. 不可干预的危险因素 系指不能控制和治疗的危险因素。包括：①年龄：是最重要的独立危险因素。如55岁以后，每增加10岁，脑血管疾病发病率增加1倍以上；②性别：男性发生脑血管疾病的危险度较女性高，且男性脑血管疾病的病死率也较女性高；③遗传：家族中有脑血管疾病的子女发生脑血管疾病的可能性明显升高；④种族：如黑种人脑血管疾病的发生率明显高于白种人。中国人和日本人的脑血管病发生率也明显高。

国内外几乎所有研究均证实，高血压是脑出血和缺血性卒中最重要的危险因素。当前我国高血压患者的数量正在快速递增，且多数患者血压控制不理想，这可能是导致我国脑血管疾病高发的最主要原因。

通过对脑血管疾病患者和易患人群进行病史采集和辅助检查，可以全面了解其具备哪些危险因素及其严重程度，以便更好地采取治疗或预防措施，提高人群的健康水平。

五、诊断

脑血管疾病的诊断依赖于准确的病史、临床及辅助检查。但脑血管疾病的诊断与其他疾病存在一些差异。

（一）病史采集

根据临床是否需要对脑血管病患者紧急处理，可以采取有针对性的病史采集策略。

1. 系统化的病史采集 系统的病史采集对于判断脑血管疾病的病因、发病机制以及采取个体化的诊断和治疗是必不可少的。应着重下列几点：

（1）要问清首次发作的起病情况

确切的起病时间；起病时患者是在安静的状态还是在活动或紧张状态；是急性起病还是逐渐起病；有无脑血管疾病的先兆发作——短暂性脑缺血发作；患者有多少次发作，如为多次发作，应问清首次发作的详细情况，以及最近和最严重的发作情况，每次发作后有无意识障碍、智力和记忆力改变、说话及阅读或书写困难、运动及感觉障碍、视觉症状、听力障碍、平衡障碍以及头痛、恶心、呕吐等症状。

（2）询问前驱症状及近期事件

在脑血管病的形成过程中，常有脑血液循环从代偿阶段到失代偿阶段的变化过程，代偿阶段的改变表现在临床上就是本病的前驱症状。如能仔细询问这些前驱症状，找到症状的诱发因素以及病因线索，给予合理治疗，有时可避免或延缓完全性卒中的发生，或可减少病情进展。

（3）伴随疾病：患者有无高血压、糖尿病、心脏病、高血脂、贫血以及吸烟和饮酒情况等。

（4）用药情况：询问服用药物情况，有些药物可诱发低血压和短暂脑缺血发作，如降压药物，吩噻嗪类衍生物；有的药物可并发脑内出血，如抗凝剂；有时可并发高血压危象和脑血管疾病。还有一些药物如酒精、降血糖药物、黄体酮类避孕药等也可引起脑血管疾病，故在询问脑血管疾病患者时，要仔细询问服用药物情况。

2. 快速判断卒中方法　急诊处理时，由于时间紧迫，难以进行详细的病史采集，当患者或家属主诉以下情况时，常提示卒中的可能，应及时采取有效的处理，待病情平稳后，再进行详细的病史采集。

提示患者卒中发作的病史：①症状突然发生；②一侧肢体（伴或不伴面部）无力、笨拙、沉重或麻木；③一侧面部麻木或口角歪斜，说话不清或理解语言困难，双眼向一侧凝视；④一侧或双眼视力丧失或模糊；⑤视物旋转或平衡障碍；⑥既往少见的严重头痛、呕吐；⑦上述症状伴意识障碍或抽搐。

（二）脑血管疾病的特殊检查

除了进行内科系统及神经科查体外，脑血管疾病应着重注意下列检查：

1. 临床严重程度的评估

准确记录患者的病情严重程度是有效观察患者病情变化的前提。临床上，常采取一些量表来记录患者的病情。如美国国立卫生研究院卒中量表（NIHSS），是一个省时方便、可信有效且内容较全面的综合性卒中量表（表 8-1），它所评定的神经功能缺损范围大，在脑血管疾病的病情判断中被广泛采用。

表 8-1　美国国立卫生研究院卒中量表（简表）

检查项目	名称	反应和评分
1A	意识水平	0——清醒
		1——嗜睡
		2——昏睡
		3——昏迷/无反应
1B	定向力提问（2 个问题）	0——回答都正确
		1——1 个问题回答正确
		2——2 个问题回答都不正确
1C	指令反应（2 个指令）	0——2 个任务执行正确
		1——1 个任务执行正确
		2——2 个任务都不执行
2	凝视	0——水平运动正常
		1——部分凝视麻痹
		2——完全凝视麻痹
3	视野	0——无视野缺损
		1——部分偏盲
		2——完全偏盲
		3——双侧偏盲
4	面部运动	0——正常
		1——轻微面肌无力
		2——部分面肌无力
		3——完全单侧面瘫

（续表）

检查项目	名称	反应和评分
5	运动功能（臂）	0——无漂移
	a. 左	1——不到 5s 即漂移
	b. 右	2——不到 10s 即落下
		3——不能对抗重力
		4——不能活动
6	运动功能（腿）	0——无漂移
	a. 左	1——不到 5s 即漂移
	b. 右	2——不到 5s 即落下
		3——不能对抗重力
		4——不能活动
7	肢体共济失调	0——无共济失调
		1——1 个肢体共济失调
		2——2 个肢体共济失调
8	感觉	0——无感觉缺失
		1——轻度感觉缺失
		2——重度感觉缺失
9	语言	0——正常
		1——轻度失语
		2——重度失语
		3——缄默或完全失语
10	发音	0——正常
		1——轻度构音障碍
		2——重度构音障碍
11	感觉消退或忽视	0——无
		1——轻度（丧失 1 种感觉模态）
		2——重度（丧失 2 种感觉模态）

2. 影像学检查

脑血管疾病的影像学检查最近几年来，得到了长足的进步。尤其在急性期，早期、快速的影像学检查对急性脑血管疾病患者的诊治至关重要。脑血管疾病的影像学检查需要注意，不仅需要进行结构影像学的评估，还应进行血管影像学与灌注影像学的评估，主要的检查方法有：

（1）CT：平扫 CT 由于应用广泛、检查时间短、检查费用较低，以及可准确检出蛛网膜下腔出血和脑实质出血等优点，仍是评估急性脑血管疾病最常用的影像学方法。平扫 CT 还有助于提示由于动脉再灌注损伤而出现的出血转化。在大多数情况下，CT 能为急诊治疗提供重要信息。

多模式 CT 可以提供更多信息，改善脑血管疾病的诊断。多模式 CT 通常包括 CT 平扫、CT 灌注成像（CT perfusion，CTP）和 CT 血管造影（CT angiography，CTA）。CTP 有助于显示脑血管疾病患者病灶周围和全脑血流情况。CTA 有助于显示颈内动脉、大脑中动脉、大脑前动脉、基底动脉和大脑后动脉的血管狭窄或闭塞状况，显示颅内动脉瘤和其他血管畸形。

（2）MRI：在急性脑血管疾病中，MRI 平扫用于排除脑内出血以及其他病变，明确有无新梗死灶。MRI 因为限制因素较多，一般不作为检查脑内出血的首选检查。

在急性脑血管疾病，尤其是缺血性脑血管疾病中，多模式 MRI 可以提供更多信息，增加了脑血管疾病诊断的准确性。多模式 MRI 通常包括 T_1 加权像（T_1WI）、T_2 加权像（T_2WI）、梯度回波 T_2 加权像（GRE-T_2WI）、液体衰减反转回复序列（FLAIR）、磁共振血管造影（MRA）、弥散加权成像（DWI）和灌注加权成像（PWI）。MRA 能显示潜在的脑动脉形态异常。FLAIR 由于抑制了脑脊液的信号，皮质和脑室旁病灶的显示较清楚，DWI 在检测缺血性卒中时尤其敏感，DWI 和 PWI 异常信号的不匹配有助于缺血半暗带的判定。

对比增强磁共振血管造影（contrast-enhanced magnetic resonance angiography，CEMRA）用以显示主动脉弓至颅内动脉的血管形态异常。

磁共振静脉造影（magnetic resonance venography，MRV）用于显示上矢状窦、直窦、横窦、乙状窦及大脑大静脉的狭窄或闭塞的部位和程度。

（3）超声检查：颈动脉彩色超声检查和经颅多普勒超声检查用于筛查动脉血管病变。

（4）数字减影血管造影（DSA）：DSA 能动态全面地观察主动脉弓至颅内的血管形态，包括动脉和静脉，是脑血管检查的金标准。

目前，随着影像学技术的快速发展，影像学资料可以为急性脑血管疾病，尤其是缺血性卒中患者的个体化治疗方案提供越来越多的依据。

六、治疗原则

急性脑血管疾病起病急、变化快、异质性强，其预后与医疗服务是否得当有关，处理时应注意：①遵循"循证医学（evidence-based medicine，EBM）与个体化分层相结合"的原则；②按照"正确的时间顺序"提供及时的评价与救治措施；③系统性，即应整合多学科的资源，如建立组织化的卒中中心或卒中单元系统模式。

1. 临床指南　EBM 是通过正确识别、评价和使用最多的相关信息进行临床决策的科学。EBM 与传统医学相比，最大特点是以科学研究所获得的最新和最有力的证据为基础，开展临床医学实践活动。以 EBM 为指导，能够保证临床决策的规范化。但再好的证据也不一定适合所有患者。临床决策的最高原则仍是个体化。循证医学时代衡量临床医生专业技能的标准是能否将个人的经验与所获取的最新证据有机地结合，为患者的诊治作出最佳决策。合格的临床医生应该对研究对象、研究方案、研究结果进行辨证的分析和评价，结合具体病例采用有效、合理、实用和经济可承受的策略。必须真心诚意地服务于患者，临床决策时理应充分考虑患者的要求和价值取向。

2. 急诊通道　急性脑血管疾病是急症，及时治疗对于病情的发展变化影响明显。

缺血性卒中溶栓治疗的时间窗非常短暂。卒中发病后能否及时送到医院进行救治，是能否达到最好救治效果的关键。发现可疑患者应尽快直接平稳送往急诊室或拨打急救电话由救护车运送至有急救条件的医院。在急诊时，即应尽快采集病史、完成必要检查、作出正确判断，及时进行抢救或收住院治疗。通过急诊绿色通道可以减少院内延误。

初步评价中最重要的一点是患者的症状出现时间。

不能为了完成多模式影像检查而延误卒中的急诊治疗。

3. 卒中单元（stroke unit）　是一种多学科合作的组织化病房管理系统，旨在改善住院卒中患者管理，提高疗效和满意度。卒中单元的核心工作人员包括临床医生、专业护士、物理治疗师、职业治疗师、语言训练师和社会工作者。它为卒中患者提供药物治疗、肢体康复、语言训练、心理康复和健康教育。由于脑血管疾病表现多样，并发症多，涉及的临床问题复杂，所以在临床实践中，卒中单元是卒中治疗的最佳途径。多学科的密切合作和治疗的标准化是产生疗效的主要原因。在有条件的医院，所有急性脑血管疾病患者都应收入卒中单元治疗。

要正确、及时、系统地执行循证医学指南，尚需一系列的持续医疗质量改进措施保证。

七、预防

脑血管病的预防包括一级预防和二级预防：

（一）一级预防

脑血管病的一级预防系指发病前的预防，即通过早期改变不健康的生活方式，积极主动地控制各种危险因素，从而达到使脑血管疾病不发生或推迟发病的目的。我国是一个人口大国，脑血管疾病的发病率高。为了降低发病率，必须加强一级预防。

（二）二级预防

卒中的复发相当普遍，导致患者已有的神经功能障碍加重，并使死亡率明显增加。首次卒中后 6 个月内是复发危险性最高的阶段，所以在卒中首次发病后有必要尽早开展二级预防工作。二级预防的主要目的是为了预防或降低再次发生卒中的危险，减轻残疾程度，提高生活质量。针对发生过一次或多次脑血管疾病的患者，通过寻找卒中发生的原因，治疗可逆性病因，纠正所有可预防的危险因素，这在相对年轻的患者中显得尤为重要。

此外，要通过健康教育和随访，提高患者对二级预防措施的依从性。

第二节 缺血性卒中

缺血性卒中，又称脑梗死，是各种原因导致脑动脉血流中断，局部脑组织缺氧缺血性坏死，而出现相应神经功能缺损的脑血管疾病。

（一）病因

多种原因均可导致缺血性卒中：

1. 动脉粥样硬化 颈部或脑底大动脉粥样硬化是首要病因。动脉粥样硬化影响大、中弹性肌动脉。在脑循环中，颈动脉主干起始部、颈部主干分叉上方的颈内动脉、颈内动脉海绵窦段、大脑中动脉起始部、椎动脉起始部和入颅处、基底动脉是好发部位。大、中动脉粥样硬化可通过下列机制引起缺血性卒中：①动脉-动脉栓塞机制：易损斑块破裂，形成栓子随血液循环阻塞远端血管；②血流动力学机制：大、中动脉严重狭窄，导致远端脑组织供血不足，发生缺血性卒中；③闭塞穿支动脉，大、中动脉的粥样硬化斑块可以覆盖穿支动脉的开口部，使之狭窄或闭塞而发生。

2. 心源性栓塞 这一类别包括多种可以产生心源性栓子的疾病引发的脑栓塞。常见的心源性栓子的高度、中度危险因素见表 8-2。

表 8-2 常见的心源性栓子的高度、中度危险因素

栓子类型	来源
高度危险的栓子	机械心脏瓣膜，二尖瓣狭窄伴心房颤动，心房颤动（单独出现的心房颤动除外），病态窦房结综合征，4 周之内的心肌梗死，左心房或左心耳血栓，左心室血栓，扩张型心肌病，左心室区段性运动不能，左心房黏液瘤，感染性心内膜炎
中度危险的栓子	二尖瓣脱垂，二尖瓣环状钙化，二尖瓣狭窄不伴心房颤动，心房间隔缺损，卵圆孔未闭，心房扑动，单独出现的心房颤动，生物心脏瓣膜，非细菌性血栓性心内膜炎，充血性心力衰竭，左心室区段性运动功能减退，4 周之后、6 个月之内的心肌梗死

3. 小动脉闭塞 长期高血压引起脑深部白质及脑干穿通动脉病变和闭塞。

4. 其他原因 包括由其他明确原因引发的缺血性卒中。可分为：①血管因素：动脉炎、纤维肌发育不良、动脉夹层、烟雾病、偏头痛、静脉或静脉窦血栓形成等；②血液因素：血小板增高、红细胞增多症、镰状细胞病、白细胞增高症、高凝状态等。

5. 隐源性或病因不明　不能归于以上类别的缺血性卒中。

（二）病理生理机制

1. 脑血流障碍　脑血流有储备机制，包括结构学储备和功能学储备。结构学储备主要指侧支循环的开放：1 级侧支开放（脑底 Willis 环）和 2 级侧支开放（眼动脉、软脑膜侧支等）；功能学储备中重要的 Bayliss 效应是指当局部血管严重狭窄或闭塞致血流量下降时，血管床扩张使局部血容量增加以维持正常灌注压的血流储备机制。血管狭窄程度较轻时，脑血管的血流储备作用能够保证脑血流量维持在相对正常水平，当血管狭窄到一定程度或者由于突发的血管闭塞，血流储备作用失代偿或无法代偿时，脑血流量明显下降，导致症状的产生。

2. 神经细胞缺血性损害　脑组织对缺血、缺氧损害非常敏感，完全阻断血流 30s 脑代谢即或发生改变，1min 后神经元功能活动停止，脑动脉闭塞缺血超过 5min 可发生缺血性卒中。不同脑组织对缺血的敏感性不同，轻度缺血时仅有某些神经元丧失，完全持久缺血时各种神经元、胶质细胞及内皮细胞均坏死。

急性缺血性卒中病灶由中心坏死区及周围的缺血半暗带（ischemic penumbra）组成，坏死区的细胞发生了不可逆的损害，但缺血半暗带如果血流迅速恢复使脑代谢改变，损伤仍然可逆，神经细胞仍可存活并恢复功能。保护缺血半暗带的神经元是治疗缺血性卒中的关键。

脑动脉闭塞造成脑缺血后，如果血管再通，氧与葡萄糖等供应恢复，脑组织的缺血损伤理应得到恢复。但实际上不尽然，存在一个有效时间即再灌注时间窗（time window）问题。如再通超过再灌注时间窗这个时限，则脑损伤继续加剧，此现象称为再灌注损伤（reperfusion damage）。再灌注损伤的机制比较复杂，可能与下列因素有关：①启动新的自由基连锁反应，氧自由基的过度形成，导致神经细胞损伤；②细胞内游离钙增多，引起一系列病理生理过程；③兴奋性氨基酸的细胞毒作用。

（三）临床表现

1. 依据病情进展速度可分为下列 2 种：

（1）完全性卒中（complete stroke）：发病突然，症状和体征迅速在 6h 内达到高峰。

（2）进展性卒中（progressive stroke）：发病后的症状呈阶梯样或持续性加重，在 6h 至 3 天发展至高峰。

2. 不同血管闭塞引起的缺血性卒中

（1）大脑前动脉闭塞综合征：大脑前动脉的卒中相对较少，这可能是由于来自颅外血管或心脏的栓子更易进行脑血流口径较大的大脑中动脉系统，而较少进入大脑前动脉系统。另外，由于前交通动脉的侧支循环的代偿，单侧大脑前动脉闭塞症状表现常不完全。主干闭塞引起对侧下肢的偏瘫或感觉障碍，上肢较轻，一般无面瘫，可有小便难控制。偶见双侧大脑前动脉由一条主干发出，当其闭塞时可引起两侧大脑半球面梗死，表现为双下肢瘫，尿失禁，有强握等原始反射及精神症状。

（2）大脑中动脉闭塞综合征：大脑中动脉是缺血性卒中最易受累的血管。不同的血管受累临床表现不同。

1）主干闭塞导致病灶对侧中枢性面舌瘫与偏瘫（基本均等性）、偏身感觉障碍及偏盲（三偏）；优势半球受累出现完全性失语，非优势半球出现体象障碍。

2）大脑中动脉上支卒中：导致病灶对侧面部、手及上肢轻偏瘫和感觉缺失，下肢不受累，伴 Broca 失语（优势半球）或体象障碍（非优势半球），无同向性偏盲。

3）大脑中动脉下支卒中：较少单独出现，导致对侧同向性偏盲，下部视野受损严重；优势半球受累出现 Wernicke 失语，非优势半球出现绘画和抄写能力差等。

4）深穿支闭塞时患者偏瘫症状明显，感觉缺失通常较轻，因为内囊后肢常保留。

（3）颈内动脉完全闭塞综合征：颈内动脉闭塞约占缺血性卒中的 1/5。可以没有任何症状，或引起类似大脑中动脉主干闭塞的综合征。当眼动脉缺血时，可出现同侧眼一过性失明。

（4）大脑后动脉闭塞综合征：一侧大脑后动脉闭塞引起对侧同向性偏盲，上部视野损伤较重，黄斑视力可不受累（黄斑视觉皮质代表区为大脑中、后动脉双重血液供应）。与大脑中动脉梗死引起的视力障碍不同，大脑后动脉闭塞时上象限视野受累更重。中脑水平大脑后动脉起始处闭塞，可见眼球活动障碍，如垂直性凝视麻痹、动眼神经瘫、核间性眼肌麻痹、眼球水平凝视。双侧大脑后动脉闭塞可导致皮质盲，记忆受损（累及颞叶），不能识别熟悉面孔（面容失认），幻视和行为异常。

（5）基底动脉主干闭塞常引起广泛的脑干、小脑缺血性卒中，表现为四肢瘫，双侧眼球注视麻痹，昏迷，可迅速死亡。其不同部位的旁中央支和长旋支闭塞，可导致脑干或小脑不同水平的梗死，表现为各种的综合征，共同特征是交叉性瘫痪、同侧脑神经周围性瘫、对侧中枢性偏瘫或偏身感觉障碍。常见的脑干综合征有：

1）韦伯综合征（Weber syndrome），又称动眼神经交叉瘫综合征，病变部位在中脑基底部，表现为病灶侧动眼神经麻痹。对侧面下部、舌及肢体瘫痪。

2）贝内迪克特综合征（Benedikt syndrome），又称动眼神经和锥体外系交叉综合征，病变部位在中脑被盖部，表现为病灶侧动眼神经麻痹，对侧半身不自主运动，如震颤、舞蹈、手足徐动症等。

3）帕里诺综合征（Parinaud syndrome），又称导水管综合征，病变部位在中脑背侧，表现为眼球垂直性凝视麻痹，双眼上视不能。

4）福维尔综合征（Foville syndrome），又称脑桥基底内侧综合征或脑桥旁正中综合征。病变部位在脑桥基底内侧，表现为病侧凝视麻痹、周围性面瘫，对侧肢体偏瘫。

5）米亚尔-居布勒综合征（Millard-Gubler syndrome），又称脑桥基底外侧综合征。病变部位在脑桥基底外侧，表现为病灶侧周围性面瘫及外直肌麻痹，可有两眼向病灶侧凝视不能，对侧舌及肢体瘫痪。

6）闭锁综合征（locked-in syndrome），病变部位在双侧脑桥中下部腹侧基底部。表现为意识清楚，但四肢和面部瘫痪，不能张口说话和吞咽，可用睁闭眼和眼球上下运动表示"是"与"否"与周围人交流思想。

7）基底动脉尖综合征（top of the basilar artery syndrome），表现为：①眼球运动及瞳孔异常：一侧或双侧动眼神经部分或完全麻痹、眼球上视不能（上丘受累）及一个半综合征，瞳孔对光反应迟钝而调节反应存在，类似 Argyll-Robertson 瞳孔（顶盖前区病损）；②意识障碍：一过性或持续数天，或反复发作［中脑和（或）丘脑网状激活系统受损］；③严重记忆障碍（颞叶内侧受损）；④对侧偏盲或皮质盲（枕叶受损）。

8）瓦伦贝格综合征（Wallenberg syndrome），又称延髓背外侧综合征。病变部位在延髓背外侧，表现为：病侧面部和对侧躯干和肢体（不包括面部）痛、温觉障碍，即交叉性感觉障碍（三叉神经脊髓束、三叉神经脊束核和脊髓丘脑束受损）；病侧软腭麻痹、构音及吞咽障碍、咽反射减弱或丧失（疑核受损）；眩晕、恶心、呕吐及眼球震颤（前庭神经下核受损）；病灶侧不全型 Horner 征，主要表现为瞳孔小和（或）眼睑轻度下垂（网状结构交感下行纤维受损）；同侧肢体和躯干共济失调（脊髓小脑束和小脑下脚受损）。

（四）辅助检查

随着医学新技术的不断进展，目前可应用于脑血管疾病的辅助检查种类很多，按照检查的目的可分为：

1. 结构影像学检查 包括头部 CT 和 MRI。CT 在 6h 内的影像学征象常不明显，在缺血性卒中 24～48h 后，可显示梗死区域为边界不清的低密度灶（图 8-7）。CT 检查对明确病灶、脑水肿和有无出血性梗死有很大价值，但对于小脑或脑干的病灶，常不能显示。

MRI 一般在发病 6～12h 后，可见在 T_1WI 上低信号，T_2WI 上高信号（图 8-8），出血性梗死显示其中混杂 T_1 高信号。与 CT 相比，MRI 可以发现脑干、小脑梗死。DWI 对早期诊断缺血性卒中较常规序列更敏感，在发病 2h 内显示缺血病变，PWI 是静脉注射顺磁性造影剂后显示脑组织相对血流动力学改变的图像。PWI 异常区域较 DMI 改变区域大，被认为是弥散-灌注不匹配区半暗带（图 8-9），为早期治疗提供重要信息。

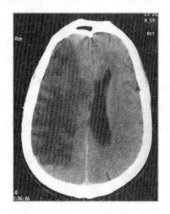

图 8-7　缺血性卒中 CT
表现为低密度影

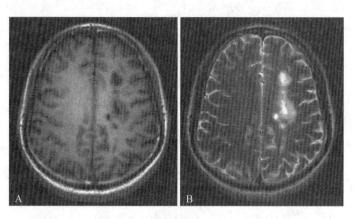

图 8-8　缺血性卒中 MRI 表现在 T_1WI 上低信号（A 图），
T_2WI 上高信号（B 图）

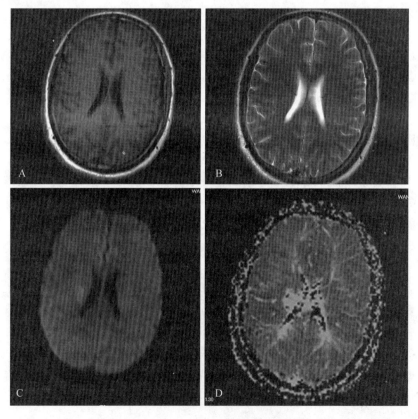

图 8-9　缺血性卒中 MRI 早期在 T_1WI（A 图）、T_2WI（B 图）无明显异常信号影，弥散加权像（DWI）
上高信号（C 图），灌注加权像（PWI）上有异常灌注区（D 图），PWI 异常区域较 DMI 区域大

2. 血管检查　　主要包括目前常用的颈动脉双功能超声（duplex）、经颅多普勒超声、CTA、MRA、DSA 等，脑血管检查的目的是了解血管的畅通性（正常、狭窄、闭塞或再通），以及血管壁的情况（斑块的性质、大小、溃疡或微栓子脱落等）。

3. 灌注影像检查　　主要包括常用的 CTP、磁共振灌注成像（MRP）、较少应用的单光子发射计算机断层成像（single photon emission computed tomography，SPECT）以及较新的融合灌注成像技术（fusion CT image）。灌注影像检查在识别缺血半暗带以及指导溶栓治疗方面发挥了重要作用。

4. 其他脑影像检查　　其他脑影像检查包括磁共振纤维束成像、功能磁共振成像等，这些特殊的检查在解释临床现象、预测患者预后以及帮助选择适宜的康复手段等方面起到了重要作用。

5. 其他检查　　对于可疑心源性栓塞者可行超声心动图、经食管超声心动图检查来证实。对于可疑镰状细胞病、高同型半胱氨酸血症、高凝状态等，可行相应的血液检查。

（五）诊断及鉴别诊断

缺血性卒中应视为一个综合征，而不是疾病来诊断。全面和详细地对缺血性卒中进行评估，有助于选择合适的治疗，提高治疗效果，减少并发症。缺血性卒中的诊断可分为下列 7 个步骤：

1. 初步诊断　　首先要判断患者是真卒中或假卒中，是缺血性卒中、出血性卒中还是静脉系统血栓形成。通过上述典型的症状，结合 CT 或 MRI 检查来诊断并不困难。误诊为卒中的常见疾病有癫痫、中毒和代谢性疾病（包括低血糖）、脑肿瘤、硬脑膜下血肿等。

2. 缺血性卒中的病理生理学诊断　　判断结构学储备和功能学储备的情况。结构学储备主要指侧支循环的开放，包括 1 级侧支（脑底 Willis 环）开放和 2 级侧支（眼动脉、软脑膜侧支等）开放；功能学储备中重要的 Bayliss 效应是指当局部血管严重狭窄或闭塞致血流量下降时，血管床扩张使局部血容量增加以维持正常灌注压。

3. 伴发心脏或血管病诊断　　应判断病变的部位，如心脏、大动脉、主动脉弓、颈部血管、颅内血管；寻找血管损伤的原因：①心脏病变：附壁血栓、心房颤动、瓣膜病、卵圆孔未闭、心内膜炎等；②血管病变：动脉粥样硬化重度狭窄、动脉粥样硬化斑块破裂、夹层动脉瘤、血管痉挛、纤维肌发育不良、动脉炎等。

4. 评估全身危险因素　　评估：①传统危险因素，如高血压、吸烟、糖尿病、血脂异常；②易栓症，如抗磷脂抗体综合征、红细胞增多症、血小板增多、高纤维蛋白原血症、蛋白 C 缺乏症、蛋白 S 缺乏症、抗凝血酶Ⅲ缺乏症、凝血酶变异；③其他危险因素，如高同型半胱氨酸血症。

5. 发病机制诊断　　准确判断卒中的不同发病机制。病灶分布在大脑前动脉、大脑中动脉及大脑后动脉的 2 个以上流域时，应依据病情考虑颈内动脉、主动脉弓甚至心源性栓子引起的脱落；当蛛网膜下腔出血、原发性或继发性出血、外伤后血管痉挛继发的缺血性卒中，考虑为血管痉挛。在由于血流动力学异常、低灌注压加上高度血管狭窄，且在 CT 或 MRI 上梗死灶分布于血管供血区交界区域时，考虑为血流动力学/分水岭缺血性卒中。

6. 严重程度诊断　　包括有：①临床判断：主要依据美国国立卫生院卒中量表评分来判断卒中的严重程度（表 8-1）；②影像学判断：依据梗死部位及梗死面积大小来判断。

7. 患者个体因素评估　　在卒中的诊断中，重视患者的自身因素对诊断和治疗决策也有十分重要的影响。包括：年龄、既往功能状态、并发症、伴发疾病、心理、社会、经济、价值取向等多方面。

（六）治疗

1. 急性期治疗　　缺血性卒中应视为比急性心肌梗死更需要紧急抢救的危重疾病，发病后极早期恢复血流是治疗成功的关键。

（1）一般治疗：对严重神经功能缺损的患者，应间断性监测神经功能状态、脉搏、血压、体温以及血氧饱和度72h。最初24h内应用生理盐水（0.9%）补液，如没有低血糖，不建议使用葡萄糖液，以防止乳酸在脑内积聚。

1）调整血压：不建议急性卒中后常规降压，血压过高（>220/120mmHg）或伴有严重心力衰竭、主动脉夹层或高血压脑病的患者，需谨慎降压，反复测量，避免快速降压。

2）控制血糖：血清葡萄糖>180mg/dl（>10mmol/L）时滴注胰岛素治疗。出现严重低血糖［<50mg/dl（<2.8mmol/L）］时，应用静脉葡萄糖或10%～20%葡萄糖输注。

3）控制体温：出现发热时（>37.5℃），可应用对乙酰氨基酚并积极寻找合并感染。

4）吸氧：当血氧饱和度低于95%时给予吸氧。

5）预防并发症：建议早期活动以预防吸入性肺炎、深静脉血栓形成和褥疮等并发症。如合并感染时，应用适当的抗生素治疗卒中后感染，但不建议预防性应用抗生素，左氧氟沙星可能对急性卒中患者有害。早期补液和使用分级加压弹力长袜等方法可减少静脉血栓栓塞的发生，对深静脉血栓形成或肺栓塞的高危患者，应当考虑给予抗凝治疗。如有癫痫发作者，可应用抗癫痫治疗。应该评估患者的跌倒风险，防止跌倒发生。有跌倒风险的卒中患者，建议补充钙/维生素D。

6）营养支持：应对患者进行吞咽评价，口服饮食补充剂仅用于营养不良的无吞咽障碍的卒中患者，有吞咽障碍的卒中患者早期开始鼻饲（48h内）。

（2）静脉溶栓治疗：对于早期的缺血性卒中患者，如果符合下列条件，可以考虑溶栓治疗：①神经系统体征无自发性缓解；②神经系统体征不是轻微和孤立的；③慎用于严重神经系统功能缺损和明显的意识障碍患者；④卒中症状不应提示蛛网膜下腔出血；⑤治疗前症状发生<4.5h；⑥无出血倾向；⑦血糖浓度≥50mg/dl（2.7mmol/L）；⑧神经功能缺损不是由于痫性发作遗留的；⑨CT不提示多脑叶梗死（低密度范围>1/3大脑半球）；⑩年龄大于18岁，小于80岁；⑪患者或家属理解治疗的潜在风险和利益。溶栓治疗推荐采用静脉应用组织型纤溶酶原激活剂（tissue plasminogen activator，tPA）。溶栓治疗后首个24h内，血压应<185/110mmHg，tPA给药后24h内禁用抗血小板聚集药、抗凝剂等。由于出血的副作用，不推荐静脉应用链激酶溶栓治疗。静脉应用尿激酶及一些新型溶栓药的效果目前尚缺乏有力证明。

（3）血管内介入治疗：包括动脉溶栓、机械碎栓与取栓术、血管内成形术等。与静脉溶栓相比，动脉溶栓将溶解血栓的药物直接作用于栓塞血管，可以减少溶栓药物剂量，出血并发症较少，但必须在DSA监测下进行。对于时间超过4.5h而在6h内者，或者静脉溶栓出血风险较高者（如近期手术），可以考虑动脉溶栓。机械性碎栓与取栓术是指采用血管内介入方法进行机械性碎栓与血栓摘除的手术方法，以达到血管再通的目的。血管内成形术是指采用介入技术通过球囊扩张与支架置入等来解除动脉狭窄，从而治疗缺血性卒中。然而，上述血管内介入治疗的有效性和安全性尚待进一步研究。

（4）抗血小板聚集治疗：对于已经形成的血栓没有直接溶解作用，但可用于溶栓后的治疗。如果早期未采用溶栓治疗者，可采用抗血小板聚集治疗。常用的抗血小板聚集药有：阿司匹林、氯吡格雷。

（5）抗凝治疗：虽然理论上有阻止血栓进一步发展的作用，但是由于抗凝治疗的出血副作用，不建议急性缺血性卒中患者早期应用普通肝素、低分子量肝素或类肝素进行抗凝治疗。

（6）降纤治疗：很多研究显示缺血性卒中急性期血浆纤维蛋白原和血液黏度增高。蛇毒酶制剂可显著降低血浆纤维蛋白原，并有轻度溶栓和抑制血栓形成的作用。对不适合溶栓并经过严格筛选的患者，特别是高纤维蛋白血症者可选用降纤治疗。

（7）扩容治疗：对于低血压或脑血流低灌注所致的缺血性卒中，如分水岭脑梗死，可考虑扩容治疗，但应注意可能加重脑水肿、心力衰竭等并发症。

（8）脑保护治疗：神经保护剂可通过降低脑代谢或阻断由梗死引发的细胞毒性反应来减轻梗死性脑损伤。目前可用的药物有：胞磷胆碱、阿片受体拮抗剂纳洛酮、电压门控式钙通道阻滞剂、兴奋性氨基酸受体拮抗剂和巴比妥盐等。然而，迄今尚缺乏经大型临床试验验证有效的药物。

（9）脑水肿和颅内压增高：空间占位性脑水肿是患者病情早期恶化和死亡的一个主要因素。危及生命的脑水肿通常在卒中发生后第 2～5 天出现。对于≤60 岁进展性恶性大脑中动脉梗死（梗死面积＞1/3 大脑半球）者，发病后48h 内给予手术减压治疗，术前可应用甘露醇等渗透疗法治疗颅内压增高。大面积小脑梗死压迫脑干时，也可考虑行脑室引流或手术减压治疗。

（10）进展性卒中的治疗：进展性卒中的死亡率及致残率均较高，预后差，治疗上相对复杂。进展性卒中可以由多种原因引起，应根据不同的原因进行治疗：①梗死向大血管扩展，阻塞越来越严重，可以选用抗凝剂；②全身并发症的出现，如合并了肺炎等，应积极治疗全身并发症；③梗死后继发水肿，可以选用甘露醇等脱水剂；④再灌注损伤，可以使用神经保护剂；⑤医源性原因，例如患者存在严重脑血管狭窄时，降压或脱水治疗不当引起的脑低灌注，应停用相关治疗，并加用羟乙基淀粉等扩容药物。

2. 恢复期治疗　卒中急性期后，应采取措施预防卒中的复发，并采取系统、规范及个体化的康复治疗，促进神经功能的恢复。

（1）控制血管危险因素：见本章概述一节。

（2）抗栓治疗：应用抗栓治疗可以预防缺血性卒中的复发，最常用的是抗血小板聚集药物，但是如果缺血性卒中是由心房颤动、急性心肌梗死引起，或超声心动图发现有心房或心室血栓等，选用抗凝药物。抗凝治疗期间，应监测国际标准化比（INR）。

3. 康复治疗　如果患者病情稳定，应及早开始康复，在卒中发病第一年内应持续进行康复治疗，增加每次康复治疗的时程和强度。康复治疗包括有肢体康复、语言训练、心理康复等。

第三节　短暂性脑缺血发作

短暂性脑缺血发作（transient ischemic attack，TIA）是由于局部脑或视网膜缺血所引起的短暂性神经功能缺损发作，典型的症状不超过 1h，最多不超过 24h，且无急性缺血性卒中的证据。反之，如果临床症状持续存在或影像学上有肯定的异常梗死灶，即为卒中（图 8-10）。

（一）病因与发病机制

目前 TIA 的病因与发病机制仍不十分清楚，可能与下列因素有关：

1. 微栓塞　微栓塞型 TIA 又分为动脉-动脉源性和心源性。其发病基础主要是动脉或心脏来源的栓子进入脑动脉系统引起血管阻塞，如栓子自溶则形成微栓塞型 TIA。

2. 血流动力学改变　血流动力学型 TIA 是在动脉严重狭窄基础上因血压波动而导致的远端一过性脑缺血，血压低于脑灌注代偿的阈值时发生 TIA，血压升高脑灌注恢复时症状缓解。

既往认为，脑血管痉挛也是 TIA 的发病机制之一，但目前的研究不支持此发病机制。

（二）临床表现

TIA 多发生于中老年人（50～70 岁），男性较多，常合并高血压、糖尿病、高脂血症和心脏病等。发病突然，迅速出现局限性神经功能缺失症状。临床症状不超过 24h，通常在 2～15min 完全恢复正常，不遗留后遗症。

1. 根据发病机制不同，血流动力学型与微血栓型 TIA 临床表现不完全相同（表 8-3）。

表 8-3　不同发病机制引起的 TIA 临床表现

临床表现	血流动力学型	微栓塞型
发作频率	密集	稀疏
持续时间	短暂	较长
临床症状	刻板	多变

2. 因为 TIA 是血管事件，因此其临床表现符合血管分布区。

（1）颈动脉系统 TIA：大脑半球受累时可出现对侧肢体无力或偏瘫、对侧面部或肢体麻木，眼部受累时可出现黑矇，优势半球病变时可出现失语，非优势半球病变可出现体象障碍。肢体抖动性 TIA 是颈动脉系统 TIA 不常见的一种形式，是颈动脉闭塞性疾病的先兆，表现为简单的、不自主的、粗大不规则的肢体摇摆动作或颤抖，可以只累及手臂，也可以累及手臂及腿，有时被误认为是抽搐。

（2）椎基底动脉系统 TIA：脑干或小脑受累时可出现眩晕、恶心、呕吐、吞咽困难、构音障碍、共济失调、双侧或交叉性瘫痪等，枕叶受累时可出现闪光暗点、一侧或双侧皮质盲或视野缺损。少数可出现跌倒发作（drop attack）和短暂性全面遗忘（transient global amnesia，TGA）。跌倒发作表现为迅速转头时双下肢突然无力而跌倒，意识清楚，可自行站起，可能由于脑干网状结构缺血使肌张力降低所致。TGA 是指一过性逆行性遗忘为主的临床综合征，常在 24h 内缓解，多数认为是大脑后动脉的颞支或椎基底动脉缺血，累及边缘系统如海马、穹窿和乳头体等与近记忆、短时记忆有关的结构。但是，单独的眩晕、平衡失调、耳鸣、闪光暗点、短暂性遗忘及跌倒发作通常并不是由 TIA 引起的。

（三）辅助检查

1. MRI 检查　MRI 检查的空间分辨率较高，有可能发现较小的病灶。而且应用 MRI 检查时，可以进行多序列的扫描。磁共振弥散加权成像（DWI）有助于鉴别缺血性卒中和 TIA。TIA 在 DWI 应该没有病灶，若发现有病灶，则为缺血性卒中。PWI 可发现缺血的脑组织。

2. CT 检查　由于 MRI 设备普及与检查所需时间的限制，临床医生有时首先需要进行 CT 检查。这种情况适用于需要尽快检查的患者。

3. DSA 检查　可以明确颅内外血管情况。

4. 超声检查　可以发现颈部的动脉粥样硬化斑块。

5. 其他检查　如经胸超声心动图和（或）经食管超声心动图、血管内超声等，有助于发现潜在的心脏或血管病变。

（四）诊断和鉴别诊断

1. 诊断　可以根据：①短暂的、可逆的、局部的脑血液循环障碍，可反复发作，少者 1～2 次，多至数十次。多与动脉粥样硬化有关，也可以是缺血性卒中的前驱症状。②表现为颈内动脉系统和（或）椎基底动脉系统缺血的症状和体征。③每次发作持续时间通常在数分钟至 1h，症状和体征应在 24h 以内完全消失。另外，不属于 TIA 的症状有：不伴有后循环（椎基底动脉系统）障碍的其他体征，如意识丧失、强直性和（或）阵挛性痉挛发作、躯体多处持续进展性症状、闪光暗点。

TIA 的诊断均是回忆性诊断。症状持续时间越长，最后诊断是 TIA 的可能性越小。如症状持续几分钟时，在 24h 内完全恢复从而诊断为 TIA 的可能性近 50%，但是当症状持续 2h 后，可能性只有 10%。

2. 鉴别诊断

（1）部分性癫痫：特别是单纯部分性发作，常表现为持续数秒至数分钟的肢体抽搐，从躯体的一处开始，并向周围扩展，多有脑电图异常，CT 或 MRI 检查可发现脑内局灶性病变。

（2）梅尼埃病：发作性眩晕、恶心、呕吐与椎基底动脉 TIA 相似，但每次发作持续时间往往超过 24h，伴有耳鸣、耳阻塞感、听力减退等症状。除眼球震颤外，无其他神经系统定位体征。发病年龄多在 50 岁以下。

（3）心脏疾病：阿-斯综合征，严重心律失常如室上性心动过速、室性心动过速、心房扑动、多源性室性期前收缩、病态窦房结综合征等，可因阵发性全脑供血不足，出现头昏、晕倒和意识丧失，但常无神经系统局灶性症状和体征。心电图、超声心动图和 X 线检查常有异常发现。

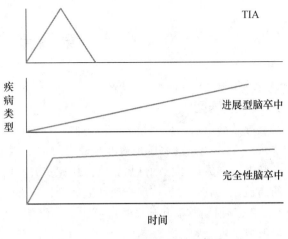

图 8-10 脑血管疾病的不同类型

（4）其他：颅内肿瘤、脓肿、慢性硬脑膜下血肿、颅内寄生虫病等亦可出现类 TIA 发作症状；原发或继发性自主神经功能不全亦可因血压或心律的急剧变化出现短暂性全脑供血不足、发作性意识障碍，应注意排除。

（五）治疗

1. TIA 发展为卒中的危险度评价　TIA 是卒中的重要危险因素，约 30% 的 TIA 患者会发生缺血性卒中（脑梗死）。因此 TIA 是缺血性卒中预防的关键时期。从这个意义上，TIA 同样应该视为医学急症。可以根据 TIA 的危险因素判断 TIA 近期内发生卒中的危险高低（表8-4）。$ABCD^2$ 评分为 6～7 分者为高风险，2 天内卒中发生风险为 8.1%；$ABCD^2$ 评分为 4～5 分者为中度风险，2 天内卒中发生风险 4.1%；$ABCD^2$ 评分为 0～3 分者为低分险，2 天内卒中发生风险 1.0%。有高风险、中度风险因素的患者（$ABCD^2$ 评分≥4 分）需要接受卒中单元的早期诊治，或在 24～48h 内得到 TIA 专科门诊的诊治。有低风险因素的患者（$ABCD^2$ 评分<4 分）需要在 7～10 天内接受当地全科医师、私人医生或其他能提供 TIA 专科门诊的医疗机构的诊治。

表 8-4　TIA 的 $ABCD^2$ 危险因素评分

		TIA 的临床特征	得分
A	年龄	>60 岁	1
B	血压（mmHg）	收缩压>140mmHg 或舒张压>90mmHg	1
C	临床症状	单侧无力	2
		不伴无力的言语障碍	1
D	临床症状持续时间	>60min	1
		10～59min	2
D	糖尿病	有	1

2. 药物治疗

（1）抗凝治疗　患有持续性或阵发性心房颤动（瓣膜的或非瓣膜的）的患者，当发生 TIA 时，建议长期口服抗凝血药。建议将这些患者的 INR 目标值控制到 2.5（范围为2.0～3.0）。对于存在口服抗凝血药禁忌证的患者，建议其使用阿司匹林。

（2）抗血小板聚集治疗　对于持续的非心源性栓塞性 TIA 的患者，应立刻建议其进行长期的抗血小板聚集治疗。

（3）扩容治疗　适用低血流动力学型 TIA。

3. 手术治疗　可考虑颈动脉内膜剥脱术和颈动脉成形术。

第四节　脑出血

脑出血（intracerebral hemorrhage，ICH）是指自发性（非外伤性）脑实质内出血。

（一）病因

导致脑出血的原因很多，但高血压是最重要的可变性危险因素。

1. 高血压　高血压是脑出血最主要的病因。在高血压和脑动脉硬化的基础上，脑内穿通动脉上可形成许多微动脉瘤，当血压骤然升高时，微动脉瘤破裂发生出血；或者因长期未控制的高血压，血管发生玻璃样变性或纤维样坏死，在血压或血流急剧变化时容易破裂出血。

2. 颅内动脉瘤和脑血管畸形　是蛛网膜下腔出血的常见原因，但也有出血后破入脑实质内形成脑内血肿。

3. 脑淀粉样血管病（CAA）　又称嗜刚果红血管病，异常的淀粉样物质沉积于脑皮质或软脑膜中小动脉的中膜和外膜。主要侵害年龄超过 65 岁的患者，并在 70～90 岁人群发病率增加。该病变所致的脑出血发生于脑叶，尤其是顶枕叶，而大脑半球深部组织、脑干和小脑很少受累。

4. 颅内恶性肿瘤　如胶质瘤、转移瘤、黑色素瘤等，发生肿瘤卒中时可形成脑内出血。

5. 血液疾病　如白血病、再生障碍性贫血、血小板减少性紫癜和血友病等。

6. 药物　包括抗凝、抗血小板聚集或溶栓治疗等均可能引起脑出血。

7. 其他病因　各种脑动脉炎、出血性脑梗死等。

（二）病理生理机制

高血压性微动脉瘤或小动脉硬化是本病最常见的发病机制。高血压性脑出血好发于基底核区。基底核区的出血向内侵入内囊和丘脑或破入侧脑室；向外直接破入外侧裂和脑表面。丘脑出血多数向下侵入下丘脑，甚至中脑；向内破入侧脑室。脑干或小脑出血可直接破入蛛网膜下腔或第四脑室。脑出血破入脑室，尤其进入第四脑室时产生铸型，导致急性阻塞性脑积水，颅内压急剧升高。脑出血形成的血肿周围组织因静脉回流受阻和直接压迫作用而出现缺血性水肿和点状出血。血肿及水肿造成占位、压迫效应；严重者使同侧脑组织向对侧或向下移位形成脑疝，最后导致死亡。

（三）临床表现

常发生于中老年人，男性略多见，北方多于南方，冬春季发病较多，多有高血压病史，常在剧烈的情绪激动、用力排便、饱餐、剧烈运动时发生，数分钟到数小时达高峰。高血压脑出血的出血部位以壳核最多见，其次为丘脑、尾状核、半球白质、脑桥、小脑和脑室等。偶见中脑出血，延髓出血罕见。因出血部位及出血量不同而临床表现各异。小量出血者，可不产生任何症状和体征。大量出血者，出血区的脑组织遭到破坏，邻近脑组织受压、移位，出现严重的症状和体征。

1. 基底核区出血　出血经常波及内囊。通常突然发病，急性或亚急性出现意识障碍，造成对侧偏瘫、偏身感觉丧失和同向性偏盲，如果优势侧半球受累则可出现失语。呕吐很常见。

在壳核出血时，眼球同向性向病灶侧注视，并可造成局限性神经系统体征，如弛缓性偏瘫、偏身痛温觉丧失、同向性偏盲、全面性失语（优势侧半球受累）或半侧忽视（非优势侧半球受累）。

尾状核出血的特点是头痛、恶心、呕吐和各种行为异常（如定向力下降或朦胧），偶尔伴有明显的短时间近记忆力丧失、短暂的凝视麻痹和对侧偏瘫，但不伴语言障碍。

出血量超过 30ml 时，患者意识障碍重，鼾声明显，呕吐频繁，可吐咖啡样胃内容物，两眼可向病灶侧凝视，可见海马沟回疝的体征（同侧动眼神经麻痹）或上部脑干压迫的体征（深大的、不规则或间歇性呼吸，同侧瞳孔散大固定和去大脑强直），以及中枢性高热等。

2. 丘脑出血　特征是上视麻痹、瞳孔缩小和对光反射丧失，有时伴有会聚麻痹。除了特征性的眼球运动异常，丘脑出血经常造成邻近结构损害，出现眼球向病灶对侧注视、失语（优势侧半球受累）、偏瘫（多为下肢重于上肢）和对侧半身深浅感觉减退，感觉过敏或自发性疼痛。当出血位于侧后方，偏瘫不重时，可出现丘脑性共济失调，此时通常伴有感觉障碍或感觉运动异常（如偏身共济失调、偏身感觉障碍或感觉障碍性共济失调性偏瘫），感觉障碍常较重。失语、行为异常在丘脑出血较常见，优势侧半球出血的患者，常常为经皮质感觉性或混合性失语；非优势侧出血时，常可出现疾病忽视、视空间忽视、语法运用障碍、触觉、听觉、视觉缺失等。

3. 脑桥出血　出血量少时可意识清楚，可出现交叉性瘫痪、偏瘫或四肢瘫，眩晕、复视、眼球不同轴，可表现为 Foville 综合征、Millard-Gubler 综合征和闭锁综合征；出血量大时，患者迅速进入昏迷、双侧针尖样瞳孔、呕吐咖啡样胃内容物、中枢性高热及中枢性呼吸障碍、四肢瘫痪和去大脑强直，多在 48h 内死亡。

4. 小脑出血　起病突然，发病时神志清楚，眩晕明显，频繁呕吐，枕部疼痛，无肢体瘫痪，瞳孔往往缩小，一侧肢体笨拙，行动不稳，共济失调，眼球震颤。晚期病情加重，意识模糊或昏迷，瞳孔散大，中枢性呼吸障碍，最后死于枕骨大孔疝。

5. 脑室出血　小量脑室出血常有头痛、呕吐、脑膜刺激征，一般无意识障碍及局灶性神经缺损体征。大量脑室出血常起病急骤，迅速出现昏迷，频繁呕吐，针尖样瞳孔，眼球分离斜视或浮动，四肢弛缓性瘫痪，可有去大脑强直、呼吸深，鼾声明显，体温明显升高，多迅速死亡。

6. 脑叶出血　神经功能缺损通常比较局限且多变。以顶叶最常见，其次为颞叶、枕叶、额叶，也可见多发脑叶出血；①额叶出血：前额痛、呕吐、痫性发作较多见，对侧偏瘫、斜视、精神障碍，优势半球出血时可出现运动性失语；②顶叶出血：偏瘫较轻，而偏侧感觉障碍显著，对侧下象限盲，优势半球出血时可出现混合性失语；③颞叶出血：表现为对侧中枢性面舌瘫及上肢为主的瘫痪，对侧上象限盲，优势半球出血时可出现感觉性失语或混合性失语；可有颞叶癫痫、幻嗅、幻视；④枕叶出血：对侧同向性偏盲，并有黄斑回避现象，可有一过性黑朦和视物变形，多无肢体瘫痪；⑤较大区域出血可累及两个或多个脑叶，出现严重的神经功能缺损和意识障碍。

7. 中脑出血　突然出现复视、上睑下垂，一侧或两侧瞳孔扩大、眼球不同轴、水平或垂直眼震、同侧肢体共济失调，也可表现 Weber 综合征或 Benedikt 综合征。严重者很快出现意识障碍、去大脑强直。

（四）辅助检查

对疑似脑出血患者，应尽快行头部 CT 或 MRI 检查明确诊断。如果患者有 MRI 检查的禁忌，应当查 CT。出血量小的患者及非高血压引起者临床表现常不典型，通过上述影像学方法可以明确是否存在脑出血。为进一步查找脑血管基础病变时，可进一步检查 MRA、MRV、CTA 及 DSA 等。

1. 头颅 CT 检查　为首选检查。新鲜血肿在 CT 上常见圆形或卵圆形的均匀高密度区，边界清楚，也可显示血肿部位、大小、形态，是否破入脑室，血肿周围有无低密度水肿带及占位效应（图 8-11）。

2. MRI 检查　急性期对幕上及小脑出血的价值不如 CT。MRI 对于脑干出血的检测优于 CT。脑出血后在不同的时期，由于红细胞内成分的不同，在 MRI 上表现为不同的信号（参见第四章第三节）。另外，MRI 较 CT 更容易发现血管畸形、肿瘤等。

3. DSA　怀疑脑血管畸形、烟雾病、血管炎等，尤其是血压正常的年轻患者应考虑行该项检查。

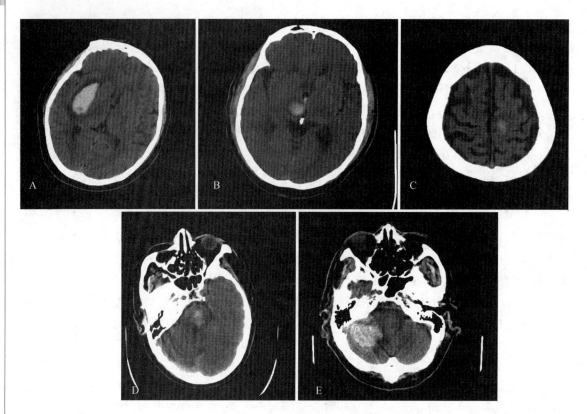

图 8-11 头部 CT 检查

A：右侧壳核出血；B：右侧丘脑出血；C：左侧额叶出血；D：脑桥出血；E：右侧小脑出血

4. 其他辅助检查 血、尿、便常规、肝肾功能、凝血功能、心电图等检查。

（五）诊断

脑出血是急症，经常有早期持续出血、进行性恶化以及严重的临床功能缺损，导致高死亡率，应及时识别和确诊。

根据活动或情绪激动时突然发病，迅速出现头痛、呕吐、意识障碍及偏瘫、失语等局灶体征，头颅 CT 检查发现高密度病灶，多可明确脑出血的诊断。

此外，还应尽可能明确病因，以利治疗。以下为常见的病因及诊断线索：

1. 高血压性脑出血 50 岁以上者多见，患有高血压，常见的出血部位是壳核、丘脑、小脑和脑桥。

2. 脑淀粉样血管病 多见于老年患者或家族性脑出血的患者，多无高血压病史，常见的出血部位是脑叶，病灶多发或复发者更有助于诊断。

3. 脑血管畸形出血 年轻人多见，常见的出血部位是脑叶，影像学可发现血管异常。

4. 瘤卒中 脑出血前即有神经系统局灶症状，出血部位常位于非高血压性脑出血典型部位，影像学上早期显示血肿周围明显水肿。

5. 抗凝治疗所致脑出血 近期应用抗凝剂治疗，常见脑叶出血，多有继续出血的倾向。

6. 溶栓治疗所致脑出血 近期曾应用溶栓药物，出血多位于脑叶或原有的缺血性卒中病灶附近。

（六）鉴别诊断

1. 缺血性卒中 小量脑出血的临床表现与缺血性卒中非常雷同，或大面积缺血性卒中引起的严重表现也酷似脑出血，仅仅通过症状和体征难以鉴别。尽早进行头颅 CT 扫描可以很容易鉴别。

2. 蛛网膜下腔出血 可表现为头痛、呕吐、意识障碍、脑膜刺激征。其与脑出血的鉴别点在于前者一般没有局限性神经功能障碍。但如果蛛网膜下腔出血合并动脉痉挛导致局限性神经功能障碍者，则不易与脑出血鉴别。借助头颅 CT 扫描可以很容易鉴别。

3. 高血压脑病　表现为血压突然急剧升高并伴有明显的头痛、呕吐、眩晕、视盘水肿，甚至有意识障碍等，与脑出血有时不易鉴别。但主要的区别在于高血压脑病无明确的局限性神经功能障碍。降压治疗后症状明显好转，CT 扫描可明确。

4. 中毒与代谢性疾病　突发的大量脑出血导致患者迅速进入深昏迷状态，未见到明显的局限性神经功能障碍表现，与中毒或严重代谢性疾病相似。主要从病史，相关实验室检查提供线索，头颅 CT 可以确定有无脑出血。

（七）治疗

一旦诊断明确要绝对卧床 2～4 周。根据出血部位及出血量决定具体治疗方案。治疗原则是降低颅内压，控制高血压，防止继续出血，防治并发症，早期功能锻炼。病情变化时要及时复查头 CT。

1. 降低颅内压　颅内压增高的主要原因是血肿的占位效应和血肿周围脑组织的水肿。脑出血后 3～5 天，脑水肿达到高峰。降低颅内压应当是一个平衡和逐步的过程，从简单的措施开始，如抬高床头、镇痛和镇静。最常用的脱水降颅压药物是甘露醇 125～250ml 静脉滴注，1 次/(6～8) h，病情严重时可增加剂量，使用甘露醇注意水电解质平衡和心肾功能情况。其他可选择的降低颅压的药物包括有甘油果糖、高渗盐水、呋塞米或大剂量白蛋白等。对于严重脑水肿、颅内压增高者，药物难于控制时，可配合使用控制性过度换气，使动脉血二氧化碳分压控制在约 30mmHg，可降低脑脊液的二氧化碳分压，pH 值升高，引起脑血管收缩，达到降低颅内压的目的。

对伴有意识水平下降的脑积水患者可行脑室引流。

2. 控制血压　控制高血压要根据患者年龄、病前有无高血压、病后血压情况、保证脑灌注等多种因素确定最适血压水平。一般来说，如脑出血急性期收缩压＞180mmHg 或舒张压＞100mmHg 应予以降压，可静脉使用短效药物，并严密观察血压变化，每隔 5～15min 进行一次血压监测，目标血压宜在 160/90mmHg；将急性脑出血患者的收缩压从 150～200mmHg 快速降至 140mmHg 很可能是安全的。

3. 防止继续出血　目前尚缺乏有效措施，重组活化凝血因子Ⅶ（rFⅦa）可以限制血肿扩大，但是 rFⅦa 会增加血栓形成的风险，不推荐常规应用。

4. 手术治疗　早期手术可以解除血肿的占位效应和周围脑组织的中毒反应，但是颅内活动性出血的患者手术风险较高。目前认为，小脑出血伴神经功能恶化、脑干受压和（或）脑室梗阻致脑积水者应尽快手术清除血肿，不推荐以脑室引流作为该组患者的初始治疗。脑叶出血超过 30ml 且血肿距皮质表面 1cm 以内者，可考虑开颅清除幕上血肿。手术方式的选择应根据经验和具体情况而定，目前临床常用的方法有开颅血肿清除术、钻颅穿刺血肿吸除术、脑室引流术等。

5. 并发症处理

（1）应激性溃疡：一般应用 H_2 受体阻滞药或质子泵抑制剂。应激性溃疡可以按上消化道出血进行常规治疗。

（2）肺部感染：应用适当的抗生素治疗脑出血后的感染。不建议预防性应用抗生素。

（3）其他：卧床的脑出血患者可出现下肢深静脉血栓、肺栓塞。大量输液时出现心功能不全等，应注意及时诊断治疗。

6. 康复治疗　脑出血后致残的概率较高，因此，脑出血患者应当接受多方面的康复训练。康复治疗应该尽早开始并于出院后继续进行，以尽可能挽救患者的功能。

（八）预防

治疗后要定期随访，对危险因素进行有效控制。治疗高血压是减少脑出血风险最重要的措施，可能对于复发性脑出血也是如此。吸烟、过度饮酒和可卡因滥用是脑出血的危险因素。为预防脑出血复发，应当停止这些行为。

第五节 蛛网膜下腔出血

蛛网膜下腔出血（subarachnoid hemorrhage，SAH）是指多种病因所致脑底部或脑及脊髓表面血管破裂的急性出血性脑血管病。血液直接流入蛛网膜下腔，又称原发性蛛网膜下腔出血；因脑实质内出血，血液穿破脑组织流入蛛网膜下腔者，称为继发性蛛网膜下腔出血。

（一）病因

在 SAH 的各种原因中，动脉瘤占大多数，其他还有动静脉畸形、脑底异常血管网病、高血压动脉硬化、血液病、肿瘤、炎性血管病、感染性疾病、抗凝治疗后、妊娠并发症等。有少数找不到明确病因。

动脉瘤好发于脑动脉分叉处。由于这些部位的动脉在血管壁成熟期发育障碍而使内弹力层和中膜的肌层不完整，在血流的冲击下渐渐向管外膨胀突出而形成囊状动脉瘤。少数的动脉瘤是由于高血压动脉硬化，脑动脉中纤维组织代替肌层，内弹力层变性断裂和胆固醇沉积于内膜，经过血流冲击逐渐扩张形成梭形的动脉瘤。动静脉畸形是在原始血管网期发育障碍而形成的，其血管壁发育不全，厚薄不一，多位于大脑中动脉和大脑前动脉供血区的脑表面。这些动脉瘤壁或血管畸形的管壁发展到一定程度后，在血压突然升高、血流冲击下发生破裂。炎性病变和肿瘤也可直接破坏脑动脉壁，导致管壁破裂。凝血功能低下时，脑动脉壁也易破裂。

如病因和发病诱因仍然存在，尤其在纤维蛋白溶酶活性达高峰，易使破裂口的血块溶解时，容易发生再出血。

（二）病理生理机制

蛛网膜下腔出血后，脑池和脑沟内血细胞沉积、血凝块积贮。48h 后，血细胞破裂、溶解释放出大量的含铁血黄素。在此过程中，可发生一系列颅内、外的病理生理变化：①颅内容量增加：血液流入蛛网膜下腔，使颅内容量增加，引起颅内压增高，严重者出现脑疝；②梗阻性脑积水：血液在颅底或脑室发生凝固，造成脑脊液回流受阻，导致急性梗阻性脑积水，颅内压增高，甚至脑疝形成；③化学性炎性反应：血细胞崩解后释放的各种炎性或活性物质，导致化学性炎症，进一步引起脑脊液增多而加重高颅压，同时也诱发血管痉挛导致脑缺血或梗死；④下丘脑功能紊乱：由于急性高颅压或血液及其产物直接对下丘脑的刺激，引起神经内分泌紊乱，出现血糖升高、发热、应激性溃疡、低钠血症等；⑤自主神经功能紊乱：急性高颅压或血液直接损害丘脑下部或脑干，导致自主神经功能紊乱，引起急性心肌缺血和心律失常；⑥交通性脑积水：血红蛋白和含铁血红素沉积于蛛网膜颗粒，导致脑脊液回流缓慢受阻而逐渐出现交通性脑积水和脑室扩大，引起认知功能障碍和意识障碍等。

（三）临床表现

1. 发病年龄 任何年龄均可发病，30～60 岁为多见。脑血管畸形破裂多发生在青少年，先天性颅内动脉瘤破裂则多在青年以后，老年以动脉硬化而致出血者为多。

2. 发病形式 发病突然，多有明显诱因，如剧烈运动、过劳、激动、用力排便、咳嗽、饮酒、口服避孕药等。极少数在安静状态下发病。

3. 临床症状

（1）头痛：突然发生的剧烈头痛，可呈暴烈样或全头部剧痛，其始发部位常与动脉瘤破裂部位有关。

（2）恶心呕吐：头痛严重者多伴有恶心呕吐，面色苍白，全身出冷汗，呕吐多为喷射性、反复性。

（3）意识障碍：半数患者可有不同程度的意识障碍，轻者有短暂意识模糊，重者则出现昏迷。部分患者可有全身性或局限性癫痫发作。精神症状可表现为淡漠、嗜睡、谵妄、幻觉、妄想、躁动等。

（4）脑膜刺激征：表现为颈项强直，凯尔尼格征（Kernig sign）及布鲁津斯基征（Brudzinski sign）均呈阳性，有时脑膜刺激征是 SAH 唯一的临床表现。

（5）脑神经麻痹：以一侧动眼神经麻痹最为常见，系动脉瘤压迫动眼神经或者脑疝压迫动眼神经所致。

（6）偏瘫：部分患者可发生短暂或持久的肢体偏瘫、单瘫、四肢瘫，常为继发脑血管痉挛或继发缺血性卒中的表现。

（7）其他：可有感觉障碍、眩晕、共济失调等。

总之，因发病年龄、病变部位、破裂血管的大小、发病次数不同，临床表现各异。轻者可无明显症状和体征，重者突然昏迷并在短时间内死亡。

4. 眼底改变　眼底检查可见视网膜出血，视网膜前即玻璃体膜下片状出血，这一征象的出现常具有特征性意义。

5. 并发症

（1）再出血：是 SAH 致命的并发症。出血后 1 个月内再出血的危险性最大。原因多为动脉瘤再次破裂，常在病情稳定情况下，突然再次出现剧烈头痛，呕吐，抽搐发作，昏迷甚至去大脑强直及神经系统定位体征，脑膜刺激征明显加重，复查头 CT 可见脑沟裂池内高密度影增多。

（2）脑血管痉挛：是死亡和伤残的重要原因。早期脑血管痉挛出现于出血后，历时数分钟至数小时缓解；迟发脑血管痉挛发生于出血后 4～15 天，7～10 天为高峰期，2～3 周后逐渐减少，可出现继发性缺血性卒中。

（3）低钠血症：可能由抗利尿激素的异常分泌（血管内容量正常或增加）或大脑盐分耗竭（血管内容量低）引起。

（4）脑积水：急性脑积水于发病后 1 周内发生，与脑室及蛛网膜下腔中积血量有关，轻者仅有嗜睡、近记忆受损等，重者可出现昏睡或昏迷，可因脑疝而死亡。

（四）辅助检查

SAH 是一种急症，经常被误诊。患者有急性发病的剧烈头痛时，要高度怀疑 SAH。怀疑 SAH 时，应当进行头颅 CT 扫描。如果 CT 扫描结果阴性，需要腰椎穿刺查脑脊液。在有 SAH 的患者中，应当进行选择性脑血管造影，以明确动脉瘤的存在和解剖特点。当传统的血管造影不能及时进行时，可以考虑 MRA 和 CTA。

1. 头颅 CT 检查可见蛛网膜下腔高密度影，多见于大脑外侧裂、前纵裂池、后纵裂池、鞍上池和环池等（图 8-12）。CT 可显示出血量、血液分布，前后比较时可进行动态观察以判断有无再出血及出血吸收情况。

2. 脑脊液检查常见均匀的血性脑脊液，压力增高，蛋白含量增高，糖和氯化物水平多正常。

3. DSA 是确定 SAH 病因的主要手段，可确定出血的原因及其部位（图 8-13）。如可确定动脉瘤位置、大小、形态及其他病因如动静脉畸形、烟雾病等。

4. TCD 可以测量颅底大血管的血流速度，对观察蛛网膜下腔出血后血管痉挛有价值。

（五）诊断

根据突然发生的剧烈头痛、恶心、呕吐和脑膜刺激征阳性，无局灶性神经缺损体征，伴或不伴意识障碍，头颅 CT 发现沿着脑沟、裂、池分布的出血征象，脑脊液呈均匀一致血性、压力增高，可以确诊本病。DSA 可查找动脉瘤及动静脉畸形、烟雾病等其他病因。

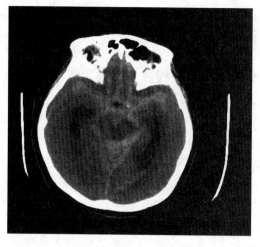

图 8-12　头颅 CT 显示蛛网膜下腔出血

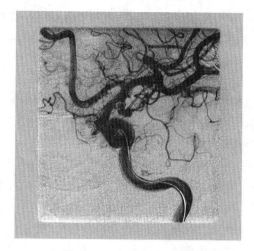

图 8-13　DSA 显示右后交通动脉瘤

最初出血的严重程度要迅速明确，因为那是动脉瘤性蛛网膜下腔出血后最有用的结局预后指标。用非外伤性蛛网膜下腔出血的 Hunt-Hess 量表确定神经缺损的程度（表 8-5），有助于判断预后和指导治疗。

表 8-5　Hunt-Hess 量表

分级	神经功能状态
1	无症状
2	严重头痛或颈项强直，无神经功能缺损
3	昏睡，极轻的神经功能缺损
4	昏迷，中-重度偏瘫
5	深昏迷，去大脑状态

（六）鉴别诊断

1. 脑出血　可见头痛、呕吐、意识障碍等。原发性脑室出血与重症 SAH 患者临床难以鉴别，小脑出血、尾状核头出血等因无明显肢体瘫痪易与 SAH 混淆。以上情况根据头颅 CT 容易鉴别。

2. 颅内感染　可有头痛、呕吐、脑膜刺激征。但颅内感染多呈慢性或亚急性起病，有前驱发热或全身感染征象，脑脊液检查呈明显的炎性改变，脑 CT 扫描提示蛛网膜下腔没有血性高密度影。

3. 脑肿瘤　少部分脑肿瘤患者可发生瘤卒中，形成瘤内或瘤旁血肿并合并 SAH；癌瘤颅内转移、脑膜癌症或中枢神经系统白血病也可见血性脑脊液。根据详细病史和头部 CT 及 MRI 可以鉴别。

4. 偏头痛　可有剧烈头痛和呕吐。但多长期反复发作，查体无脑膜刺激征，头颅 CT 及脑脊液检查没有异常发现。

（七）治疗

治疗原则是预防再出血，降低颅内压，控制血压，防治并发症，去除病因。

1. 预防再出血　蛛网膜下腔出血后再出血有很高的死亡率，即使幸存，患者功能亦难恢复且预后较差，预防再出血的方法有：

（1）安静休息：绝对卧床 4～6 周，避免一切可能引起血压和颅压增高的诱因，如咳嗽、便秘等。头痛、烦躁者可给予镇痛、镇静药物。

（2）控制血压：血压持续增高，再出血的风险将增高。但是，过于积极的降低血压可能会造成失去自动调节血流能力的脑组织发生缺血损伤。在去除疼痛等诱因后，收缩压仍超过160mmHg者，可适当选择降压治疗。

（3）抗纤溶药物：为防止血管破裂口血块溶解引起再出血，应用抗纤维蛋白溶解的药物可以延迟血块的溶解，使纤维组织和血管内皮细胞有足够的时间修复破裂处，但应注意这类药物有增加静脉血栓形成的风险。早期（72h内）可以选择 6-氨基乙酸或氨甲环酸。

2. 降颅压治疗　可选择的药物包括甘露醇、高渗盐水、甘油果糖、呋塞米或大剂量白蛋白等。伴有颅内血肿时可手术治疗。

3. 脑血管痉挛的预防和处理　脑血管痉挛是蛛网膜下腔出血后继发脑缺血的主要原因，应用经颅多普勒超声监测和 CT 或 MRI 检查可用于发现脑血管痉挛或潜在的脑缺血区域。脑血管痉挛的预防方法有：①使用钙离子拮抗剂：口服尼莫地平，必要时可以静脉滴注，但应注意其低血压的副作用；②维持等容量和正常循环血容量。如果发生脑血管痉挛引起的脑缺血，可以适当升高血压以增加脑灌注，如对药物治疗无反应的症状性脑血管痉挛患者，可以行脑血管成形术和（或）选择性动脉内血管扩张术。

4. 液体管理和低钠血症治疗　一般应避免给予大容量低张液体。在某些新近 SAH 的患者中，可以组合应用中心静脉压、肺动脉楔压、液体平衡和体重以监测容量状态。SAH 后低钠血症常见，多是由尿钠排出过多或脑耗盐综合征导致的，低钠血症往往会导致血容量减低，从而增加继发性脑缺血的风险。醋酸氟氢可的松和高张盐水可用于纠正低钠血症，但应注意快速纠正低钠血症可能导致脑桥中央髓鞘溶解。

5. SAH 引起的脑积水的治疗　蛛网膜下腔出血后发生急性症状性的脑积水可以行脑脊液分流，发生慢性症状性脑积水应通过持续脑脊液引流予以治疗。

6. SAH 引起的癫痫的治疗　不建议常规长期使用抗惊厥药，但在有危险因素的患者中，如有癫痫发作史、实质血肿、梗死或大脑中动脉动脉瘤的，可以考虑使用。

7. 脑脊液置换　腰椎穿刺放脑脊液，每次缓慢放出少量，一般每周 2 次，有助于降低颅内压和减少脑脊液中的血液成分，以减轻头痛和减少脑疝和正常颅压脑积水的发生率。需注意诱发脑疝、颅内感染、再出血的危险性。

8. 破裂脑动脉瘤的手术和血管内治疗　动脉瘤一旦明确，应当进行手术夹闭或血管内弹簧圈栓塞，以降低动脉瘤性蛛网膜下腔出血后再出血的发生率。包裹治疗的动脉瘤，以及不完全夹闭或弹簧圈栓塞治疗的动脉瘤，与完全闭塞的动脉瘤相比，出血风险增高，因此需要长期随访血管造影。无论何时，只要可能，建议完全闭塞动脉瘤。有破裂动脉瘤的患者，由经验丰富的脑血管外科和血管内治疗专家团队判定，如果神经外科夹闭或血管内弹簧圈栓塞都可行的话，血管内弹簧圈栓塞更有益。

（八）预防

在某些高危人群中筛查未破裂动脉瘤的价值尚不确定，新的无创性成像可用于筛查，但当临床上必须明确是否有动脉瘤存在时，导管血管造影仍是金标准。

为减少蛛网膜下腔出血风险，应当戒烟。

第六节　血管性痴呆

血管性痴呆（vascular dementia，VaD）是与脑血管损伤相关的血管性认知障碍综合征中的痴呆亚型。血管性痴呆约占痴呆总患病率的 30%。急性卒中相关痴呆的发病率较高，10%～35% 的患者在一次半球性卒中后 5 年内发展为痴呆。

（一）病理学

血管性痴呆的主要病理类型包括：

（1）多发性脑梗死性痴呆：由多发性脑梗死累及大脑皮质或皮质下区域所引起的痴呆综合征，是血管性痴呆的最常见类型。

（2）关键性梗死性痴呆：关键性梗死性痴呆是由重要皮质、皮质下功能区域的几个小面积梗死灶，有时甚至是单个梗死病灶所引起。最常见的是双侧丘脑梗死导致的具额叶特征的痴呆，其他关键部位如角回、基底前脑-基底下丘脑结构、带状回的病灶也可导致痴呆。

（3）小血管性痴呆：皮质下小血管疾病引起的痴呆。宾斯旺格病（Binswanger disease，BD）是一种较为常见的小血管性痴呆，病理改变为脑室周围白质的广泛性脱髓鞘病变与多发性腔隙灶共存，伴星形胶质细胞增生。

（4）低血氧-低灌流性痴呆：痴呆也可在缺血状态下的弥漫性大脑损害或局限性大脑损害（因局部脑组织对缺血的选择性易感性所致）后出现。痴呆可能由继发于心脏骤停或严重低血压的脑缺血性损害，血液灌流交界区的缺血损害（如脑室周围白质部位的缺血性损害）导致。

（5）出血性痴呆：由出血和血管瘤所致，包括硬膜下出血，蛛网膜下腔出血，高血压性血管病变所致的血管破裂，血管瘤和血管炎引起的脑血管破裂。

（二）临床表现

血管性痴呆的认知障碍通常在脑血管病发生后较短时间内比较迅速地出现，以阶梯样方式进展。但少数血管性痴呆患者的卒中病史并不明确，逐渐进展，可能与阿尔茨海默病混淆。

血管性痴呆的执行功能障碍比较突出，对患者生活质量和工作能力产生较严重的影响，而其记忆障碍并不突出而容易被忽略。血管性痴呆还具有脑血管病的临床表现，特别是某些脑局灶性功能障碍的症状和体征。这些局灶性症状和体征与阿尔茨海默病存在较明显的差异。血管性痴呆也可能具有抑郁、焦虑和激越等神经精神症状，但一般比较轻微。

血管性痴呆的不同类型有不同的临床表现特点。多发性梗死性痴呆的特点是突发局灶性神经缺损症状和体征，伴随皮质认知功能障碍，如失语、失用或失认，症状波动明显。单一重要部位梗死性痴呆的临床特点根据病变在皮质或皮质下区域不同而不同，记忆障碍、执行功能障碍、意识模糊和意识水平的波动都可能发生。也可出现行为的改变包括情感淡漠，缺乏自发性和持续性等。小血管性痴呆临床上突出的认知功能障碍特点是执行功能不全综合征和信息处理减慢，通常有轻度记忆力受损和行为症状。

（三）诊断

诊断标准包括三个要素：痴呆、脑血管病以及脑血管病和痴呆的相关性。

美国国立神经系统疾病与卒中研究所和瑞士神经科学研究国际协会（NINDS-AIREN）标准是目前应用最广泛的血管性痴呆诊断标准。其中对于痴呆的定义中要求有记忆障碍以及至少2个其他认知领域的障碍。NINDS-AIREN 诊断分为可能、很可能、肯定3个等级，具体如下：①可能的血管性痴呆的诊断标准包括：存在痴呆并有局灶性神经体征，但脑影像学检查未见脑血管病；或痴呆和卒中之间缺乏明显的时间上联系（时隔时间超过3个月）；或虽有脑血管病存在，但缓慢起病，病程特征不符；②很可能的血管性痴呆诊断标准要求有脑血管病的临床和放射学证据，以及在卒中和痴呆发生之间明确的时间关系——间隔最长不超过3个月；或者没有时间上的关联性但病程中有突然恶化或者阶梯样进展；③肯定 VaD 的诊断标准：临床上符合可能脑血管病；组织病理学检查（活检或尸解）证实脑血管病；没有超过年龄限定数目的神经纤维缠结和老年斑；没有其他引起痴呆的临床和病理的疾病。

（四）鉴别诊断

血管性痴呆需要与下列常见类型的痴呆进行鉴别。

阿尔茨海默病（Alzheimer disease，AD）和血管性痴呆都是老年人发生痴呆最常见的原因，两者可以单独发生，也可并存或先后发生。脑血管疾病亦常可使老年性痴呆加重。因此两者存活期的鉴别诊断较困难，最后确诊需病理检查。采用 Hachinski 缺血量表对老年性痴呆和血管性痴呆进行鉴别在临床上较简单，且具有一定的准确性（表 8-6）。

表 8-6　Hachinski 缺血指数量表

临床发现	评分
突发急性起病	2
阶梯式恶化	1
波动式病程	2
夜间意识模糊	1
人格相对保持完整	1
抑郁	1
躯体不适叙述	1
情感失禁	1
高血压病史	1
卒中病史	2
动脉硬化	1
局灶神经症状	2
局灶神经体征	2

注：＞4 分考虑血管性痴呆，3～4 分考虑混合性痴呆，＜3 分考虑阿尔茨海默病

（五）治疗

血管性痴呆尚缺乏特效的治疗方法。首选应控制脑血管病的危险因素，积极治疗和预防脑血管病的复发。

乙酰胆碱酯酶抑制剂（如多奈哌齐、酒石酸卡巴拉汀和加兰他敏）和 NMDA 受体拮抗剂（如美金刚）可改善轻中度血管性痴呆患者的认知功能。

二氢吡啶类钙离子拮抗剂（如尼莫地平）阻断 L 型钙离子受体，扩张脑血管，增加脑灌注，有可能部分改善或延缓血管性痴呆的症状进展。

（六）预后

血管性痴呆认知功能损害的进展率是多变的；一些患者以比 AD 患者更低的速率进展。然而，血管性痴呆患者死亡率高于 AD 患者，50％的血管性痴呆患者生存时间不超过 4 年。

第七节　其他脑血管疾病

一、脑静脉及静脉窦血栓形成

脑静脉及静脉窦血栓形成（cerebral venous and sinus thrombosis，CVT）是一种罕见的疾病，占所有卒中的不到 1％。每年男女发病比例为 1.5∶5。由于临床症状的多样性，且亚急性或慢性发作，常被忽视甚至误诊。头痛是 CVT 最常见的症状，几乎占所有病例的 90％。头痛可能急性发作（雷劈样头痛），临床上可能与蛛网膜下腔出血所致的头痛难以鉴别。CVT 患者局灶性或全身性癫痫发作较动脉性卒中患者更常见，几乎占所有病例的 40％，而围产期 CVT 患者，发病率更高达 76％。局灶性神经体征（包括局灶性癫痫发作）在 CVT 中很普遍。它们

包括中枢性运动和感觉缺失、失语、偏盲，占所有病例的 40%～60%。单纯颅内高压症状，即头痛、呕吐、视盘水肿所致的视物模糊占 CVT 患者的 20%～40%。住院患者中 15%～19%有昏迷，常见于广泛血栓形成或深静脉血栓形成，双侧丘脑受累。CVT 所有临床症状中，住院期间昏迷是预后不良的最有力预兆。

脑静脉和静脉窦闭塞可由于血栓、静脉炎或肿瘤等引起。皮质和皮质下静脉的闭塞可引起局灶性神经功能症状和体征。常发生血栓形成的硬脑膜窦的部位有横窦、海绵窦和上矢状窦。较少发生血栓形成的是直窦和 Galen 静脉。

（一）临床表现

1. 横窦血栓形成

横窦血栓形成常继发于中耳炎或乳窦炎。婴幼儿和儿童常见。血栓可以在感染的急性期发生，也可以在感染进入慢性期发生。

发病前常有感染和寒战，但是不是每个患者均有发热症状。约 50%的患者出现败血症，常见为溶血性链球菌性败血症。少数患者可出现皮肤、黏膜瘀点或肺、关节和肌肉的感染性栓塞。

横窦血栓形成典型的症状是发热、头痛、恶心和呕吐。后者是由于颅内高压引起，右侧横窦闭塞时更易出现。由于横窦引流脑的大部分血液，因此闭塞时更易出现颅高压症状。横窦闭塞引起的局灶性症状少见，偶可出现因浅静脉回流受阻引起的乳窦区肿胀，颈部颈动脉区域的压痛。

约 50%的患者可出现视盘水肿。常见于双侧横窦闭塞，也可见于单侧闭塞。可能是由于海绵窦的不对称累及引起。婴儿患者由于颅内压增高可出现骨缝裂开或囟门突出。

少数患者可出现昏睡或昏迷。也可以发生抽搐。偏瘫后出现 Jacksonian 癫痫发作可能提示感染扩散至引流半球的静脉。复视可由于颅内压增高或颞骨岩部炎症影响到第 VI 脑神经。第 VI 脑神经麻痹（外展肌麻痹）和面部疼痛（第 V 脑神经受累）是格拉代尼戈综合征（Gradenigo syndrome）。颈静脉炎症如果扩散，穿过颈静脉孔，可引起第 IX、X、XI 对脑神经受累。提示感染扩散至这些神经周围的骨。

2. 海绵窦血栓形成

多继发于眼眶、鼻窦、面部上 1/2 部的化脓性感染。起初感染在单侧窦内，之后迅速通过环状窦扩散至对侧。海绵窦也可继发于其他硬脑膜窦炎症的扩散。其他非化脓性原因，如肿瘤、外伤或动静脉畸形引起的海绵窦血栓少见。

化脓性感染引起的血栓常急性起病。患者可出现发热。由于眼眶内压力增高，可引起眼球或眼眶疼痛。眼眶水肿可引起眼球突出，结膜或眼球水肿。动眼神经受累时可出现复视。眼球突出可引起上睑下垂。眼静脉回流受阻时或出现视盘水肿，在视盘周围可见多发小的或大的出血。角膜混浊不清或出现溃疡。瞳孔可变大或变小，对光反射消失。视力正常或中度受损。

3. 上矢状窦血栓形成

上矢状窦血栓形成较少由于感染引起。感染可继发于鼻腔或横窦、海绵窦炎症的扩散。上矢状窦血栓形成也可由于骨髓炎、硬膜外、硬膜下的感染引起。

在婴幼儿，上矢状窦血栓形成可由全身脱水引起，也可以由外伤或肿瘤（硬脑膜瘤）引起。上矢状窦血栓形成也与口服避孕药、妊娠、溶血性贫血、镰状细胞性贫血、血小板减少症、溃疡性结肠炎、糖尿病、白塞（Behcet）综合征或其他疾病有关。偶有成人发生不明原因的非化脓性上矢状窦血栓形成。

常见症状包括全身虚弱、发热、头痛和视盘水肿。局部症状包括前额及头皮前半部分的水肿、前部或后顶部静脉扩张。非化脓感染性血栓形成可无局灶性症状和体征，只表现为颅内压增高症状。但是，血栓扩散至大的脑静脉时，由于脑内出血可引起突发的局灶性神经功能缺损。这些静脉的受累，常是由于化脓扩散所致，但是非化脓性的患者也有相当一部分引起静脉受累。营养不良或恶病质婴幼儿如出现颅内压增高征象和局部性神经缺损症状，均应排除是否存在上矢状窦血栓形成。

4. 其他硬脑膜窦血栓形成

下矢状窦、直窦、Galen 静脉血栓形成很少单独发生。这些部位的血栓常继发于化脓性或非化脓性的横窦、上矢状窦或海绵窦血栓形成。下矢状窦、直窦、Galen 静脉血栓形成的症状常由于其他重要硬脑膜窦血栓形成的症状而掩盖。Galen 静脉血栓形成可引起大脑半球、基底核或侧脑室部位的脑出血。

（二）辅助检查

数字减影血管造影（DSA）被认为是诊断 CVT 的金标准，可以显示相应的静脉窦或静脉（图 8-14）。MRI和 MRA 是诊断 CVT 的常用手段。单纯颅脑 CT 不足以诊断 CVT，但结合 CTA，有可能建立诊断。脑脊液检查可发现脑脊液压力增高，白细胞、蛋白质增高。

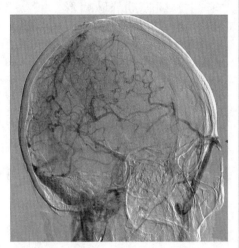

图 8-14　血管造影显示上矢状窦充盈缺损

（三）治疗

1. 治疗原发病　由于中耳炎、乳突炎等化脓性疾病引起者，应积极控制感染。

2. 肝素治疗　没有抗凝禁忌证的 CVT 患者应该积极给予抗凝治疗，包括皮下注射低分子肝素或静脉内注射肝素。CVT 伴随的颅内出血不是肝素治疗的禁忌证。采用皮下注射低分子肝素对于 CVT 来说更有效更安全。

3. 溶栓治疗　目前仍缺乏有力的证据表明 CVT 患者需采用全身性或局部溶栓治疗。对于重症、病情不断恶化及抗凝治疗无效的患者，主张使用溶栓治疗。溶栓药物可选择尿激酶或阿替普酶（rt-PA）。

4. 对症治疗　包括抗癫痫治疗，颅高压的处理，精神症状的控制，镇痛治疗等。

二、脑底异常血管网

脑底异常血管网（烟雾病，moyamoya disease）是由于双侧颈内动脉远端、大脑前动脉和大脑中动脉起始部狭窄或闭塞，脑底大量小血管形成侧支循环。由于在血管造影上，脑底部大量小血管影，好似吸烟时吐出的烟雾，故名烟雾病。

烟雾病好发于婴幼儿、儿童、青少年（约半数以上发病年龄不超过 10 岁），有研究发现日本女童发病可能与 3 号染色体 3p24.2-26、6 号染色体 D6s441、8 号染色体 8p23 及 17 号染色体的 17q25 的基因异常有关，所以推测烟雾病可能具有遗传因素。但也可以发生于任何家族人群，或者动脉粥样硬化、镰状细胞性贫血、既往有基底脑膜炎的患者。因此目前烟雾病是指影像学表现为"烟雾"的一类病，而不是指临床或病理表现。儿童患者多表现为缺血性卒中，成人多表现为脑内、硬脑膜下出血或蛛网膜下腔出血。

头颅 CT 或 MRI 无异常表现，也可表现为缺血性卒中或脑出血，其临床表现易与其他脑血管疾病混淆。

MRA 可清楚地显示颈内动脉末端狭窄和颅底烟雾状血管形成等烟雾病特征性影像表现。脑血管造影是烟雾病诊断的金标准，其基本表现是双侧颈内动脉末端闭塞伴颅底烟雾状血管形成，也可以在大脑后动脉出现相似改变。

如遇到儿童或中青年患者不明原因的卒中、反复交替性发作 TIA、脑室出血、脑出血合并脑梗死、脑叶出血或梗死、非原位再出血等患者需考虑烟雾病，及早进行相关检查。根据医疗设备的条件，可首选 TCD 筛查，怀疑颅内血管病变时，进一步行 CTA、MRA 或 DSA 确诊。

烟雾病的治疗较为困难。外科手术方式可分为直接血管重建和间接血管重建。直接血管重建采用颅内外血管直接吻合，包括颞浅动脉-大脑中动脉血管吻合术（STA-MCA），枕动脉-大脑中动脉血管吻合术等。间接血管重建主要包括：①脑-颞肌贴敷术（EMS）；②脑-颞肌-动脉贴敷术（EDAMS）；③脑-硬脑膜-动脉贴敷术（EDAS）；④颅骨钻孔术等。但效果仍有待进一步评价。

三、硬膜动静脉畸形

硬膜动静脉畸形（arteriovenous fistula，AVF）女性较多，颅后窝部位常见，幕上较少。硬膜动静脉畸形可引起脑神经（多发生于第Ⅲ、Ⅶ、Ⅷ和Ⅻ对脑神经）受累的症状和中枢系统受累的表现。后者是由于颅内静脉高压、脑脊液回流减少、静脉窦血栓形成或少量的蛛网膜下出血引起。因受累不同，可出现癫痫、瘫痪、脑干或小脑等症状。部分患者发生蛛网膜下腔出血、视盘水肿或头痛症状，类似于原发性假瘤。

诊断通常依赖详细的全脑血管造影。

选择性硅酮或其他物质栓塞可能有效，需要外科手术。部分患者可由于硬膜动静脉畸形发生自发性血栓使症状缓解。多数患者预后良好。发生于脊髓的硬膜动静脉畸形常可引起下肢瘫痪。

（王拥军　秦海强）

第九章 中枢神经系统感染性疾病

■■■学习重点

1. 掌握：单纯疱疹病毒性脑炎的临床特点，细菌性脑膜炎的临床特点，结核性脑膜炎的临床特点，隐球菌性脑膜炎的诊断、鉴别诊断，脑囊虫病的临床分型及治疗，艾滋病的神经系统表现及诊断，朊蛋白病的临床特点及诊断。

2. 熟悉：单纯疱疹病毒性脑炎的治疗方法，细菌性脑膜炎的治疗方法，结核性脑膜炎的治疗方法，隐球菌性脑膜炎的治疗，脑囊虫病的感染途径，艾滋病的预防及治疗，朊蛋白病的病理。

3. 了解：单纯疱疹病毒性脑炎的发病机制，细菌性脑膜炎的发病机制，结核性脑膜炎的发病机制，脑囊虫病的病理特点，艾滋病的发病机制，朊蛋白病的发病机制。

■■■内容提要

1. 单纯疱疹病毒性脑炎 是由单纯疱疹病毒引起的急性中枢神经系统感染性疾病，是病毒性脑炎的最常见类型。

单纯疱疹病毒是嗜神经 DNA 病毒，有两种血清型，即 HSV-I 和 HSV-II。成年人多系 HSV-I 型感染。

病变主要累及颞叶内侧、边缘系统，有时波及额叶眶面与枕叶，可引起炎性反应及脑组织出血性坏死。临床上急性发病，病前可有口唇等部位疱疹史，出现发热、头痛、精神症状、癫痫发作、意识障碍及中枢神经系统局灶性损害症状。辅助检查包括腰椎穿刺脑脊液检查、脑电图、影像学及病原学检查。确诊需行血及脑脊液的病毒学和免疫学检查。治疗包括抗病毒治疗及对症支持等，抗病毒治疗首选阿昔洛韦。

2. 细菌性脑膜炎 是细菌感染脑和脊髓软脑（脊）膜、蛛网膜引起的化脓性炎症。

病原体主要为脑膜炎双球菌、肺炎双球菌、流感嗜血杆菌和溶血性链球菌等。

急性起病，表现为发热、头痛、颈项强直。局灶性脑功能异常（如轻偏瘫）常提示合并动脉炎、细菌性血栓性静脉炎或脑炎等合并症。对每个疑为细菌性脑膜炎的患者应尽早进行脑脊液检查、细菌涂片及培养。病原菌尚未确定时，应选用广谱抗生素。病原菌一经明确，应根据病原菌选用抗生素。

3. 结核性脑膜炎 由结核分枝杆菌引起的软脑膜和脊髓膜的慢性纤维素性渗出性炎症，是最常见的神经系统结核病。亚急性起病，慢性病程，有结核中毒症状，逐渐出现脑膜刺激症状，可有意识障碍、癫痫、肢体瘫痪等脑实质损害及脑神经损害。治疗原则：早期用药、合理选药、联合用药、系统治疗。结核性脑膜炎的治疗至少需要 3 种抗结核药物联合应用，一般主张在症状得到控制后继续用药，总疗程不得少于 12 个月。对本病进行早期诊断，尽快接受系统治疗，预后较好。若治疗不彻底或病程迁延，约 25% 患者可遗留严重神经系统并发症，严重者可死于脑疝。

4. 隐球菌性脑膜炎 是中枢神经系统最常见的真菌感染。

新型隐球菌是条件致病菌，当宿主患有全身性免疫缺陷疾病或慢性消耗性疾病时，病原体感染中枢神经系统的机会明显增加。

隐袭起病，进展缓慢，临床表现为脑膜炎的症状和体征。在脑脊液中发现新型隐球菌是确诊的关键。治疗方法为抗真菌治疗及对症支持疗法。预后差，常遗留后遗症。未经治疗者，常在数月内死亡。

5. 脑囊虫病　是一种中枢神经系统寄生虫病，是猪带绦虫的幼虫（囊尾蚴）寄生在脑组织形成的包囊所致。最常见的感染途径是食入虫卵污染的食物。临床上分脑实质型、脑膜型、脑室型及混合型四型。血、脑脊液囊虫免疫试验及影像学检查有助诊断。治疗包括抗囊虫药物治疗及对症支持。

6. 艾滋病　又称获得性免疫缺陷综合征（AIDS），是一种因感染了人类免疫缺陷病毒（HIV）引起的免疫功能障碍性疾病。

HIV 是一种嗜神经病毒，40%～50% 的艾滋病患者有神经系统损害表现。

主要传播途径：性接触传播、血液传播、母婴垂直传播。艾滋病的神经系统症状与神经系统 HIV 原发性感染、继发机会性感染、继发肿瘤及抗 AIDS 药物副作用有关。神经系统症状、血 HIV 抗体阳性、电生理及影像学异常均有助于艾滋病神经系统障碍的诊断。抗 HIV 药物、增强免疫药物、治疗机会性感染药物及对症支持治疗有助于延长患者的寿命。

7. 朊蛋白病　是具有传染性的朊蛋白导致的中枢神经系统变性疾病。人类朊蛋白病包括克罗伊茨费尔特-雅克布（Creutzfeldt-Jakob）病、库鲁（Kuru）病、Gerstmann-Straussler 综合征、致死性家族性失眠症、无特征性病理改变的朊蛋白痴呆和朊蛋白痴呆伴痉挛性截瘫等。

脑海绵状变性是本组疾病特征性病理改变（海绵状脑病）。

Creutzfeldt-Jakob 病（CJD）是最常见的人类朊蛋白病，主要累及大脑半球皮质、基底核和脊髓，又称皮质-纹状体-脊髓变性。CJD 的主要临床表现为进行性痴呆、锥体系统及锥体外系统体征、肌阵挛、共济失调、去皮质强直。CJD 脑电图特征性改变为每秒 1～2 次的周期性同步放电，脑活检发现海绵状改变和朊蛋白 PrP^{sc} 可确诊。

本组疾病尚无治愈或减慢疾病进程的方法，仅能给予对症治疗。

第一节　概　述

中枢神经系统感染性疾病是一组由各种病原体，包括细菌、真菌、立克次体、螺旋体、病毒、朊蛋白和寄生虫等侵犯脑实质、被膜和血管引起的急、慢性炎症（或非炎症）性疾病。是中枢神经系统的常见病、多发病。感染严重者可导致死亡，幸存者也可能留有严重后遗症。因此，对这类疾病进行早期诊断、实施快速而有效的治疗非常重要。

中枢神经系统感染性疾病根据发病情况分为：急性、亚急性和慢性感染。根据感染的部位分为：①以脑和（或）脊髓实质受累为主的脑炎、脊髓炎或脑脊髓炎；②以脑或脊髓被膜受累为主的脑膜炎、脊膜炎和脑脊髓膜炎；③脑实质和被膜合并受累的脑膜脑炎。病原体感染中枢神经系统主要通过 3 条途径：①血行感染，病原体通过昆虫叮咬、动物咬伤、使用不洁注射器、输血等进入血液，随血流进入颅腔；②直接感染，病原体通过穿透性颅脑外伤或其邻近组织的感染直接扩散入颅；③逆行感染，嗜神经病毒如单纯疱疹病毒、狂犬病毒等感染皮肤、呼吸道或胃肠道黏膜后可沿神经末梢进入神经干，逆行侵入颅内。

该类疾病的前驱症状均为非特异性的发热和头痛，初始症状较轻，后来逐渐出现意识障碍、局灶性神经体征或痫性发作，早期处理的关键是快速识别以上症状体征、甄别病原体和采取适当的针对性治疗。诊断方法如图 9-1。

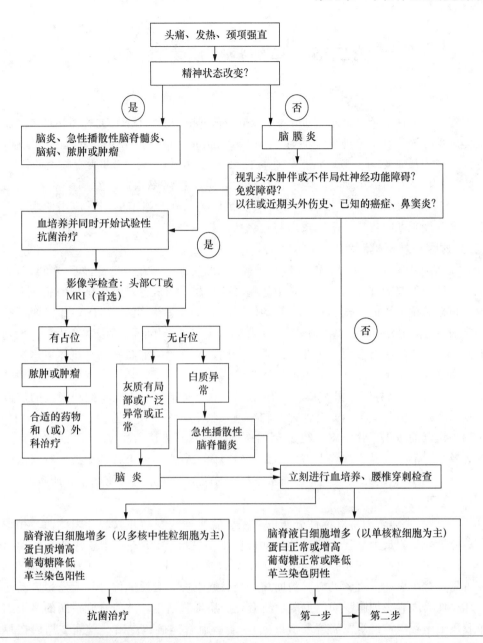

图 9-1　中枢神经系统感染性疾病的诊断思路。PCR：聚合酶链反应

第二节　单纯疱疹病毒性脑炎

（一）概述

单纯疱疹病毒性脑炎（herpes simplex virus encephalitis，HSE）亦称急性坏死性脑炎、急性包涵体脑炎。该病是由单纯疱疹病毒（herpes simplex virus，HSV）引起的急性脑部炎症，是病毒性脑炎中最常见的类型，占已知病毒性脑炎的 20%～68%，占所有脑炎的 5%～20%，国外发病率（4～8）/10 万。可发生于任何年龄，男女患病率相近，发病无季节性、地区性。20 世纪 70 年代前 HSE 病死率较高，90 年代后抗病毒药阿昔洛韦的广泛应用使病死率明显下降。该病最常侵犯颞叶皮质、眶额皮质与边缘结构。

（二）病因与发病机制

HSV 属疱疹病毒科 α 亚科，是一种嗜神经 DNA 病毒，其在中枢神经系统可以发生活动性或潜伏性感染，引起的神经组织损害是由于病毒的复制，或机体对潜伏感染的病毒发生免疫反应所致。根据其抗原性的不同，HSV 分为 I 型（HSV-I）和 II 型（HSV-II）两种类型，人类 HSE 约 90% 由 HSV-I 引起。HSV-I 引起的脑炎多见于年长儿童及成年人，一般通过呼吸道和唾液传播。原发感染多发生于儿童或青少年期，感染当时症状轻微，机体可迅速产生特异性免疫而康复。但由于该免疫反应不能彻底消除病毒，病毒得以长期潜伏于宿主体内，原发感染后 HSV 潜伏于三叉神经半月节或颈上神经节。一旦人体免疫功能降低，潜伏的病毒会再度活化，复制增殖，沿三叉神经或其他神经轴突进入脑组织内而发生脑炎。约 70% 的 HSE 是由于潜伏感染病毒的活化导致发病，约 25% 的病例由原发感染所致。HSV-II 的原发感染主要在生殖系统及会阴部皮肤黏膜，病毒潜伏于骶神经节内，后沿神经上行感染或血行播散引发脑实质病变。HSV-II 对新生儿威胁最大，通常是母亲分娩时与生殖道分泌物接触所致。

（三）病理

HSV-I 型脑炎通常为不对称性分布的双侧大脑半球病变，并以颞叶内侧面、扣带回、海马回、岛叶等处受累最为显著，有时波及额叶眶面与枕叶。HSV-I 型急性期特征性病理改变是病变部位脑实质出血性坏死、神经元和胶质细胞核内出现包涵体。肉眼可见上述部位坏死，有时亦可见点状出血，严重者见海马沟回疝；显微镜下可见受侵部位神经元发生广泛的变性和坏死，坏死灶周围有炎细胞浸润、形成血管套，胶质细胞增生，并能看到活跃的格子细胞（激活的小胶质细胞吞噬神经组织崩解产物形成），脑膜血管充血、渗出。发病 2 周内在神经元或胶质细胞核内，可见 Cowdry A 型嗜酸性包涵体；电镜观察脑组织特别是急性期的神经细胞核内可发现病毒颗粒。慢性期受累部位出现脑组织萎缩和胶质细胞增生。

（四）临床表现

1. 多为急性起病，任何年龄均可发病，50% 以上发生于 20 岁以上的成年人，无性别差异。无季节性、区域性。

2. 前驱症状有上呼吸道感染、发热、肌痛等。体温可高达 38～40℃，可持续 1 周左右，退热药效果差。

3. 多有一般神经系统症状，如头痛、头晕、恶心、呕吐、脑膜刺激征等。

4. 约 1/4 患者口唇、面颊及其他皮肤移行区出现疱疹。

5. 精神症状较突出，出现率为 69%～85%，表现为人格改变、注意力涣散、反应迟钝、语言减少、记忆力及定向力障碍、行为异常、幻觉、甚至木僵和缄默，有的患者因此而被误送入精神病院。

6. 有 67% 的患者出现不同形式的痫性发作，甚至出现癫痫持续状态，部分患者癫痫难以控制，从而发展为难治性癫痫。

7. 部分患者可出现中枢神经系统局灶性损害症状，如偏瘫、失语、视野缺损、展神经麻痹及其他脑神经损害征象。少数患者出现锥体外系统症状。

8. 患者可发生不同程度的意识障碍，表现为谵妄、意识模糊、嗜睡、昏睡，严重者昏迷、去皮质状态。

本病病程长短不一，严重者颅内压增高明显，数日内因脑疝而死亡，提示脑实质出血性坏死发展迅速且严重。亦有迁延达数月者。

（五）辅助检查

1. 血液检查　外周血可见白细胞及中性粒细胞增高，红细胞沉降率加快。

2. 脑脊液（CSF）检查　CSF压力轻至中度增高；白细胞轻度或中度增加，一般在 $(50\sim100)\times10^6/L$，以淋巴细胞或单核细胞占优势；如有红细胞或CSF黄变，是脑实质出血、坏死的表现，此种现象在其他病毒性脑炎中少见，是本病的特点之一；蛋白质轻至中度增高，一般低于1.5g/L，糖和氯化物多数正常；免疫球蛋白IgG可于病后第2周增高。

3. 脑电图　本病早期即可出现脑电图异常，常表现为弥漫性高波幅慢波，以单侧或双侧颞、额区异常更明显，常有痫性波，以颞叶为中心的周期性同步放电（2~3Hz）最具诊断价值。

4. 影像学检查

（1）头部CT：多数患者约在发病6天后出现颞叶及额叶的不规则低密度区，其中常混杂不规则高密度改变，增强后在病灶周边可见不规则线状影，病变严重的可有脑室受压、中线移位等占位效应。

（2）头部MRI：早期即可在 T_2 加权像上显示颞叶中部和下部、岛回或额叶眶面清晰的高信号区，FLAIR像上更明显（图9-2）。

5. 特殊检查

（1）HSV或HSV抗原检测：①脑组织活检发现神经元或胶质细胞核内嗜酸性包涵体，或电镜下发现HSV病毒颗粒可以确诊；②脑组织或CSF行HSV分离，阳性可确诊。以上2项虽特异性高，但耗时长且有技术上的限制，难以在临床上广泛应用；③应用聚合酶链反应（PCR）技术，可将CSF中极微量的单纯疱疹病毒DNA迅速扩增几百万倍，敏感性和特异性均高，适于早期快速诊断；④利用免疫荧光染色检测HSV抗原，敏感性为80%，特异性达95%，甚至在发病后的2~3h内即可检测出阳性结果。

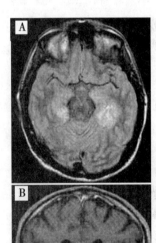
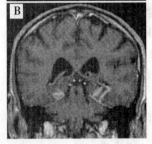

图9-2　单纯疱疹病毒性脑炎头部MRI表现

A：T_2 FLAIR；B：增强扫描，示双侧颞叶非对称性水肿出血病灶

（2）HSV特异性抗体检测：酶联免疫吸附法（ELISA）由于敏感性最高，是国际上检测HSV特异性抗体通常采用的方法。本法可用病程中双份血清和双份CSF做HSV-Ⅰ抗体的动态检测。诊断标准为：①脑脊液HSV-Ⅰ抗体滴度有增高趋势，滴度为1:80以上；双份CSF抗体有4倍以上升高；②血与CSF抗体滴度比<40。

（六）诊断及鉴别诊断

1. 诊断

（1）起病急，病情重，发热等感染征象突出。口唇、皮肤黏膜出现疱疹为有力佐证。

（2）脑实质损害表现以精神行为异常、癫痫、意识障碍为主。

（3）头痛、呕吐等颅内压增高表现和（或）伴局灶性神经功能缺失、脑膜刺激征。

（4）CSF 常规检查符合病毒感染特点。

（5）脑电图广泛异常，或颞叶局灶性异常。

（6）影像学（CT、MRI）可见额、颞叶病灶，无强化，如有出血或排除颅内占位性病变更支持本病。

（7）特异性抗病毒药物治疗有效。

（8）确诊则需行血及 CSF 的病毒学及免疫学检查，如双份血清和 CSF 抗体滴度检查有显著变化趋势；病毒学检查阳性。必要时行脑活检以明确诊断。

2. 鉴别诊断

（1）结核性脑膜炎：起病隐袭，以发热、头痛为首发症状，有结核中毒症状，继而出现脑膜刺激征和颅高压表现，累及脑实质时出现神经系统局灶性症状体征。CSF 外观清晰或毛玻璃样，静置数小时后可有纤维蛋白薄膜形成，白细胞（50～500）×10^6/L，淋巴细胞占优势，蛋白高，糖、氯化物低，CSF 涂片有时可发现抗酸杆菌。

（2）化脓性脑膜炎：全身感染症状重，CSF 白细胞数增高明显，中性粒细胞为主，CSF 细菌培养或涂片检查可发现致病菌，抗生素治疗有效。

（3）急性播散性脑脊髓炎：多在感染、出疹或疫苗接种后急性发作，广泛累及脑、脑膜、脑干、小脑和脊髓，影像学显示皮质下白质多发散在病灶，病毒学和相关抗体检查阴性。而 HSE 为脑实质病变，灰质受累明显，一般不会出现脊髓损害的体征。

（4）脑肿瘤：HSE 有时局灶症状明显并伴有颅内压增高，症状类似脑肿瘤。但脑肿瘤病程相对较长，CSF 蛋白明显增高，头部 CT 增强扫描有强化效应。

（5）其他病毒性脑炎：带状疱疹病毒性脑炎、肠道病毒性脑炎、巨细胞病毒性脑炎等血清及 CSF 可检出相应病毒抗体、抗原及病毒核酸，可进行鉴别。

（七）治疗

本病由于病死率高，应尽早采取有效的预防和治疗措施。治疗应包括病因治疗、免疫治疗及全身支持治疗。

1. 病因治疗 应用抗病毒制剂。

（1）阿昔洛韦（acyclovir，ACV）又名无环鸟苷，是一种鸟嘌呤衍生物，能选择性地被单纯疱疹病毒感染的细胞所摄取，参与病毒编码的胸腺嘧啶脱氧核苷激酶磷酸化，从而干扰病毒 DNA 聚合酶，抑制病毒的复制。ACV 可提高患者的存活率并减少后遗症，应尽早应用。用药方法：15～30mg/(kg·d)，分为 2～3 次溶于 100～250ml 生理盐水，1～2h 内静脉滴注，根据病情而定可连用 14～21 天。对 ACV 耐药的 HSV 株，可选用膦甲酸钠和西多福韦（cidofovir）治疗。ACV 的不良反应有头痛、恶心、呕吐、血清转氨酶升高、皮疹、谵妄、震颤等。

（2）更昔洛韦（ganciclovir）抗病毒谱与阿昔洛韦相似，对阿昔洛韦耐药的 HSV 突变株敏感，对巨细胞病毒有强烈的抑制作用。临床主要用于阿昔洛韦治疗无效的 HSE 以及巨细胞病毒感染。用药方法：5～10mg/(kg·d)，静脉滴注，每 12h 1 次，疗程 14～21 天，静脉滴注。主要副作用是骨髓抑制（中性粒细胞和血小板减少）和肾损害，停药后多可恢复。

只要临床表现高度提示或不能排除 HSE 时，即应给予阿昔洛韦治疗，而不应等待病毒学确诊后才开始治疗。

2. 肾上腺皮质激素 病情危重、头颅 CT 见出血性坏死灶及头颅 MRI 见脑室周围白质有散在分布的点状脱髓鞘病灶，提示存在病毒感染引起的变态反应性脑损害可酌情应用。

3. 对症支持治疗 对于严重脑水肿、高颅压者可用甘露醇、地塞米松等进行脱水降颅压治疗；对于高热、抽搐、精神错乱、躁动不安等症状，应分别给予降温、解痉、镇静等处理。对于昏迷患者，应注意保持呼吸道畅通和营养物质及水、电解质的平衡。必要时可给予小剂量输血或复方氨基酸等，也可用丙种球蛋白以增强机体免疫力。对重型病例应加强护理，注意口腔卫生，皮肤护理，防止褥疮、肺炎及泌尿系统感染。

（八）预后

本病预后取决于治疗是否及时和病情的严重程度。未经抗病毒治疗、治疗不及时或不充分，以及病情严重的患者预后不良，病死率达19%～50%。5%～10%的患者有复发。约10%的患者可能留有不同程度的智力障碍、癫痫、偏瘫、失语等后遗症。

第三节　细菌性脑膜炎

（一）概述

急性细菌性脑膜炎（bacterial meningitis）是细菌感染所致的脑和脊髓软脑（脊）膜、蛛网膜的炎症，是中枢神经系统常见的化脓性感染，常合并化脓性脑炎或脑脓肿，是一种严重的颅内感染性疾病，病死率和致残率较高。好发于婴幼儿、儿童和老年人。

（二）病因及发病机制

细菌性脑膜炎最常见的致病菌为脑膜炎双球菌、肺炎双球菌和流感嗜血杆菌，约80%的细菌性脑膜炎由这3种细菌引起。其次为金黄色葡萄球菌、链球菌、大肠杆菌、变形杆菌、铜绿假单胞菌、沙门菌属等。其主要传播途径为血行播散，经肺或椎静脉丛侵入中枢神经系统；其次为由附近病灶感染如中耳炎、乳突炎等向颅内扩散，或因颅骨、椎骨感染病灶直接侵入，或脑实质感染病灶直接蔓延；颅脑手术、脑室引流、腰椎穿刺等亦可造成医源性感染。脑膜炎双球菌所致的流行性脑膜炎好发于儿童和青少年；肺炎双球菌脑膜炎好发于老年人；流感嗜血杆菌脑膜炎好发于婴幼儿；大肠杆菌是新生儿脑膜炎最常见的致病菌；金黄色葡萄球菌脑膜炎常继发于腰椎穿刺、脑室引流术和神经外科术后。肺炎双球菌和流感嗜血杆菌性脑膜炎主要发生在秋冬季，脑膜炎球菌脑膜炎多见于春季，可爆发流行。

（三）病理

各种病原菌引起的急性细菌性脑膜炎病理改变基本一致：①肉眼可见软脑膜及大脑浅表血管扩张充血，大量脓性渗出物覆盖于脑表面，并沉积于脑沟、脑裂和脑室内；②脓液的颜色与病原菌种类有关，脑膜炎双球菌及金黄色葡萄球菌感染脓液呈灰色或黄色；肺炎双球菌感染脓液呈淡绿色；流感嗜血杆菌感染脓液呈灰色；③脓性渗出物阻塞蛛网膜颗粒或脑池，影响CSF的吸收和循环，可造成交通性或梗阻性脑积水；④可能有海马沟回疝和小脑扁桃体疝；⑤镜下可见软脑膜充血，血管周围间隙和蛛网膜下腔大量多形核白细胞及纤维素渗出；⑥部分病例用革兰染色在渗出物中可以检出病原菌；⑦邻近软脑膜的脑皮质轻度水肿，重者合并脑动、静脉炎可导致脑缺血、脑梗死、静脉系统血栓形成，脑实质中可有小脓肿形成。

（四）临床表现

1. 感染症状　起病急骤，发热、畏寒、周身不适或上呼吸道感染表现等。

2. 神经系统表现　头痛、呕吐、脑膜刺激征阳性，常有精神症状、意识障碍。局灶性脑功能异常（如轻偏瘫、失语、颅内压增高、脑神经麻痹等）常提示出现动脉炎、细菌性血栓性静脉炎、脑梗死、静脉窦血栓形成或脑炎等合并症。大约15%的患者可出现局灶性脑功能异常，但在老年患者可高达40%。起病后48h内出现展神经麻痹和意识状态恶化常提示有颅内压增高。20%～50%的患者在病程的一定阶段出现癫痫发作。

3. 皮肤改变　是脑膜炎双球菌感染的特征，常出现皮肤的瘀点状出血和瘀斑，直径为1～10mm大小。病程严重者，瘀点或瘀斑可迅速扩大。

4. 婴幼儿、老年人和免疫功能低下的患者可仅有低热、轻度行为改变和轻微的脑膜炎体征。

5. 颅内压增高时婴儿常出现易激惹、前囟饱满、颅缝增宽，随着病情的发展，患儿可出现头颅变大，"落日眼征"。

（五）辅助检查

1. 血液检查　急性期外周血白细胞增多，中性粒细胞占 80%～90%；红细胞沉降率增快。

2. CSF 检查　压力增高（200～500mmH$_2$O）；外观混浊或呈脓性；白细胞数增多，（1000～10 000）×10^6/L，以中性多形核粒细胞为主，占 60% 以上；蛋白含量增高；糖和氯化物含量降低；乳酸、乳酸脱氢酶、溶菌酶含量明显增高；免疫球蛋白 IgM 和 IgA 明显增高；细菌涂片或细菌培养可检出病原菌，60% 以上的病例 CSF 细菌革兰染色呈阳性；CSF 细菌培养阳性率较高；但如腰椎穿刺检查 1h 前已经给予抗生素治疗，则 CSF 革兰染色和细菌培养的阳性率会下降 40% 以上。

3. 脑电图检查　无特征性改变，表现为弥漫性慢波。

4. 影像学检查

（1）CT 扫描：早期无阳性发现，进展期可见基底池、脉络丛、半球沟裂密度增高；增强扫描可见脑膜呈带状或脑回状强化。

（2）MRI 扫描：进展期 T$_1$ 加权像显示蛛网膜下腔不对称，信号略高，增强后呈不规则强化；T$_2$ 加权像脑膜和脑皮质信号增高。

后期 CT 或 MRI 可见硬脑膜下积液、脑脓肿、脑梗死、脑室扩大和脑沟增宽等。

（六）诊断及鉴别诊断

1. 诊断　①有局灶或全身化脓性感染的病史；②急性起病，发热、头痛、呕吐，查体脑膜刺激征阳性；③可伴有脑弥散性损害症状和（或）神经系统局灶性损害症状；④CSF 白细胞增多，以中性多形核粒细胞为主；糖含量降低，蛋白增高；脑脊液细菌涂片及细菌培养可确诊。

2. 鉴别诊断　本病应与病毒性脑膜炎、结核性脑膜炎和隐球菌性脑膜炎鉴别（见表 9-1）。

表 9-1　中枢神经系统感染性疾病 CSF 特点

	多形核粒细胞	淋巴细胞	蛋白	葡萄糖	细菌涂片或培养	血和 CSF 病毒抗体
细菌性脑膜炎	↑↑↑	↑	↑	↓	+	−
病毒性脑膜炎或脑膜脑炎	正常或↑	↑↑	↑	正常	−	+
结核性脑膜炎	正常或↑	↑↑	↑	↓	+	−
隐球菌性脑膜炎	正常或↑	↑↑	↑	正常或↓	+	−

（七）治疗

1. 抗菌治疗　细菌性脑膜炎的治疗原则是早期选取针对病原菌敏感的足量抗生素。在病原菌尚未确定时，选用第三代头孢菌素，其中头孢曲松或头孢噻肟对常见的细菌脑膜炎致病菌疗效肯定，可作为首选用药；病原菌一经明确，应根据病原菌选用抗生素。

（1）脑膜炎球菌脑膜炎（又称流行性脑脊髓膜炎，简称流脑）：首选药物为磺胺嘧啶。首次剂量 50～100mg/kg，静脉滴注，以后每日 80～160mg/kg，分 4 次口服或静脉滴注。同时应给等量的碳酸氢钠和足够的水分，以碱化尿液，减少药物结晶析出。疗程一般为 5 日，如治疗 48h 临床症状仍无改善，应及时更换其他抗生素。对爆发性流脑，宜用大剂量青霉素（每日 800 万～1200 万 U）或氯霉素（每日剂量 4g），分次静脉滴注。需密切观察骨髓抑制现象。

（2）肺炎双球菌脑膜炎：首选青霉素，因肺炎双球菌易导致脑膜粘连而阻碍药物渗入，故需用较大剂量。使用方法：每日 1600 万～2000 万 U，分 4～6 次静脉滴注，2 周 1 个疗程。重症或晚期患者用药剂量要加大，疗程要长，可至 CSF 检查正常后 2 周。青霉素过敏者，可选用红霉素或氯霉素。

（3）金黄色葡萄球菌脑膜炎：首选甲氧西林，每日 12g，分次肌内注射或静脉滴注，4 周为 1 个疗程。甲氧西林过敏或耐药者可改用万古霉素，每日 2g。

（4）流感嗜血杆菌脑膜炎：首选氨苄西林或氯霉素（用法同前）。

（5）大肠埃希菌脑膜炎：选用氨苄西林或头孢菌素类抗生素，联合应用庆大霉素或卡那霉素。

2. 激素治疗　激素可以抑制炎性细胞因子的释放，稳定血脑屏障。对病情较重者可以考虑应用。可用地塞米松 10mg，静脉滴注，连用 3～5 天。

3. 对症支持治疗　防治感染性休克，防止脑疝。酌情给予脱水降颅压、抗癫痫治疗及预防并发症等。

（八）预后

细菌性脑膜炎治疗效果取决于治疗的时机、病原菌对药物的敏感性以及药物在 CSF 中的浓度。病死率为 10%～20%。由于抗生素的广泛应用，多数细菌性脑膜炎预后良好，但如治疗不及时、不彻底，少数患者可留有后遗症，如脑积水、眼肌麻痹、癫痫、轻偏瘫或智能低下等。

第四节　结核性脑膜炎

（一）概述

结核性脑膜炎（tuberculous meningitis，TBM）是由结核分枝杆菌引起的软脑膜和脊髓膜的非化脓性炎症。是最常见的神经系统结核病，患者亚急性或慢性起病，出现发热、头痛、脑膜刺激征及神经功能缺损症状等。TBM 常继发于粟粒性肺结核或体内其他器官结核病后。近年来因结核菌的基因变异、抗结核药物研制相对落后等原因，结核病的发病率及病死率有增高趋势。

（二）病因与发病机制

TBM 病原菌大多为人型结核分枝杆菌，少部分为牛型结核分枝杆菌。大多数 TBM 先有肺结核或其他部位如淋巴结、肠、骨、肾等器官结核，后继发 TBM。本病的感染途径：结核杆菌经淋巴系统和血行播散进入脑膜，在软脑膜种植，形成粟粒状结核结节，结节破溃后，大量结核杆菌进入蛛网膜下腔，形成 TBM。部分患者由于颅骨或脊柱结核病灶直接破入颅内或椎管内而发生。此外，TBM 也可以继发于免疫功能低下时体内潜伏结核菌的激活，经血行播散，在脑实质中形成结核灶，破入蛛网膜下腔或脑室。TBM 约占全身性结核病的 6%。

（三）病理

TBM 主要侵犯颅底软脑膜，尤其是脚间池、桥池、视交叉池等部位，有时可沿血管侵及大脑外侧面，也可向下延及软脊膜。TBM 病变性质为慢性纤维素性渗出性炎症，被侵犯的软脑膜增厚，可见脑底部蛛网膜下腔内有白色或淡黄色胶样渗出物，有时与邻近脑神经粘连，致相应的脑神经麻痹，最常损伤的是动眼神经和展神经。炎症还可致第四脑室正中孔、外侧孔堵塞或伴发颗粒性室管膜炎而呈现梗阻性脑积水，脑实质内的结核病可以中心部位为干酪样坏死灶，周围为结核性肉芽组织，常为单个或多个球状病灶，称为结核球。TBM 也可侵犯血管，形成结核性血管炎，病变血管管腔狭小，可造成脑梗死。

（四）临床表现

1. 本病多起病隐袭，病程缓慢，也可急性或亚急性起病。

2. 结核中毒症状　低热、盗汗、食欲不振、轻微头痛、恶心、精神萎靡及乏力等。

3. 神经系统症状

（1）脑膜刺激征及颅内压增高：头痛、呕吐、颈项强直及 Kernig 征阳性，眼底可有不同程度的视盘水肿，严重时出现去大脑强直发作或去皮质状态。

（2）脑神经损害：常见动眼神经和展神经损伤，面神经、视神经有时亦可受损。

（3）脑实质损害：可出现癫痫发作、精神症状、意识障碍。也可因动脉炎而发生偏瘫、交叉瘫、截瘫及四肢瘫。

（4）脊髓损伤：多发生在疾病晚期，由脊膜粘连、肥厚，压迫或影响脊髓血管所致，可出现截瘫、四肢瘫及膀胱、直肠功能障碍。

4.老年人头痛、呕吐、脑膜刺激征及高颅压症状可不明显。

（五）辅助检查

1.血液检查　外周血白细胞正常或轻度增高，红细胞沉降率增快。

2.约50%患者皮肤结核菌素试验阳性。

3.CSF检查　压力增高，可达400mmH$_2$O。外观无色透明或微黄，静置后可形成纤维薄膜。细胞数增高，多为（50~500）×10^6/L，以淋巴细胞为主，但疾病早期可以有多核白细胞。蛋白增高，通常为1~2g/L。糖含量减少，氯化物亦减低。CSF培养出结核菌可确诊，但其阳性率很低、周期长，难以满足临床实际工作需要。PCR检测CSF中分枝杆菌的DNA片段，是目前诊断TBM的最快方法，其缺点是易出现假阳性。

4.影像学检查

（1）X线检查：约50%胸部X线片可见活动性或陈旧性结核感染证据。

（2）脑CT扫描：可见侧裂池、鞍上池、视交叉池、环池和脚间池密度增高，增强后脑池内、大脑半球和小脑表面呈线状或粗毛刺状强化；慢性期可见梗阻性脑积水，双侧侧脑室与第三脑室扩大，而第四脑室多正常；部分病例因合并继发性脑梗死呈现低密度灶；约10%可见结核瘤。

（3）脑MRI扫描：炎性渗出物在基底池表现为长T$_1$和长T$_2$异常信号，增强后更明显；大脑半球凸面脑膜可见增厚和强化；结核瘤可因病程不同而呈现不同的变化。

（六）诊断和鉴别诊断

1.诊断要点　①有结核密切接触史；②身体其他部位如肺、脊柱等有结核灶；③亚急性起病，慢性迁徙病程，有结核中毒症状；④脑膜刺激征阳性伴颅内压增高或神经系统局灶症状；⑤CSF检查具有结核菌感染特征性改变；⑥CT和（或）MRI检查有相应部位的异常所见；⑦有上述症状，在CSF培养或抗酸杆菌涂片中发现结核杆菌即可确诊。45%~70%的患者CSF结核杆菌培养呈阳性，但阳性结果常出现在发病6~8周以后，所以在拟诊作出后，应及早根据经验给予抗结核治疗。

2.鉴别诊断

（1）隐球菌性脑膜炎：临床症状和CSF改变与TBM相似，但无低热、盗汗等结核中毒症状，最可靠的鉴别方法是CSF墨汁染色检查或CSF真菌培养找到新型隐球菌。

（2）囊虫性脑膜炎：病史较长，一般无发热，患者一般状态较好，脑膜刺激征相对较轻。可有便绦虫节片史，皮下可有囊虫结节，CSF囊虫抗体阳性有助于鉴别。

（3）病毒性脑膜炎：与轻型或早期TBM的CSF改变极为相似，但CSF无纤维薄膜形成，糖含量多正常，乳酸及C反应蛋白均正常。而TBM后两项增高。

（4）脑膜癌病：是由身体其他器官的恶性肿瘤转移到脑膜而致，多发于中老年人。临床上两者均可表现为高颅压症状和脑膜刺激征，通过全面检查发现颅外癌性病灶有助于脑膜癌病的诊断，CSF细胞学发现肿瘤细胞可确诊脑膜癌病。

（七）治疗

1.治疗原则　应遵循早期用药、合理选药、联合用药、系统治疗的原则。早期诊断、合理治疗是改善预后的关键。

2.抗结核药物治疗　目前认为异烟肼、利福平、吡嗪酰胺、链霉素和乙胺丁醇是治疗

TBM 最有效的联合用药方案。根据 WHO 建议，至少从上述抗结核药物中选择 3 种联合治疗，目前临床上急性期主张用异烟肼＋利福平＋吡嗪酰胺构成三联用药，病情严重者可酌情加用链霉素或乙胺丁醇构成四联用药。具体用药量及时间见表 9-2。

表 9-2　一线抗结核药物的使用方法

药物	成人用量（mg/d）	每日分次	给药途径	用药持续时间
异烟肼	600～900	1	静脉滴注（病情控制后口服）	1～2 年
利福平	600	1	口服	6～12 个月
吡嗪酰胺	1500	3	口服	2～3 个月
乙胺丁醇	750	1	口服	2～3 个月
链霉素	750	1	肌内注射	3～6 个月

TBM 的治疗在症状得到控制后仍继续用药 1 年至 1 年半，总疗程不得少于 12 个月，以避免复发、确保疗效。

（1）异烟肼：对结核杆菌有高度选择性，抑制结核菌 DNA 合成，破坏菌体内酶活性，低浓度抑菌、高浓度杀菌，对细胞内外结核杆菌均有作用，是目前治疗各种结核病的最常用药物。主要副作用有末梢神经炎、肝损害及皮疹、药物热、粒细胞减少、血小板减少等。异烟肼治疗中应同时口服维生素 B_6 以预防该药导致的周围神经病。

（2）利福平：与细菌的 RNA 聚合酶结合，干扰 mRNA 的合成，抑制细菌的生长繁殖，对细胞内外繁殖期、静止期结核杆菌均有作用。利福平的副作用有消化道反应、肝损害、过敏反应及头晕、乏力等。

（3）吡嗪酰胺：进入菌体后转变为吡嗪酸，在酸性环境中抗菌作用增强，能在细胞内抑杀结核杆菌，对细胞外细菌无效。主要不良反应有肝损害、关节肿胀、酸痛、诱发痛风、排尿困难等。

（4）链霉素：为氨基糖苷类抗生素，对吞噬细胞外的结核菌有杀灭作用。主要不良反应有耳毒性、肾毒性及过敏反应。

（5）乙胺丁醇：通过抑制细菌 RNA 合成而抑制结核杆菌的生长，对细胞内外结核杆菌有较强的抗菌作用，对繁殖状态结核菌有作用，对静止状态的细菌几乎无影响，对异烟肼或链霉素有耐药的结核杆菌亦有效。主要副作用有球后视神经炎、胃肠道反应、粒细胞减少等。

3. 肾上腺皮质激素　有抗炎、减轻水肿、抑制纤维化、溶解渗出物和减少 CSF 分泌的作用（但必须在充分抗结核治疗的基础上用药）。一般适用于以下情况：①中毒症状明显，高热持续不退；②颅内压增高；③TBM 合并脑积水、血管炎或蛛网膜炎，有蛛网膜下腔粘连；④出现神经系统局灶症状；⑤CSF 中蛋白浓度极高，有可能形成凝块造成椎管堵塞；⑥结核瘤伴周围水肿；⑦视觉损伤。

常用地塞米松，初始剂量为 20～40mg，每日静脉滴注 1 次，每 3～7 天减量 1 次，以减少副作用，整个用药疗程为 1～1.5 个月。

4. 鞘内注射　对晚期病情顽固或合并蛛网膜下腔粘连者，在全身药物治疗的基础上，可辅以鞘内注射治疗。一般选用异烟肼（100mg）、地塞米松（5～10mg）、α-糜蛋白酶（4000U）和透明质酸酶（1500U），每隔 2 天给予 1 次联合鞘内注射。症状消失后每周注射 2 次，体征消失后每 1～2 周注射 1 次，直至 CSF 检查正常。

5. 支持及对症治疗　注意加强营养，保证足够的能量，改善全身状况，增强抵抗力；有颅内高压者应给予甘露醇、呋塞米等脱水药物治疗；对癫痫发作患者可给予抗癫痫治疗。治疗开始后的 2～3 个月应进行神经影像学检查，以后每 3～6 个月进行复查，以判断疾病恢复情况。对结核球的治疗通常需要 2 年以上。

（八）预后

本病的预后取决于病情的严重程度、治疗是否及时彻底。如能早期诊断、尽快进行系统治疗，则预后较好。若治疗不彻底或病程迁延，约 25％患者可遗有癫痫发作、蛛网膜粘连、脑积水、脑神经麻痹、瘫痪、智力障碍等并发症，严重者可死于脑疝。即使经过适当的治疗，本病仍有 1/3 的患者死亡。

第五节　隐球菌性脑膜炎

（一）概述

隐球菌性脑膜炎（cryptococcus meningitis）是由新型隐球菌感染脑膜引起的炎症，是中枢神经系统最常见的真菌感染。新型隐球菌中枢神经系统感染可单独发生，但更常见于器官移植、全身性免疫缺陷性疾病、慢性衰竭性疾病时，如获得性免疫缺陷综合征、淋巴肉瘤等，近年来该病的发病率呈上升趋势。中枢神经系统的真菌感染具有病情重、病死率高、治疗棘手等特点。

（二）病因及发病机制

新型隐球菌（cryptococcus neoformans）菌体呈圆形或卵圆形，直径为 $2\sim5\mu m$，具有一层多糖类荚膜，以出芽的方式进行繁殖。新型隐球菌为条件致病菌，具有中枢神经系统亲和力，广泛分布于鸟类栖息地土壤及粪便中，特别是鸽粪中。新型隐球菌常经呼吸道、消化道、皮肤侵入人体形成病灶，再经由血液循环播散到脑膜。它也可以直接侵袭宿主引发疾病，尤其当宿主患有全身性免疫缺陷性疾病或慢性消耗性疾病，如艾滋病、肿瘤、结核病、糖尿病、肾病、红斑狼疮等，或长期大量使用抗生素，病原体感染后发生中枢神经系统并发症的可能性明显增加。

（三）病理

肉眼可见蛛网膜下腔有胶样渗出物，软脑膜弥漫性或局部不透明。脑膜广泛性增厚，脑组织水肿，脑回变平，沿脑沟或脑池可见小肉芽肿、小结节。镜下可见病变侵犯不同部位，呈脑膜炎、脑膜脑炎和肉芽肿三个亚型。脑膜有淋巴细胞、单核细胞浸润，并可见隐球菌广泛存在于脑膜、脑池及脑室之中。由于新型隐球菌的荚膜物质能抑制白细胞趋向和吞噬作用，所以病灶内多形核白细胞很少，周围组织的炎性反应也轻，不化脓。晚期出现大量巨噬细胞、异物巨细胞、淋巴细胞、浆细胞和上皮细胞，形成肉芽肿。

（四）临床表现

1. 多为隐袭起病，亚急性或慢性病程，逐渐加重。免疫缺陷患者可呈急性发病。

2. 可发生于任何年龄，30～60 岁男性多见，鸽子饲养者、慢性消耗性疾病患者及免疫系统疾病患者多发。

3. 全身症状　早期有不规则低热、轻度间歇性头痛、体重下降。

4. 神经系统症状　主要临床表现为头痛、恶心呕吐、颈项强直。部分患者有脑神经损害，视神经损害常见。严重病例出现意识改变、癫痫发作或肢体无力，这与蛛网膜粘连引起高颅压、皮质受刺激、脑脊髓组织受肉芽肿压迫及脑积水有关。

5. 本病病程长，如不干预治疗，疾病多呈持续性、进行性加重。

（五）实验室及其他辅助检查

1. 脑脊液检查　①常规检查：外观透明或微浑浊，呈现"三高一低"现象，即脑脊液压力增高（常大于 $200mmH_2O$），脑脊液内淋巴细胞轻度至中度增多 $(10\sim500)\times10^6/L$，蛋白含量增高（通常不超过 2g/L，含量更高提示蛛网膜下腔梗阻），糖含量降低 $150\sim350mg/L$。

②涂片和培养：CSF 离心沉淀后涂片做墨汁染色，检出有明亮菌体荚膜的隐球菌可确定诊断。但墨汁染色的阳性率为 30%~50%，需反复多次检查，提高检出率。脑脊液真菌培养特异性高，但敏感性偏低，常需 5 天左右。③抗原检测：脑脊液抗原检查较墨汁染色敏感，疑诊患者应同时检测血清和脑脊液。

2. 影像学检查　头颅 CT 和 MRI 多无阳性发现，仅部分患者可以显示脑膜周围感染灶、脑积水和脑局灶性改变。患者的肺部影像学检查偶有异常，可类似于结核病灶、肺炎样改变或肺部占位样病灶。

（六）诊断及鉴别诊断

1. 诊断要点　①易感人群或身体其他部位有真菌感染灶；②亚急性或慢性起病，不规则低热伴间歇性头痛；③临床出现脑膜炎的症状和体征或伴有神经系统局灶损害；④CSF 中发现隐球菌是确诊的关键。

2. 鉴别诊断　本病的临床表现及脑脊液常规检查结果与结核性脑膜炎相似，临床容易误诊。另外也应注意与部分化脓性脑膜炎、脑脓肿相鉴别。主要根据临床特点、病原学检测，结合影像学改变进行鉴别。

（七）治疗

1. 抗真菌治疗

（1）两性霉素 B（amphotericin B）　目前仍是治疗中枢神经系统隐球菌感染最有效药物。两性霉素 B 有静脉给药和鞘内注射两种给药方式。均为小剂量开始，逐渐增大剂量。①静脉给药：成人第一天用 1~2mg，溶于 500ml 5% 葡萄糖，静脉缓慢滴注。以后每天根据副反应大小酌情增加 2~5mg，直至 1~1.5mg/(kg·d)，维持 3 个月或更久，治疗一疗程的用药总量远比每次用药单剂量大小重要，成人总剂量 3~4g。②鞘内注射：首次成人 0.05~0.1mg，以后每次增加 0.1mg，直至每次 0.5~1mg，每周 2~3 次，总剂量 15mg。注射前，先溶于注射用水 1~2ml 中，可加地塞米松 2~4mg。鞘内注射为有创治疗，根据患者颅压情况，慎重选择。与静脉注射联合应用，可获得比静脉单用更好的效果。两性霉素 B 的毒副作用较大，常见有寒战、高热、呕吐、食欲减退、造血功能抑制、癫痫发作、视神经损害和肾损害，患者可有不同程度的血钾丢失，严重的低血钾可致心律失常，甚至心搏骤停，应密切观察，及时处理。

（2）5-氟胞嘧啶（flucytosine，5-FC）　单用 5-FC 易产生耐药性，与两性霉素 B 合用，可增强疗效。可口服或静脉滴注，100~150mg/(kg·d)，疗程为数周至数月。

（3）氟康唑（fluconazole）　口服吸收好，脑脊液的药物浓度为血浓度的 80%。在治疗脑膜炎时最初两周剂量可达到 400mg/d，每日顿服，随后 8~10 周 200~400mg/d，以后 200mg/d 持续 6~12 个月。艾滋病患者可能需要持续维持治疗。本药副作用小，以恶心、食欲减退较常见。

新型隐球菌性脑膜炎的治疗，应根据患者的全身状况，分为急性期治疗、巩固期治疗和维持期治疗。2010 年美国感染疾病学会推荐：急性期使用两性霉素 B [0.7~1mg/(kg·d)] 联合 5-FC [100mg/(kg·d)]，≥4 周；巩固期治疗使用氟康唑 400~800mg/d，8 周；维持期治疗建议 200mg/d，6~12 月。

2. 对症及全身支持治疗　降低颅压可选用甘露醇、甘油果糖及人血白蛋白注射液，对于持续颅高压、脑积水者可行连续的腰椎穿刺间断引流 CSF，腰椎置管引流，脑室腹腔分流减压。针对患者可能出现的营养不良、水电解质失衡、高热、褥疮、肺及泌尿系统感染等，要及时发现，予以对症处置。

（八）预后

本病常呈进行性加重，未经治疗者常在数月内死亡，平均病程 6 个月。治疗及时患者也常见并发症和神经系统后遗症，病情可在数年内反复缓解和加重。

第六节　脑囊虫病

（一）概述

脑囊虫病（cerebral cysticercosis）是猪带绦虫的蚴虫（囊尾蚴）寄生于脑、脑膜、脑室内引起相应神经功能障碍的疾病，是中枢神经系统最常见的寄生虫感染。最常见的感染途径是摄入猪带绦虫虫卵污染的食物。脑囊虫病占囊虫病的50%～70%。本病在我国华北、东北、西北等地发病率较高。农村多于城市，好发于青壮年。由于卫生条件的改善，近年脑囊虫病的发病率有所降低。

（二）病因及发病机制

人既是绦虫的终末宿主（绦虫病），也是中间宿主（囊虫病）。脑囊虫的感染途径包括：①内在自身感染，绦虫病患者肠内的绦虫节片逆行入胃；②外源性自身感染：绦虫病患者经自身肛门-口腔途径感染虫卵；③外源性异体感染，健康人食用虫卵污染的食物。经多种途径入胃的绦虫虫卵在十二指肠中孵化成六钩蚴，钻入胃肠壁血管，经血液循环分布全身发育成囊尾蚴，以皮下、眼部、神经系统多见。食用受囊虫感染的猪肉仅表现为绦虫病。

囊虫引起脑部病变的发病机制主要有：①囊虫对周围脑组织的压迫和破坏；②作为异种蛋白引起的脑组织变态反应与炎症；③囊虫阻塞脑脊液循环通路引起颅内压增高。

（三）病理

脑囊虫病在脑内可以是单发的或多发的，因脑内寄生部位不同，病理特点也不相同。寄生于大脑皮质的囊虫最多见，典型包囊有薄壁包膜或多个囊腔，直径5～10mm，囊内有透明液体，内含蚴虫，头节如小米大小，灰白色。蛛网膜下腔囊虫呈葡萄状，可有分叶。室内囊虫多为单个，圆形，直径2～3cm，多寄生于第四脑室，易引起脑脊液循环障碍。脑池、脑裂的囊虫为大囊状，直径可达5～6cm。不同生存状态的囊虫会引起不同程度的脑组织免疫反应，生存期囊虫产生的异物反应轻，蜕变死亡期的囊虫免疫反应增强，钙化期周围脑组织免疫反应消失。囊虫在体内存活时间不等，一般为3～10年，个别可达数十年。镜下切片或囊内头节压片见到吸盘和钩是诊断依据。

（四）临床表现

脑囊虫病多见于青壮年，临床表现复杂多变，根据囊尾蚴寄生部位和主要表现分为以下不同类型：

1. 脑实质型　囊虫寄生于脑部不同的位置可引起不同的症状。癫痫发作最常见，为脑实质刺激性表现，由位于皮质的病灶引起。偏瘫、失语、共济失调等体征由位于大脑半球运动区、语言区及小脑等部位的破坏性病灶引起。囊尾蚴数量多，炎症反应重时可引起颅内压增高、持续头痛、视力下降、意识障碍甚至昏迷。

2. 脑膜型　囊虫寄生于蛛网膜下腔常造成邻近的血管、脑神经、软脑膜的炎性反应，从而产生头痛、呕吐、发热、脑膜刺激征阳性及血管炎、脑神经麻痹和脑积水。

3. 脑室型　囊虫寄生于脑室内，常刺激脑脊液分泌增加，并可阻断脑脊液循环，引起颅压高、脑积水。第四脑室内包囊突然阻塞正中孔时，可出现Brun综合征，临床表现为头位改变时突发眩晕、呕吐、意识障碍和猝倒，甚至死亡。

4. 混合型　为上述类型的组合，大量囊虫寄生于脑内各个部位，可因广泛的脑实质的侵犯而出现癫痫发作、精神症状，或因为蛛网膜粘连引起颅内压增高、脑积水、颅底部脑神经受损等。

另外，很多脑囊虫病患者可伴有皮下和肌肉囊尾蚴结节，少数患者可发生眼囊虫病，以玻璃体最常见。

（五）实验室及其他检查

1. **血液检查**　多数患者白细胞总数正常，但外周血嗜酸性粒细胞增多，可高达30％。血清囊虫抗体阳性。

2. **CSF检查**　压力正常或增高，蛋白增高，淋巴细胞轻中度增多（$<100\times10^6/L$），嗜酸性粒细胞增高，糖正常或轻度下降。CSF囊虫抗体阳性。

3. 皮下或肌肉内结节，经活检证实为囊虫，粪便检查发现绦虫虫卵或节片可作为间接证据。脑组织活检发现囊虫为确诊依据。

4. **脑电图**　癫痫发作患者脑电图可显示局灶性癫痫样波形如棘波或棘慢波，无特异性。

5. **影像学检查**　头部CT或MRI检查显示颅内多个散在病灶有助于明确诊断。脑囊虫在CT上主要表现为脑实质内直径为$0.5\sim1cm$的圆形、类圆形阴影，因生存状态不同，可呈低密度、高密度或高低混杂密度影，增强扫描头节可强化，还可见脑室脑池较大的囊状病灶及脑积水。MRI比CT敏感，能够发现更多的病灶，并可辨别出囊虫的存活和死亡。生存期囊虫T_1加权像显示边界清楚的低信号病灶，头节呈点状偏心高信号（图9-3），T_2加权像囊虫呈圆形高信号。钙化期囊虫CT表现为高密度，但MRI对钙化不能很好显示，可表现为信号缺失。

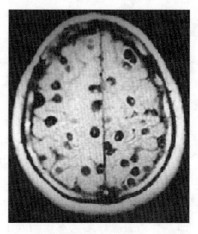

图9-3　脑囊虫病的MRI T_1加权像

6. **脑活检**　立体定向活检或手术取病灶脑组织病理可见脑囊虫。

（六）诊断及鉴别诊断

1. **诊断要点**

根据有流行区居住史，患绦虫病或食用生猪肉史，大便检查发现绦虫妊娠节片；出现神经系统局灶损害、癫痫、脑膜炎或颅内压增高表现；血、脑脊液的抗囊虫抗体阳性；头部CT或MRI确认囊性病变中有头节；脑或身体其他部位发现经病理学检查确认的囊虫结节可以确诊本病。分级诊断标准参见表9-3和表9-4。

表9-3　脑囊虫诊断标准（临床诊疗指南，中华医学会，2006）

类别	内容
绝对标准	1. 脑活检经病理组织学检查证实为囊虫 2. CT或MRI确认囊性病变中有头节 3. 眼底镜检查发现视网膜下囊虫
主要标准	1. 病变的影像学表现高度提示神经囊虫病（头部CT或MRI表现为多发性无头节的囊性病变，增强病变或典型的脑实质内钙化病变） 2. 血清酶联免疫吸附试验（ELISA）发现囊虫抗体阳性 3. 抗寄生虫药物治疗后颅内囊性变消失 4. 小的单个增强病变自发消失
次要标准	1. 病变的影像学表现符合神经囊虫病（头部CT或MRI表现为脑积水或软脑膜异常增强） 2. 临床表现提示神经囊虫病（癫痫发作、颅内压增高、局限性神经功能缺损和痴呆） 3. 脑脊液ELISA发现抗囊虫抗体或囊虫抗原阳性 4. 发现中枢神经系统以外的囊虫
流行病学	1. 家居生活有接触猪肉绦虫的证据 2. 患者来自或居住在囊虫流行区 3. 经常去囊虫流行区

表 9-4   脑囊虫病诊断的可靠程度

确定程度	标准
肯定诊断	1. 存在 1 个绝对标准 2. 存在 2 个主要标准，加 1 个次要标准和 1 个流行病学标准
可能诊断	1. 存在 1 个主要标准，加 2 个次要标准 2. 存在 1 个主要标准，加 1 个次要标准和 1 个流行病学标准 3. 存在 3 个次要标准，加 1 个流行病学标准

2. 鉴别诊断

(1) 各种脑膜炎：病毒、结核、真菌性脑膜炎与脑膜型囊虫病临床表现相似，CT、MRI 检查、脑脊液病原学检查、囊虫免疫试验有助于鉴别。

(2) 脑转移瘤：脑转移瘤和脑囊虫病均可见颅内多发病灶，脑转移瘤多见于中老年人，亚急性起病，进行性加重，高颅压症状明显，可有癫痫发作及偏瘫等局灶体征，MRI 显示颅内多发、大小不一病灶，周围水肿明显，增强扫描实质或环形强化。而脑囊虫多发于青壮年，慢性起病，局灶体征少，MRI 显示多发小病灶，形状规则，大小基本相等，环形强化，有时可见囊虫头节，血和脑脊液囊虫抗体阳性可以鉴别。

(3) 脑脓肿：CT 检查病灶周围有低密度环形带，增强可见脓肿壁均一强化，无壁结节及临床上有感染病史有助于与脑囊虫病鉴别。

(4) 蛛网膜囊肿：单发大囊型脑囊虫病还要与蛛网膜囊肿相鉴别。蛛网膜囊肿多在中颅凹、外侧裂池，形状不规则或呈方形，边界平直，因慢性生长而造成颅骨局部变薄。

(5) 癫痫：原发性癫痫发病年龄小，发病形式固定不变，影像学检查无异常。其他原因导致的症状性癫痫，如代谢病、脑血管病、转移瘤等，可以通过相应病史及特殊影像学改变鉴别。

(七) 治疗

脑囊虫病的治疗应根据囊虫部位、大小和数目、神经损伤程度、囊虫生活期、宿主免疫反应强度等因素进行个体化治疗。颅内压增高患者首先进行降颅压等对症治疗，之后再考虑抗囊虫药物治疗。

1. 抗囊虫药物治疗

(1) 吡喹酮 (praziquantel) 系一种广谱的抗蠕虫药物，对囊虫亦有良好的治疗作用。为了减免抗囊虫治疗过程中囊尾蚴在体内大量死亡所引起的过敏反应，应从小剂量开始，100~200mg/d，根据对药物的反应逐渐加量，但每日总量不超过 1g，直至达到 300mg/kg 的总量。2~3 个月后再服用第二个疗程，一般 3~4 个疗程可治愈。

(2) 阿苯达唑 (albendazole) 又称丙硫咪唑，亦系广谱抗蠕虫药物。从小剂量 15~20mg/kg 开始，逐渐加量，成人总剂量为 300mg/kg。1 个月后再进行第二疗程，共治疗 3~4 个疗程。

2. 对症治疗

有癫痫者可应用抗癫痫药控制发作。针对患者囊虫数量及颅内压增高程度，可提前或口服抗囊虫药物同时给予甘露醇、激素等脱水、抗炎症反应药物，并及时发现脑疝迹象，如脱水药物不能缓解，可行大骨瓣减压术。

3. 手术治疗

单个病灶，尤其是脑室型者可手术摘除脑囊虫；对形成脑积水者可进行脑脊液腹腔分流术以缓解症状。

(八) 预防

囊虫数量少，位于脑内相对静区的患者，预后良好。药物治疗可获痊愈。眼与脑室内囊虫手术摘除预后良好。弥漫性脑囊虫病伴有痴呆或精神障碍者预后不良。

第七节　艾滋病的神经系统表现

（一）概述

艾滋病即获得性免疫缺陷综合征（acquired immunodeficiency syndrome，AIDS），是人类免疫缺陷病毒（human immunodeficiency virus，HIV）感染引起的免疫功能障碍性疾病。HIV 是一种嗜神经病毒，除可累及全身各组织和器官外，神经系统损害非常常见，40％～50％的 AIDS 患者会出现神经系统症状，10％～20％以神经系统损害表现为首发症状，尸检发现约 80％有神经系统病理改变。这些损害包括 HIV 自身引起的神经系统疾病、HIV 相关性肿瘤、神经系统机会性感染、HIV 相关的卒中和治疗药物引起的神经系统副反应。

自 1981 年被首次报告以来，全球发病率不断上升，目前全球有 HIV 感染者 4000 多万，截至 2011 年底，中国估计现有 HIV 感染者和 AIDS 患者约 78 万，其中 AIDS 患者 15.4 万。目前，尚无有效治愈 AIDS 的方法，但它是一种可以预防的严重传染病。AIDS 主要通过性接触、血液和母婴垂直途径传播，日常生活接触不感染本病。

（二）病因及发病机制

AIDS 的病因为 HIV 感染。HIV 属于逆转录病毒科慢病毒亚科中的一种，包括 HIV-1 和 HIV-2，HIV-1 的毒性和致病性均较 HIV-2 为强，是主要的病原微生物。HIV 病毒颗粒呈球形，直径为 100～120nm。病毒的核心由两条相同的单链 RNA（ssRNA）、逆转录酶和 p24 核心蛋白和 p17 基质蛋白构成。核心之外为病毒衣壳，含有核衣壳蛋白质。最外层为包膜，包膜上的糖蛋白有 72 个钉状突起，含 2 个主要外膜蛋白 gp120 和 gp41，是 HIV 与宿主细胞受体结合位点和主要的中和位点（图 9-4）。

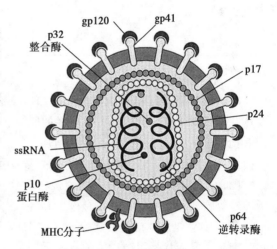

图 9-4　HIV 病毒颗粒示意图

HIV 通过皮肤破口或黏膜进入人体后，选择性地侵犯表达 CD4 表面分子的细胞，主要为 CD4$^+$T 淋巴细胞。一方面受感染的淋巴细胞通过血脑屏障进入神经系统引起直接感染，导致神经系统损害；另一方面由于 HIV 感染使机体 CD4$^+$T 淋巴细胞大量减少，导致机体的细胞免疫功能严重受损，削弱了机体抵御病原菌感染和肿瘤的能力，使机会性感染（如卡氏肺囊虫肺炎、弓形体病、病毒、细胞、真菌感染）及某些肿瘤［如卡波西（Kaposi）肉瘤、淋巴瘤］的易感性增加。

（三）神经病理

HIV 引发中枢神经损害，病理可见脑膜脑实质充血、水肿、炎细胞浸润等炎性病理变化。HIV 脑炎病理特征是多核巨细胞形成多数神经胶质小结，遍布大脑白质、皮质、基底核、小脑、脑干和脊髓；死亡病例多见于半卵圆中心弥漫性髓磷脂苍白和胶质细胞增生；成人 AIDS 常见空泡性脊髓病，胸髓后索、侧索见明显白质空泡形成。AIDS 继发神经系统损害的病理特点依据机会性感染或继发肿瘤的不同而不同。如隐球菌性脑膜炎病理见脑膜充血并广泛增厚，蛛网膜下腔见胶样渗出物；弓形体病病理见脓肿、肉芽肿、坏死灶和周围组织的炎细胞浸润；淋巴瘤病理见病灶及周围肿瘤细胞浸润等。

（四）AIDS 神经系统临床表现

AIDS 的临床表现多样，主要为呼吸、消化、皮肤及神经系统的功能改变。可有反复发热、咽痛、头痛、盗汗、乏力、恶心呕吐、鹅口疮、腹泻、食欲缺乏、体重明显下降、嗜睡、慢性全身淋巴结肿大、肝脾大及各种神经系统症状。这些神经系统症状与神经系统 HIV 原发性感染、继发性机会性感染、继发肿瘤及抗 AIDS 药物副作用相关（表 9-5）。

表 9-5　HIV 感染的神经系统损害一览表

HIV 原发性感染	进行性多灶性白质脑病
HIV 脑膜（脑）炎	巨细胞病毒感染
HIV 脊髓疾病	人类 T 淋巴细胞病毒（HTLV）-1 感染
空泡样脊髓病	复发性美洲锥虫病，又名 Chagas 病
单纯性感觉性共济失调	螺旋体感染
感觉异常/感觉缺失	细菌感染
HIV 周围神经病	**HIV 继发性肿瘤**
多发性神经病	原发性中枢神经系统淋巴瘤
急性炎性脱髓鞘性多发性神经病（AIDP，吉兰-巴雷综合征）	Kaposi 肉瘤
慢性炎性脱髓鞘性多发性神经病（CIDP）	**继发性卒中**
多发性单神经炎	缺血性卒中
HIV 肌病	出血性卒中
继发机会性感染	**HIV 治疗药物相关并发症**
隐球菌感染	齐多夫定治疗引起的肌病
脑弓形虫病	核苷类反转录抑制药相关的多发性神经病

1. HIV 原发性感染

（1）HIV 急性脑膜（脑）炎：在 HIV 感染早期，部分患者会出现脑膜炎症状，如头痛、发热、脑膜刺激征。有的尚可有明显的脑炎症状，如抽搐、失语等，全身强直阵挛发作常见。CSF 检查可见淋巴细胞增多、蛋白增加、糖正常，脑电图显示弥漫性异常。急性症状可在几周之内消失，但脑部 HIV 感染持续存在，以后可发展成亚急性或慢性脑炎。

（2）HIV 慢性脑膜炎：表现为慢性头痛和脑膜刺激征阳性，并伴有三叉神经、面神经及听神经等脑神经受损症状，脑脊液 HIV 阳性。

（3）HIV 亚急性或慢性脑炎：又称 HIV 相关痴呆、HIV 脑病或 AIDS 痴呆综合征。HIV 相关痴呆主要症状是隐袭进展的皮质下痴呆，初期可以表现为记忆力下降、性欲减退、注意力不集中、健忘、淡漠，病情发展时可有肢体无力、步态不稳、震颤等运动症状，晚期会出现痴呆、植物状态、尿便失禁。脑脊液检查正常或淋巴细胞增高、蛋白稍增高。头部 CT 或 MRI 显示皮质萎缩、脑室扩大、白质改变。

（4）HIV 脊髓病：AIDS 患者的脊髓病变，常与 HIV 相关痴呆同时存在。实际上 90％脊髓病变患者有痴呆，提示两者存在相似的病理过程，脊髓病变常表现为以下 3 种：①空泡性脊髓病，主要侵犯脊髓后索、锥体束，临床表现为进行性痉挛性截瘫、感觉性共济失调，与亚急性联合变性症状相似；②纯感觉性共济失调，此型脊髓病仅有后索损害症状，表现为纯感觉性共济失调；③感觉缺失及感觉异常，表现为双下肢感觉异常、感觉缺失。

（5）HIV 周围神经病：AIDS 患者周围神经损害可见于疾病各个时期，表现形式多样，可呈感觉神经受累为主的多发性周围神经炎、AIDP、CIDP、多发性单神经炎。患者通常表现为进行性肌无力、反射消失和轻微的感觉异常，脑脊液检查可有单核淋巴细胞增多，肌电图检查可显示异常。

（6）HIV 肌病：组织学改变与原发性肌炎相似，可出现于疾病各个时期，临床表现为肌无力、肌痛。肌活检显示肌肉炎性改变是直接证据。

（7）急性肉芽肿性脑血管炎：HIV 颅内感染可造成大脑前、中、后动脉及其近端分支呈肉芽肿炎症改变，引起多发梗死灶，涉及基底核、内囊、皮质下白质、顶叶和枕叶皮质以及脑桥被盖部。临床症状有高热、精神症状、阵发性意识障碍及相应的局灶症状。头部 CT 显示有进行性脑萎缩及多发性低密度病灶。

2. HIV 继发机会性感染

由于细胞免疫的严重缺陷，AIDS 患者可以发生多种机会性感染。包括弓形体感染、真菌感染、病毒感染、细菌感染和螺旋体感染等。

（1）脑弓形虫病：是 AIDS 颅内占位病变最常见的原因。临床表现多为局灶、多灶及全身症状，如偏瘫、癫痫、头痛、脑膜刺激征等。头部 MRI 可显示一处或多处病灶，有环形增强，常位于基底核区。血清弓形虫抗体检测不可靠，确诊有赖于脑活检。

（2）真菌感染：AIDS 患者隐球菌性脑膜炎较常见，临床上主要表现为发热、头痛、恶心呕吐、精神状态变化、痫性发作和脑神经麻痹等。随着感染的进展，可出现昏迷和脑干受压体征，若未及时治疗可致命。

（3）病毒感染：①进行性多灶性白质脑病：是乳头多瘤空泡病毒感染引起的中枢神经系统亚急性脱髓鞘疾病，约 4% 的晚期 AIDS 患者患此病。临床表现为认知障碍、偏瘫、偏盲、失语、运动性共济失调等，最后出现严重精神衰退，临床上很难与其他原因引起的痴呆相鉴别。脑活检在少突胶质细胞核内发现乳头多瘤空泡病毒颗粒组成的嗜酸性包涵体、CSF 中检出乳头多瘤空泡病毒 RNA 可确诊；②巨细胞病毒脑炎：亚急性起病较常见，可因视网膜炎导致失明，其次为倦怠、精神衰退、大小便失禁、意识模糊和痴呆等。脑活检进行电镜观察或病毒分离检出巨细胞病毒可确诊；③单纯疱疹病毒脑炎：主要表现为发热、头痛、失语、瘫痪、痫性发作及精神障碍等。脑活检进行电镜观察或病毒分离检出单纯疱疹病毒可确诊；④HTLV-1 脊髓炎：人类 T 淋巴细胞病毒 1 型（human T-lymphocytic virus type 1，HTLV-1）的慢性感染常造成脊髓炎。

（4）细菌感染：多为中枢神经系统结核及鸟型分枝杆菌感染。临床表现为脑膜炎、脑脓肿的症状，如发热、头痛、意识障碍等。

（5）螺旋体感染：AIDS 患者感染梅毒的机会增加。

3. HIV 继发性肿瘤

（1）原发性中枢性神经系统淋巴瘤：主要临床表现有意识障碍、人格改变、头痛、局灶性神经功能缺损、颅内压增高、癫痫发作等。头部 CT、MRI 可见颅内局灶改变伴周围水肿，与弓形虫不易区分。可经 CSF 细胞学检查和脑活检确诊。

（2）Kaposi 肉瘤：中枢神经系统受累时多已伴有其他内脏及肺部广泛转移，且同时合并中枢神经系统机会性感染。

4. 抗 AIDS 药物副作用

抗 AIDS 药物虽然可以抑制病毒复制，但每种药物都有毒性并容易产生耐药性，治疗时常因剂量较大而造成严重的不良反应。齐多夫定（zidovudine，ZDV），又名叠氮脱氧胸苷（AZT），副作用包括中性粒细胞减少、贫血、肌炎。双脱氧肌苷（dideoxyinosine，DDI）、扎西他滨［zalcitabine，又名双脱氧胞苷（dideoxycytidine，DDC）］、司他夫定（stavudine）可导致周围神经炎。神经损害与药物剂量有关，停药后可逆转。

（五）辅助检查

1. HIV 抗体检测　是诊断 HIV 感染的必行检查项目。

2. 细胞计数及病毒定量　外周血淋巴细胞计数常显示淋巴细胞减少，特别是 $CD4^+$ T 细胞。病毒载量测定和 $CD4^+$ T 淋巴细胞计数是判断疾病进展、临床用药、疗效和预后的两项重要指标。

3. 脑脊液检查　CSF 中检测出 HIV RNA，或培养出 HIV 为病原学诊断。在继发感染或肿瘤中，因致病原不同，CSF 改变各不同。

4. 电生理检查　脑电图可以发现大脑弥漫性或局灶性异常，肌电图对诊断周围神经或肌肉病损有帮助。

5. 影像学检查　CT、MRI 对发现 AIDS 神经系统病变有帮助，可以显示弓形虫、肿瘤的占位效应、大脑白质病变及皮质萎缩等。

（六）诊断及鉴别诊断

1. 诊断要点　AIDS 相关神经系统病变的诊断需要根据病史和临床症状，结合必要的实验室检查来综合判定。

（1）高危人群出现全身或中枢神经系统感染、肿瘤等临床表现。

（2）HIV 抗体阳性，外周血白细胞下降，CD4$^+$ T 淋巴细胞总数小于 200/mm^3，淋巴细胞计数显示 CD4/CD8 比率降低或倒置。

（3）CSF、脑电图、肌电图、CT、MRI 等辅助检查证实神经系统损伤。

（4）从脑、脊髓、周围神经或 CSF 中培养出 HIV、检出 HIV 抗原或电镜下检出 HIV 病毒颗粒。

2. 鉴别诊断　儿童 AIDS 患者需与先天性免疫缺陷鉴别，病史和 HIV 抗体检测有助鉴别。成人患者需要和药物引起的获得性免疫缺陷、非 HIV 相关微生物感染、肿瘤及各种亚急性进展的痴呆综合征、亚急性联合变性、其他原因引起的周围神经病和肌病相鉴别。

（七）防治

AIDS 主要问题是预防感染，一旦感染则后果严重，因此应注意切断三条主要传播途径，减少发病。AIDS 的神经系统损害治疗原则：抗 HIV、增强免疫功能、处理继发性感染及肿瘤。

1. 抗 HIV 药物　①核苷类逆转录酶抑制剂（NRTI）：包括齐多夫定、双脱氧肌苷等；②非核苷逆转录酶抑制剂（NNRTI）：包括奈韦拉平（nevirapine）、地拉韦啶（delavirdine）等；③蛋白酶抑制剂：包括沙奎那韦（saquinavir）、利托那韦（ritonavir）等。这些药物可抑制逆转录酶，阻断 HIV 在细胞内的复制。在患者外周血 CD4$^+$ T 细胞计数 $\leqslant 350 \times 10^6$/L 时开始治疗，采用"鸡尾酒疗法"可降低副作用，减少耐药性。

2. 免疫调节药物　①干扰素：有抗病毒和免疫调节作用，以 300 万 IU，肌内注射，每周 3 次，3～6 个月为一疗程；②白细胞介素 2（IL-2）：可使患者外周血淋巴细胞计数增加，改善免疫功能。目前多采用重组 IL-2；③丙种球蛋白：AIDS 患者由于体液免疫亦受影响，容易发生各种细菌性感染，定期应用丙种球蛋白能减少细菌感染的发生；④中药：香菇多糖、丹参、黄芪和甘草酸苷等有调整免疫功能的作用。

3. 神经系统合并症治疗　①隐球菌性脑膜炎：治疗重点是降颅内压，抗生素可选用两性霉素 B 联合 5-氟胞嘧啶，病情稳定后可改口服氟康唑；②疱疹病毒感染选用阿昔洛韦，巨细胞病毒感染选用更昔洛韦；③弓形虫感染：口服磺胺嘧啶和乙胺嘧啶；④肿瘤：对发展较快的 Kaposi 肉瘤可用长春新碱、博来霉素或阿霉素联合治疗，也可加用干扰素，疗程半年至一年，效果较好，亦可局部放射治疗。

（八）预后

AIDS 患者从初次感染至死亡平均生存期为 10 年。目前尚无有效治愈方法，预后不良。

第八节　朊蛋白病

朊蛋白病（prion disease）是一组由朊蛋白（prion protein，PrP）导致的致死性中枢神经系统变性疾病，又称传染性海绵状脑病（transmissible spongiform encephalopathy，TSE）、亚急性海绵状脑病。这组疾病包括人类的 Creutzfeldt-Jakob 病（CJD）、Kuru 病、Gerstmann-Straussler 综合征（GSS）、致死性家族性失眠症（fatal familial insomnia，FFI）、无特征性病理改变的朊蛋白痴呆（prion dementia without characteristic pathology）和伴痉挛性截瘫的朊蛋白痴呆（prion dementia with spastic paraparesis），以及动物的羊瘙痒病、传染性水貂脑病、麋鹿及骡鹿慢性消耗性病和牛海绵状脑病（bovine spongiform encephalopathy，BSE，俗称疯牛病）。

人类朊蛋白病病因有 2 种：一种为外源性 PrP 感染，通过破损皮肤黏膜侵入人体，也可通过消化道进入人体而感染，主要为携带 PrP 的动物感染，少数为医源性感染；另一种为 PrP 基因突变。

PrP 是一种功能未定的细胞膜蛋白，由 253 个氨基酸组成，编码基因 PRNP 位于人第 20 号染色体短臂，具有多种突变。不同突变可导致不同类型的遗传性朊蛋白病。PRNP 表达的蛋白 PrP^c 为正常的细胞蛋白，在皮质和海马神经元、小脑浦肯野细胞、胶质细胞、脊髓神经元、周围神经及淋巴组织中均有表达。异常的朊蛋白称为 PrP^{sc}，它不仅存在于细胞内，还可在细胞外沉积。PrP^c 与 PrP^{sc} 异构体氨基酸序列无差别，但空间构象不同。PrP^c α螺旋多，β折叠少，异常 PrP^{sc} 则相反。这种构象改变使对蛋白酶敏感、水溶性的 PrP^c，变成了对蛋白酶具有明显的抵抗力的 PrP^{sc}，普通高压及巴氏消毒法也不能将其灭活。PrP^{sc} 可促进 PrP^c 转化为 PrP^{sc}。当 PrP^{sc} 大量沉积于脑内时，会造成广泛的神经细胞退化、变性，形成海绵状脑病。导致 PrP^c 向 PrP^{sc} 转化的原因及其在各种朊蛋白病中的发病机制正在研究中。表 9-6 列举了部分人类朊蛋白病的可能发病机制。

表 9-6　人类朊蛋白病的可能发病机制

疾病	发病机制
Kuru 病	仅见于巴布亚新几内亚的 Fore 族，生食感染本病死者的脑组织而致病
医源型 CJD	被 PrP^{sc} 污染的组织或器械，如通过脑深部电极检查、颅脑手术、硬脑膜移植以及反复接受从垂体提取的生长激素或性激素肌内注射等
变异型 CJD	食用感染疯牛病动物组织制作的食品
家族型 CJD	显性遗传 PRNP 基因突变（D178N，129V）、（V180I）、（E222K）、（R208H）、（V210I）、（E211Q）、（M232R）等
Gerstmann-Straussler 综合征	显性遗传 PRNP 基因突变（P102L）、（P105L）、（A117V）、（G131V）、（A133V）、（F198S）、（D202N）、（Q217R）等
致死性家族性失眠症	显性遗传 PRNP 基因突变（D178N，129M）
未分类朊蛋白病	显性遗传 PRNP 基因突变（H187R）
散发型 CJD	可能为体细胞突变的结果
散发性致死性失眠症	可能为体细胞突变的结果

朊蛋白病可以表现为传染性，可以表现为遗传性，但最多见的还是散发病例。本组疾病的特征性病理改变是脑的海绵状变性，伴有神经细胞减少，但不存在炎性反应。共同的临床特点是起病年龄晚，既有癫痫、共济失调等神经系统定位体征，又有精神障碍、痴呆等精神症状，病情持续进展，预后不良，致死率 100%。

一、Creutzfeldt-Jakob 病

（一）概述

Creutzfeldt-Jakob 病（CJD）是一种由朊蛋白感染的，临床以快速进行性痴呆、锥体系统及锥体外系统体征、肌阵挛、共济失调、去皮质强直和特征性脑电图表现为特点的中枢神经系统疾病，1920 和 1922 年由德国神经病学教授 Creutzfeldt 和 Jakob 先后描述而得名。CJD 是人类最常见的朊蛋白病，本病主要累及皮质、基底核和脊髓，又称皮质-纹状体-脊髓变性（cortico-striato-spinal degeneration），也称亚急性海绵状脑病（subacute spongiform encephalopathy）。本病呈全球性分布，年发病率约为百万分之一。

（二）病因及发病机制

本病起因于致病性的朊蛋白，CJD 分为散发型（sporadic CJD，sCJD）、医源型（获得型）（iatrogenic CJD）、家族型（familial CJD）和变异型（variant CJD，vCJD）四种，不同类型 CJD 发病机制不尽相同。散发型 CJD 最常见，约占所有 CJD 的 85%，但确切机制尚不清楚。

有人推测它可能源于体细胞突变，也不排除暴露于还没有被认识的特殊环境致病的可能。医源型 CJD 可通过接受人垂体生长激素、角膜、硬脑膜移植、埋藏未充分消毒的脑电极而传播。家族型 CJD 与 PRNP 基因突变有关。变异型 CJD 患者脑组织的动物传递实验与疯牛病（mad cow disease，MCD）脑组织的动物传递实验具有相似的发病潜伏期及疾病表现，对该型 CJD 患者脑组织匀浆进行分子分析发现，与散发型 CJD 相比，其免疫印迹图形与 MCD 的相似性更强，以此推断变异型 CJD 是感染了疯牛病的致病因子而发病，可能为病牛传染给人类。

（三）病理

散发型、医源型和家族型 CJD 患者皮质、基底核、脊髓萎缩变性，脑组织海绵状改变；光镜下可见神经元丢失，星形胶质细胞增生，胞浆中空泡形成，细胞外可见异常 PrP 淀粉样斑块，中心部有大小不等的无结构或颗粒状物质组成，无炎症反应。电镜下可见 $1\sim5\mu m$ 空泡位于神经元或胶质细胞突起内，由单层膜包绕。变异型 CJD 与其他类型不同，病变部位以丘脑为主，PrP 淀粉样斑块有致密的嗜酸性中心，外周有海绵状空泡围绕，在小脑分子层还可见无特殊形态的细胞周围、血管周围 PrP 沉积。

（四）临床表现

1. CJD 患者发病年龄多为 40～80 岁，潜伏期 3～22 年，一般超过 10 年以上，病程 3～12 个月。

2. 隐袭起病，缓慢进行性发展，病程可分为三期：①初期：表现颇似神经症，出现易疲劳、注意力不集中、失眠、抑郁和记忆减退等。可有头痛、眩晕、共济失调等。②中期：以进行性痴呆为主要表现，一旦出现记忆障碍，病情将迅速进展，出现定向力障碍、人格改变、痴呆，可伴有失语、轻偏瘫、皮质盲、肌张力增高、腱反射亢进、Babinski 征阳性。脊髓前角神经元损害可引起肌萎缩，约 2/3 患者出现肌阵挛，最具特征性。③晚期：出现尿失禁、运动不能性缄默、昏迷或去皮质强直状态，多因褥疮或合并肺感染而死亡。

3. 变异型 CJD 发病年龄较轻，好发年龄为 16～52 岁，病程稍长，平均 14 个月。初期多表现为精神症状，小脑受累出现共济失调，伴感觉障碍，痴呆发生较晚，通常无肌阵挛和特征性脑电图改变。

（五）辅助检查

1. 实验室检查   血常规、CSF 常规生化检查基本正常。免疫荧光方法检测 CSF 中 14-3-3 蛋白可呈阳性，是由于脑组织大量神经元破坏释出 14-3-3 蛋白至脑脊液，对 CJD 诊断具有重要价值，敏感性为 96%，特异性为 80%。也可见检测血清 S100 蛋白，CJD 患者 S100 蛋白随病情进展持续性增高。

2. 脑电图   疾病中晚期脑电图显示弥漫性慢波，伴有典型的每秒 1～2 次的三相波，有一定诊断价值。

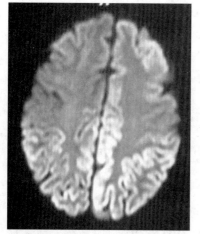

3. 影像学检查   头部 MRI T_2 加权像显示双侧丘枕区、壳核/尾状核呈对称性均质高信号，无增强效应；DWI 可见皮质异常高信号，称"缎带（ribbon）征"（图 9-5）。此征象出现早，对 CJD 诊断很有意义。晚期 CT 和 MRI 可见脑萎缩。

4. 脑活检   是诊断 CJD 的金标准，检查发现组织存在海绵状变性，无炎性反应，免疫学染色检出 PrP^{sc} 为本病特征。

（六）诊断及鉴别诊断

1. 诊断

（1）散发型 CJD（表 9-7）

（2）家族型 CJD

1）确诊或可能性 CJD。

图 9-5   MRI-DWI 皮质高信号"缎带征"

2）一级亲属中有确诊或可能成为 CJD 患者。

表 9-7 散发型 CJD 的诊断标准

项目	表现
（1）病史	在 2 年内发生的进行性痴呆
（2）临床表现	①肌阵挛 ②视觉或小脑体征 ③锥体束和锥体外系体征 ④运动不能性缄默
（3）辅助检查	①病程中典型 EEG 改变（周期性三相波） ②头颅 MRI 可见壳核/尾状核异常高信号，或者弥散加权像显示灰质高信号"缎带征"
（4）病理	①神经病理证实脑组织存在海绵状变性 ②免疫细胞化学或免疫印迹证实存在异常朊蛋白异构体

具备（1）和（2）中的任意两项，诊断为可能 CJD；具备（1）、（2）中的任意两项和（3）中的一项，诊断很可能 CJD；具备（1）和（4）中的任意一项为确诊 CJD

3）具有神经精神疾病，且检测出特异性的 PrP 基因突变。

（3）医源性 CJD

1）进行性小脑综合征，有使用尸源垂体激素的历史。

2）符合散发型 CJD 的诊断，且具有肯定的医源性感染的危险。

（4）变异型 CJD

变异型 CJD 不能仅凭临床表现确定诊断，它需要经过神经病理学证实。表 9-8 所列症状、体征、临床研究帮助确定可能、很可能及确定的变异性 CJD。

表 9-8 改良的变异型 CJD 的诊断标准

诊断	表现
确诊 vCJD	患者有ⅠA 和神经病理证实 vCJD（小脑和大脑皮质可见海绵样变及大量嗜酸性 PrP 斑块）
很可能性 vCJD	患者有Ⅰ中项目和Ⅱ中 4 项和ⅢA 和ⅢB 或患者有Ⅰ中项目和ⅣA
可能性 vCJD	患者有Ⅰ中项目和Ⅱ中 4 项和ⅢA Ⅰ　A 进行性神经精神疾病 　　B 病程＞6 个月 　　C 常规检查不提示其他疾病 　　D 无暴露于医源性感染可能 　　E 无家族传染性海绵状脑病迹象 Ⅱ　A 早期精神症状（抑郁、焦虑、淡漠、退缩、幻觉） 　　B 持续性疼痛症状（疼痛或感觉异常） 　　C 共济失调 　　D 舞蹈/肌张力障碍或肌阵挛 　　E 痴呆 Ⅲ　A 脑电图不显示典型 sCJD 改变（周期性三相波）或未行脑电图检查 　　B MRI T_2 加权像显示双侧丘枕高信号（与皮质或其他深部灰质比较） Ⅳ　A 扁桃体活检阳性（此方法不建议作为常规检查，是唯一累及淋巴结、脾、扁桃体、阑尾的 CJD）

2. 鉴别诊断

（1）阿尔茨海默病（AD）：两者均以痴呆为主要表现。但 AD 病程更长，脑电图一般无特异性改变，无小脑体征。而 CJD 病情进展迅速，有其他局灶性损害体征。

（2）帕金森病：本病以锥体外系症状为主，痴呆症状发生较晚，较轻。脑电图一般无特异性改变，疾病进展缓慢。

（3）血管性痴呆、多发性脑梗死、皮质下动脉硬化性脑病、淀粉样脑血管病也会出现进展性痴呆，但脑血管病病史，头部 CT、MRI 上相应影像学改变，可以鉴别。

（4）Gerstmann-Straussler 综合征：本病与 CJD 同属 PRNP 基因突变导致的朊蛋白病，但突变位点不同，临床症状出现早，病程长，小脑症状突出。

（5）艾滋病痴呆综合征：二者均存在进行性痴呆，但艾滋病痴呆综合征还伴有免疫异常，HIV 抗体检测有助诊断。

（七）治疗及预后

本病尚无有效的病因治疗，主要进行对症和支持处理。本病潜伏期长，一旦发病，90％病例病后一年内死亡。变异型 CJD 患者病程可稍长，但迁延数年者很罕见。

二、Kuru 病

在 20 世纪初，巴布亚新几内亚的 Fore 族，曾流行一种食葬风俗。当一个 Fore 族人死去后，家人会把他的脑取出吃掉，并将血涂抹在头面部。伴随着这种风俗，Fore 族人患上了 Kuru 病。Kuru 在当地的含义是冷得发抖或害怕得发抖。现已证实本病属海绵状脑病的一种，脑组织病检发现有含异常朊蛋白的淀粉样斑块，即 Kuru 斑，海绵状变性以小脑为主。

Kuru 病主要症状为震颤、共济失调、脑退化痴呆，渐至完全丧失运动能力，3～6 个月内因衰竭而死亡。本病无特效治疗方法，随着食葬风俗被弃，Kuru 病也消失了。

三、Gerstmann-Straussler 综合征

Gerstmann-Straussler 综合征（GSS）是由朊蛋白引起的常染色体显性遗传性家族性神经系统变性疾病。其基因突变位点与家族型 CJD 不同，目前已发现多种 PRNP 基因突变与本病有关。病理改变为小脑、大脑和基底核的海绵状变性以及显著的淀粉样斑块沉积，合并脊髓小脑束和皮质脊髓束变性。

发病年龄为 35～55 岁。病程 2～10 年，平均 4～5 年。GSS 以进行性小脑共济失调、构音障碍和痴呆为主要表现。常以小脑性共济失调为首发症状，伴平衡障碍、意向性震颤，以后出现智能减退、性格改变、言语含糊、眼震、饮水发呛、吞咽困难、强直、双侧锥体束征，最后进展为痴呆。最有价值的辅助检查是脑电图，在疾病晚期，与 sCJD 有相似特征性改变，即慢波背景下的周期性三相波。本病无特效治疗方法，是朊蛋白病中存活时间最长的一种疾病。

四、致死性家族性失眠症

1974 年意大利医生 Roiter 首先发现了致死性家族性失眠症（fatal familial insomnia，FFI），这是罕见的常染色体显性遗传病，目前世界范围内仅发现了 28 个家系。20 世纪 90 年代末期，研究者发现当 PRNP 基因 129 位是甲硫氨酸，178 位天冬氨酸突变为天冬酰胺会导致此病。

本病特点是选择性丘脑变性及进行性失眠。发病年龄为 30～60 岁，病程为 7～36 个月。临床症状为进行性失眠和自主神经功能障碍。病程分四个阶段：①进行性加重的失眠，导致偏执、多疑、惊恐发作以及多汗、呼吸及心率增快和发热等自主神经症状，这个时期持续约 4 个月；②上述症状进一步加重，幻觉和惊恐发作明显，持续约 5 个月；③患者完全不能睡觉，体重急剧下降，本期约 3 个月；④患者出现痴呆、运动不能性缄默，约半年后死亡。基因型检查有助于诊断。本病脑电图可显示较为特殊变化，即睡眠间期脑电图表现为梭形波，快速眼动相异常，觉醒期间脑电图表现为进行性扁平背景活动，不能用药物诱导出睡眠活动。目前对该病无特效治疗方法。

（殷旭华）

第十章　中枢神经系统脱髓鞘疾病

1. 掌握：多发性硬化的临床特点，视神经脊髓炎的临床特点，急性播散性脑脊髓炎的概念及临床特点。

2. 熟悉：多发性硬化的治疗方法，视神经脊髓炎的治疗特点，急性播散性脑脊髓炎的治疗方法。

3. 了解：多发性硬化的发病机制，视神经脊髓炎与多发性硬化的异同点，急性脑脊髓炎的病因及发病机制。

（一）多发性硬化

1. 多发性硬化是一种中枢神经系统炎性脱髓鞘疾病。

2. 发病机制目前尚不清楚，可能与自身免疫反应有关。

3. 临床上有两个显著特点：时间上的多发性（多次发作）和空间上多发性（多个部位病灶）。

4. 目前多采用 McDonald（2010）诊断标准，该标准强调了 MRI 在诊断中的价值。

5. 目前尚无特效治疗方法。急性期采用激素冲击疗法；缓解期推荐采用干扰素 β 治疗。

（二）视神经脊髓炎

1. 视神经脊髓炎是视神经和脊髓同时或相继受累的急性或亚急性脱髓鞘病变。

2. 急性严重的横贯性脊髓炎和双侧同时或相继出现的球后视神经炎是本病特征性的临床表现。

3. 诊断标准采用 Wingerchuk 提出的标准（1999，2006）。

4. 急性期治疗主要采用甲泼尼龙冲击疗法，预防复发尚无有效疗法。

5. 病情重，预后差。

（三）急性播散性脑脊髓炎

1. 急性播散性脑脊髓炎特指感染后、发疹后、接种后或特发性脑脊髓炎。

2. 发病机制可能为前驱感染或疫苗接种后免疫介导的炎性反应。

3. 通常急性起病，单时相病程，表现为癫痫、精神症状、局灶性神经功能障碍等。

4. 主要给予糖皮质激素治疗，其他包括对症治疗。

第一节　概　述

中枢神经系统脱髓鞘疾病是一组以脑和脊髓的脱髓鞘为主要特征的疾病。该类疾病是病理学概念而非病因学分类。导致中枢神经系统（CNS）脱髓鞘的原因很多，包括感染、自身免疫、缺血、营养不良等。值得一提的是，应注意与髓鞘形成不良的鉴别，后者是由于遗传代谢障碍所致，称为脑白质营养不良（白质脑病）。

中枢神经系统特发性炎性脱髓鞘病是一组在病因上与自身免疫相关，在病理上以中枢神经系统髓鞘脱失及炎细胞浸润为主的疾病。由于临床表现、影像所见、组织病理有所不同，形成了一组不同特征的脱髓鞘疾病谱。除多发性硬化（MS）、视神经脊髓炎（NMO）外，还包括巴洛病（Balo 病，同心圆性硬化）、假瘤样炎性脱髓鞘病（tumor-like inflammatory demyelinating diseases）、急性播散性脑脊髓炎（ADEM）等。

随着新疗法如干扰素 β 等的问世，一个新的名词日益受到关注，即临床孤立综合征（clinically isolated syndrome，CIS）。该综合征是指 CNS 首次发生的、单时相的、单病灶或多病灶的脱髓鞘病，包括视神经炎、脑干脱髓鞘病、脊髓脱髓鞘病。30%～70% 的 CIS 可发展为临床确诊的 MS（CDMS）。已有文献报道，早期给予疾病修正治疗（disease modifying treatment，DMT）如干扰素 β，可延缓发展为 CDMS 的时间、降低发展为 CDMS 的比率。

MS 是中枢神经系统特发性炎性脱髓鞘病的典型代表，对其研究最为深入。诊断方面，随着 MRI 新技术的广泛使用，不仅提高了诊断的准确性，而且也可动态观察疾病的活动性，为治疗效果评价提供了较为客观的指标。近年来建立了新的诊断标准如 McDonald 标准（2010年）。治疗方面，干扰素 β 及格拉默醋酸盐（glatiramer acetate）能降低 MS 复发次数，并能减少 MRI T_2 病灶负荷，已有大宗的临床试验报道。米托蒽醌（mitoxantrone）对进展型 MS 有效。近年来，单抗类及新型口服药物成为关注重点。那他珠单抗（natalizumab）已经批准应用于 MS，而利妥昔单抗（rituximab）正在进行 NMO 治疗的临床试验。新型口服药物如芬戈莫德（fingolimod）及富马酸二甲酯（BG-12）已经批准用于 MS 的治疗。还有许多新型口服药及单抗类药物不断进行临床试验，未来有关 MS 及 NMO 的治疗药物选择会更加广泛，效果会更好，使用会更便捷。

第二节　多发性硬化

（一）概述

多发性硬化（multiple sclerosis，MS）是中枢神经系统炎性脱髓鞘疾病，好发于青年女性，发病机制可能与自身免疫反应有关，病理上表现为炎性细胞浸润及髓鞘脱失，临床上表现为时间上的多发性（多次发作）及空间上的多发性（多个部位）。

（二）病因及发病机制

MS 的确切病因及发病机制迄今不明。推测与以下因素有关：①病毒感染与自身免疫反应；②遗传因素；③环境因素。

支持环境因素在 MS 发病中起作用的证据：①MS 患病率因地理位置不同而异，一般离赤道地区越远的居民患病率越高；②移民可改变 MS 发生的危险性，其危险性依赖移民的年龄；③移民的后代 MS 患病率与所移居地的居民患病率相似，而不同于原居住地居民；④MS 发病具有密集现象。

支持遗传因素在 MS 发病中起作用的证据：①不同人种 MS 发病有差异，高加索人发病率高，黑人发病率低；②MS 在患者亲属中的患病率较普通人群高；③单卵双胞胎的患 MS 概率是双卵双胞胎的 6～10 倍；④MS 与某些人类白细胞抗原（human leukocyte antigen，HLA）基因型相关联。

（三）病理

脑或脊髓病变部位病理染色显示髓鞘脱失（彩图 10-1A），轴突相对完好，轻度少突胶质细胞变性和增生，血管周围可见炎细胞浸润，常围绕小静脉周围形成血管套（彩图 10-1B）。但最近免疫病理及 MRI 研究发现早期即有轴突损害，并且临床残疾与轴突损害有关。

（四）临床表现

多为急性或亚急性起病。症状千变万化，症状和体征不能用 CNS 单一病灶来解释，常由大脑、脑干、小脑、脊髓和视神经病变的不同组合构成其临床症状谱。

1. 大脑白质受累 较常受累，MRI能明确显示，尸检后常见。可以无明显症状。

2. 视神经损伤 视神经炎是MS常见的典型表现。病变位于眼球与视交叉间的视神经，则称为球后视神经炎，若病变就在视神经前方，则称为视盘炎，眼底镜可以观察到视盘水肿。视盘炎与球后视神经炎对视力的影响是相同的。视神经炎时除视力下降外，尚伴有眼球活动时的眼眶痛。严重时视力丧失，瞳孔直接对光反射消失或减弱。经过数天或数周，视力开始恢复。

3. 脑干（中脑、脑桥、延髓）受累 复视（动眼神经核受累或联络纤维受累）；面部麻木（脑桥内的三叉神经受累）；面瘫（脑桥内的面神经受累）；眩晕、恶心、呕吐、共济失调（脑桥的前庭神经受累）；构音障碍（延髓的第IX及第X对脑神经受累）；眼球震颤、构音障碍、肢体共济失调（进出小脑的纤维通路病变）；肢体上运动神经元瘫痪（锥体束受累）；肢体感觉障碍（脊髓丘脑束或后索病变）。

4. 脊髓损伤 脊髓脱髓鞘病变引起病变水平以下锥体束（颈膨大及腰膨大病变时为下运动神经元瘫痪）、脊髓后索、脊髓丘脑束及自主神经症状及体征。表现为肢体力弱、痛温觉丧失、麻木感、冷感、发紧感、手笨拙（位置觉及实体觉丧失）、大小便及性功能障碍。

临床经过及其症状和体征存在空间上的多发性（即散在分布于CNS的多发病灶）及时间上的多发性（即病程中的缓解复发）（图10-2）。每复发一次均会残留部分症状和体征，逐渐积累而使病情加重。在多次复发的MS患者，可出现CNS多个部位的累加症状及体征，如：非对称性视盘苍白（不一定有视力下降），小脑功能障碍（眼球震颤、构音障碍、共济失调），上运动神经元瘫痪（上肢轻、下肢重），大小便及性功能障碍，不同程度的感觉障碍（躯干及下肢明显）。

近来，提出一种新的概念——临床孤立综合征（clinically isolated syndrome，CIS），是指第一次发作的炎性脱髓鞘疾病包括视神经炎、脊髓炎或脑干综合征。被视为MS前期表现，可转化为CDMS，干扰素β临床试验显示CIS早期干扰素β治疗可降低转化为CDMS的发生率。

应特别注意MS演变过程（图10-3），强调早期治疗，疾病晚期病情进展、残疾加重及脑萎缩，预后差。

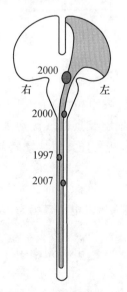

图10-2 在不同时间发生的脑及脊髓病灶

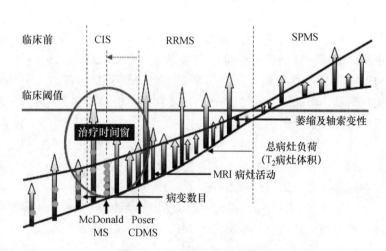

图10-3 显示MS疾病演变过程

RRMS：复发缓解型MS；SPMS：继发进展型MS

（五）临床分型

分为复发缓解型MS（relapsing-remitting MS，RRMS），继发进展型MS（secondary progressive MS，SPMS），原发进展型MS（primary progressive MS，PPMS），进展复发型MS（progressive relapsing MS，PRMS）（图10-4）。

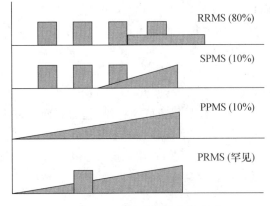

图 10-4　多发性硬化的临床分型

（六）实验室及其他辅助检查

1. 脑脊液检查　常规、生化、寡克隆区带（OB）、24h IgG 合成率、髓鞘碱性蛋白（MBP）等。

2. 诱发电位检查　视觉诱发电位（VEP）、脑干听觉诱发电位（BAEP）、体感诱发电位（SEP）。

3. MRI　常规 MRI、定量 MRI、DWI、弥散张量成像（DTI）、磁化传递率（MTR）、fMRI、磁共振波谱分析技术（MRS）等（图 10-5）。

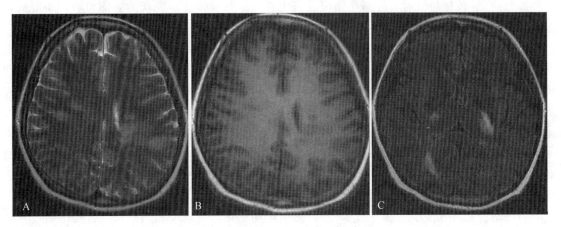

图 10-5　头 MRI 显示脱髓鞘病灶

A：T_2WI 图像；B：T_1WI 图像；C：FLAIR 像

（七）诊断与鉴别诊断

1. 诊断

目前 MS 诊断尚无特异性实验室指标，诊断主要依赖临床，基于 CNS 病变在时间及空间上的多发性。特别强调应排除其他疾病。CNS 亚临床病变可通过诱发电位（VEP、BAEP、SEP）及 MRI 检查确定。CNS 脱髓鞘的炎性特征可导致 CSF 淋巴细胞及蛋白（特别是球蛋白）升高，但缺乏特异性。CSF 寡克隆区带（OB）可作为 MS 的诊断指标，但缺乏特异性，可产生假阳性及假阴性结果。

关于 MS 的诊断标准，早期使用广泛的是 Poser 诊断标准（1983），该标准将诊断分为四种情况：临床确定、实验室确定、临床可能、实验室可能。该标准引入诱发电位、脑脊液免疫学指标作为重要的诊断依据（表 10-1）。

2001 年，McDonald 提出了新的 MS 诊断标准，该诊断标准的特点是突出了 MRI 在 MS 诊断中的应用价值，特别是提出了 MRI 病灶在时间及空间上的多发性概念，对于 MS 早期诊断更有价值，同时对 PPMS 的诊断进行了明确界定。该标准将诊断分为确诊 MS（完全符合标准，其他疾病不能更好地解释临床表现），可能 MS（不完全符合标准，临床表现怀疑 MS），及非 MS（在随访和评估过程中发现其他能更好解释临床表现的疾病诊断）。

2005 年，McDonald 提出了诊断标准的修订，包括：①在 MRI 病灶中，将脊髓病灶与幕下病灶视为具有同等价值，1 个脊髓增强病灶等同于 1 个脑部增强病灶，1 个脊髓 T_2 病灶可代替 1 个脑内病灶；②临床发作 30 天后 MRI 检查发现新的 T_2 病灶就视为 MRI 时间多发性的证据；③MRI 病灶的大小必须在 3mm 以上；④CSF 阳性不再作为 PPMS 必不可少的条件。

表 10-1　Poser 诊断标准

临床类别[a]	发作次数	临床证据	亚临床证据	脑脊液 OB
临床确定 MS				
1	2	2		
2	2	1	和 1	
实验室确定 MS				
1	2	1	或 1	+
2	1	1		+
3	1	1	1	+
临床可能 MS				
1	2	1		
2	1	2		
3	1	1	1	
实验室可能 MS				
1	2			+

[a] 符合其中一条

　　在上述诊断标准中,临床证据是指出现神经系统症状及体征,可有客观证据,也可无客观证据。可以完全是患者的主观感觉或在病史中提供的,也可为经医生检查发现的阳性体征。神经系统检查提供的客观体征可提示中枢神经系统存在 1 个或 1 个以上的受损部位(大脑、脑干、小脑、视神经、脊髓)。在两个临床证据中,其中一个可以用病史来代替,此病史足以提示 MS 的一个典型病损部位并且无别的疾病可以解释〔如莱尔米特(Lhermitte)征、手失去功能、视神经炎、一过性轻截瘫、典型的复视、肢体麻木〕。病变的亚临床证据是指通过各种检查发现的中枢神经系统病变。这些检查包括诱发电位、影像学检查等。对于发作次数的判定(时间),二次发作间隔必须是 1 个月以上,每次发作历时必须超过 24h。病灶多发性判定(空间)是指症状和体征不能用单一的病灶解释。如同时发生双侧视神经炎或两眼在 15 天内先后受累,应视为单一病灶。只有中枢神经系统明确存在不同部位(大脑、脑干、小脑、视神经、脊髓)的损害,才能认为是 2 个以上的病灶

　　2010 年,McDonald 对诊断进行了进一步修改,与过去标准相比其敏感性及特异性相同,但简化了诊断过程,要求 MRI 检查次数减少(取消了 MRI 检查时间间隔的限制),对 MRI 时间上及空间上多发性的标准也进行了修改(表 10-2)。

表 10-2　McDonald 诊断标准 (2010)

临床表现	诊断 MS 必需的进一步证据
≥2 次临床发作[a] ≥2 个病灶的客观临床证据或 1 个病灶的客观临床证据并有 1 次先前发作的合理证据[b]	无[c]
≥2 次临床发作[a] 1 个病灶的客观临床证据	空间的多发性需具备下列 2 项中的任何一项: (1) MS 4 个 CNS 典型病灶区域(脑室旁、近皮质、幕下和脊髓)[d] 中至少 2 个区域有≥1 个 T_2 病灶 (2) 等待累及 CNS 不同部位的再次临床发作[a]
1 次临床发作[a] ≥2 个病灶的客观临床证据	时间的多发性需具备下列 3 项中的任何一项: (1) 任何时间 MRI 检查同时存在无症状的钆增强和非增强病灶 (2) 随访 MRI 检查有新发 T_2 病灶和(或)钆增强病灶,不管与基线 MRI 扫描的间隔时间长短 (3) 等待再次临床发作[a]
1 次临床发作[a] 1 个病灶的客观临床证据(临床孤立综合征)	空间的多发性需具备下列 2 项中的任何一项: (1) MS 4 个 CNS 典型病灶区域(脑室旁、近皮质、幕下和脊髓)[d] 中至少 2 个区域有≥1 个 T_2 病灶 (2) 等待累及 CNS 不同部位的再次临床发作[a] 时间的多发性需符合以下 3 项中的任何一项: (1) 任何时间 MRI 检查同时存在无症状的钆增强和非增强病灶 (2) 随访 MRI 检查有新发 T_2 病灶和(或)钆增强病灶,不管与基线 MRI 扫描的间隔时间长短 (3) 等待再次临床发作[a]

（续表）

临床表现	诊断 MS 必需的进一步证据
提示 MS 的隐袭进展性神经功能障碍（PPMS）	回顾性或前瞻性调查表明疾病进展持续 1 年并具备下列 3 项中的 2 项[d]： （1）MS 特征病灶区域（脑室旁、近皮质或幕下）有 ≥1 个 T_2 病灶以证明脑内病灶的空间多发性 （2）脊髓内有 ≥2 个 T_2 病灶以证明脊髓病灶的空间多发性 （3）CSF 阳性结果［等电聚焦电泳证据表明有寡克隆区带和（或）IgG 指数增高］

　　[a] 一次发作（复发、恶化）被定义为：①具有 CNS 急性炎性脱髓鞘病变特征的当前或既往事件；②由患者主观叙述或客观检查发现；③持续至少 24h；④无发热或感染征象。临床发作需由同期的客观检查证实；即使在缺乏 CNS 客观证据时，某些具有 MS 典型症状和进展的既往事件亦可为先前的脱髓鞘病变提供合理支持。患者主观叙述的发作性症状（既往或当前）应是持续至少 24h 的多次发作。确诊 MS 前需确定：①至少有 1 次发作必须由客观检查证实；②既往有视觉障碍的患者视觉诱发电位阳性；③MRI 检查发现与既往神经系统症状相符的 CNS 区域有脱髓鞘改变

　　[b] 根据 2 次发作的客观证据所作出的临床诊断最为可靠。在缺乏神经系统受累的客观证据时，对 1 次先前发作的合理证据包括：①具有炎性脱髓鞘病变典型症状和进展的既往事件；②至少有 1 次被客观证据支持的临床发作

　　[c] 不需要进一步证据。但仍需借助影像学资料并依据上述诊断标准作出 MS 相关诊断。当影像学或其他检查（如 CSF 检查）结果为阴性时，应慎重诊断 MS 或考虑其他可能的诊断。诊断 MS 前必须满足：所有临床表现无其他更合理的解释，且有支持 MS 的客观证据

　　[d] 不需要钆增强病灶。对有脑干或脊髓综合征的患者，其责任病灶不在 MS 病灶数统计之列

　　2. 鉴别诊断

　　MS 诊断仍然是医生面临的一大难题，临床上常常会发生将其他疾病诊断为 MS，同样将 MS 诊断为其他疾病的情况，根本原因是缺乏特异性的生物学标志物。因此，对于疑似 MS 的患者应结合临床及实验室检查，尽可能除外其他疾病。需要鉴别的疾病包括：胶原血管病（干燥综合征、系统性红斑狼疮等），系统性血管炎（如结节性动脉周围炎），神经结节病，原发性中枢神经系统血管炎，白塞病，原发性中枢神经系统淋巴瘤，遗传性疾病（遗传性痉挛性截瘫、脑白质营养不良等），感染性疾病（脑囊虫病、AIDS、梅毒、PML、病毒性脑炎、脑 Whipple 病），代谢及中毒（维生素 B_{12} 缺乏），血管性疾病［硬脑（脊）膜动静脉瘘、脊髓缺血性血管病、脑梗死］，肿瘤（淋巴瘤、胶质瘤等）。其实远不止这些。

　　（八）治疗

　　1. 治疗原则　目前尚无特效疗法，急性期抑制炎性脱髓鞘病变进展，缓解期预防复发及延缓疾病进展；晚期采取对症和支持疗法，减轻神经功能障碍。

　　2. 急性期治疗　大剂量激素冲击疗法，可并用大剂量免疫球蛋白。

　　3. 复发-缓解型 MS　目前首先推荐干扰素 β 及 copaxone（glatiramer acetate，GA）治疗，该治疗又称为疾病修正治疗（disease modifying treatment，DMT）。大宗临床试验表明，能减少 MS 复发率，降低 MRI 上 T_2 病灶负荷。其他药物包括硫唑嘌呤、环孢素 A 等免疫抑制剂用于预防 MS 复发，但效果不肯定。

　　4. 进展型 MS　目前治疗效果不理想。近来推荐的药物包括米托蒽醌（mitoxantrone，novantrone），对控制疾病进展有一定效果。其他免疫抑制剂包括环磷酰胺、甲氨蝶呤等也可试用。

　　5. 新的疗法　那他珠单抗（natalizumab），芬戈莫德（fingolimod），达克珠单抗（daclizumab）；利妥昔单抗（rituximab），阿伦珠单抗（alemtuzumab），克拉立滨（cladribine）等。

　　6. 对症治疗　针对疲劳、肢体痛性痉挛、大小便障碍、抑郁等的处理。

　　7. 康复治疗　肢体功能训练。

　　8. 心理治疗　与患者及家属沟通，讲解 MS 的诊断及治疗方法，告知容易导致复发的因素如感染等，介绍最新治疗手段，增强患者战胜疾病的信心。

　　9. 关于神经功能评价　与 MS 病情评价相关的指标包括神经功能量表、MRI 病灶活动性、复发率，目前的新药临床试验均涉及这三方面的评价。神经功能量表最常用的是 Kurtzke 扩展功能缺损状况量表（EDSS）（表 10-3）。该量表是将各神经功能评分（视觉、脑干、锥体、感觉、

大脑、小脑、直肠和膀胱）与步态相结合，最低分为 0 分，最高分为 10 分；评分越高，残疾越重。

表 10-3　Kurtzke 扩展功能缺损状况量表

评分	标准
0	神经系统检查正常［所有功能评分（FS）均 0 级］
1.0	无功能障碍，在 1 个 FS 有轻微体征（1 个 FS 为 1 级）
1.5	无功能障碍，1 个以上的 FS 有轻微体征（1 个以上 FS 为 1 级）
2.0	1 个 FS 有轻微功能障碍（1 个 FS 为 2 级，其他为 0 或 1 级）
2.5	2 个 FS 有轻微功能障碍（2 个 FS 为 2 级，其他为 0 或 1 级）
3.0	1 个 FS 有中度功能障碍（1 个 FS 为 3 级，其他为 0 或 1 级），能自由行走；或者 3 或 4 个 FS 有轻度功能障碍（3 或 4 个 FS 为 2 级，其他为 0 或 1 级），能自由行走
3.5	能够自由行走，1 个 FS 有中度功能障碍（1 个 FS 为 3 级），1 或 2 个 FS 有轻度功能障碍（1 或 2 个 FS 为 2 级），其他为 0 或 1 级；或能够自由行走，2 个 FS 为 3 级（其他为 0 或 1 级）；或能够自由行走，5 个 FS 为 2 级（其他为 0 或 1 级）
4.0	无帮助或休息情况下行走≥500m；尽管有相对较严重的功能障碍，1 个 FS 为 4 级（其他为 0 或 1 级）或合并不足 4 级的、超过前一阶段的其他 FS 评分，但每天保持站立约 12h
4.5	无帮助或休息情况下行走≥300m；尽管有相对较严重的功能障碍，通常 1 个 FS 为 4 级和合并不足 4 级的、超过前一阶段的其他 FS 积分，但白天大多数时间能保持站立
5.0	无帮助或休息情况下行走≥200m（通常 1 个 FS 为 5 级，或合并不足 5 级的、通常超过 4.5 分等级）
5.5	无帮助或休息情况下行走≥100m
6.0	需要单侧扶持（手杖或拐杖）下至少行走 100m，伴或不伴休息
6.5	需要持续双侧扶持（手杖或拐杖）下至少行走 20m，不伴休息
7.0	即使有帮助也不能行走 5m，基本上需要轮椅；可以独自操作轮椅行动；可以每天坐轮椅行动约 12h
7.5	行走不能超过几步；需要轮椅；在轮椅行动中可能需要帮助
8.0	基本上不能离开病床或椅子或完全依赖轮椅，但每天大部分时间可以离开病床；保留许多生活自理能力；上肢功能大多正常
8.5	每天大部分时间卧病在床；上肢有一些功能；保留一些生活自理能力
9.0	卧床；可以交流和进食
9.5	卧床；不能有效交流或进食
10	死于 MS

（九）预后

MS 是一种致残率较高的疾病，多发于青壮年，严重影响患者的生活质量，发病次数越多，残疾越重。50％ 的 RRMS 患者 10 年后发展为继发进展型 MS（SPMS）。90％以上的患者 20 年后发展为 SPMS。MS 诊断后 15 年，患者行动需要帮助。60％的 MS 患者有认知障碍。发病时 MRI 病灶多，残疾出现早。

预后良好的证据：以视神经炎为首发症状；发病年龄在 40 岁以下；缺乏锥体束征；首次发病后缓解期在 1 年以上；起病后前 5 年仅有一次加重。

预后不良的证据：发病后即为进展性病程；起病时即出现运动及小脑体征；前 2 次复发的间隔期短；复发后恢复差；呈慢性进展型和急性爆发型；首次发病时 MRI T_2WI 呈多发性病灶。

第三节　视神经脊髓炎

（一）概述

视神经脊髓炎（neuromyelitis optica，NMO）又称 Devic 病或 Devic 综合征，是视神经和

脊髓同时或相继受累的急性或亚急性脱髓鞘病变。最早是由 Devic 于 1894 年提出。目前对 NMO 是独立的脱髓鞘疾病单元还是 MS 的一个亚型一直存在争议。日本学者曾提出视神经脊髓型 MS（OSMS）的概念，但西方学者仍提出 NMO 应独立于经典的 MS。近年来发现，二者在临床、影像、实验室指标等方面有诸多不同（表 10-4）。

表 10-4   视神经脊髓炎与多发性硬化的比较

鉴别点	视神经脊髓炎	多发性硬化
发病年龄	平均 40 岁左右	平均 30 岁左右
视神经炎	视力下降较重，双侧视力下降多见，恢复差	视力下降较轻，很少双侧视神经同时受累，视力恢复较好
脊髓炎	脊髓受累较重，多表现为完全性横贯性脊髓损害表现。MRI 上，病变长度大于 3 个椎体节段，多位于脊髓中央	脊髓病变常为单侧，症状多不对称。MRI 上，病灶长度很少超过 2 个椎体节段，多位于脊髓周边
脑部受累	一般无脑部病灶	大脑半球白质、脑干、小脑等部位出现典型的脱髓鞘病灶
水通道蛋白-4（AQP-4）抗体	阳性率较高	阳性率低
对干扰素 β 治疗反应	较差	较好
CSF 蛋白及白细胞	可有蛋白及白细胞升高	一般正常
寡克隆区带（OB）	阳性率低	阳性率高

（二）病因及发病机制

病因及发病机制还不清楚。西方人的 MS 以脑干病损为主，东方人则以视神经和脊髓损害最常见，可能与遗传素质及种族差异有关。NMO 与 MS 的关系有待阐明，但临床差别以及 NMO 患者 AQP-4 抗体阳性率高均提示二者可能有所不同。

（三）病理

病变主要累及视神经和脊髓，脊髓病损好发于胸段和颈段。病理改变是脱髓鞘、硬化斑和坏死，伴有血管周围炎性细胞浸润。

（四）临床表现

好发于青年，男女均可发病。急性或亚急性发病，病情进展迅速，可有缓解-复发。急性严重的横贯性脊髓炎和双侧同时或相继出现的球后视神经炎是本病特征性的临床表现，可在短时间内连续出现，导致截瘫和失明。病情进展迅速，可有缓解-复发。

1. 视神经受累　急性起病者，可在数小时或数日内，视力下降或全盲。有些患者在视力下降前 1~2 天感觉眼眶疼痛，眼球运动或按压时疼痛明显。眼底镜检查显示为视盘炎或球后视神经炎（彩图 10-6）。亚急性起病者，1~2 个月症状达到高峰。少数呈慢性起病，视力下降在数月内持续进展。

2. 脊髓受累　以胸段和颈段多见，表现为急性或亚急性起病的横贯性脊髓损害或上升样脊髓炎样表现。病损以下出现相应的感觉、运动和自主神经功能障碍。有些患者可伴有痛性痉挛和莱尔米特（Lhermitte）征（屈颈时，自颈部出现一种异常针刺感沿脊柱向下放散至大腿或达足部）。

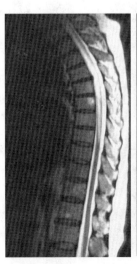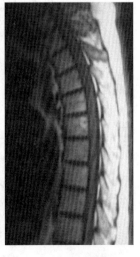

图 10-7　脊髓 MRI 显示 C7~T8 长 T_1 长 T_2 信号影

（五）实验室及其他辅助检查

1. 脑脊液检查 急性期多有脑脊液细胞数及蛋白增高，寡克隆区带阳性率低。

2. 诱发电位 视觉诱发电位及体感诱发电位多有异常。

3. MRI 脊髓病变多位于胸段和颈段，病变长度大于 3 个椎体节段，多位于脊髓中央（图 10-7）。

（六）诊断

典型 NMO 病例临床诊断并不难，但仅有一次孤立发作且仅有一个部位症状则诊断困难，需要长期临床随访。MRI 显示脊髓和视神经病灶、视觉诱发电位异常、脑脊液检查异常等均是重要的诊断依据。1999 年，Wingerchuk 提出的 NMO 诊断标准（表 10-5）。

表 10-5 Wingerchuk 提出的 NMO 诊断标准（1999）

必要条件	视神经炎
	急性脊髓炎
	无除视神经和脊髓以外的中枢神经系统受累的证据
支持条件	主要条件
	（1）发作时头颅 MRI 阴性
	（2）脊髓 MRI 病灶长度 3 个椎体节段以上
	（3）CSF 白细胞 $>50/mm^3$ 或中性粒细胞 $>5/mm^3$
	次要条件
	（1）双侧视神经炎
	（2）严重视神经炎伴有视力低于 20/200
	（3）1 个以上肢体严重的持续的无力（肌力≤2 级）

Misu 于 2002 年提出的 NMO 诊断标准为：临床上选择性累及脊髓和视神经；随访超过 5 年，重复 MRI 检查未发现视神经和脊髓之外的病变。

近年来，对 NMO 又有一些新的认识，首先 NMO 也可以出现视神经和脊髓以外其他中枢神经系统结构的累及包括脑干、小脑、大脑半球等，但不满足 MS MRI 标准。有学者提出，NMO-IgG 已经被证实是视神经脊髓炎较为特异的一项免疫标记物。近来发现，NMO-IgG 其实就是水通道蛋白-4（aquaporin-4）的抗体。基于以上发现，Wingerchuck 于 2006 修改了 NMO 诊断标准（表 10-6）。

表 10-6 Wingerchuk 提出的 NMO 修订诊断标准（2006）

必要条件	视神经炎
	急性脊髓炎
支持条件	脊髓 MRI 异常延伸 3 个椎体节段以上
	头颅 MRI 不符合 MS 诊断标准
	NMO-IgG 血清学检测阳性

（七）鉴别诊断

1. 单纯性球后视神经炎 多损害单眼，无脊髓病损，亦无缓解-复发的病程。

2. MS 脑脊液细胞数及蛋白增高不如 NMO 明显，并且 MRI 脊髓病变长度不超过 3 个脊柱节段（见表 10-4）。

3. 脊髓血管病 系由供应脊髓的血管阻塞或破裂引起脊髓功能障碍的一组疾病。分为缺血性、出血性及血管畸形三类。脊髓前动脉闭塞引起突然起病的神经根性疼痛，并在数小时至数日内发展至顶峰，出现病变以下的肢体瘫痪及分离性感觉障碍（病损以下痛、温觉缺失而位置振动觉存在）。显著特点是起病急骤，伴有明显的神经根性疼痛。

4. 脊髓胶质瘤　起病隐袭，进行性加重，MRI 显示脊髓肿胀明显，激素治疗效果不明显。

5. 莱伯（Leber）病　又称 Leber 遗传性视神经病变（Leber hereditary optic neuropathy），是一种比较少见的遗传性视神经病。有明显家族史。男性多见。大多在青年时期发病。在数日至数周内，双眼视力同时或短期内相继急剧下降，不可逆转。

（八）治疗

1. 急性期治疗

因为 NMO 病情重通常需要及早给予治疗。甲泼尼龙大剂量冲击疗法是一线治疗手段，常规方案为甲泼尼龙 1000mg 连用 5 天，随后用短疗程口服泼尼松逐渐减量。如果激素治疗后疗效不明显，可再合用大剂量静脉内注射免疫球蛋白（IVIG）或血浆交换治疗。

2. 预防复发治疗

尚无最佳的预防复发的治疗方案。干扰素 β 及 glatiramer acetate（GA）对预防 NMO 复发无效。其中一种预防 NMO 复发的方法是硫唑嘌呤［2～3mg/(kg·d)］联合应用口服泼尼松［1mg/(kg·d)］。在一项 7 例 NMO 的病例组研究中，患者采用 75～100mg 硫唑嘌呤及 10mg/d 泼尼松。治疗开始后 18 个月没有发作，神经功能损害评分也有所改善。由于越来越多的证据显示，NMO 主要由体液免疫机制所致，因此，抗 CD20 的单抗（针对外周血 B 细胞）——利妥昔单抗（rituximab）可能是最具潜力的治疗方法。其他用于预防 NMO 复发的药物有吗替麦考酚酯（骁悉）、米托蒽醌、甲氨蝶呤、环磷酰胺等。

3. 对症及康复治疗

（九）预后

NMO 临床表现较 MS 重，复发型 NMO 预后更差；可最终发展为永久的神经功能残疾，如全盲或截瘫。

第四节　急性播散性脑脊髓炎

（一）概述

急性播散性脑脊髓炎（acute disseminated encephalomyelitis，ADEM）特指感染后（麻疹、风疹、水痘、腮腺炎、流行性感冒等）、疫苗接种后（狂犬疫苗、牛痘、麻疹疫苗、乙脑疫苗）或特发性脑脊髓炎。一般预后良好。病情危重者预后差，幸存者可能遗留永久性的神经功能缺失。儿童发病率高于成人。无性别差异。冬春两季是高发季节。

（二）病因及发病机制

发病机制仍不清楚，推测与病毒感染有关。发病通常与病毒感染有一定间隔期，病理改变也与病毒直接感染不同。用动物的脑组织匀浆与佐剂给动物注射后，动物的脑和脊髓内小静脉的周围出现神经脱髓鞘及炎性损害，称为实验性变态反应性脑脊髓炎（EAE），ADEM 的病理改变与之相似，因而一般认为 ADEM 是一种免疫介导的中枢神经系统脱髓鞘性疾病。

（三）病理

病理特点为广泛分布于大脑、脑干、小脑、脊髓的播散性脱髓鞘病灶，轴突相对保留。大脑皮质和深部灰质亦可受累。病灶直径常在 1mm 以下，脱髓鞘改变往往以小静脉为中心，伴有炎性细胞浸润，并有散在胶质细胞增生。

（四）临床表现

一般为单相病程，发病前 1～2 周可有前驱感染。急性或亚急性起病。常见症状和体征有偏瘫、共济失调、脑神经麻痹、癫痫、脊髓受累表现、言语障碍、意识障碍、精神症状、偏身感觉障碍等。其中不同程度的意识状态改变是最具特征性的症状。

临床分为脑型、脊髓型、脑脊髓型。

（五）实验室及其他辅助检查

1. MRI 头或脊髓 MRI 扫描是诊断 ADEM 的重要检查手段。T_2 和 FLAIR 序列表现为斑片状、边界不清的高信号，且较大、多发和不对称（图 10-8）。病变可累及大脑半球、小脑、脑干和脊髓的白质区域。丘脑和基底核区灰质也可受累。脑部病灶可呈环形或半环形、点状、结节状强化。脊髓病灶以胸髓受累最常见，可伴有病变部位脊髓肿胀及强化。应注意随访。

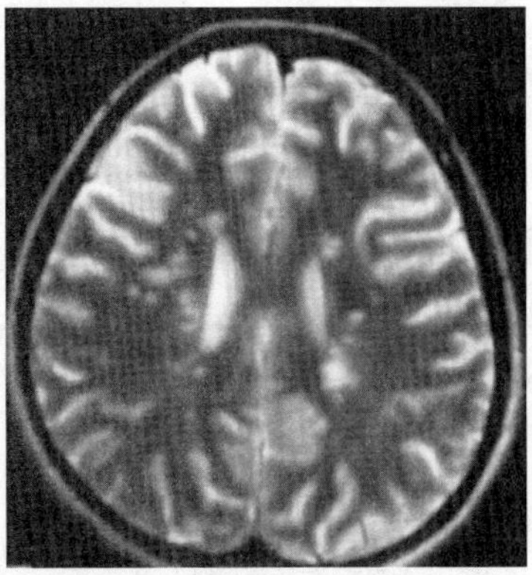

2. 腰椎穿刺 脑脊液检查可见蛋白和白细胞升高。30% 早期 ADEM 患者 CSF 中 OB 阳性外周血白细胞计数正常。

3. 脑电图 显示弥漫性慢波节律。

图 10-8 头 MRI 显示脑室旁白质多发点片状长 T_2 信号影

（六）诊断与鉴别诊断

1. 诊断 尚无明确的诊断标准。一般认为，病前有疫苗接种或前驱感染史，临床表现为脑和（或）脊髓的多灶性、弥漫性症状和体征，头 MRI 显示脑和脊髓白质内存在散在多发病灶；糖皮质激素治疗有效，有助于支持诊断。

2. 鉴别诊断 应注意与病毒性脑炎、多发性硬化、中毒性脑病、脑梗死等相鉴别。

（七）治疗

目前尚无标准化治疗方案。常用治疗包括糖皮质激素、IVIG 和血浆置换术等。普遍采用大剂量甲泼尼龙或地塞米松治疗。同时需加用抑酸、补钾、补钙等治疗。IVIG 可用于糖皮质激素无效者。血浆置换应用较少，可能与该技术要求条件较为苛刻有关。

对症处理如用甘露醇降低高颅内压、用抗生素治疗肺部感染、肢体被动运动防治关节肌肉挛缩以及预防褥疮等。

（八）预后

一般认为 ADEM 自然病程为数周，2/3 的患者自发缓解。

（张星虎）

第十一章　脊髓疾病

■■■学习重点

1. 掌握：脊髓的解剖结构，急性横贯性脊髓炎、脊髓压迫症、脊髓空洞症的临床表现，脊髓亚急性联合变性的病因和临床表现，脊髓血管病的临床表现。

2. 熟悉：脊髓病变的诊断方法，急性横贯性脊髓炎、脊髓压迫症的诊断与鉴别诊断，脊髓空洞症的诊断，脊髓亚急性联合变性的诊断和治疗，脊髓血管病的诊断。

3. 了解：脊髓的功能，急性横贯性脊髓炎的治疗，脊髓压迫症的病因，脊髓空洞症的治疗，脊髓血管病的病因和治疗。

■■■内容提要

1. 脊髓外形呈略扁的圆柱体，其表面有纵贯全长的沟裂，在这些沟裂中有血管走行和神经根出入脊髓；脊髓共发出 31 对脊神经根，脊髓也因此相应地分成 31 个节段，在颈 5 至胸 2 和腰 1 至骶 2 节段分别形成颈膨大和腰膨大。因脊柱生长速度快于脊髓，故脊髓各节段位置要高于相应的脊椎，节段不同二者差别各异。脊髓表面由三层结缔组织膜包被，在这些膜之间有重要的腔隙。

2. 脊髓内部是由位于中央呈 H 形立柱状体的灰质和位于其周围的白质组成。灰质主要由神经元和神经胶质细胞的胞体构成，前角内主要是运动神经元，后角内主要含感觉神经元，颈 8 到腰 2 脊髓节段的侧角含交感神经神经元，骶 2 至 4 节段的侧角含副交感神经神经元，白质是由上行和下行的传导束构成。

3. 脊髓通过上下行传导束完成脑与周围神经的联系，从而实现各种感觉和运动功能，另外还具有躯体营养作用和反射功能。

4. 根据脊髓病变部位的节段性运动、感觉障碍和反射异常以及病变脊髓节段以下的上运动神经元瘫痪、传导束性感觉障碍和自主神经功能障碍，或特有的分离性感觉障碍来进行定位诊断，要确定是髓内还是髓外病变，是哪个脊髓节段病变，而后根据病变的部位、发病情况和病程演变进行定性诊断。

5. 急性横贯性脊髓炎是一组原因未完全明确，以急性横贯性脊髓损害为特征的疾病。目前认为本病可能是病毒感染或疫苗接种后所诱发的一种自体免疫性疾病。临床特征为病损平面以下运动障碍，传导束性感觉障碍和自主神经功能损害，急性起病，典型者在脊髓症状出现前数天至数周有呼吸道感染、腹泻或疫苗接种史。根据临床特征和辅助检查尤其是 MRI 检查作出诊断和鉴别。目前尚无特效治疗，可予激素治疗，预防和治疗并发症，康复治疗。

6. 脊髓压迫症是由椎管内占位性病变引起脊髓受压的一组疾病。常见的病因有肿瘤、炎症、损伤、脊柱退行性病变和先天性畸形等。临床特征为进行性加重的运动、感觉障碍和自主神经功能障碍，神经根痛常早期出现且较突出，早期症状体征多不对称，可有 Brown-Sêquard 综合征和脊膜刺激症状，病灶局部椎体常有自发痛、叩痛和压痛。根据临床特征、脑脊液检查和影像学检查作出诊断和鉴别诊断。治疗主要是针对病因进行治疗。

7. 脊髓空洞症是一种缓慢进行的表现为脊髓内囊腔形成和中央管扩张的脊髓变性疾病。临床上以病变相应区域的节段性分离性感觉障碍为突出表现，可出现病变相应节段的下运动神经元瘫痪和皮肤、骨关节的神经营养障碍，可以合并其他先天性发育畸形。根据临床特征和影像学改变作出诊断和鉴别。治疗主要是对症治疗，对有手术指征者行手术治疗。

8.脊髓亚急联合变性是由于维生素 B_{12} 缺乏引起的神经系统变性疾病。临床特征为双下肢深感觉障碍，感觉性共济失调、痉挛性截瘫以及多发性周围神经病变的表现。辅助检查可发现血清中维生素 B_{12} 含量降低，可有胃酸缺乏和贫血的证据，脊髓 MRI 检查可以发现后索和侧索异常信号。根据临床特征、血液检查和影像学检查作出诊断和鉴别。治疗主要是补充维生素 B_{12} 和其他维生素以及对症治疗。

9.脊髓血管病与脑血管疾病类似，分为缺血性、出血性和血管畸形三大类。临床特征为急性发生的脊髓受损表现，依病变血管和病变性质不同而各有特点；还有一些特征性临床表现如病情时轻时重，与血压波动有密切关系，有外伤史、手术史、大动脉病变或血压骤降病史等。腰椎穿刺脑脊液检查和脊髓 CT、MRI 检查以及选择性脊髓血管造影检查对确诊脊髓血管病有重要价值。根据临床特征及上述辅助检查作出诊断和鉴别。治疗原则与脑血管疾病相同，尽可能对病因进行治疗。

第一节　概　述

一、脊髓的解剖

（一）脊髓的外部形态

脊髓位于椎管内，是脑向下延伸的部分，其上端以第一颈神经根的最高根丝与延髓分界，在成人其下端平第一与第二腰椎间隙，全长 40～45cm。在新生儿脊髓下端平第三腰椎。脊髓从上到下共发出 31 对脊神经根：颈（C）段 8 对、胸（T）段 12 对、腰（L）段 5 对、骶（S）段 5 对和尾（Co）神经 1 对。脊髓也因此相应地分成 31 个节段，但其表面并无节段界限。在颈段和腰段，因支配上下肢的神经元和轴突数量剧增，故 C5～T2、L1～S2 两处有相应的膨大，各称为颈膨大和腰膨大。从腰膨大以下脊髓迅速变细，称脊髓圆锥（包括 S3～5 和尾髓），其末端呈索状，附着于尾骨，称终丝。脊髓外形呈略扁的圆柱体，前面正中有前正中裂，背面正中有后正中沟，每侧脊髓前后神经根出入脊髓处各有浅沟分别称为前外侧沟和后外侧沟。

因为在生长发育过程中，脊柱生长速度明显快于脊髓，故脊柱的长度明显大于脊髓，因此脊髓各节段位置要高于相应的脊椎，颈段脊髓比颈椎高 1 节椎体，上、中段胸髓比相应胸椎高 2 节椎体，下胸髓则高 3 节椎体，腰髓位于第 10～12 胸椎水平，骶髓和尾髓位于第 12 胸椎和第 1 腰椎水平（图 11-1）。因所有神经根均由相对应的椎间孔离开椎管，而脊髓终止于腰椎上端，所以 L2 以下的腰髓和骶尾髓发出的神经根（共 10 对）在离开脊髓后，须在椎管内下行一定的距离后才能经相应的椎间孔离开椎管，这些脊神经根称为马尾（图 11-2）。

脊髓表面由三层结缔组织膜包被，由外向内依次为硬脊膜、蛛网膜和软脊膜。在硬脊膜外与脊椎骨膜之间的间隙称硬膜外腔，其中有静脉丛和疏松的脂肪组织，此静脉丛在脊髓转移性肿瘤及栓塞的发生中有重要意义。软脊膜紧贴于脊髓表面，蛛网膜和软脊膜之间为蛛网膜下腔，其内充满脑脊液。在脊髓两侧，由软脊膜形成多个三角形突起，其尖端穿过蛛网膜下腔附着于硬膜的内面，称为齿状韧带，脊髓藉 21～22 对齿状韧带悬吊于蛛网膜下腔（图 11-3）。

（二）脊髓的内部结构

脊髓由灰质和白质组成，灰质位于脊髓中央，主要由神经元和神经胶质细胞的胞体构成，在灰质的中央有纵贯脊髓全长的小管，称中央管；白质位于周围，由上下行传导束构成，外包软脊膜。

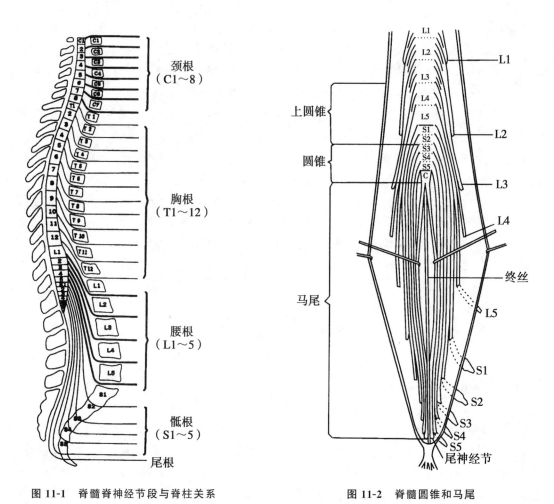

图 11-1　脊髓脊神经节段与脊柱关系

图 11-2　脊髓圆锥和马尾

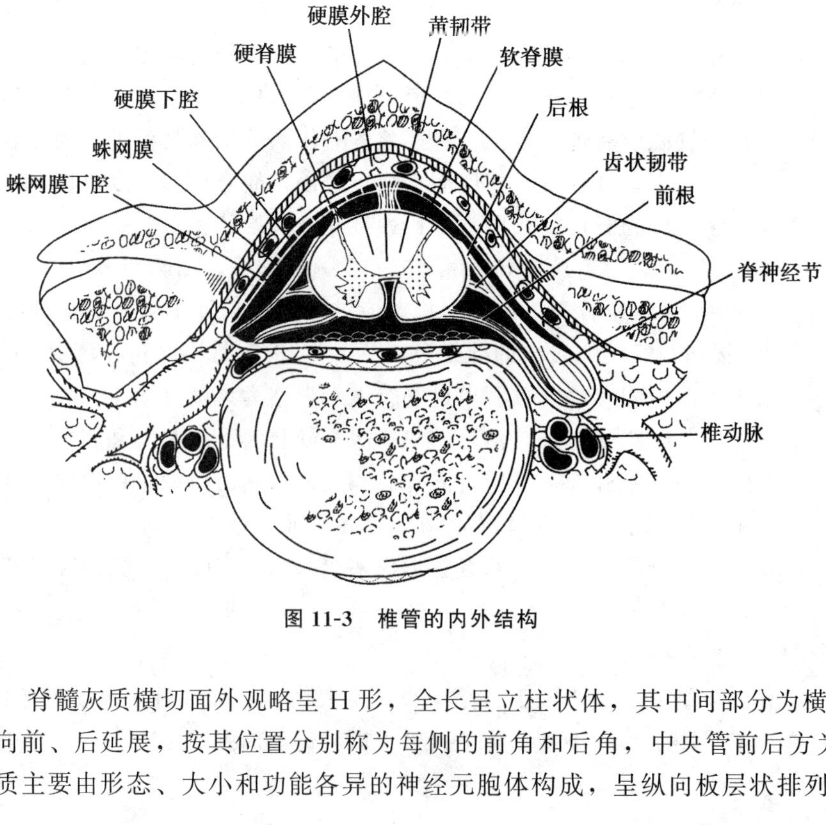

图 11-3　椎管的内外结构

1. 灰质　脊髓灰质横切面外观略呈 H 形，全长呈立柱状体，其中间部分为横行的灰质连合，两侧部向前、后延展，按其位置分别称为每侧的前角和后角，中央管前后方为灰质的前、后连合。灰质主要由形态、大小和功能各异的神经元胞体构成，呈纵向板层状排列。前角内主要是运动神经元，属下运动神经元，接受锥体束、网状脊髓束、前庭脊髓束等下行纤维和脊髓灰质内中间神经元轴突的支配，其轴突构成脊神经前根，支配骨骼肌。后角内主要含浅感觉的第二级神经元胞体，与痛、温觉和部分触觉的传导有关；另外在后角底部和中间带，还有接受肌肉本体感觉传入的感觉神经元，其轴突组成脊髓小脑前、后束（图11-4）。

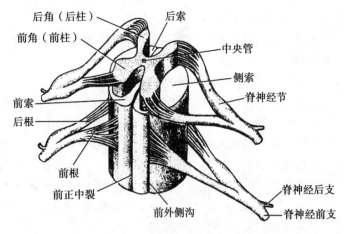

图 11-4　脊髓的内部结构

除上述的运动和感觉神经元外，在后角底部、中间带和前角内，还有许多与运动调节功能有关的中间神经元，这些中间神经元与锥体束、红核脊髓束、前庭脊髓束、网状脊髓束和内侧纵束等下行纤维形成突触联系，同时有部分中间神经元还接受前角运动神经元轴突的回返性侧支冲动。这些中间神经元发出轴突，与前角的下运动神经元形成突触联系，实现对运动神经元复杂的易化或抑制调节。

从 C8～L2 脊髓节段的中间灰质外侧有很多中等大小的神经元，使中间灰质向两侧突出，称为侧角，此处神经元的轴突系交感神经的节前纤维，这些纤维离开脊髓后加入前根，从前根传出到脊柱前外侧的交感神经节，换神经元后支配平滑肌和腺体。在 S2～4 节段的相应部位也有类似的神经元，它们的轴突系副交感神经的节前纤维，这些纤维随前根出椎管，在盆腔的副交感神经节换元后支配盆腔器官。

2. 白质　脊髓白质是由上行和下行的有髓神经纤维长传导束以及完成脊髓各节段间联系的固有束构成。由前正中裂、后正中沟、前外侧沟、后外侧沟将脊髓分为前索、后索及侧索，索内有许多起止点相同的神经传导束，这些束可分为上行束、下行束及固有束三类。

（1）上行束是由脊髓上行到脑不同部位的纤维，传导感觉冲动，包括：

1）薄束和楔束：位于后索，传导意识性本体感觉和精细感觉，末梢感受器是肌梭、肌腱、关节小体和环层小体，其纤维由后根入脊髓，在同侧后索上行达延髓的薄束核和楔束核。楔束接受 T4 以上、薄束接受 T4 以下的本体觉。首先进入后索的纤维紧靠中线，而随后进入的纤维依次远离中线排列，因此在颈段水平，接受各部位的感觉纤维的排列次序由内向外依次为骶、腰、胸、颈。

2）脊髓小脑后束：位于侧索，起于同侧灰质中间带的 Clarke 细胞柱，并从后索接受大量侧支，上行经小脑下脚入小脑前叶，传导躯干及下肢的关节、肌肉、肌腱等无意识的本体感觉。

3）脊髓小脑前束：位于侧索，主要起于同侧后角底部及中间带的中间内侧核细胞，上行经小脑上脚入小脑各叶传递上肢本体感觉。脊髓小脑束是脊髓之中纤维最粗、传导速度最快的纤维束。

4）脊髓丘脑侧束：脊髓后根神经节内的假单极神经元的中枢支经后根进入脊髓后，分成升支和降支，各走行数个脊髓节段，与相应节段的后角感觉神经元形成突触联系，后角感觉神经元的轴突先在同侧上升 1～3 个节段后，经脊髓前连合交叉到对侧的侧索前外侧部，然后上升达丘脑腹后外侧核。不同节段的后角感觉神经元的轴突交叉到对侧时，自上而下由内侧进入对侧的脊髓丘脑束，故将来自下部的神经纤维挤向外侧，而上部的纤维则依次排列在内侧，因此在脊髓丘脑束中，接受各部位的感觉纤维的排列次序由外向内依次为骶、腰、胸、颈。此束主要传导痛、温觉。

5）脊髓丘脑前束：后角感觉神经元接受后根神经节内假单极神经元的中枢支传入的粗触觉冲动，发出轴突经脊髓前连合交叉到对侧前索，形成脊髓丘脑前束，之后的走行与脊髓丘脑侧束相同。

（2）下行束是从脑的不同部位下行到脊髓的纤维，主要与运动调控有关，包括：

1）皮质脊髓束（锥体束）：主要由中央前回、中央后回及其邻近皮质的锥体细胞（上运动神经元）的轴突向下经锥体交叉后在对侧的脊髓侧索下行，称为皮质脊髓侧束，皮质脊髓侧束在脊髓内的纤维按部位有序排列，由内向外依次为颈、胸、腰、骶。少数未交叉的纤维在同侧的脊髓前索内下行，称为皮质脊髓前束。皮质脊髓束与脊髓前角运动神经元以及中间神经元形成突触联系，控制随意运动。其作用主要是兴奋屈肌和抑制伸肌。

2）红核脊髓束：此束在人已不发达，主要通过脊髓中间神经元来影响运动神经元，主要作用是易化屈肌和调节屈肌张力。

3）前庭脊髓束：起于前庭外侧核和内侧核，也主要通过脊髓中间神经元来影响运动神经元，主要作用是兴奋伸肌和抑制屈肌。

4）网状脊髓束：网状脊髓内侧束起于脑桥网状结构，几乎全部为不交叉纤维，经同侧到脊髓前索；网状脊髓外侧束起于延髓网状结构，含交叉和不交叉两种纤维，到双侧脊髓侧索，前者易化牵张反射，后者抑制牵张反射。

（3）脊髓节段间相互联系的传导束

固有束　此束包括很多连合纤维，主要是由中间神经元的轴突组成，除与本节段的神经元形成突触联系外，还发出广泛的侧支到达上下数个脊髓节段。轴突有长有短，短轴突仅在相邻的节段互相往来，长轴突可直通颈膨大或腰膨大，甚至能贯穿脊髓和脑干网状结构之间，这些升、降纤维交叉或不交叉，组成一层紧贴灰质的白质外罩，完成脊髓不同节段间相互联系的功能，是脊髓固有反射的基础。

（三）脊髓的血液供应

1. 动脉供应　脊髓的血液供应非常丰富，其动脉来源主要有三部分：

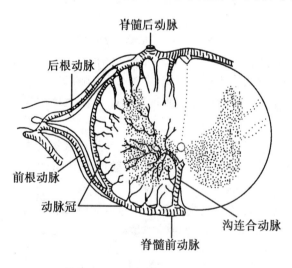

图 11-5　脊髓的血液供应

（1）脊髓前动脉：起源于双侧椎动脉颅内部分，在延髓腹侧合并为一支，为一个连续性单一动脉，沿脊髓前正中裂下行至圆锥终点，供应脊髓全长，其终末支祥绕到腰骶髓后面与脊髓后动脉相连接。在前正中裂内，脊髓前动脉以很近的间距发出一系列分支，即沟连合动脉和周缘支。沟连合动脉水平走行，由前连合进入脊髓，在前连合前部向两侧呈扇形分布，供应几乎所有的灰质及前索白质。这些动脉系终末分支，易发生缺血性病变。周缘支与脊髓后动脉的类似分支吻合，形成冠状动脉环。前冠的细小分支供应前外侧索和侧索白质（图 11-5）。

（2）脊髓后动脉：左右各一根，走行于脊髓后外侧沟表面，起源于同侧椎动脉颅内部分，小脑下后动脉偶尔是其上部供应来源。脊髓后动脉不是连续性单一血管，但有小动脉吻合链可使血液向相反方向流动，故极少发生供血障碍。脊髓后动脉主要供应后索和灰质后角尖部。

（3）根动脉：颈段的根动脉来自颈部椎动脉的分支及甲状腺下动脉的分支，胸、腰、骶段的根动脉来自主动脉及其分支——肋间动脉和腰动脉，这些分支与神经根并行进入椎管，故称根动脉。每一根动脉进入椎间孔后即分为前根动脉和后根动脉，分别与脊髓前动脉和脊髓后动脉吻合，构成脊髓的冠状动脉环。

脊髓的血液供应 1/10 来自椎动脉，9/10 来自主动脉各分支发出的根动脉。脊髓前动脉和前根动脉供血给脊髓的前 2/3，脊髓后动脉和后根动脉供血给脊髓的后 1/3。在脊髓的 T4 和 L1 节段为不同动脉供血的分水岭，是脊髓血液供应最薄弱、最易发生供血障碍的部位。

2. 静脉回流　脊髓静脉的分布模式与动脉相似，脊髓实质的静脉血被沟静脉和一些周缘小支引流到脊髓表面的软膜静脉丛和纵行的静脉干，再经与同名动脉伴行的脊髓前静脉和位于后正中沟的脊髓后静脉引流到椎管内静脉丛。该静脉丛由疏松的结缔组织和脂肪组织包绕，位于硬脊膜外腔，其上端经枕骨大孔与颅内静脉窦相交通。通过这些交通支只可回流部分血液，而大部分由椎间静脉经椎间孔引流到椎管外静脉丛，再经节段静脉等回流到奇静脉、上腔静脉及下腔静脉。因椎管内静脉丛与颅内静脉相连，没有瓣膜，其血流方向可因胸、腹腔的压力而改变，因此胸、腹和盆腔的感染或肿瘤可能经该静脉丛转移入颅。

二、脊髓的功能

除了通过上行、下行传导束来完成脑与周围神经的联系，从而实现各种感觉和运动功能外，脊髓本身也是神经系统的初级反射中枢，其主要功能如下：

1. 运动功能　脊髓前角内的下运动神经元包括 α 和 γ 运动神经元，它们接受锥体束等下行传导束和脊髓灰质内中间神经元轴突的支配，其轴突支配骨骼肌，完成随意运动功能。α 运动神经元的轴突支配骨骼肌的肌梭外肌纤维，使肌肉保持紧张和产生运动；γ 运动神经元的轴突支配肌梭内肌纤维，与维持肌张力和腱反射有关，与肌梭内的感觉神经共同组成肌张力的监控系统。在 α 和 γ 运动神经元的共同参与下，使得骨骼肌能够准确而协调地运动。

2. 感觉功能　脊髓将来自外周的各种感觉性传入冲动通过不同的上行性感觉传导束传入到脑的相应功能区。

3. 躯体营养作用　脊髓前角细胞对它所支配的肌肉及该节段的骨骼有营养作用，前角细胞受损时，它所支配的肌肉萎缩，该节段的骨质疏松。

4. 支配内脏活动　位于脊髓侧角的交感和副交感神经中枢通过交感和副交感神经对血管平滑肌、腺体、立毛肌以及盆腔器官的功能活动起支配作用。

5. 反射功能　作为神经系统的初级反射中枢，脊髓能完成许多有意义的反射活动，主要有：

（1）牵张反射，又称伸肌反射：其感受器是肌梭，传入神经是后根内侧部的粗纤维，其神经元胞体位于后根神经节内，该神经元与前角运动神经元形成突触，通过前根支配梭外肌纤维，使之收缩。当肌梭受到持续性牵张刺激时，引起肌张力增高的反应（紧张型牵张反射），起到维持肌张力的作用。当肌梭受到突然性牵张刺激时，引起骨骼肌快速有力的收缩动作（位相型牵张反射），腱反射即属此类牵张反射。

（2）屈肌反射：当肢体受到伤害性刺激时，受刺激肢体迅速产生屈曲反应，以逃避这种刺激，这是一种防御反射，具有远离伤害性刺激的保护性意义。这种屈肌反射远比牵张反射复杂，已经不是同一脊髓节段的单突触反射。当屈曲关节的屈肌收缩时，伸肌自动弛缓。

三、脊髓病变的诊断

第一步是确定病变的部位，即是否有脊髓病变，然后确定脊髓病变的节段水平以及在横断面上的位置。根据病变部位和发病情况、病程演变，再结合必要的辅助检查，作出定性诊断。

（一）脊髓病变的确定

脊髓病变的主要临床表现是运动障碍、感觉障碍和自主神经功能障碍（包括括约肌功能障碍、病变平面以下泌汗异常及皮肤营养障碍等）。随脊髓病变部位及病变所累及脊髓内结构的不同，其运动障碍和感觉障碍的表现各有其特点。脊髓系节段性结构，当脊髓某一节段发生病变时，该节段支配的肌肉出现弛缓性瘫痪，与该节段相关的反射消失，在所支配的区域内可出现根性神经痛或感觉障碍。这些体征被称为节段性体征，是脊髓病变的特征性表现，对于确定脊髓病变有重要价值。此外，在病变脊髓节段以下有不同程度的上运动神经元瘫痪及传导束性感觉障碍，脊髓中央区受累则有分离性感觉障碍（浅感觉障碍，深感觉和精细触觉保留），这些表现也是脊髓病变的特点。

（二）脊髓病变的节段定位

在病变脊髓节段所支配的区域出现节段性体征，受损节段以下有上运动神经元损害的表现以及传导束性感觉障碍，根据这些特点可判断脊髓病变的节段平面。另外，脊髓不同部位损害各有特点，有助于节段定位。

1. 高位颈髓（C1~4）

（1）四肢不同程度的上运动神经元瘫痪。病变累及副神经时可引起胸锁乳突肌和斜方肌的肌力减退和肌萎缩，表现为转颈和耸肩困难。累及膈神经时可引起呃逆或膈肌麻痹、呼吸困难。

（2）当未累及脊髓传导束时，感觉减退局限于 C2~4 节段的皮肤（C1 为纯运动神经）；当传导束受损时则产生病变水平以下各种感觉障碍；当损害三叉神经脊髓束时，可以产生同侧面部麻木和疼痛。

（3）自发性根性疼痛位于枕、颈和肩部，颈部运动、咳嗽和用力等可使疼痛加剧。当脊髓后索受损时，屈颈时可有一种刺痛感或触电样感觉，从颈项、肩部沿脊柱、背部向下放射至躯干、下肢甚至足部，称为 Lhermitte 征。

（4）括约肌功能障碍、病变平面以下出汗异常。

2. 颈膨大（C5~T2）　双上肢呈下运动神经元瘫痪，双下肢呈上运动神经元瘫痪。如累及 C8~T1 侧角则患侧可出现 Horner 征，表现为瞳孔缩小、眼球内陷、眼裂变小及面部出汗减少。C5~T2 节段性感觉障碍，T2 以下各种感觉障碍、出汗异常和大小便障碍。可有向肩和上肢放射的自发性根痛，有时可仅局限于手指。

3. 胸髓（T3~12）　胸髓是脊髓中最长的一部分，T4、T5 水平是血液供应较差、最易发生病变的部位。胸髓的横贯性损害主要表现有：双下肢呈上运动神经元瘫痪（痉挛性截瘫）。病变水平以下各种感觉障碍、出汗障碍和大小便障碍。胸腹部神经根刺激症状，包括根性疼痛和束带感。T8~11 之间病变时可表现为腹直肌下半部无力，而腹直肌上半部肌力正常，当患者在仰卧位用力抬头时可见脐孔上移（Beevor 征）。上、中、下腹壁反射的反射中枢分别位于脊髓的 T7~8、T9~10、T11~12 节段，通过观察腹壁反射变化情况也有助于定位。

4. 腰膨大（L1~S2）　下肢呈下运动神经元瘫痪，下肢和会阴部感觉缺失，大小便功能障碍明显，可有腹股沟、下背部或下肢的自发痛。如影响 L2~4 则膝反射消失，如累及 S1 和 S2 则踝反射消失。

5. 脊髓圆锥（S3~5 和尾节）　会阴部及肛门周围感觉障碍，呈鞍状分布，肛门反射消失，大小便和性功能障碍非常显著，根性神经痛少见，无下肢瘫痪。

6. 马尾神经　已经不属于脊髓损害的范畴，马尾损害时症状和体征常为单侧或不对称。根性神经痛常较明显，部位可在下背部、会阴部或坐骨神经分布区。可出现多种形式的根性感觉障碍。可有下肢的下运动神经元瘫痪。括约肌功能障碍常不明显。

（三）脊髓病变在横断面的定位

1. 灰质节段性损害

（1）前角：受损时出现相应节段骨骼肌下运动神经元瘫痪。在慢性进行性病变时，常可在萎缩的肌肉中见到肌束颤动。

（2）后角：损害时产生同侧节段性感觉障碍，由于深感觉及部分触觉纤维不经后角直接进入后索，因此后角损害仅有同侧节段性的痛、温觉障碍，而深感觉和触觉仍保留，称分离性感觉障碍。

（3）前连合：灰质前连合是双侧脊髓丘脑束的交叉纤维所经之处，损害时出现双侧对称性节段性分离性感觉障碍。

（4）侧角：发生相应节段的自主神经功能障碍，引起血管运动、发汗、竖毛反应紊乱及皮肤指甲的营养改变等。

2. 传导束障碍

（1）后索：发生病变时受损节段以下同侧的振动觉、位置觉和精细触觉减退或消失，可出现感觉性共济失调。

（2）锥体束：损害后引起病灶平面以下的上运动神经元瘫痪。

（3）脊髓丘脑束：一侧脊髓丘脑束损害，在受损平面以下的对侧出现痛、温觉缺失或减退，深感觉及触觉仍保留。

3. 半侧损害 产生脊髓半横断综合征或称 Brown-Sêquard 综合征，病变节段平面以下出现同侧上运动神经元瘫痪与深感觉缺失，对侧的痛、温觉障碍。病变节段平面以下同侧肢体还可有血管舒缩运动障碍，皮肤初期潮红，后期发绀、发冷，是因侧索中下行的血管舒缩纤维被阻断之故。

4. 横贯性损害 损害节段平面以下呈上运动神经元损害的特点，各种感觉丧失、脊髓反射改变、大小便障碍、血管舒缩异常、出汗功能消失和竖毛肌不能收缩等。当脊髓受到急性严重的横贯性损害时，早期首先出现脊髓休克现象，表现为肢体弛缓性瘫痪、肌张力减低、腱反射减弱或消失，引不出病理反射，尿潴留（由于排尿反射弧功能被抑制，呈急性完全性无张力型膀胱）。脊髓休克期一般维持3～4周，以后逐渐出现上运动神经元瘫痪征象，出现肌张力增高、腱反射亢进、病理征阳性、尿潴留转为反射性排尿（中枢联系中断而骶髓反射弧完整，表现为不能随意控制排尿，呈反射性急促断续排尿，量少，不能排尽）。在截瘫期伸肌和屈肌的肌张力增高不相等。若伸肌张力增高占优势，则肢体呈伸直状态（伸直性瘫痪）。反之，肢体呈屈曲状态（屈曲性截瘫）。颈段横断较多发生伸直性截瘫，下胸段脊髓横断则较多为屈曲型截瘫。一般在脊髓完全性横贯性损害时才出现屈曲型截瘫，故其预后可能比伸直型截瘫差。

（四）髓内外病变的定位

对于脊髓病变，不仅要对损害的节段进行纵向的定位，还应确定病变是在髓内还是髓外，髓外病变还应区分是在硬膜内还是在硬膜外，其鉴别对于治疗手段的选择和预后的判断很重要。

1. 脊髓内病变 临床表现特点有：①神经根性痛少见；②可有感觉分离现象；③浅感觉障碍由躯体向下肢远端发展，因为脊髓丘脑束内来自躯体上部的感觉传入纤维排列在内侧；④鞍区感觉保留；⑤节段性下运动神经元瘫痪（前角细胞受损有关）；⑥病变水平以下的上运动神经元瘫痪出现晚而不全；⑦较早出现大小便功能障碍；⑧脑脊液成分及压力的改变出现较晚。

2. 脊髓外硬膜内病变 常由肿瘤引起。早期出现压迫症状，后期则出现缺血性损害。①根性神经痛出现较早且严重，咳嗽、喷嚏等导致颅内压或椎管内压力波动升高的因素可使疼痛加剧，当肿瘤位于脊髓前方时可以有无根性神经痛；②运动和感觉传导束受损呈进行性加重，按病变在脊髓前后和左右位置的不同而临床表现各异：当肿瘤位于脊髓前方时运动和自主神经功能障碍发生较早；当肿瘤位于脊髓后方时，较早累及后索而表现深感觉障碍；当肿瘤位于脊髓外侧时，首先影响脊髓丘脑侧束而表现为由肢体远端向上发展的痛、温觉障碍，最早发生鞍区感觉障碍，此种情况与髓内病变正好相反；当压迫皮质脊髓侧束时，同侧肢体上运动神经元瘫痪，发展到一定程度时引起 Brown-Sêquard 综合征；③容易引起椎管阻塞和脑脊液成分的改变。

3. 脊髓硬膜外病变　神经根和脊膜刺激症状较早出现，脊髓实质损害的症状较晚发生，括约肌功能障碍较晚出现，Brown-Sêquard 综合征罕见。因硬膜外病变需通过硬脊膜压迫脊髓，故脊髓双侧受损症状常较对称。硬膜外病变与脊柱关系密切，因此脊柱 X 线平片检查常可有阳性发现。脑脊液改变不如髓外硬膜内病变者显著。

（五）脊髓病变的定性

脊髓病变按其性质可分为炎症、脱髓鞘、变性、血管病、代谢营养障碍、中毒、损伤和脊髓压迫症等。主要根据病变的位置和发病情况、病程演变对病变性质作出初步诊断，再结合必要的辅助检查，便可作出病因诊断。

1. 根据病变部位推测疾病的性质　后根病变常见于神经纤维瘤、带状疱疹和椎间盘突出。后根和后索病变可见于肿瘤、梅毒和多发性硬化。后索和脊髓小脑束病变见于家族性共济失调。后索和侧索病变见于亚急性联合变性。皮质脊髓束和前角病变见于肌萎缩侧索硬化和颈椎病。前角病变见于脊髓灰质炎。脊髓中央部位病变见于脊髓空洞症、脊髓出血和髓内肿瘤等。脊髓半横断综合征见于脊髓髓外肿瘤或脊髓外伤等。脊髓横贯性损害见于急性脊髓炎、转移性肿瘤和外伤等。

2. 根据发病情况和病程经过推测疾病的性质　急性或亚急性起病多见于血管病、炎症和外伤等。慢性起病多见于肿瘤、变性以及代谢性疾病。病程反复、波动见于多发性硬化。

第二节　急性脊髓炎

（一）概述

脊髓炎（myelitis）是指由于感染或变态反应所致的脊髓灰质和（或）白质的炎性病变。根据病因可将其分为：①感染性脊髓炎：病毒性脊髓炎（脊髓灰质炎病毒、Coxsackie 病毒、echo 病毒、带状疱疹和单纯疱疹病毒、ED 病毒、巨细胞病毒、狂犬病毒、HIV、人类 T 淋巴细胞病毒 1 型感染等），细菌性脊髓炎（化脓性、结核性脊髓炎），螺旋体脊髓炎（脊髓梅毒），真菌或寄生虫感染脊髓炎；②感染后和接种后变态反应性脊髓炎；③原因不明性脊髓炎。

按炎症部位可将脊髓炎分为：①脊髓前角灰质炎（选择性侵犯脊髓前角灰质）；②横贯性脊髓炎（侵犯脊髓几个节段内的所有组织）；③上升性脊髓炎（病变由下向上不断发展逐步累及颈髓甚至延髓）；④播散性脊髓炎（有 2 个以上散在病灶）；⑤脊膜脊髓炎（脊膜与脊髓均受累）等。本节只介绍急性横贯性脊髓炎（acute transverse myelitis）。

急性横贯性脊髓炎亦称急性非特异性脊髓炎，是指一组以急性横贯性脊髓损害为特征的病。临床特征为病损平面以下运动障碍，传导束性感觉缺失和自主神经功能损害。

（二）病因及发病机制

病因不明，曾认为与病毒感染有关，但至今未能从病变脊髓或脑脊液中分离出病毒，也未能从脑脊液中检出相关的病毒抗体。临床资料表明，多数患者在脊髓症状出现前 1～4 周有发热、上呼吸道感染、腹泻等病毒感染症状或疫苗接种史，故目前认为本病可能是疫苗接种后所诱发的一种自体免疫性疾病。受凉、过劳和外伤常是其发病诱因。

（三）病理

本病可累及脊髓的任何节段，以胸段尤其 T3～5 节段最为常见。多局限于数个节段，多为横贯性，也可见局灶或散在性病变，也可累及相应节段的脊膜和神经根。肉眼可见病变部位脊髓肿胀，质地变软，切面可见灰质与白质界限不清，有点状出血，软脊膜充血或有炎性渗出物。镜下可见软脊膜和脊髓的血管扩张，血管周围淋巴细胞、浆细胞浸润，灰质内神经元肿胀，尼氏小体溶解，核偏移，甚至细胞碎裂、消失，白质内轴突变性和髓鞘脱失，胶质细胞增生，病变严重者有坏死和空洞形成，后期病变部位萎缩，胶质瘢痕形成。

（四）临床表现

多发生于青壮年，无性别差异，四季均可发病。典型病例多在脊髓症状出现前数天至数周有上呼吸道感染、腹泻或疫苗接种史。起病较急，首发症状多为双下肢麻木、无力，病变相应部位根性疼痛或病变节段束带感，多数在数小时至数天内病情发展至高峰，出现脊髓完全性横贯性损害表现。其临床表现取决于受累脊髓的节段和病变范围。各段均可受累，以胸段最为多见、次为颈段、再次为腰段。胸段横贯性脊髓炎的典型表现为：

1. 运动障碍　早期表现为脊髓休克现象。休克期一般持续3～4周，也有数天或2个多月者。休克期的长短与脊髓损害程度及并发症有关，脊髓损害严重以及并发肺部或尿路感染、褥疮者，休克期较长。经治疗后，脊髓自主功能逐渐恢复，瘫痪肢体肌张力逐渐增高，腱反射出现并逐渐变为亢进，病理反射阳性。也就是从弛缓性转为痉挛性瘫痪，肌力也随之进步。

2. 感觉障碍　急性期在病变节段以下的所有感觉缺失，呈传导束型感觉障碍，有些在感觉消失区上缘可有1～2个节段的感觉过敏区或束带样感觉异常，随着病情恢复感觉平面逐渐下降，但感觉的恢复慢于运动功能的恢复。

3. 自主神经功能障碍　病变早期大小便潴留。在脊髓休克期，因逼尿肌松弛，膀胱过度充盈，呈无张力性神经源性膀胱。由于尿液过度充盈而出现尿失禁，称充盈性尿失禁。随着脊髓功能恢复，逼尿肌出现规律性收缩，膀胱容量逐渐缩小，当尿液充盈到300～400ml时即自动排尿，称反射性神经源性膀胱。脊髓休克期肛门括约肌松弛，常有大便失禁。休克期过后大便秘结，然后逐渐恢复正常。病变水平以下无汗或少汗，皮肤营养障碍表现为皮肤水肿、干燥脱屑、足底皲裂、趾甲失光泽并松脆等。

上升性脊髓炎病情凶险，发病急骤，病变常于数小时至数日内上升发展到延髓，瘫痪迅速由下肢向上波及上肢或延髓支配肌群，出现吞咽困难、构音障碍、呼吸肌麻痹甚至死亡。

脊髓炎若波及脑干、大脑时称为脑脊髓炎。炎症累及脊膜、脊神经根者称为脊膜脊神经根脊髓炎。

常见的并发症有：褥疮，尿路感染，长期卧床易产生坠积性肺炎，甚至可并发败血症。并发症是死亡的常见原因。

（五）辅助检查

1. 急性期外周血白细胞正常或轻度增高；脑脊液压力正常，动力学检查提示椎管通畅，偶因脊髓肿胀可致管腔轻度阻塞；脑脊液外观无色、透明，白细胞数正常或轻度增高〔（10～200）×10^6/L〕，以淋巴细胞为主，蛋白含量正常或轻度增高（0.5～1.2 g/L），糖和氯化物含量正常。脑脊液IgG含量多正常。

2. 视觉、听觉诱发电位正常；下肢体感诱发电位潜伏期延长，波幅降低；运动诱发电位异常；肌电图呈失神经改变。

3. 影像学检查　脊柱X线片通常正常。脊髓MRI典型改变是病变处脊髓略增粗，病变可累及数个脊髓节段，病变节段髓内斑点状或片状长 T_1、长 T_2 信号，常为多发，或有融合，强度不均，注射增强剂后可见病灶呈斑片状强化。于后期可出现脊髓萎缩。有部分患者可恢复正常。

（六）诊断与鉴别诊断

根据起病急骤、病前感染史和迅速出现脊髓横贯性损害，结合脑脊液和脊髓MRI检查，诊断并不困难。但需与下列疾病鉴别（见表11-1）：

表 11-1　需与急性横贯性脊髓炎鉴别的疾病

病名	运动障碍特点	感觉障碍特点	辅助检查特征	合并其他表现
急性硬膜外脓肿	病变水平以下上运动神经元瘫痪，多在感觉症状出现后发生	放射性根痛和病灶处脊柱的局灶性剧痛、叩痛和压痛明显，可呈根型感觉障碍	腰椎穿刺示椎管不通畅，脑脊液蛋白含量增高，MRI 示髓外长 T_2 灶	躯体其他部位多有化脓感染灶及全身中毒症状
脊柱结核	病变水平以下上运动神经元瘫痪	病灶处脊柱的局灶性叩痛和压痛明显，可呈根型感觉障碍	CT 或 MRI 可见椎体骨质破坏和椎旁脓肿	可伴有全身结核中毒症状
脊椎转移癌	病变水平以下上运动神经元瘫痪	病灶处脊柱的局灶性叩痛和压痛明显	CT 或 MRI 可见椎体骨质破坏强化阳性	可有全身其他部位肿瘤证据
脊髓出血	上运动神经元瘫痪，发病更急	局部背痛和根痛剧烈，可有感觉分离现象	腰椎穿刺脑脊液为血性，MRI 可见椎管内血肿	有外伤史或脊髓血管畸形证据
吉兰-巴雷综合征	下运动神经元瘫痪，多为四肢对称	可有末梢型感觉障碍或无明显障碍	发病后 2～3 周可见脑脊液蛋白细胞分离	可伴有脑神经损表现
低血钾性周期性瘫痪	四肢对称性弛缓性瘫痪，近端重于远端	无感觉障碍	实验室检查和心电图可见低血钾的证据	括约肌功能正常，可有肢体酸胀针刺感

（七）治疗

积极控制脊髓病变，预防并发症，促进脊髓功能尽早恢复，减少后遗症对本病有重要意义。

1. 急性期治疗

（1）肾上腺皮质激素：可用甲泼尼龙 500～1000mg/d 加于 5％葡萄糖 500ml 中静脉滴注，3～4h 滴完，连用 3～5 天后减量；也可用地塞米松 10～20mg 或泼尼松龙 100～300mg 每日 1 次静脉滴注，10～14 天为一疗程；随后改用泼尼松口服，1mg/（d·kg）或成人 60mg/d，每周减量 1 次，5～6 周后停用。大剂量皮质固醇类激素连续应用超过 1 个月，病情仍无改善者，可逐渐减量后停用。

（2）免疫球蛋白：0.4g/（d·kg），成人用量 15～20g/d 静脉滴注，连用 3～5 天为一疗程。

（3）20％甘露醇：125～250 毫升/次，每日 2～3 次，连用 4～6 天，以减轻病变早期的脊髓水肿。

（4）神经营养代谢药和血管扩张药：大剂量的 B 族维生素如 B_1、B_6、B_{12}，腺苷三磷酸（ATP）、细胞色素 C，辅酶 A，胞磷胆碱，以及烟酸、尼莫地平等有助于神经功能恢复。

（5）抗感染：合并感染者用适当的抗生素抗感染。

（6）维持呼吸：有呼吸肌麻痹者应保持呼吸道通畅，促进排痰，必要时行气管内插管或气管切开，人工辅助呼吸。

2. 护理　患者极易发生各种并发症，常由此导致严重后果，故精心细致的护理和充足的营养支持对于减少并发症、提高治愈率至关重要。应定时翻身、按摩皮肤，在骨隆起处放置气圈，保持皮肤清洁干燥，预防褥疮。禁用热水袋取暖，以免烫伤。勤拍背、转换体位，鼓励患者咳嗽，预防坠积性肺炎。尿潴留时在严格无菌下导尿，并连接封闭式集尿袋，每 3～5h 开放一次，每天更换 1～2 次集尿袋。应观测残余尿量，当膀胱出现节律性收缩，残余尿量在 100ml 左右时即不再保留导尿。对大便困难者应及时清洁灌肠，或选用缓泻剂促进排便，防止肠麻痹。吞咽困难或呛咳者，应放置胃管鼻饲。

3. 康复治疗　瘫痪肢体应保持功能位，以防止肢体挛缩和畸形，避免屈曲性截瘫发生；

早期开始按摩、被动运动以及积极的上半身运动，以改善血液循环，促使瘫痪肢体的功能恢复。当肌力开始恢复，应尽早鼓励患者主动运动肢体，促进功能恢复。如痉挛已发生，可使用安定类药物及巴氯芬（baclofen）、乙哌立松（妙纳）等肌肉松弛剂，配合正确的康复治疗，也可以理疗、按摩等治疗。

（八）预后

多数患者预后较好，病情不同预后的差异较大，预后良好者其肢体功能可于 3～6 个月内基本恢复，而另一些病例则留有难以恢复的后遗症，还有部分病例则死于并发症。下列因素与预后有关：尽早使用激素治疗预后较好；脊髓受累节段长且较弥漫者预后较差；并发症严重者预后差；上升性脊髓炎最差。

第三节　脊髓压迫症

脊髓压迫症（compressive myelopathy）是由椎管内占位性病变引起脊髓受压的一组疾病。病情呈进行性加重，随着病情发展，脊髓、脊神经根及脊髓血管受压并逐渐加重，最终导致不同程度的脊髓横贯性损害和椎管阻塞。

（一）病因及发病机制

1. 病因　根据病理性质，病因有：

（1）肿瘤：最常见，约占总数的 1/3 以上。原发性肿瘤占绝大多数，其中近半数为神经鞘膜瘤，包括少数的神经纤维瘤；其次为脊膜瘤、胶质瘤、脊髓硬膜外的脂肪瘤。先天性皮样囊肿、上皮样囊肿、畸胎瘤也有发生。脊髓肿瘤可发生于脊髓任何节段，神经鞘膜瘤多生长于胸段脊髓，而先天性囊肿多发生于腰骶髓。脊柱的转移性肿瘤也不少见，多来自肺部、乳腺、胃肠道、前列腺、肾、甲状腺以及鼻咽部。也有白血病、淋巴瘤在脊髓硬膜外浸润而造成脊髓受压。

（2）炎症：全身其他部位的细菌性感染灶经血行播散，脊柱邻近组织的化脓性病灶直接蔓延等，均可造成椎管内急性脓肿或慢性肉芽肿而压迫脊髓，以硬脊膜外多见。结核性脊髓蛛网膜炎，或由损伤、出血、化学性（如碘造影剂或药物鞘内注射等）和某些不明原因所致的蛛网膜炎，均可引起脊髓炎性蛛网膜粘连，或形成囊肿而压迫脊髓。此外，结核、梅毒、寄生虫性肉芽肿亦可压迫脊髓。

（3）损伤：脊柱损伤可因椎体、椎弓和椎板的骨折、脱位、小关节交错、椎间盘突出、椎管内血肿形成等原因而压迫脊髓。

（4）脊柱退行性病变：椎间盘突出、后纵韧带钙化和黄韧带肥厚等。

（5）先天性疾病：寰椎枕化、颈椎融合综合征（Klippel-Feil 综合征）、扁平颅底，椎管狭窄、脊髓脊膜膨出、先天性血管畸形等。

2. 发病机制　脊髓受压后所出现的症状可由机械压迫、供血障碍以及炎症或肿瘤浸润破坏所引起。病灶可直接压迫脊髓及神经根，或使脊髓移位并受压于对侧骨壁，导致神经根痛或脊髓半切或横贯性损害。脊髓受压后静脉回流受阻，由于淤血使脊髓肿胀水肿，加重脊髓受压。以后由于伴随动脉受压，导致脊髓缺血、缺氧和营养障碍而加重损害。

脊髓髓内肿瘤几乎均属于浸润生长的胶质瘤，极易破坏髓内结构而出现症状。慢性压迫症因系逐渐受压，脊髓可被压向对侧而出现局部的凹陷变形。有些慢性病变可使脊髓与神经根直接遭受浸润和破坏。脊髓表面可与蛛网膜发生不同程度的粘连，加上脊髓表面静脉曲张，血浆中的蛋白渗出，故使脑脊液蛋白含量增高。

（二）病理

除了原发性病变（如肿瘤、炎症）之外，受压部位的脊髓可见充血、肿胀、推移变形，伴随神经根破坏、蛛网膜肥厚和粘连。脊髓局部出现神经元变性、坏死，神经纤维断裂或消失以及髓鞘脱失。

（三）临床表现

依起病缓急、症状出现的顺序和轻重、病程长短以及疾病的性质、部位和发展速度而异。急性受压时往往迅速产生脊髓横贯性损害，出现脊髓休克；而慢性受压时则呈缓慢进行性发展的过程。临床上以慢性起病、缓慢进展的脊髓外硬膜内病变的表现最为典型，其临床表现如下：

1. 神经根损害　病变节段的神经根痛（后根受刺激）常为髓外压迫性疾病的首发症状。多为一侧性（间或双侧）自发性呈条带样分布的剧痛；用力、咳嗽、变换体位、负重可使疼痛加重。后根受累时，相应节段皮肤初期因刺激而表现过敏，后期呈现麻木或感觉缺失。病变位于脊髓腹侧或腹外侧者可无根痛，但因前根受累则出现节段性肌萎缩及相应腱反射消失。

2. 感觉障碍　髓内上行纤维受压以深感觉、触觉受损较早，髓外病变如累及病灶侧的脊髓丘脑束则出现对侧躯体比病变节段低2～3个节段以下的浅感觉障碍，后索受累则出现同侧躯体病变节段以下深感觉障碍。病灶上界可有过敏带。脊髓蛛网膜炎的感觉障碍为不规则的斑块状，感觉平面不固定。

3. 运动障碍　可出现锥体束征，病灶侧肢体出现早而重，最终可出现痉挛性截瘫或四肢瘫。

4. 反射障碍　病变节段以下浅反射消失，深反射亢进，出现病理反射。

5. 自主神经功能障碍　大小便障碍在髓内病变常早期出现，髓外病变见于晚期。病变节段平面以下的皮肤干燥脱屑、无汗或少汗、苍白或发绀，可以出现肢体水肿、趾甲变脆和粗糙。

6. 脊膜刺激症状　多由硬膜外病变引起，表现为病灶对应的椎体自发痛、叩痛、压痛、活动受限如颈抵抗和直腿抬高试验阳性等。

（四）辅助检查

1. 影像学检查

（1）脊柱X线摄片：为首先选择的检查方法。常规摄正、侧位，必要时加摄斜位，高颈段病变应加照张口位。脊柱损伤重点注意有无骨折、脱位、错位和椎间隙狭窄。脊髓肿瘤常可发现肿瘤内钙化及肿瘤对骨质的侵蚀破坏，良性肿瘤者常出现椎弓根间距增宽，椎弓根变形或模糊，椎间孔扩大，椎体后缘凹陷或骨质疏松和破坏。转移性肿瘤和脊柱结核常见骨质破坏。

（2）CT检查：能确切显示肿瘤位置、肿瘤与脊髓的关系。

（3）MRI检查：为目前诊断脊髓压迫症的最好检查方法，对脊髓病变的部位及性质等均能提供有重要价值的信息。

2. 脑脊液检查　是诊断脊髓压迫症的重要方法。须注意当腰椎穿刺进行奎肯试验时，可能导致占位病灶的移动（如神经鞘膜瘤）而使脊髓压迫突然加重，事先应有所估计并向患者或家属解释清楚。如疑恶性病变或转移癌，应在影像学检查后再考虑是否腰穿检查。怀疑硬膜外脓肿时，切忌在脊柱压痛部位及其邻近进行腰穿，以防将病原菌带入蛛网膜下腔，导致感染扩散。

压迫性病变造成脊髓蛛网膜下腔阻塞，阻塞的程度与病灶大小、压迫时间长短、病灶周围有否蛛网膜粘连呈正相关，也与病灶所处的脊髓节段有关，由于胸椎管腔较颈段和腰段的椎管腔狭小，同样大小的病灶如位于胸段则较颈腰段更早引起阻塞。椎管阻塞后颅内压不能传递到阻塞水平以下的脊髓蛛网膜下腔，故出现阻塞水平以下的脑脊液压力低下，甚至测不出。

马尾部病变（肿瘤）腰穿时针头有刺入肿瘤的可能，此时抽不出脑脊液或抽出的是黄色较黏稠的肿瘤囊液，压力不受动力试验影响，不要误认为是蛛网膜下腔完全阻塞，应选择上一个或两个椎间隙重新穿刺，如获得脑脊液，则可判断病变部位。

脊髓压迫症脑脊液蛋白含量多少与椎管阻塞程度、时间及节段密切相关，一般而言，阻塞越完全、阻塞时间越长、阻塞节段越低，则脑脊液蛋白含量越高。肿瘤性压迫比非肿瘤性压迫蛋白含量高。若蛋白量超过 10g/L 时，脑脊液变为浅黄色，流出后自动凝固，称为 Froin 征。脑脊液细胞数随病变性质而异，如为肿瘤则细胞数多属正常。

（五）诊断与鉴别诊断

诊断脊髓压迫症通常首先根据临床表现确定病变的部位，而后根据症状常从脊髓一侧开始，逐渐出现脊髓部分受压迫症状，进而表现为横贯性脊髓损害症状，通过腰穿发现椎管阻塞可以提出脊髓压迫症的临床诊断，通过 MRI 检查证实脊髓压迫的存在。急性起病者以血肿、转移性肿瘤、硬膜外脓肿、脊柱结核等为多。血肿常有外伤史；转移瘤多有病灶处的剧痛，常可发现原发病灶；硬膜外脓肿常有发热、败血症或其他处感染灶；脊椎结核常有结核病史。病程缓慢进展的髓外或髓内压迫均以肿瘤为常见。椎间盘突出常发生于下颈段或下腰段，常有外伤史。亚急性起病，病变范围广泛，感觉缺失呈斑块状，病情时轻时重波动者应考虑蛛网膜炎症、粘连或囊肿。

髓外硬膜内占位病变引起的神经根痛易与心绞痛、胸膜炎、胃或十二指肠球部溃疡、胆石症、胆囊炎、肾或输尿管结石等混淆，但出现脊髓传导束损害的体征时不难鉴别。至于脊髓压迫症与非压迫性病变（急性脊髓炎、脊髓空洞症、肌萎缩侧索硬化以及亚急性联合变性等）的鉴别可根据各自的临床特点、脑脊液动力学及成分的改变以及影像学检查的特点来明确诊断。

（六）治疗及预后

以病因治疗为主。髓外肿瘤应予手术切除，髓内肿瘤也应尽可能行全部或大部切除后再行放射治疗。对不能手术切除的髓内肿瘤和恶性肿瘤则可在减压术后进行放疗治疗。不宜手术者可在减压术后进行放射治疗。脊柱结核手术治疗后必须给足量足疗程的抗结核药物治疗。脊髓蛛网膜炎应针对病因进行抗感染和肾上腺皮质激素治疗，晚期可予离子导入等理疗。对瘫痪肢体则进行康复治疗。

预后取决于以下几个因素：①病变的原因，硬膜内髓外肿瘤一般为良性，病灶能全部切除减压，效果较佳；脊椎结核疗效常满意；转移性肿瘤因不能手术而只能放射治疗减轻疼痛，预后最差；②脊髓损害的程度、部位以及病因解除的早晚与预后密切相关；③慢性脊髓压迫通常比脊髓急性压迫预后好；④手术后一个月内仍未见功能改善者提示预后不良。

第四节　脊髓空洞症

脊髓空洞积水症（syringohydromyelia）是一组缓慢进行的以脊髓髓内囊性损害为共同特征的脊髓变性疾病。包括两种病理类型：①脊髓空洞症（syringomyelia）：指脊髓实质内被液体填充的异常腔隙；②脊髓积水症（hydromyelia）：指有液体蓄积的脊髓中央管扩张，此型即习惯上所称的脊髓空洞症。由于两者在临床、影像学与病理上很难区分，故近年来国内外学者通称其为脊髓空洞积水症。病变多位于下颈及上胸段。如病变仅限于脑干，称为延髓空洞症（syringobulbia）。临床主要症状是受损节段的分离性感觉障碍、下运动神经元病损、传导束功能障碍及营养障碍。

（一）病因及发病机制

脊髓空洞症并非是由单一病因造成的一个独立病种，而是由多种致病因素导致的一种综合征。病因及发病机制目前尚未明确，关于空洞形成的机制有以下三种学说：

1. 先天发育异常　过去多认为由于胚胎早期神经管闭合不全；也可能是脊髓中央管形成障碍，髓内胚胎上皮细胞残留，胶质细胞增生变性液化而形成空洞。患者常并存某些先天畸形，如寰枕畸形、颅底凹陷、小脑扁桃体下疝（Arnold-Chiari 畸形）、脑积水、Dandy-Walker 畸形、上颈椎融合、颈肋、脊柱后侧突、脊柱裂等。少数病例有家族史，提示发病与遗传因素有关。

2. 血循环异常　脊髓血液循环异常可引起脊髓缺血、坏死、液化形成空洞。

3. 脑脊液动力学异常　1965 年 Gardner 提出本病的发生是颅颈结合处的骨质畸形，阻塞第四脑室脑脊液出口；或由于第四脑室出口处被一层渗透膜闭锁或先天性小脑扁桃体下疝等，致第四脑室脑脊液出口不畅而引起压力升高，压力波不断向下冲击脊髓中央管，使其逐渐扩大形成空洞，称为交通性脊髓空洞症，此学说不能解释空洞与中央管并无联系的病例。对于非交通型脊髓空洞症，空洞的形成可能是由于压力影响下脑脊液从蛛网膜下腔沿着血管周围间隙进入脊髓实质形成空洞，也有人认为脑脊液是沿脊后神经进入脊髓。另有一类空洞继发于脊柱或脊髓外伤、脊髓出血、脊髓肿瘤等，称为继发性脊髓空洞症。严重脊髓外伤引起者，可能与局部挫伤、出血、蛛网膜粘连有关，占外伤性截瘫的 1.3%～1.8%。感染也可引起，通常在外伤和感染后 2～3 年内发生脊髓空洞。

（二）病理

空洞最常见于颈髓下段，次为胸髓上段，腰骶段少见。脊髓外形呈梭形膨大或萎缩变细，空洞呈不规则、不对称的纵长形或念珠状，在脊髓内上下延伸多个节段，也可波及延髓，甚至达脑桥。空洞向四周及上下伸展挤压，多数病变在脊髓首先侵犯灰质前连合，然后对称或不对称地向后角和前角扩展，最后脊髓的整个平面均可累及。病理检查可以发现空洞形成和胶质增生，空洞内充满清亮或黄色液体。洞壁由环形排列的增生胶质细胞组成，伴随神经细胞萎缩和神经纤维变性。

（三）临床表现

隐匿发生，缓慢进展。多起病于青少年期，多见于 20～30 岁。男性与女性患者的比例为 3∶1。症状和体征取决于空洞部位及其发展过程。

1. 感觉障碍　表现为节段性分离性感觉障碍，首发往往是单侧或双侧手部、上肢或胸背部感觉异常，检查发现节段性痛温觉减退或消失，而触觉和深感觉正常或接近正常。因痛温觉缺失，患者常有局部皮肤被烫伤而不知觉的情况。当病变累及脊髓后角的胶状质时患处可出现自发性烧灼样疼痛（中枢性痛）。当后索和脊髓丘脑束受累时则出现空洞水平以下传导束性感觉障碍。个别经 MRI 确诊的脊髓空洞症病例并无分离性感觉障碍。

2. 运动和反射障碍　脊髓前角细胞受累时，病变相应节段的肌肉无力萎缩、肌束震颤、肌张力低、腱反射减弱或消失。当病变累及锥体束时则病变平面以下呈上运动神经元瘫痪征象。

3. 神经营养障碍及其他症状　脊髓侧角受累时皮肤粗糙、角化过度、发绀、指甲无光泽易脆裂脱落；初期多汗，后期少汗或无汗。25%～30% 的患者出现关节损害，多为上肢关节，关节痛觉缺失引起关节磨损、萎缩和畸形；关节肿大，活动度增加，运动时有摩擦音而无痛觉，称为夏科（Charcot）关节。颈胸段病变损害交感神经通路时，可产生同侧 Horner 征。在节段性痛觉缺失部位的肢端可见新旧瘢痕及顽固性溃疡，手指末节或全部手指无痛性坏死、脱落，称为 Morvan 征。疾病严重者或疾病晚期患者可出现神经源性膀胱或大小便失禁。

4. 合并其他畸形表现　可伴有多种先天畸形，如 Arnold-Chiari 畸形、颅底凹陷、脑积水、Dandy-Walker 畸形、颈肋、高腭弓、脊柱后侧突、脊柱裂、弓形足、漏斗胸、先天性短颈综合征（Klippel-Feil 综合征）（多个颈椎融合，颈项变短等）等。

延髓空洞症常与脊髓空洞症合并发生，其主要表现为眩晕、眼球震颤、步态不稳、面部呈洋葱皮样分布（三叉神经核性）感觉障碍、面瘫、吞咽困难、软腭和声带麻痹、舌肌萎缩震颤等脑神经及相应传导通路受损的病征。

（四）辅助检查

1. 脑脊液　压力多正常，细胞数及蛋白一般正常，个别患者蛋白质可轻度升高。在晚期严重病例偶见椎管阻塞、蛋白升高。

2. X线片　可发现伴发的头颅和脊柱先天性骨骼异常。

3. MRI　是目前诊断脊髓空洞积水症的最佳检查手段，能显示空洞以及是否合并 Arnold-Chiari 畸形，能鉴别是原发性或继发性，有助于选择手术适应证和设计手术方案。可见病变脊髓节段增粗、正常或变细，髓内可见长 T_1、长 T_2 异常信号区，多呈管状，部分可呈多房性或腊肠状。交通性脊髓空洞症的空洞内可因脑脊液波动而出现脑脊液流空现象，表现为高信号的空洞内有低信号区。

4. 神经电生理检查　脊髓受累节段支配区肌电图表现为神经源性损害，神经传导检查多数正常，部分患者体感诱发电位潜伏期可延长。

（五）诊断与鉴别诊断

根据发病年龄、缓慢进展的节段性分离性感觉障碍、局部肌无力和萎缩、皮肤和关节营养障碍以及多种畸形等，可以在临床上考虑到该病的可能性，典型病例诊断并不困难，但不典型者并不少见，常规 X线片检查可以明确是否伴随骨骼畸形，MRI 检查发现脊髓空洞可以明确诊断。

依靠临床表现和 MRI 等检查，脊髓空洞症很容易与脊髓肿瘤、血管畸形、颈椎病以及肌萎缩侧索硬化等相鉴别。

（六）治疗

目前尚无特殊治疗。主要是对症处理。对于髓内空腔细小，临床和影像学方面均未发现脑和脊髓受压或肿瘤、畸形等其他病变者，可密切随访。对小脑扁桃体下疝畸形伴脊髓积水症者，尤其伴有延髓、小脑或脊髓受压症状者宜行枕大孔减压术。对于临床表现进行性加重、积水空洞腔较大或进行性扩大者可行脊髓空洞腔-脊髓蛛网膜下腔分流术。对合并其他畸形或肿瘤等其他病变者，如能手术矫正或切除者也应予以手术治疗。应防止烫伤、冻伤、切割伤等，对无痛性溃疡者应行清创和抗感染治疗。对受累关节和肌肉进行物理治疗，防止关节畸形。药物治疗可选用维生素类神经营养药等。对有自发性疼痛者可予对症治疗，如卡马西平等。

第五节　脊髓亚急性联合变性

脊髓亚急性联合变性（subacute combined degeneration of the spinal cord）是由于维生素 B_{12} 缺乏引起的神经系统变性疾病。病变主要累及脊髓后索和侧索，可以伴随周围神经以及脑损害。临床表现为深感觉障碍、感觉性共济失调、痉挛性截瘫，部分患者出现周围神经以及脑病变等。多数伴随有大细胞性贫血。

（一）病因及发病机制

本病的发生与维生素 B_{12} 缺乏密切相关。维生素 B_{12} 是蛋氨酸合成酶（又称甲基转移酶）的辅酶，参与甲基转移。维生素 B_{12} 缺乏可影响蛋氨酸的合成和四氢叶酸的再生，使组织中游离四氢叶酸含量减少，而四氢叶酸是一碳单位转移酶的辅酶，参与嘌呤和嘧啶等多种物质的合成，因此维生素 B_{12} 缺乏最终将导致核酸合成障碍，从而影响造血系统和神经系统的代谢而发生恶性贫血和神经系统变性。维生素 B_{12} 缺乏时还影响脂肪酸的合成从而影响髓鞘的代谢，导致神经系统的有髓神经纤维出现脱髓鞘改变。正常人每日需 $1\sim2\mu g$ 的维生素 B_{12}，主要从食物中摄取，摄入的维生素 B_{12} 只有与胃底部黏膜腺壁细胞分泌的内因子（intrinsic factor）结合成稳定的复合物，才不被肠道细菌破坏而在回肠远端被吸收，吸收后的血液内转运还需要与运钴胺蛋白结合。在维生素 B_{12} 摄取、吸收、结合和转运的任何环节发生障碍均可导致其缺乏。造成维生素 B_{12} 缺乏的常见原因有：营养不足或体内需要量增加，内因子缺乏（先天性分泌缺陷、萎缩性胃炎、胃癌、胃大部切除术后），小肠疾患（原发或继发性小肠吸收不良综合征、节段性回肠炎、回肠切除），药物影响（如依地酸钙钠、新霉素等）以及血液中运钴胺蛋白（transcobalamin）缺乏等。叶酸的代谢与维生素 B_{12} 代谢有密切关系，叶酸缺乏也能产生神经症状。

（二）病理

病变主要累及脊髓后索和侧索的锥体束，亦不同程度地累及脑和脊髓白质、视神经和周围神经。脊髓的上胸段最易受累，下颈段次之。肉眼可见大脑轻度萎缩，脊髓切面可见白质灰暗。镜下可见后索、锥体束和脊髓小脑束髓鞘肿胀、断裂及空泡形成，可以伴随轴突变性，最初病变散在分布，然后融合成片，严重者出现海绵状坏死灶，伴不同程度的星形胶质细胞增生。病变还可累及脊髓前角、侧角和白质的其他传导束。周围神经常见髓鞘脱失和轴突变性。

（三）临床表现

本病常伴发恶性贫血，偶尔合并其他类型贫血。常于 40～60 岁起病，男女发病无差异。亚急性或慢性起病，渐进性加重。多数患者在神经系统症状出现前有贫血的一般表现，如倦怠、乏力、腹泻、舌炎等，部分患者神经系统表现先于贫血。最早的症状常为足趾和手指末端感觉异常，如麻木、针刺或烧灼感，为持续性和对称性的手套袜套样浅感觉障碍。而后逐渐出现下肢无力、步态不稳，有踩棉花感，动作笨拙，查体可见步态蹒跚、基底增宽、深感觉障碍、龙贝格（Romberg）征阳性、感觉性共济失调、下肢无力以及锥体束征。这些症状和体征于黑暗或闭目时明显。部分患者有莱尔米特（Lhermitte）征。也有患者可有胸或腹部束带感。

临床体征依病变对周围神经、后索及侧索的锥体束影响程度而定。如病变以锥体束变性为主时则双下肢力弱、肌张力增高，腱反射亢进，病理征阳性。如以后索和（或）周围神经变性为主，则肌张力降低，轻度肌萎缩及腱反射减弱，但深感觉障碍明显，病理征常为阳性，伴随周围神经病变可以出现腿部肌肉压痛和浅感觉障碍等。括约肌功能障碍出现较晚。

少数患者伴随大脑白质损害可出现精神症状，如易激惹、嗜睡、抑郁、多疑、情绪不稳、幻觉、类偏执狂倾向、认知功能减退甚至痴呆等，少数病例可有视神经萎缩、视力减退和中心暗点，提示视神经受累。其他脑神经很少受累。

（四）辅助检查

脑脊液检查多正常。多数患者有胃酸缺乏，注射组胺作胃液分析，通常可发现抗组胺性胃酸缺乏现象。周围血象及骨髓涂片检查在部分患者可表现为巨细胞性贫血。血清中维生素 B_{12} 含量降低，正常值为 103.6～664 pmol/L（140～900ng/L），若低于 100ng/L 有诊断意义。口服放射性核素57钴标记的维生素 B_{12}，观察胃肠道吸收情况（正常人吸收量为 62％～82％，尿中排出量为 7％～10％），患者粪便中放射性核素标记的维生素 B_{12} 排泄量明显增多，而尿中明显减少。测定血清中抗内因子抗体有助于诊断。脊髓 MRI 检查，在 T_1 加权像和 T_2 加权像矢状位片可见脊髓后部髓内条索状 T_1 低信号 T_2 高信号病灶，在轴位片可见髓内后索及侧索部位有高信号改变。

（五）诊断与鉴别诊断

中年以上亚急性或慢性起病的脊髓后索、锥体束与周围神经病损的症状和体征，合并有大细胞性贫血，结合血清维生素 B_{12} 水平低于正常以及脊髓 MRI 检查发现后索和侧索损害的依据，可以确诊。在缺乏贫血及实验室检查证据时本病应与下列疾病鉴别：

1. 多发性周围神经病   多种原因引起的周围神经病可表现为四肢远端对称性感觉障碍，但脊髓症状少见，多无贫血及维生素 B_{12} 缺乏的证据。

2. 脊髓压迫症   多慢性或亚急性起病，有进行性加重的过程，但多有神经根痛和脊柱局部压痛叩痛，逐渐出现横贯性脊髓损害，脊髓半切综合征较常见，腰椎穿刺可有脑脊液蛋白多增高或椎管腔不通畅的改变，亦可见骨质破坏的证据，脊髓 MRI 检查可明确诊断。

3. 脊髓型多发性硬化   起病较急，病程中常有缓解-复发特点，常以脊髓横贯性损害为表现，除有深感觉障碍外，还常有病变平面以下浅感觉障碍，无贫血及血维生素 B_{12} 定量异常，一般无周围神经损害的表现，诱发电位及 MRI 检查有助于鉴别。

4. 梅毒性脊髓炎　也可表现为感觉性共济失调和截瘫，但阿-罗瞳孔和下肢闪电样剧痛，脑脊液多有细胞数、蛋白质变量增高和 IgG 增高，梅毒血清学检查阳性结果，均提示本病的诊断。

（六）治疗

一旦诊断本病宜尽早治疗，否则神经系统损害不可逆转。

维生素 B_{12} 肌内注射为最好的方法，剂量为 $500\sim1000\mu g/d$，连续 2 周。神经系统表现严重者，剂量可加大。年龄大、合并感染、对维生素 B_{12} 反应欠佳者，也应加大剂量并延长疗程，可连续 $1\sim2$ 个月，症状明显改善后改为维持量 $100\sim200\mu g$，每周 $2\sim3$ 次，半年后，可每周 $100\mu g$，长期使用。若病情反复，可恢复每天注射 1 次。维生素 B_1 肌内注射，剂量为 $100mg/d$，对有周围神经病的患者疗效显著，症状改善后可改为口服，每次 $20mg$，每天 3 次。维生素 B_6 口服，每次 $20mg$，每天 3 次。

贫血患者可用各种铁剂，如硫酸亚铁，每次 $0.3\sim0.6g$，每天 3 次口服；或 10% 枸橼酸铁铵溶液，每次 $10ml$，每天 3 次口服；或右旋糖酐铁注射剂，每次 $50\sim100mg$ 肌内注射，隔 $1\sim3$ 日注射 1 次。胃酸缺乏者可口服胃蛋白酶合剂或饭前服稀盐酸合剂 $10ml$，每天 3 次 。选用适当抗生素及止泻药等控制腹泻。

叶酸（维生素 M）可使神经系统症状加重，不宜单独使用，一般在维生素 B_{12} 使用以后稍晚给予，对有恶性贫血者应无限期与维生素 B_{12} 共用。剂量为每次 $5\sim10mg$，每天 3 次口服。

加强护理，预防和治疗并发症。加强瘫痪肢体功能锻炼，康复治疗。

第六节　脊髓血管疾病

脊髓血管疾病（vascular disorders of the spinal cord）的发病率远低于脑血管疾病，但由于脊髓内部结构紧密，较小的血管损害比同等的脑血管损害有更为严重的后果。其类型与脑血管疾病类似，分为缺血性、出血性和血管畸形三大类。

（一）病因及发病机制

脊髓动脉较少发生动脉粥样硬化和各种动脉炎，由脊髓动脉本身病变导致的缺血性脊髓血管病较少见，更为常见的病因是主动脉粥样硬化、主动脉内膜剥离、主动脉夹层动脉瘤，以及主动脉、胸腔或脊柱手术、心肌梗死、心脏停搏引起的低血压等。脊椎和脊膜病变（炎症、占位）引起的继发性血管受压以及动脉造影、放射性脊髓病、糖尿病性动脉病变、恶性贫血、红细胞增多症等均可导致缺血性脊髓血管病。其中，主动脉病变尤其是肋间动脉和腰动脉在主动脉开口处狭窄对缺血性脊髓血管病的发生有重要意义。心源性栓子、动脉粥样硬化斑块脱落、气栓子、脂肪栓子、炎性栓子、转移性癌组织或寄生虫栓子等可导致脊髓血管栓塞。出血性脊髓血管病的主要原因是外伤、血管畸形、血液病、抗凝治疗和肿瘤等。脊髓血管畸形是血管先天性发育异常所致的一类疾病，其引起脊髓功能受损的原因包括异常血管对脊髓的直接压迫、畸形血管侵入髓内对脊髓产生不同程度损伤、盗血使脊髓缺血软化、畸形血管破裂出血和血栓形成。

（二）病理

由于脊髓前动脉与脊髓后动脉的解剖差异以及由脊髓前动脉供血的脊髓灰质对缺血的耐受性比白质差之缘故，脊髓前动脉供血区更易发生缺血性损害。脊髓对缺血的耐受性较好，轻度间歇性供血不足不会对脊髓造成明显的病理损害，当完全断绝供血持续较长时间时才会导致脊髓不可逆性损害。脊髓缺血后的病理改变与脑缺血相似，早期变化不明显，发生梗死后可见病灶处组织苍白、肿胀、变软，灰白质界限不清，晚期皱缩变小。早期镜下可见神经元变性、坏死，髓鞘崩解，轴突断裂，组织水肿和血管周围淋巴细胞浸润，此后缺血灶中心液化，其周围有胶质细胞增生。梗死范围可涉及几个甚至十几个脊髓节段。脊髓内出血可累及数个节段，以中央灰质者居多，脊髓外出血形成血肿或血液进入蛛网膜下腔。脊髓血管畸形一般分为动脉性、静脉性、动静脉性和海绵状血管瘤，单纯的前两者极为罕见，绝大部分为动静脉性畸形，是由迂曲扩张的异常血管形成网状血管团及导入动脉和导出静脉构成。畸形血管可以侵犯硬膜外、硬膜下或髓内，少数病例可以同时累及数个不同节段。病变最多见于胸腰段，其次为中胸段，颈段少见。最常见的畸形位于神经根袖的硬膜，其次是位于脊髓外硬膜内以及脊髓实质内。脊髓血管畸形常伴发同节段的其他组织畸形，如血管痣、皮肤血管瘤、椎体血管畸形、下肢静脉曲张或动静脉瘘等。还可合并颅内或内脏血管畸形。

（三）临床表现

1. 缺血性病变

（1）脊髓短暂性缺血发作：最常表现为脊髓间歇性跛行，表现为行走一定距离后迅速出现单侧或双侧下肢沉重、无力甚至瘫痪，休息后即缓解，或为非运动诱发的发作性肢体无力或瘫痪，可自行缓解，反复发生。部分病例还伴有轻度锥体束征和括约肌功能障碍。症状持续时间一般不超过 24h。缓解期症状完全消失。

（2）脊髓梗死：急性起病，表现为脊髓某局部损害的症状和体征。因发生闭塞的供血动脉不同可表现为：①脊髓前动脉综合征：以脊髓中胸段或下颈段多见，病灶节段的相应部位发生急性神经根痛，短时间内出现截瘫或四肢瘫，病变水平以下痛温觉丧失而深感觉保留，大小便功能障碍；②脊髓后动脉综合征：很少见，临床表现为急性起病的神经根痛，病变水平以下同侧肢体深感觉缺失和感觉性共济失调，痛温觉及肌力均保存，括约肌功能常正常，因有良好的侧支循环，症状常轻而恢复较快；③脊髓中央动脉综合征：病变水平相应节段的下运动神经元瘫痪，多无感觉障碍和锥体束损害。

2. 椎管内出血　包括脊髓内出血、硬脊膜外和硬脊膜下出血以及脊髓蛛网膜下腔出血。前三者形成血肿压迫脊髓，均表现为突然发生的与受损平面一致的剧烈背痛，随之出现弛缓性截瘫和受损平面以下感觉障碍以及大小便障碍，症状迅速加重。硬脊膜外和硬脊膜下血肿时在病变部位的棘突可有明显压痛。脊髓蛛网膜下腔出血比较特殊，表现为突发的背痛、颈痛或肢痛，随即出现明显的脑膜刺激征，多无运动、感觉和括约肌功能障碍，若有也很轻微且为一过性，如出血进入颅内亦可有意识障碍及脑损害表现。

3. 脊髓血管畸形　多在 45 岁以前起病，约半数在 14 岁以前，男性多于女性，约 3∶1。一般缓慢起病进行性加重，也有不少间歇性起病者，病程中有症状缓解期。局部疼痛是最多见的首发症状，部位与畸形所在脊髓节段相吻合。部分患者有不同程度的肢体无力或瘫痪，症状进行性加重或出现缓解复发病程，最终造成肢体瘫痪。多数患者有各种类型的感觉障碍，呈根性或传导束性分布。多数患者有括约肌功能障碍。少数患者以脊髓蛛网膜下腔出血为首发症状。女性患者症状的周期性加剧与妊娠有关，可能是妊娠期内分泌改变或静脉压增高所致。部分患者活动可使症状加重，休息后症状减轻。本病预后差，尽可能早期诊断及治疗。

（四）辅助检查

椎管内出血时腰椎穿刺脑脊液压力增高，血肿形成使椎管不同程度阻塞时脑脊液蛋白量增高，蛛网膜下腔出血则有均匀血性脑脊液。CT、MRI 可显示脊髓出血及梗死灶，可显示血肿部位及大小，增强后可显示海绵状血管瘤等血管畸形。选择性脊髓血管造影可明确畸形血管的范围、类型及与脊髓的关系、确定闭塞的血管，对确诊最有价值。

（五）诊断与鉴别诊断

脊髓血管疾病的临床诊断比较困难，根据其急性发生的剧烈根痛和脊髓受损表现，以及一些特征性的临床表现，如病情时轻时重，与血压波动有密切关系，有外伤史、手术史、大动脉病变或血压骤降病史等，再结合脑脊液、脊髓影像学检查可明确诊断。

脊髓间歇性跛行应与马尾性和血管性间歇性跛行鉴别。马尾性间歇性跛行是由于腰椎管狭窄所致，常有腰骶区疼痛，行走后症状加重，休息后减轻或消失，腰前屈时症状减轻，后仰时加重，感觉症状重于运动症状，有间歇性垂足特征。血管性间歇性跛行是因下肢动脉病变或微小栓子反复栓塞所致，表现为下肢间歇性疼痛、无力、苍白、皮温低、足背动脉搏动减弱或消失，彩色多普勒检查有助于诊断。

（六）治疗

缺血性脊髓血管疾病的治疗原则与缺血性脑血管病相同，应注意血压不宜过低，尽可能对病因进行治疗。脊髓短暂性缺血发作可行抗血小板治疗。硬膜外或硬膜下血肿应尽早手术清除血肿，解除对脊髓的压迫，以使神经功能尽早恢复。其他类型的椎管内出血应针对病因进行治疗，治疗原则与出血性脑血管病相同，患者安静卧床，使用脱水剂等。上颈髓受累出现呼吸困难者，应及时行气管切开和人工辅助呼吸，以保证氧供应。某些血管畸形可手术治疗或介入治疗，如供应血管结扎术、人工栓塞术、畸形血管切除术。放射治疗不但无益，且因血栓形成或肉芽增生而使病情加剧，现已弃用。截瘫患者应注意预防和治疗并发症，对瘫痪肢体要进行功能训练和康复治疗。

（赵世刚）

第十二章 锥体外系疾病

第一节　概　述

锥体外系统是运动系统的一个组成部分，包括锥体系统以外的运动神经核和运动传导束，由基底核（新纹状体——尾状核及壳核，旧纹状体——苍白球及黑质）和丘脑底核、红核、网状结构等组成，主要调节肌张力、肌肉的调节运动和平衡。锥体外系统损害，可出现肌张力的改变，不自主运动，如帕金森综合征、舞蹈症、舞蹈样手足徐动症和扭转痉挛等。

（一）解剖生理

广义的锥体外系统包括纹状体系统及前庭小脑系统，共同调节上、下运动神经元的功能。前者是指纹状体、红核、黑质、丘脑底核，总称为基底核。纹状体包括尾状核及豆状核，后者又分为壳核及苍白球。尾状核和壳核组织结构相同，发生学上属纹状体较新部分，故合称新纹状体。苍白球发生学上较古老，故称旧纹状体。一般而言，苍白球、黑质病变常产生肌张力增高及运动减少，并可出现静止性震颤（如帕金森综合征）；新纹状体病变常出现舞蹈症、手足徐动症、扭转痉挛等。

（二）临床表现

锥体外系统病变产生肌张力变化（增强、减低和游走性增强及减低）和不自主运动（舞蹈样运动、手足徐动症、扭转痉挛、震颤等）两大类症状。肌张力减低常伴运动增多，运动增多常伴肌张力减低。临床表现主要有以下几种：

（1）肌强直：伸肌、屈肌张力均增高，被动运动时，向各方向活动所遇的阻力一致，故称"铅管样强直"。伴有震颤时，可感到肌张力断续相间增高，称为"齿轮样强直"，与锥体束受损所致"折刀样肌张力增高"不同。因肌张力增高，故运动减少而缓慢，面部缺乏表情（面具脸），语音单调，联合动作减少或消失，走路时双上肢无前后摆动、转颈不灵活，步态很小，起步缓慢，但越走越快，常不能及时停止，称"慌张步态"，常见于帕金森综合征。

（2）静止性震颤：最多见于手指，发生节律性抖动（每秒 4～6 次），呈"搓丸样"动作，肢体静止状态时易出现，随意运动时减轻，入睡后完全消失。重时下颌、唇、舌以及四肢均可有震颤，多见于帕金森综合征。

（3）舞蹈样运动：为肢体及头面部迅速、不规则、无节律、粗大的不能随意控制的动作，如皱眉、挤眼、歪嘴、撅嘴、伸舌、耸肩转颈、伸臂、抬臂、摆手、伸屈手指等动作。情绪激动时可加重，安静时减轻，入睡后消失，见于风湿性舞蹈症和遗传性舞蹈症等。

（4）手足徐动症（或称指划动作）：指肢体远端游走性肌张力增高或减低的动作，表现缓慢的、如蚯蚓爬行样、扭转样蠕动，并伴有肢体远端过度伸张，如腕过屈、手指过伸等，且手指缓慢逐个相继屈曲；过多的自发动作使受累部位不能维持在某一姿势或位置，随意运动严重扭曲，出现奇怪的姿势和动作，可伴有异常舌运动的怪相、发音不清等，最常见于遗传性舞蹈症、肝豆状核变性等。

（5）扭转痉挛（或称变形性肌张力障碍）：系围绕躯干或肢体长轴的缓慢旋转性不自主运动，可见于肝豆状核变性、酚噻嗪类药物反应。

（6）偏身投掷运动：为一侧肢体猛烈的投掷样不自主运动，肢体近端重，故运动幅度大、力量强，是对侧丘脑底核损害所引起，亦见于纹状体至丘脑底核通路病变。

（7）抽动症：为单个或多个肌肉的快速收缩动作，固定于一处或呈游走性，如挤眼、面肌抽动、鼻翼扇动、撅嘴，侵犯呼吸肌时发出一种不自主的发音，可能由于基底核病变或精神因素所致。

第二节　帕金森病

（一）概述

帕金森病（Parkinson disease，PD），由英国医生 James Parkinson 于 1817 年首先描述，是一种中老年人常见的神经系统变性疾病，主要神经病理发现为中脑黑质致密部色素多巴胺（dopamine，DA）能神经元丧失，导致 DA 递质生成障碍；以及存有路易（Lewy）小体 Lewy 神经突（neurite）。多数 PD 患者被认为是由基因和环境因素共同造成，但环境因素至今尚未证实。通常发病于 40～70 岁，50～60 岁为发病高峰，发病率和患病率随着年龄的增长逐渐增高。65 岁以上人群中 PD 的患病率约为 1%，而 85 岁以上则上升至 3%～5%，男性患病率略高于女性。随着人口的老龄化，PD 已经成为严重影响老年人健康和生活质量甚至是致残的主要原因之一。

帕金森综合征（parkinsonism），不论有无病因，只要符合下列 4 个关键体征（静止性震颤、肌强直、运动缓慢和姿势反射障碍）中的至少 2 个，称为帕金森综合征。PD 是最常见的帕金森综合征之一，也称为特发性帕金森病。部分帕金森综合征的病因明确。帕金森综合征的临床诊断标准见表12-1。

表 12-1　帕金森综合征的临床诊断标准

类型		临床诊断标准
蛋白错构病	1. 突触素病（synucleinopathies） PD	具有下列所有 3 项：①无其他原因（如：反复卒中发作且呈阶梯样进展，反复头外伤，脑炎病史，发病前≤6 月精神安定类药物应用史，脑积水和脑瘤）；②无下列证据：对左旋多巴合并周围脱羧酶抑制剂治疗，左旋多巴剂量至少 1g/d 症状无改善者（只限于接受治疗的患者）；③无突出或早期（＜1 年）神经系统更广泛受累的体征（如自主神经功能障碍）
	帕金森综合征伴痴呆	指帕金森综合征症状出现前或后出现痴呆的证据，故包括 Lewy 体痴呆和 PD 痴呆（PDD）2 种情况
	多系统萎缩（MSA）	具有下列 2 个标准中的 1 个：①早期（＜1 年）出现和（或）突出的小脑功能障碍；②早期出现和（或）突出的自主神经功能障碍。排除标准是对左旋多巴明显持续的有效
	2. tau 蛋白病（tauopathies） 进行性核上性麻痹（progressive su-pranuclear palsy，PSP） 皮质基底核变性	诊断按各自的国际通用诊断标准
其他帕金森综合征	1. 药物诱发的帕金森综合征	符合下列 3 项：①症状开始在使用神经安定药物或多巴胺能耗竭药物，如甲氧氯普胺（胃复安）≤6 个月；②治疗前无症状；③停用致病药物后≤6 个月症状消失（若能停药）
	2. 血管性帕金森综合征	符合下列 3 项：①突然发病；②呈非进行性或阶梯过程；③CT 或 MRI 在基底核部位发现梗死
	3. 继发性帕金森综合征	继发于脑瘤、外科手术或脑炎
	4. 未确定的继发性帕金森综合征	临床资料不足或不能满足上述任何标准

（二）病理、病因和发病机制

PD 的病理特点是黑质细胞的减少，特别是影响到其腹侧致密部的组成。相对于无受累者，脑该区域可丧失了 50%～70% 的神经元。最早记载的 PD 的病理学改变是在延髓或脑桥被盖和嗅球。早期（Braak 1 期和 2 期，见表 12-2）患者无症状。当病情进展时（Braak 3 期和 4 期），黑质、中脑其他区域和大脑基底部也受累。最终，病变出现在新皮质。

表 12-2　PD 按其包涵体-α-突触素的病理阶段 Braak 分期

阶段	部位	受累的组织核团
1 期	延髓	背侧Ⅸ/Ⅹ运动核，和（或）中间网状区，前嗅核
2 期	延髓，脑桥顶盖	同 1 期＋缝核尾端，巨细胞网状核，蓝斑-蓝斑下复合体
3 期	中脑	同 2 期＋中脑病变，特别是黑质致密部
4 期	基底前脑和中间皮质	同 3 期＋前脑病变，皮质累及局限于颞叶中间皮质（过渡内嗅区）和异生皮质（CA2-plexus），新皮质不受累
5 期	新皮质	同 4 期＋新皮质的高级感觉联合区和额前新皮质
6 期	新皮质	同 5 期＋新皮质的一级感觉联合区和运动前区，偶见原始感觉区和原始运动区轻度病变

这个病理分期基于路易小体的分布。路易小体是 PD 的特征性病理改变，是 α-突触核蛋白-免疫反应性的包涵体，负责蛋白质的溶解，由很多神经纤维和蛋白质相连。后者包括泛素，一种热休克蛋白，对其他蛋白质的分解起重要作用。α-突触核蛋白基因的突变与一些家族性 PD 有关，在这些 PD 中，经常能看到路易小体。青少年患者 parkin 蛋白的突变导致帕金森综合征而无路易小体，提示 parkin 蛋白在路易小体的形成过程中起重要作用。研究表明 parkin 促进泛素连接到其他蛋白如 α-突触核蛋白的连接蛋白 synphilin-1，从而导致路易小体的形成。路易小体被发现于 PD 和路易体痴呆患者，但不是其他神经退行性疾病的病理学特点。

识别 PD 单基因缺失着重于泛素-蛋白酶体系统（ubiquitin proteasome system，UPS），它是细胞凋亡过程的一个潜在因子。UPS 在细胞内蛋白分解和大量维持细胞生存的细胞内进程中起重要作用，清除细胞不需要的蛋白质。UPS 的衰竭可导致蛋白质异常的聚集包括 α-突触核蛋白（路易小体的一个主要的组成成分）。在早期 PD，路易小体首先沉积的一个部位是嗅球。因此，嗅觉和味觉障碍经常是 PD 患者最早的临床表现，也支持了路易小体形成是激活途径的一部分并导致了神经元功能障碍和细胞凋亡。

通过 PD 中编码一些泛素-蛋白酶体途径蛋白的突变基因的发现，UPS 和神经退行性病变的关系变得更加明确。

1. PD 的基因

尽管 PD 往往是散发病，更多的单基因突变已被识别。目前已经发现有 11 个相关基因，其中 6 个基因已被识别：α-突触核蛋白（SNCA），泛素羟基末端水解酶 L1（UCH-L1），parkin（PRKN），LRRK-2，PINK 1 和 DJ-1 基因。除 LRRK-2 外，这些单基因缺失只与一小部分 PD 患者有关，其实更重要的是，其识别和编码的蛋白提供了 PD 和其他的神经退行性疾病更深入的病理机制。SNCA 基因的点突变导致 PD 患者的早期发病，表现为常染色体显性遗传。有趣的是，受累患者的 SNCA 基因双倍体和三倍体的出现导致 PD 症状在更晚的年龄（40～50 岁）时出现，提示 SNCA 过表达可能是散发病的一个因素。LRRK-2 基因（PARK8）是家族性或所谓的"散发性"PD 发病的最常见的病因。有家族病史 PD 患者的 LRRK-2 突变率为 5%～7%。杂合子突变，2877510g → A，导致了编码子 2019 的甘氨酸变成色氨酸（Gly2019 ser）。LRRK-2 Gly2019Ser 突变最常被报道，包含了大部分家族性 PD，且特发性 PD 高达 1.6%，但患病率的可变性较大。LRRK-2 基因编码一种蛋白质，为 dardarin（从震颤的巴斯克语引出，最原始是来自西班牙和英格兰）。路易小体被证实存在于一些 LRRK-2 病例。很多 LRRK-2 患者被报道有典型 PD 特征，在中期或晚期发病。特发性 PD 发病时的典型症状为单侧的动作迟缓和强直，可伴震颤，但不是所有患者都出现震颤。

许多单基因突变，如 parkin 和 DJ-1 的常染色体隐性遗传，发病时年龄较小，存在肌张力障碍，对左旋多巴效果较好，预后良好。然而，单从临床表现上很难鉴别 parkin 阳性的年轻 PD 患者和 parkin 阴性患者。

现已有大量研究探索 PD 的线粒体基因和功能。氧化磷酸化酶途径的复合体 1 异常是主要的一致的发现，已在 PD 患者的大脑、血小板和骨骼肌中检测到。然而其他复合体的缺陷也已有报道。

致密部细胞很可能是氧化损伤。线粒体 DNA 研究并未发现可以解释 PD 患者的氧化磷酸化缺陷的相关基因突变。但线粒体缺陷可能在导致细胞功能障碍和凋亡的途径中起一定的作用。PINK1 基因编码线粒体复合体，研究已表明它与 PD 的常染色体隐性遗传有关，但它不是散发 PD 的一个危险因素。

2. 环境因素

识别 PD 发病相关的环境因素比较困难。在农村生活者 PD 发病率较高，根据部分研究（非全部环境学研究），这可能与接触杀虫剂、除草剂和木材防腐剂有关。唯一一致的环境因素是该病的发生和吸烟具有很强的负性相关。PD 线粒体功能障碍也有可能是由一个或更多的环境因素引起。最近发现暴露特定的溶剂增加 PD 的危险，既往暴露于三氯乙烯（TCE）与 PD 风险显著升高相关，暴露于四氯乙烯和四氯化碳（CCl_4）者与 PD 发病风险具有显著相关性。

（三）临床表现

多见于 60 岁以后发病，偶见于 20 多岁。起病隐袭，缓慢发展。

1. PD 运动症状

（1）震颤（tremor）：典型者为静止性震颤，特点是缓慢的（3.5～7.0Hz）、中等幅度或粗大的震颤，静止时存在，情绪激动、疲劳、紧张、焦虑时加重；入睡时停止；意向性动作时减轻。多由一侧上肢远端开始，下颌、口唇、舌及头部受累较少。

（2）肌强直（rigidity）：区别于锥体系病损的肌张力增高的特点是对被动运动的阻力增高，主动肌和拮抗肌皆受累，且在被动运动的整个过程中阻力始终保持不变。肌强直主要影响躯干和肢体近端的肌肉，在病变过程的早期即可出现（表 12-3）。因伴发震颤，可观察到齿轮样强直（cogwheel rigidity）。

表 12-3　肌强直与锥体束病损引起的痉挛状态的比较

临床特点	肌强直	痉挛状态
受累范围	主动肌与拮抗肌肌强直同等受累	上、下肢抗重力肌群
出现时间	见于被动运动的全过程	只被动运动开始时出现
强直类型	可呈"铅管样/齿轮样"	表现为"折刀样"

肌强直以肘和大关节明显，两侧不对称，可为第一症状。患者主诉硬紧，可出现疼痛和挛缩。早期肌强直很轻，很难查出，可用增强法使之显现，一般是检查上肢时，让患者用对侧手连续快速拍打大腿，检查侧上肢肌强直即变得明显。

（3）运动迟缓（bradykinesia）：影响自发性运动、联合运动（或反复动作-英国诊断标准）和自主运动，这些运动障碍单独或合并出现，再与肌强直一起造成多种特征性运动障碍，是影响患者生活能力和致残的最主要的临床表现。自发性运动开始减少，如面部表情缺乏和瞬目动作减少，造成"面具脸"。反复动作的速度和幅度进行性降低，如行走时上肢摆动减少或消失。联合运动障碍有：如患者从站位坐下时，整个身体摔砸到椅子上，因取坐位时全身其他部位联合运动的丧失所致；取坐位时应身体先前屈，同时双腿屈曲和双手扶持方能平稳坐下，从坐位站起亦相同。自主运动的减少和缓慢表现为主动意向运动的启动和执行的迟缓和拖延，表现为始动困难和动作缓慢。书写时字越写越小，呈现"写字过小征"。剃须、洗脸、刷牙、系鞋带和纽扣、穿脱鞋袜或裤子等动作困难。行走时步态缓慢拖曳，步伐变小。启动困难是 PD 特征之一，严重患者完全不能启步，只有在眼前摆放一障碍物，扶持患者迈过，患者方能向前，但行走呈前冲小步，不能即停或转弯。若伴有躯干前屈症时，表现更加明显，前冲小步向前追赶重心，称为"慌张步态"。由于口、舌、腭及咽部等肌肉运动障碍而引起流涎、言语单调和低音量（言语过慢，甚至导致言语讷吃）和吞咽困难。

（4）姿势反射丧失和平衡障碍：多是 PD 的后期表现。姿势反射的丧失使患者失掉在运动中调节平衡的自发能力，故常常摔倒。最终患者独自站立不能。在被轻推时难以保持直立且易摔倒。

2. PD 的非运动症状

（1）肌张力障碍：多见足内翻或掌侧下翻，常伴有下肢的肌痉挛和疼痛。踇趾背屈也可发生，多出现在早晨醒后，不持续、短时间可消失。最常见是上肢和肘部的内收，造成手处于腹部或胸部前部。

（2）步态冻僵（freezing of gait）：现已知是由于中脑脑桥核（pedunculopontine nucleus, PPN）和该核区与脑其他部位纤维联系的病变所致。PPN 由胆碱能和非胆碱能神经元组成，位于脑桥中脑顶盖部，是行走启动和步态调节的中枢。步态冻僵临床表现主要为患者站位行走启动不能，但患者脚前放一暗示物体等即能迈步前冲，但行走不能停止，无人照顾则直至跌倒为止；步态冻僵也可表现为行走过程中突然停止不动，过一段时间恢复后继续行走。步态冻僵患者虽表现严重的行走困难，但能与常人一样骑自行车。电刺激 PPN 可改善症状。

（3）早发性严重的躯干前屈症（camptocormia）：是 PD 的特征表现，但多被 PD 的其他并存症状所掩盖，故对其认识不足。可能是因基底核非多巴胺能神经元功能障碍所致，其临床特征是站立时躯干前屈，而卧位时完全消失。

（4）不安腿综合征：表现为下肢不适感、活动的欲望，休息时加重或出现，活动后减轻或消失，傍晚及夜间加重。可使用多巴胺能药物治疗，但部分患者可因此加重症状；也可使用阿片样药物如右旋丙氧芬、氧可酮、曲马多、美沙酮等，该类药物不加重症状。

3. PD 的其他症状

（1）乏力和睡眠障碍：1/3 的 PD 患者诊断时即有乏力，并与疾病的严重程度相关。用左旋多巴治疗者较少见。睡眠障碍以睡眠-REM 行为障碍为主，临床怀疑时，应行睡眠试验室检查以确诊。

（2）自主神经功能障碍：包括直立性低血压、勃起功能障碍、尿失禁和便秘，常出现于 PD 晚期患者。

（3）精神障碍：50％的 PD 患者会出现抑郁和精神错乱。轻度抑郁很难诊断，因为有些 PD 运动症状与抑郁有重叠。应该高度警惕抑郁，并应使用国际通用的抑郁量表进行评定。

（4）痴呆：随着疾病进展，PD 患者痴呆变得越来越普遍。应定期对患者进行认知功能障碍的评定，如使用简易精神状态检查（MMSE）和蒙特利尔认知评估（MoCA）量表（有多种语言版本），并需排除其他因素引起的痴呆。PD 轻度认知功能障碍（PD-MCI）预期发生早期痴呆高度危险性。

（四）诊断

PD 的诊断虽是临床诊断，但不能将帕金森综合征患者误认为 PD。更不能将未做左旋多巴治疗观察和未排除相关疾病的初诊患者诊断为 PD。应按国际通用的诊断标准进行诊断。兹介绍国际通用的帕金森病协会脑库诊断标准（表 12-4）。

表 12-4　英国帕金森病协会脑库临床诊断标准

A 帕金森综合征的诊断
　1. 运动缓慢（自主运动开始缓慢，伴反复动作的速度和幅度的进行性降低）
　2. 以及至少下列项目之一：
　　（1）肌强直
　　（2）4～6 Hz 的休息性震颤
　　（3）姿势不稳定（不是因为视觉、前庭、小脑或本体感受功能障碍所致）

B 帕金森病诊断的排除标准
　1. 反复卒中，伴帕金森综合征临床表现呈阶梯式进展的病史
　2. 反复头外伤的病史
　3. 确定脑炎的病史
　4. 眼动危象
　5. 症状开始时应用抗精神药物治疗
　6. 有 1 个以上的亲属患病
　7. 持续的缓解
　8. 3 年后，症状仍只限局于单侧
　9. 核上性凝视麻痹
　10. 小脑体征

（续表）

11. 早期严重的自主神经功能受累
12. 早期严重的痴呆，表现记忆、语言和运用障碍
13. Babinski 征
14. CT 检查有脑瘤或交通性脑积水
15. 对大剂量的左旋多巴呈阴性反应（需排除吸收不良）
16. 1-甲基-4-苯基 1,2,3,6-四氢吡啶（MPTP）的暴露

C 预期阳性诊断帕金森病的支持标准（3 个或更多能临床确诊 PD）：
1. 单侧发病
2. 存有静止性震颤
3. 呈进行性病程
4. 发病侧持续性单侧受累严重
5. 对左旋多巴治疗反应良好（70%～100%）
6. 严重的左旋多巴诱发的舞蹈症
7. 对左旋多巴治疗反应长达 5 年或更多
8. 临床病程长达 10 年或更长

（五）鉴别诊断

1. 帕金森综合征常见病因的鉴别，见表 12-5。

表 12-5　帕金森综合征常见病因的鉴别

疾病	病史	临床症状	深入鉴别	处理
药物诱导的帕金森综合征	以往药物接触史，主要为镇定药和止吐药	可表现为静坐不能和口颌肌张力障碍	病史询问	停止相关药物；抗胆碱能药可能对震颤有效
多系统萎缩	帕金森综合征和（或）步态不稳，伴自主神经功能障碍	直立性低血压，无震颤，对称性症状，小脑征，勃起功能障碍，对左旋多巴反应差	头 MRI，可见"十字面包征" 自主神经功能检查	左旋多巴试验；金刚烷胺；控制直立性低血压，如氟氢可的松
进行性核上性麻痹	早期出现向后跌倒，认知和行为改变	凝视麻痹（向下多于向上），轴性强直，额叶症状和锥体束征，对左旋多巴反应差	头 MRI，可见"企鹅征"	左旋多巴试验
正常颅压性脑积水	尿失禁，共济失调，认知功能障碍	痴呆，慌张步态	头 CT/MRI，治疗性腰椎穿刺	评估脑室腹腔分流术的可行性
多发腔隙性梗死	逐步进展的神经系统损害	发现病灶，感觉和运动障碍	头 CT/MRI	抗血小板治疗；控制危险因素（如糖尿病、高血压、血脂异常）

（续表）

疾病	病史	临床症状	深入鉴别	处理
皮质基底核变性	相应的认知功能障碍	临床表现明显不对称，失用，皮质感觉丧失，肌阵挛，肌张力障碍，异己手，左旋多巴治疗无效	EEG，认知功能障碍测试	
路易体痴呆		痴呆在帕金森综合征之前或同时出现	出现幻觉	可考虑胆碱酯酶抑制剂

2. PD 常见的误诊情况，见表 12-6。

表 12-6 帕金森病误诊情况的常见的临床特征

需鉴别的疾病	临床特征
原发性震颤	对称性姿势性震颤，运动功能的恶化，影响到肢体远端、头和发音，家族史常见，酒精和 β 受体阻滞剂可改善
血管性帕金森综合征	临床表现与 PD 类似，可能有神经系统的异常表现，逐步进展，对左旋多巴反应差，CT/MRI 存在基底核和（或）丘脑梗死
药物诱导的帕金森综合征	临床表现与 PD 类似，有用药史和停药缓解可明确诊断，止吐药和镇定药为最常见的致病药物
路易体痴呆	运动症状伴痴呆和幻觉，患者有明显的注意力和认知功能的波动，对左旋多巴反应差
非典型性帕金森综合征（包括进行性核上性麻痹和多系统萎缩）	临床表现与 PD 类似，但疾病早期出现其他体征：明显的步态和言语障碍，明显的姿势不稳，中轴强直比肢体明显，无静止性震颤和明显的自主神经功能障碍，对左旋多巴反应差

注：疾病排列按怀疑 PD 的患者的发病率降序排列

（六）治疗

1. 治疗 PD 的运动症状的药物见表 12-7。

表 12-7 治疗 PD 运动症状的药物

药物/药物分类	举例	优点	缺点
左旋多巴（＋周围脱羧酶抑制剂）	欧洲或美国应用不同的周围脱羧酶抑制剂，效果相同	大部分有效，可以提高运动功能，改善日常生活能力	运动并发症：运动障碍，肌张力障碍，意识模糊，精神障碍，镇静作用
多巴胺受体激动剂	非麦角类：普拉克索（森福罗），罗匹尼罗（requip，力必平）麦角类：溴隐亭，培高莱*	疾病早期可单药治疗，或辅助左旋多巴控制运动并发症 在疾病早期的运动并发症较少	均有：多巴胺能药物的不良反应（恶心、呕吐、直立性低血压），神经精神不良反应（幻觉，精神障碍，不能控制的冲动行为），过度的白天睡眠 麦角类：肺纤维化，心脏瓣膜纤维化，红细胞增多症
单胺氧化酶 B 抑制剂	司来吉兰（咪多吡）雷沙吉兰（agilect，甲磺酸雷沙吉兰）	疾病早期可单药治疗，疾病晚期可控制运动并发症 1 天 1 次给药，耐受性较好	安非他命（苯丙胺）和甲基安非他命代谢可引起不良反应，有血清素综合征风险

（续表）

药物/药物分类	举例	优点	缺点
COMT 抑制剂	恩他卡朋（珂丹）托卡朋（答是美）	用于治疗运动并发症，无剂末现象，耐药性小，轻度提高日常活动和生活质量评分	多巴胺能药物的不良反应，尿变色，托卡朋可导致暴发性腹泻和致死性肝毒性
注射用多巴胺受体激动剂	阿扑吗啡（我国无此制剂）	疾病晚期药效降低	需要住院治疗和规律的皮下注射
N-甲基-D-天冬氨酸受体抑制剂	金刚烷胺	疾病晚期治疗运动不能	认知障碍，网状青斑，水肿，出现耐药性，可能出现戒断症状
抗胆碱药	苯托品，苯海索	用于控制年龄小于 60 岁且不伴认知障碍患者的震颤	由于抗胆碱能的不良反应，该药使用受限

* 我国麦角类制剂因肺和心脏瓣膜的纤维化不良反应，溴隐亭已不用于 PD，培高莱（培高利特）已停止使用

COMT：儿茶酚-氧位-甲基转移酶

2. PD 的现用治疗

（1）早期药物治疗

左旋多巴、非麦角类多巴胺受体激动剂和单胺氧化酶 B 抑制剂可以作为早期初始治疗。但单独左旋多巴服用后在脑外迅速脱羧而变成多巴胺，很少进入脑内，不能起到治疗效果。左旋多巴和周围脱羧酶抑制剂同时使用，抑制左旋多巴在周围的代谢，使左旋多巴进入脑内达到有效治疗浓度，而减少不良反应。周围脱羧酶抑制剂是在美国和欧洲同时研制和开发成功的。在欧洲使用的周围脱羧酶抑制剂为苄丝肼（50mg）合并左旋多巴（200mg），商品名美道普或美多巴（madopar）。在美国研制和使用卡比多巴（carbidopa）和左旋多巴合剂。按1∶10 或1∶4 比例配伍制成复方，商品名为西莱美（sinemet）。我国使用的多是欧洲产品美道普或美多巴。两种不同周围脱羧酶抑制剂与左旋多巴合剂效果相当，均为治疗运动症状最有效的制剂。（以下将周围脱羧酶抑制剂与左旋多巴合剂简称左旋多巴。）

息宁是西莱美的缓释剂，它和皮肤贴剂、胃肠道微泵微管给药等改革制剂或给药途径一样，以期达到连续多巴能刺激的目的，这是因为有假说认为左旋多巴治疗引起的运动波动和异动症与纹状体多巴胺受体的脉冲刺激（pulsatile stimulation）有关。但息宁只是缓释剂达不到控释剂 0 级释放的水平；其他方法技术复杂，价格昂贵；其疗效均未得到循证医学的证实，尤其在我国不能普遍应用，故在此不作介绍。

然而，多巴胺的早期使用可引起更早出现异动症（异常的不自主运动）。多巴胺受体激动剂如普拉克索（森福罗）和罗匹尼罗（力比平）可直接刺激多巴胺受体，在控制 PD 运动症状上比左旋多巴弱，但异动症的发生率较低。与左旋多巴相比，多巴胺受体激动剂引起的嗜睡、恶心、呕吐、幻觉较多，且在临床试验中发现有更高的脱落比例。麦角类多巴胺激动剂如卡麦角林、溴隐亭、麦角乙脲和培高莱具有较高的胸膜、腹膜后和心脏瓣膜纤维化的风险，故不应该用于一线治疗。（注：麦角乙脲和培高莱在我国现不应用。）如果使用了麦角类多巴胺受体激动剂，则应该检查基础的 ECG、胸片、红细胞沉降率和肾功能，并每年复查 1 次。单胺氧化酶 B 抑制剂在控制 PD 患者的运动症状的效果较左旋多巴和多巴胺受体激动剂均弱，但比左旋多巴的异动症少，比多巴胺受体激动剂的副作用少。多巴胺受体激动剂和左旋多巴联合使用并不能延迟异动症的发生。

初始治疗应在探讨不同药物分类的风险和获益、考虑患者的功能受损程度后，根据患者的具体情况进行给药。约 40％的 PD 患者具有可选择的治疗方案，没有证据证明单纯中药治疗或中药辅助治疗可优化治疗，或具有神经保护作用。事实上，维生素 E 并不应该用做神经保护

剂，因为没有有效证据提示它能延缓疾病的进展。

（2）后期药物治疗

随着疾病的进展，初始治疗效果减弱，并出现运动并发症，包括异动症和症状波动。患者"开期"（症状突然缓解）表现为药物控制 PD 症状的时间变短，而"关期"（症状突然加重）表现为 PD 症状突然或逐渐复发，这些运动并发症会损害患者功能和生活质量。

有些多巴胺的辅助治疗可帮助降低症状波动。多巴胺受体激动剂减少关期并同时改善功能。如前所述，非麦角类多巴胺受体激动剂普拉克索和罗匹尼罗要优于麦角类。阿扑吗啡可以减少关期，但有严重的不良反应，应在有经验的中心进行，但我国无此药。单胺氧化酶 B 抑制剂同样可以减少关期。COMT 抑制剂降低左旋多巴在外周血中的代谢，允许更多的左旋多巴进入脑内，也可以减少关期。COMT 抑制剂托卡朋（答是美）可导致致死性肝毒性，应该避免使用，我国不适用此药。所有这些治疗均可增加异动症和其他不良反应的发生，包括幻觉、恶心、呕吐、便秘、低血压、失眠、嗜睡。有研究间接比较这些药物并得出结论，多巴胺受体激动剂在减少关期是最有效的，但效果有限，持续不到 8 个月。

（3）外科手术治疗

尽管使用最佳的药物治疗，大部分患者将会发展为残疾，可考虑深部脑刺激（刺激丘脑底核或内侧苍白球）。对左旋多巴反应好、合并症少、无认知功能损害、无抑郁或控制良好的抑郁患者手术的效果也较好，能改善 PD 症状。而手术有颅内出血、脑梗死、感染、导线移位、遗忘、头颅骨折和死亡的风险。

有研究比较了 6 个月内的药物治疗和深部脑刺激。接受深部脑刺激的患者在开期有明显改善，运动功能和生活质量也得到提高。然而，术后并发症较多，包括手术部位的感染、跌倒和抑郁。深部脑刺激并不能延缓疾病的进展，患者最终出现治疗抵抗的症状如步态冻僵。

（4）物理、职业和特殊治疗

物理治疗可改善 PD 患者的平衡、肌力和步行速度。没有证据表明某种物理治疗优于其他。虽然有很少证据表明职业治疗是有益的，但它可能帮助患者维持家庭、社会和工作的角色并提高安全性和运动能力，应该用于有执行困难的患者。

（5）非运动症状的治疗

在 PD 早期即可出现非运动症状，如乏力很常见。疾病晚期，非运动症状显著降低患者生活质量。认识和治疗 PD 患者的非运动症状能改善患者及其看护者的生活质量。非运动症状需要多学科联合治疗。

1）乏力和睡眠障碍：苯哌啶醋酸甲酯（利他林）可以改善该病患者的乏力症状。一半以上的 PD 患者有过多的白天睡眠，可能是由疾病本身或药物的副作用造成，如多巴胺受体激动剂。医生应该对患者进行睡眠卫生教育。褪黑素不能改善睡眠。莫达非尼可改善主观测量的睡眠时间但不能改变客观睡眠时间，不能用于预防潜在危险活动的睡眠发作。医生应该建议有睡眠发作的患者避免危险活动，比如开车和操纵机械。

46％的 PD 患者有快速眼动期睡眠行为障碍（以睡眠期间生动的和潜在的暴力行为为特征，如呐喊、踢腿或跳跃），可通过在睡眠检查室进行有视频多导睡眠监测进行确诊。小剂量的氯硝西泮对快速眼动期睡眠行为障碍可能有效。其他影响睡眠的行为障碍如不安腿综合征和周期性肢体抽动，发生在约 20％的 PD 患者。睡前服用左旋多巴可降低伴有不安腿综合征患者的发病次数。

2）自主神经功能障碍：对 PD 患者的直立性低血压和尿失禁目前尚无有效治疗方法。西地那非（伟哥）可能改善 PD 患者的勃起功能障碍。聚乙二醇可以改善大便的次数和性状。流涎可用肉毒杆菌毒素（保妥适）和胃肠宁治疗。

3）精神障碍：阿米替林、地昔帕明（去甲丙咪嗪）和去甲替林可以改善 PD 患者的抑郁。然而，三环类抗抑郁药可以导致抗胆碱能不良反应，不能用于有认知功能障碍者。在选择抗抑郁药时，应该考虑患者的合并情况及潜在的药物相互作用。氯氮平对有幻视和幻听及妄想的精神障碍效果最好，但由于有粒细胞缺乏症的风险，需要每周检测血常规。如果不能做到规律检测，喹硫平效果也较好。奥氮平会加重运动症状，故不适用于有精神障碍的 PD 患者。传统的抗精神药如氟哌啶醇应该避免使用，因为会加重运动症状。

4）痴呆：应评估其他因素引起的痴呆，考虑停用可能导致认知功能下降的抗胆碱能和多巴胺能药物。卡巴拉汀（艾斯能）治疗对认知和日常生活活动评定有小但有临床意义的改善，但增加了震颤和呕吐。多奈哌齐（安理申）也可以改善认知功能。目前尚无直接比较这两种药物疗效的研究，故可用其中一种药物治疗。

3. PD 治疗的主要推荐，见表 12-8。

表 12-8　PD 治疗的主要推荐

临床推荐	证据等级*
对 PD 患者治疗经验有限的医生在治疗可疑患者时应该咨询在运动障碍上有专长的医生，以明确诊断	C
左旋多巴加周围脱羧酶抑制剂，非麦角类多巴胺受体激动剂，单胺氧化酶 B 抑制剂应该用于 PD 早期治疗	A
非麦角类多巴胺受体激动剂，COMT 抑制剂或单胺氧化酶 B 抑制剂应用于辅助左旋多巴治疗进展性 PD 的运动并发症	A
金刚烷胺应考虑用于治疗进展性 PD 患者的运动不能	B
有功能性损害的患者除了用最佳的药物治疗外还需加用深部脑刺激，但应在有经验的中心操作，并有严重不良反应的风险	B
PD 患者有步态异常可加用物理疗法来改善步态，语言障碍可加用语言练习来改善发音	B
职业疗法可帮助 PD 患者维持家庭、社会和工作角色，继续日常生活活动，并改善安全性和运动功能	C

* A：一致的、高质量的、以患者为中心的证据；B：不一致的、质量受限的、以患者为中心的证据；C：可行的、以疾病为中心的证据，常用的、专家的建议、病例分析报道

（七）预后

PD 是一种缓慢进展的神经系统变性疾病，目前尚无根治方法，临床上采用 Hoehn-Yahr 疾病分期评分（分 5 级）记录病情轻重，大部分患者发病数年后仍能生活自理甚至继续工作，数年后逐渐丧失工作能力。疾病晚期，由于全身僵硬、活动困难，终至卧床不起，直接死亡原因多是肺炎、骨折等并发症。

第三节　肝豆状核变性

（一）概述

肝豆状核变性（hepatolenticular degeneration，HLD）又称威尔逊病（Wilson disease，WD），是以铜代谢障碍为特征的常染色体隐性遗传病。由于 WD 基因（位于 13q14.3）编码的蛋白（ATP7B 酶）的突变，导致肝从胆汁排泄铜能力降低，造成肝铜含量增高和功能障碍，以及血循环的铜主要载体，血清铜蓝蛋白合成不足和循环中含量下降，血清游离铜增高，而出现肝外如脑、肾等多器官的铜沉积和功能障碍。WD 是全球性疾病，世界范围的患病率约为 30/100 万，我国的患病率及发病率高于欧美。

（二）发病机制

铜是人体的必需金属，是很多蛋白的重要辅酶。铜由食物提供，一般为 $2 \sim 5mg/d$，推荐摄入量为 $0.9mg/d$，多余的铜将被排除。铜由肠道细胞吸收，主要在十二指肠和近端小肠，铜

联合白蛋白和组氨酸由门脉循环传递到肝，在此处铜多数从循环中被清除。肝利用一些铜为代谢所需，合成和分泌含铜蛋白，即血浆铜蓝蛋白（ceruloplasmin，CP）和排除过量的铜入胆汁。故任何损害胆汁排泄的情况都能导致肝铜的含量增加。

常染色体隐性遗传的铜代谢异常在 WD 的发病机制已确定。自 1993 年 WD 的异常基因被鉴定后，对其发病机制有了更确切认识。该基因为 ATP7B，编码 P 型铜转运腺苷三磷酸酶（ATPase），该基因主要在肝细胞表达，具有在肝细胞内跨膜传导铜的功能。ATP7B 蛋白的缺如或降低将导致肝细胞将铜排泄入胆汁的能力降低，结果造成铜在肝的积聚和肝的损害。最终，铜被释放入血，沉积在肝以外，如脑、肾、角膜等多种器官。功能性 ATP7B 蛋白的丧失导致 CP 的减少。CP 是肝合成的蛋白质，是血循环中铜的主要携带者，约占正常人循环铜的90％。当 CP 减少时，循环中的游离铜相应增高，导致铜在肝外器官的沉积和功能障碍。

WD 的自然史可分为如下四期：

第一期：铜集聚在肝结合部位的初始阶段。

第二期：肝的铜和由肝释放的循环中铜的急性再分布。

第三期：铜慢性集聚在脑和其他肝外组织，造成进行性和最终致命的多器官损害。神经WD 即发生在此期。

第四期：长期应用螯合剂或肝移植再建铜的平衡。

（三）病理

WD 是铜代谢障碍，初始于肝，后造成多器官铜沉积。各器官受累的早晚、病情轻重和进展各不一致，故病理表现也不尽相同，很难用一种病理改变概括。不过，在 WD 出现神经系统症状时，脑部病理表现以壳核最明显，其次为苍白球及尾状核，大脑皮质亦可受累。壳核最早发生变性，后病变范围逐渐扩大到上述诸结构。壳核萎缩，岛叶皮质内陷，壳核及尾状核色素沉着，严重者可形成空洞。镜检可见壳核内神经元和髓鞘纤维显著减少或完全消失，胶质细胞增生。其他受累部位镜下可见类似变化。当出现角膜色素环（Kayser-Fleischer ring，K-F 环）时，角膜边缘后弹力层及内皮细胞质内，有棕黄色的细小铜颗粒沉积。

（四）临床表现

WD 可在任何年龄出现症状，但大部分患者在 5～35 岁发病。

WD 是以肝为首的多系统疾病，但各器官的损害程度，发病和进展快慢，以及哪个器官作为首发临床表现和伴随哪些其他器官损害均无固定形式。但其中以肝和神经系统病损造成临床症状最常见，以下简述常见器官损害的临床表现（表 12-9）。

（1）肝症状：神经 WD 患者的肝受累程度和临床表现存在较大差异，部分患者表现为肝炎症状，如倦怠、乏力、食欲不振，或无症状的转氨酶持续增高；大多数患者表现为进行性肝大，继而进展为肝硬化，脾大，脾功能亢进，出现黄疸、腹水、食管静脉曲张及上消化道出血等；一些患儿表现为暴发性肝衰竭伴有肝铜释放入血而继发的 Coomb 试验阴性溶血性贫血。也有不少患者并无肝大，甚至肝缩小。

（2）神经系统症状：可以是极轻微和间断出现多年，但也可发展极快，于数月内进展至完全丧失生活能力和残废。神经 WD 曾被分类为：①运动不能-肌强直综合征：与 PD 相似；②假硬化：突出表现为震颤；③共济失调；④肌张力障碍综合征。但多数病例为几种异常并存，且其严重程度各异，故实际临床上很难予以分类。

震颤的特征是粗大、无规律的肢体近端的颤抖，有扑翼样表现。肌张力障碍可呈局限性、节段性或极端严重，累及全身所有部分，导致严重挛缩。最普遍的运动障碍为累及颅区，临床表现为构音困难（可能是小脑或锥体外系导致的失声）、流涎或口咽部肌张力障碍。面部呈苦笑面容、下颌张开、持续流涎、唇退缩是特征的临床表现。语言改变和流涎可以是最早的神经症状。震颤-肌强直综合征（青少年帕金森综合征）病例应高度怀疑 WD。

表 12-9   常见器官损害的临床表现

器官或系统	临床表现
肝	1. 无症状肝大 2. 孤立脾大 3. 持续性血清转氨酶活性增高（AST，ALT） 4. 脂肪肝 5. 急性肝炎 6. 类似自身免疫肝炎 7. 肝硬化，代偿性或失代偿性 6. 急性肝衰竭
神经系统	1. 运动疾患（震颤、不自主运动） 2. 流涎，构音障碍 3. 肌强直，肌张力障碍 4. 假性延髓性麻痹 5. 自主神经功能异常 6. 偏头痛 7. 失眠 8. 癫痫发作
精神疾病	1. 抑郁 2. 神经质行为 3. 人格改变 4. 精神病
其他系统	1. 眼 K-F 环，向日葵样白内障 2. 皮肤：新月状斑 3. 肾异常：氨基酸尿和肾结石，高钙尿症，肾钙质沉着症 4. 骨骼异常：早熟骨质疏松和关节炎，软骨钙化症 5. 心肌病，节律不齐 6. 胰腺炎 7. 甲状旁腺功能减退 8. 月经不规律，不育，反复流产 9. 肌病 10. 巨人症

因控制运动障碍和进行性肌张力障碍困难，患者出现卧床不起、不能照料自己的生活。最终患者严重残废，虽然清醒，但不能说话。但 WD 患者存有晚期肝疾病时，神经系统症状可被误认为是肝性脑病的症状。

（3）精神症状：最常见为注意力分散，导致学习成绩下降、失学。其余有：情感障碍，如暴躁、欣快、兴奋、淡漠、抑郁等；行为异常，如生活懒散、动作幼稚、偏执等，少数患者甚至自杀；还有幻觉、妄想等。极易被误诊为精神分裂症、躁狂抑郁症等精神病。

（4）眼部症状：具有诊断价值的是铜沉积于角膜后弹力层而形成的 K-F 环，呈黄棕或黄绿色，以角膜的上下缘最为明显，宽约 1.3mm，严重时呈完整的环形。应行裂隙灯检查予以肯定和早期发现。7 岁以下患儿此环少见。

（5）肾症状：肾功能损害主要表现为肾小管的重吸收障碍，出现血尿（或镜下血尿）、蛋白尿、肾性糖尿、氨基酸尿、磷酸盐尿、尿酸尿、高钙尿。部分患者还会发生肾钙质沉积症和肾小管性酸中毒。持续性氨基酸尿可见于无症状患者。

（6）血液系统症状：主要表现为急性溶血性贫血，推测可能与肝细胞破坏致铜离子大量释放入血液，引起红细胞破裂有关。还有继发于脾功能亢进所致的血小板、粒细胞、红细胞减少，以鼻、齿龈、皮下出血为临床表现。

（7）骨骼肌肉症状：2/3 患者出现骨质疏松，还有较常见的是骨及软骨变性、关节畸形、

X形腿或O形腿、病理性骨折、肾性佝偻病等。少数患者发生肌肉症状，主要表现为肌无力、肌痛、肌萎缩。

（8）其他病变：皮肤色素沉着、皮肤黝黑，以面部和四肢伸侧较为明显；鱼鳞癣、指甲变形。内分泌紊乱如葡萄糖耐量异常、甲状腺功能低下、月经异常、流产等。少数患者可发生急性心律失常。

从以上多器官的多种轻重不同的临床表现看来，WD是多器官受累的疾患。不是肝病科或神经科医生能单独全面认识和多方位处理的疾病，应多学科共同参与。

（五）辅助检查

1. 诊断WD推荐的常规检查（表12-10）：

表 12-10   WD 诊断的常规检查

检查	典型发现	假阴性	假阳性
血清铜蓝蛋白（CP）	比正常低限值降低50%	有明显肝炎的患者； 免疫法过高估计； 妊娠； 雌激素治疗	铜吸收障碍； 血浆铜蓝蛋白缺乏症； ATP7B突变基因杂合子
24h的尿铜	$>1.6\mu mol/24h$，儿童$>0.64\mu mol/24h$	尿液收集不当； 无肝病的儿童	肝细胞坏死； 胆汁淤积； 尿液污染
血清游离铜	$>1.6\mu mol/L$	CP免疫法过高估计	
肝铜	$>4\mu mol/g$干重（为肝穿刺后根据肝干重计算的铜含量）	由于地区差异，患者有活动性肝病或再生结节	胆汁淤积综合征
裂隙灯下的K-F环	阳性	可出现于50%以上的肝性WD和大多数无症状的WD同胞	原发性胆汁性肝硬化

（1）角膜K-F环：须由有经验的眼科医生在裂隙灯下检查，确定角膜边缘后弹力层及内皮细胞质内，有棕黄色的细小铜颗粒沉积。

（2）实验室检查

1）血清铜蓝蛋白（CP）：CP降低是诊断WD的重要依据之一。成人CP正常值为27～37mg/dl（270～370mg/L），新生儿的血清CP为成人的1/5，此后逐年增长，至3～6岁时达到成人水平。96%～98%WD患者CP降低，其中90%以上显著降低（0.08g/L以下），甚至为零。杂合子的CP值多在0.10～0.23g/L之间，但CP正常不能排除该病的诊断。

2）尿铜：尿铜增高也是诊断WD的重要依据之一。正常人每日尿铜排泄量为3～35μg/24h（0.047～0.55μmol/24h）。未经治疗的WD患者尿排铜量可略高于正常人甚至达正常人的数倍至数十倍，少数患者也可正常。

3）肝铜量：是诊断WD最重要的生化证据，但肝穿刺为有创性检查，目前尚不能作为常规的检测手段。

4）血清铜：正常成人血清铜为70～140μg/dl（11～22μmol/L），90%的WD患者血清铜降低，低于60μg/dl有诊断价值。须注意，肾病综合征、严重营养不良和失蛋白肠病也可出现血清铜降低。

2. 影像学检查   颅脑CT多显示双侧对称的基底核区、丘脑密度减低，多伴有不同程度的脑萎缩。MRI多于基底核、丘脑、脑干等处出现长T_1、长T_2异常信号，约34%伴有轻至中度脑萎缩，神经WD患者CT及MRI的异常率显著高于以肝症状为主的WD患者。WD MRI

特征性的发现"大熊猫脸征",有诊断价值,但只见于少数患者。

3. 基因诊断　虽然是金标准,但因 WD 的突变已有 200 余种,因此基因检测目前仍不能作为常规检测方法。

(六)诊断与鉴别诊断

1. 诊断

神经科见到的神经 WD 必需存有 WD 特有的神经症状(见上述神经系统症状)。虽多在 5~35 岁发病,但年龄不能作为诊断的限制。我国一般神经科不具备进行铜代谢详尽测定的手段和条件,故神经 WD 的诊断多依靠 WD 特有的神经症状、角膜 K-F 环、CP 降低(<0.1g/L)和 MRI 特有表现进行诊断。当这些条件不能满足时,再进行铜代谢的其他检查。

2. 鉴别诊断

本病临床表现复杂多样,鉴别应从肝及神经系统两个主要方面症状及体征考虑,须重点鉴别的疾病有急性和慢性肝炎、肝硬化、门克斯(Menkes)病、扭转痉挛、原发性肌张力障碍、PD、舞蹈症和精神病等。Menkes 病发病年龄更早,病变主要累及脑、毛发和皮肤,肝铜含量降低。

(七)治疗

1. 治疗目的

(1)排除积聚在体内组织过多的铜。

(2)减少铜的吸收,防止铜在体内再次积聚。

(3)对症治疗,减轻症状,减少畸形的发生。

2. 治疗　基本原则是低铜饮食、用药物减少铜的吸收和增加铜的排出;治疗愈早愈好,对症状前期患者也需及早治疗。

(1)低铜饮食:尽量避免食用含铜多的食物,如坚果类、巧克力、豌豆、蚕豆、玉米、香菇、贝壳类、螺类、蜜糖、各种动物肝和血等。此外,高氨基酸、高蛋白饮食能促进尿铜的排泄。

(2)阻止铜吸收:常用于治疗 WD 的药物见表 12-11。

表 12-11　治疗 WD 的常用药物

药物	作用机制	神经系统副作用	其他副作用	注意事项
D-青霉胺	普通螯合剂,形成可溶性复合物从尿中排出	治疗初期时发生率为 10%~20%	发热、皮疹、蛋白尿、狼疮样反应;再生障碍性贫血;白细胞减少;血小板减少;肾病综合征;皮肤退行性改变;匐行穿孔性弹性组织纤维病(又称毛周角化症);浆液性视网膜炎;肝毒性	手术时减少剂量以促进创伤愈合;妊娠时也需减少剂量;最大量为 20mg/(kg·d),当达到临床稳定时减少 25% 的剂量
三乙基四胺	普通螯合剂,形成可溶性复合物从尿中排出	治疗初期时发生率为 10%~15%	胃炎;萎缩性胃炎(罕见);继发贫血	手术时减少剂量以促进创伤愈合;妊娠时也需减少剂量;最大量为 20mg/(kg·d),当达到临床稳定时减少 25% 的剂量
锌剂	金属硫蛋白诱导剂,阻止铜在肠道的吸收	治疗初期时可能发生	胃炎、胰腺炎;锌蓄积;可能发生免疫系统改变	手术和妊娠时无需减量;成人常用剂量:50mg 锌元素 1 天 3 次;成人最小剂量:50mg 锌元素 1 天 2 次
四硫钼酸盐	螯合剂,阻止铜的吸收	治疗初期时很少报道	贫血;中性粒细胞减少症;肝毒性	在美国和加拿大临床试验中

1）锌剂：通过竞争机制抑制铜在肠道吸收、促进粪铜排泄，尿铜排泄也有一定增加。锌剂能增加肠细胞与肝细胞合成金属硫蛋白而减弱游离铜的毒性。常用为硫酸锌 200mg，3 次/日；醋酸锌 50mg，3 次/日；葡萄糖酸锌 70mg，3 次/日；甘草锌等。不良反应轻，偶有恶心、呕吐等消化道症状。

2）四硫钼酸铵（ammonium tetrathiomolybdate，TM）：在肠黏膜中形成铜与白蛋白的复合物，后者不能被肠黏膜吸收而随粪便排出；另外能限制肠黏膜对铜的吸收，剂量 20～60mg，每日 6 次，3 次在就餐时服用，另外 3 次在两餐间服用。由于过量的钼可能滞留在肝、脾及骨髓内，故不能作为维持治疗。不良反应较少，主要是消化道症状。

（3）促进排铜：各种驱铜药物均为铜络合剂，通过与血液及组织中的铜形成无毒的复合物从尿排出。

1）D-青霉胺（D-penicillamine）：是治疗 WD 的首选药物，药理作用不仅在于络合血液及组织中的过量游离铜从尿中排出，而且能与铜在肝中形成无毒的复合物而消除铜在游离状态下的毒性。动物实验还证明，青霉胺能诱导肝细胞合成金属铜硫蛋白（copper metallothionein），该硫蛋白也有去铜毒的作用。成人量 1～1.5g/d，儿童为 20mg/（kg·d），分 3 次口服，需终身用药。有时需数月方起效，可动态观察血清铜代谢指标及裂隙灯检查 K-F 环监测疗效。少数患者可引起发热、药疹、白细胞减少、肌无力、震颤，极少数可发生骨髓抑制、狼疮样综合征、肾病综合征等严重毒副作用。首次使用应行青霉素皮试，阴性才能使用。

2）三乙基四胺（triethyl tetramine）：也是一种络合剂，其疗效和药理作用与 D-青霉胺基本相同。成人用量为 1.2g/d。不良反应小，可用于青霉胺出现毒性反应的患者。

3）二巯丁二钠（Na-DMS）：是含有双巯基的低毒高效重金属络合剂，能与血中游离铜、组织中已与酶系统结合的铜离子结合，形成解离及毒性低的硫酸化合物从尿排出。溶于 10% 葡萄糖液 40ml 中缓慢静注，每次 1g，每日 1～2 次，5～7 日为一疗程，可间断使用数个疗程。不良反应较轻，牙龈出血和鼻出血较多，可有口臭、头痛、恶心、乏力和四肢酸痛等。

4）其他：如二巯丙醇（BAL）、二巯丙磺酸（DMPS）、依地酸钙钠（Edta Na-Ca）也可用于本病治疗，但现较少用。

（4）对症治疗：如有肌强直及震颤者用金刚烷胺和（或）苯海索，症状明显者可用复方左旋多巴；精神症状明显者应予抗精神病药；抑郁症状明显者可用抗抑郁药；智力减退者可用促智药。无论有无肝损害均需护肝治疗，可选用葡醛内酯（肝泰乐）、肌苷和维生素 C 等。

（5）手术治疗：包括脾切除和肝移植。对严重脾功能亢进患者因长期白细胞和血小板显著减少，经常出血、感染，又因青毒胺也有降低白细胞和血小板的不良反应，故患者不能用青霉胺或仅能用小剂量达不到疗效。对于此类患者，应行脾切除术。经各种治疗无效的严重病例可考虑肝移植。

（八）预后

本病早期诊断并早期驱铜治疗，一般较少影响生活质量和生存期，少数病情严重者预后不良。

（李　新）

第十三章　神经系统变性疾病

1. 掌握：阿尔茨海默病的临床表现；运动神经元病的临床分型和鉴别诊断；多系统萎缩的临床特征。

2. 熟悉：阿尔茨海默病的诊断和治疗；肌萎缩侧索硬化的临床表现；多系统萎缩的分类。

3. 了解：阿尔茨海默病的发病机制和病理改变；运动神经元病的发病机制。

■■■内容提要

1. 阿尔茨海默病　是老年人常见的以进行性痴呆为表现的中枢神经系统变性病。发病机制与脑内 β-淀粉样蛋白的异常沉积有关；病理特征为老年斑、神经元纤维缠结；目前临床治疗药物主要是乙酰胆碱酯酶抑制剂和 NMDA 受体拮抗剂，缓解和改善 AD 患者的认知功能损害。

2. 运动神经元病　是一种同时累及上、下运动神经元的进行性变性疾病。发病机制目前尚不清楚；临床表现为进行性肌肉萎缩、无力及痉挛等上、下运动神经元受累体征；目前采用 1998 年世界神经病学联盟提出的修正的 El Escorial 诊断标准；目前尚无特效治疗方法，利鲁唑可以延缓疾病的发病进程。

3. 多系统萎缩　是一组累及中枢神经系统多个部位的变性疾病，包括以帕金森样症状为主的纹状体-黑质变性（SND）、以小脑症状为主的橄榄-脑桥-小脑萎缩（OPCA）以及自主神经系统功能障碍为突出表现的 Shy-Drager 综合征（SSDS）。发病机制目前尚不清楚；病理学标志是在神经胶质细胞胞浆内发现嗜酸性包涵体，其核心成分为 α-突触核蛋白。目前多采用 Gilman 诊断标准。四组临床特征包括：①自主神经功能障碍或排尿功能障碍；②帕金森样症状；③小脑性共济失调；④锥体束功能障碍。尚无有效治疗方法。

第一节　概　述

神经系统变性疾病（neurological degenerative disease）是遗传性或尚未确定的内源性因素引起的慢性、进行性神经细胞变性和继发性脱髓鞘，导致运动神经、自主神经系统功能障碍和认知障碍。这些疾病，如阿尔茨海默病、帕金森病、运动神经元病、亨廷顿病、多系统萎缩、遗传型共济失调等，一直被视为顽固而难治的"三不"（病因不明、疗效不好、预后不良）性疾病，是多年来神经病学家们久攻难克的课题。

神经系统变性疾病的临床特点：起病隐袭，进展缓慢；选择性侵犯脑与脊髓的某些部位而出现相应的临床症状，如帕金森病主要累及中脑-纹状体的多巴胺能神经元，而运动神经元病则主要累及皮质、脑干及脊髓的运动神经元；症状多样化，几个系统损害的临床症状常常互相重叠，体征对称；少数患者有家族遗传史；通常缺乏具有临床诊断价值的特异性生物学标志物；一般影像学检查可以正常，或有轻至重度的脑萎缩性改变。

神经系统变性疾病在镜下的主要表现为神经元缺失和胶质细胞增生，无明显特异性组织反应和细胞反应。目前公认的分类仍主要基于突出的临床特征，部分或基于突出的病理学特征。

就病理损害的范围及临床特征，大致可分为：①大脑皮质变性：包括阿尔茨海默病、额颞叶痴呆；②基底核变性：如帕金森病、进行性核上性麻痹；③脑干小脑变性：包括各种小脑共济失调、脊髓小脑变性、橄榄体-脑桥-小脑变性等；④脊髓变性：如进行性痉挛性截瘫、进行性后索变性；⑤运动神经系统变性：如运动神经元病；⑥自主神经系统变性：如 Shy-Drager 综合征、Riley-Day 综合征（又称家族性自主神经失调症）等。

随着医学诊断技术的不断发展和提高，特别是近十多年来分子生物学、分子遗传学以及神经影像学等领域的迅速发展，人们对神经系统变性疾病中原有的一些疾病的病因和发病机制有了更加深入的认识和了解，由此产生了新的疾病分类，例如，原属神经系统变性疾病的皮质纹状体变性（又称 Creutzfeldt-Jakob 病）归于朊蛋白病，肝豆状核变性归于铜代谢障碍疾病等。

目前尚无有效的办法阻止变性疾病的发展，所有的治疗只是暂时缓解和减轻症状的对症治疗。对神经系统变性疾病攻克首先基于对正常及异常脑功能的全面认识，在此基础上可以从分子、细胞、动物及临床病理等不同水平进行研究，目前主要困难及主要目标是建立一种能全面反映人类神经系统变性疾病特征的动物模型，以求进一步研究发病机制及药物治疗效果。随着对发病机制研究的不断深入，相信在不久的将来，神经生物学的一些新突破将使我们有希望解开神经系统变性疾病的奥秘，并找到有效的临床治疗方法。

第二节　阿尔茨海默病

（一）概述

阿尔茨海默病（Alzheimer disease，AD）是老年人常见的以进行性认知功能障碍和行为损害为特征的中枢神经系统变性疾病，是老年期痴呆最常见的类型，由 Alzheimer（1907）首先描述。临床表现为认知和记忆功能不断恶化，日常生活能力进行性减退，并有各种神经精神症状和行为障碍。AD 发病率随年龄增高，65 岁以上患病率约 5%，85 岁以上为 50%，男性与女性经年龄矫正的患病率相等。其高发病率和较差的预后为老龄化社会带来很大的负担。

（二）病因、发病机制与危险因素

AD 的病因迄今不明，可能与遗传和环境因素有关。代谢异常和脑内 β-淀粉样蛋白（β-amyloid，Aβ）异常沉积与发病有关，但确切的发病机制还不明确。

1. 病因　以 65 岁为界，AD 可分为早发性 AD 和晚发性 AD；依据其是否与家族发病有关，分为家族性 AD 和散发性 AD。在早发性 AD 中以家族性居多，而晚发性 AD 以散发性为主。家族性 AD（familial Alzheimer disease，FAD）占 5%～10%，多呈常染色体显性遗传。通过基因分析已确定 FAD 有三种致病基因，它们是分别位于 14、1、21 号染色体上的早老素 1（presenilin 1，PS1，编码跨膜蛋白 PS-1）基因、早老素 2（PS2，编码跨膜蛋白 PS-2）基因、淀粉样前体蛋白（amyloid precursor protein，APP）基因；而位于 19 号染色体上的载脂蛋白 E-4（apolipoprotein E4，ApoE 4）等位基因 ε4 被认为与晚发性 FAD 相关联。

2. 发病机制——Aβ 级联反应学说

AD 发病的经典假说认为 Aβ 的产生增加和清除减少将导致 AD 的发生。Aβ 是由 APP 经 β 和 γ 分泌酶异常剪切而来，PS1、PS2 和 APP 等基因异常突变都可使 Aβ 生成增多，从而触发 Aβ 级联反应，导致 Aβ 的生成和清除的代谢失衡，引起 Aβ 在脑组织中的异常积聚。Aβ 的异常沉积可损害线粒体的功能、增强氧化应激反应、促进 tau 蛋白过度磷酸化和诱导神经元的凋亡；也可影响神经突触的可塑性、抑制长时程增强（LTP）的形成和破坏学习记忆的过程；还可形成免疫原，进而激活非特异性的免疫反应介导的神经元损伤。

随后的研究发现，在 Aβ 的生成过程中，由于水解酶酶切位点的不同可产生多种不同长度，以 Aβ40、42 为主，具有潜在神经毒性作用的是可溶性 Aβ 低聚体而非 Aβ 纤维斑块，认为

Aβ42/40 增加是导致 AD 发病的真正原因，这种可溶性 Aβ 低聚体可以作为 AD 的早期诊断标志物。近年针对 Aβ 的 AD 疫苗是基础和临床研究的热点，虽然在基础研究中获得了重要结果，但是其临床效果和应用价值仍需进一步研究证实。

流行病学资料显示，AD 发生亦受环境因素影响，文化程度低、职业成就感差、幼年的低智力，晚年智力和体力活动的减少以及脑外伤、重金属接触史可增加患病风险；高胆固醇血症、高血压、动脉粥样硬化、冠心病、吸烟、肥胖症和糖尿病等也是普遍受人关注的危险因素。

（三）病理

AD 可见弥漫性脑萎缩，颞、顶、前额叶和海马（hippocampus）区最明显，组织病理学特征主要是老年斑和神经元纤维缠结，也可见神经元和突触丢失、颗粒空泡变性和脑血管淀粉样变性。

1. 老年斑（senile plaque）　是以 β 淀粉样蛋白为核心的，含早老素 1、早老素 2、α_1 抗糜蛋白酶、载脂蛋白 E、α_2 巨球蛋白、泛素等的细胞外沉积物，为 $50 \sim 200 \mu m$ 球形结构。老年斑附近有大量胶质细胞增生和激活的小胶质细胞等免疫炎性反应，故又称神经炎性斑（neuritic plaque，NP）。老年斑在大脑皮质广泛分布，通常是从海马和基底前脑开始，逐渐累及整个大脑皮质和皮质下灰质。老年斑形成的同时，伴随着广泛的进行性大脑突触的丢失，这与最早的临床表现即短时记忆障碍有关。

2. 神经元纤维缠结（neurofibrillary tangle，NFT）　是含过磷酸化的微管相关蛋白（tau 蛋白）和泛素的细胞内沉积物。AD 患者的 tau 蛋白是高度磷酸化的，这使得它与细胞骨架分离，并形成双螺旋结构，导致细胞骨架结构分解破坏。虽然 NFT 也可见于正常老年人的颞叶和其他神经系统变性疾病，但在阿尔茨海默病患者的脑中数量多、分布范围广，其数目和分布直接影响痴呆的严重程度。

（四）临床表现

多数隐袭起病，少数患者有躯体疾病或精神刺激诱发。主要表现持续进行性的智能衰退，无缓解。临床表现早期为近记忆障碍，随着病情进展，远期记忆也可受损。此外，还可有思维和判断力障碍、定向力障碍、计算力障碍、性格和行为异常、情感障碍以及言语障碍。其病程演变大致可分为轻、中、重三个阶段。

1. 轻度　记忆力下降是本病的首发症状。早期以近记忆受损为主，表现为对刚才发生的事、刚说过的话不能记忆，忘记熟悉的人名，而对年代久远的事记忆相对清楚。此期患者社交礼仪通常保持良好，对已熟悉的工作可能还能胜任，但学习新知识困难，工作稍有变动则难以完成。常常容易被忽略或仅仅认为是老年人爱忘事，但会逐渐开始影响和妨碍患者的日常生活，如忘记电话号码或关煤气，经常找不到东西等，有些患者可能会因此而怀疑周围的人，以为他们找不到的东西是被人拿走了。家人会逐渐注意到患者经常重复性的行为，如反复问同一个问题等。同时，患者的言语功能也会逐步受损，早期可出现找词或找名字困难的现象。

2. 中度　在疾病中期，患者可出现时间、空间定向力障碍，表现为对不熟悉的环境感到糊涂，逐渐出现迷路，甚至在自己非常熟悉的环境中（如自己家中）也不能顺利到达想去的地点。患者无法再继续维持其日常生活和工作能力，因而需要家人的日常监护。患者的言语障碍更加明显，如言语不流畅、理解及复述能力差，可出现不同程度的失用，如穿衣、吃饭、猜谜语及抄写几何数字等感到困难。患者对简单的计算也感到困难，或无法说出时间。情绪此时通常会受到影响，常可以见到情绪激动，具有攻击性、易激惹、挫折感和焦虑等。有一些患者并不是因为早期进行性的记忆障碍去看病，而是由于家人发现其行为改变才就诊的。

3. 重度　在疾病晚期，患者虽可行走但为无目的的徘徊，可出现判断力、认知力的丧失而出现幻觉和妄想等精神症状。患者的行为显得复杂古怪，如无端指责配偶、不认识自己的老朋友、认为来访者是盗贼、被镜子中自己的影像吓到等等。自我约束力的丧失会使患者显得好斗，或完全相反而处于一种远离社会的消极状态。最后，患者在包括个人卫生、吃饭、穿衣和洗漱等各个方面，都完全需要他人照料。

在病程早、中期，神经系统查体一般无阳性体征，但部分患者可出现病理征。到病程晚期，则逐渐出现帕金森病样表现，如肌张力增高、运动徐缓、拖曳步态、姿势异常等，约20%的患者可出现癫痫发作。随着病程进展，肌阵挛抽搐的发生率也越来越高。但如早期神经系统查体中发现小脑、周围神经、动眼神经损害等体征，则需考虑其他神经系统变性疾病的可能。

（五）辅助检查

1. 一般实验室检查，包括生化、血细胞计数、维生素 B_{12}、甲状腺功能，可以作为鉴别诊断指标。

2. 脑脊液检查 常规检查无明显异常，脑脊液中 Aβ1-42 和总 tau 蛋白或磷酸化 tau 蛋白定量，用于 AD 的早期诊断有一定价值。

3. 脑电图 很少用于痴呆检查，除非怀疑朊蛋白病或癫痫时。

4. 影像学检查 颅脑 CT 在早期是除外其他潜在颅内病变的重要手段，但 MRI 对选择部位的体积定量则比较有用，如海马萎缩，是为 AD 重要的早期征象；正电子发射断层扫描（PET）、单光子发射计算机断层成像（SPECT）、fMRI 检查可见顶叶、颞叶和额叶，尤其是双侧颞叶的海马区血流和代谢降低，但上述影像学表现缺乏特异性。

5. 神经心理学检查 在对 AD 进行诊断的过程中，神经心理学测验是必不可少的内容。需要对所有主要的认知领域进行评价，包括注意力、定向力、语言、记忆力、空间构造力、操作能力及执行功能七个领域，可发现认知功能损害。临床常用的工具有简易精神状态检查（MMSE）、韦氏成人智力量表（WAIS-RC）、长谷川痴呆量表（HDS）以及临床痴呆评定量表（CDR）等。还有用于鉴别的量表，如 Hanchinski 缺血量表。

6. 基因检查 有明确家族史的患者可进行 APP、PS1、PS2 基因检测，直系家属中有 AD 的常染色体显性突变有助于确诊。

（六）诊断与鉴别诊断

1. 诊断 主要根据患者详细的病史、临床症状、精神量表检查等，诊断的准确性为85%～90%。目前，临床上常用的诊断标准包括：疾病国际分类第 10 版（ICD-10），美国精神病学会精神疾病诊断和统计手册（DSM-Ⅳ-R），美国神经病学、语言障碍和卒中-老年性痴呆和相关疾病学会（NINCDS-ADRDA）等标准，以及中国精神障碍分类方案与诊断标准第 3 版（CCMD-3）。

（1）AD 诊断标准包括：①发病年龄 40～90 岁，多在 65 岁以后；②临床症状确认痴呆；③进行性加重的近记忆力及其他智能障碍；④必须有 2 种或 2 种以上认知功能障碍；⑤无意识障碍，可伴精神、行为异常；⑥排除可导致进行性记忆和认知功能障碍的脑病。

确诊 AD 符合以下 2 个条件：①有 AD 的临床和组织病理（脑活组织检查或尸体解剖）两方面的证据（符合美国国立老化研究院-里根研究所的死后诊断标准）；②有 AD 的临床和遗传学（1号、14 号或 21 号染色体的突变）两方面的证据。

（2）排除标准：

1）病史：突然起病；早期出现步态障碍、癫痫、行为改变。

2）临床特征：①局灶性神经表现，包括轻偏瘫、感觉缺失、视野缺损；②早期锥体外系症状。

3）其他严重到足以引起记忆和相关症状的疾病：①非 AD 痴呆；②严重抑郁；③脑血管疾病；④中毒和代谢异常，需要特殊检查予以明确；⑤MRI 的 FLAIR 或 T_2WI 显示内侧颞叶信号异常，符合感染性或血管性损伤。

2. 鉴别诊断

（1）血管性痴呆（vascular dementia，VaD）：急性起病，偶可亚急性甚至慢性起病，症状呈波动性进展或阶梯性恶化，有神经系统定位体征，既往有高血压或动脉粥样硬化或糖尿病病史，可能有多次卒中史，影像学 CT 或 MRI 表现为多灶性脑梗死，分布于皮质或皮质下；这与 AD 不同，AD 是皮质性痴呆。

（2）额颞叶痴呆（frontotemporal dementia，FTD）：起病较早（50～60 岁），可有家族史，行为障碍较认知障碍明显，可早期出现人格改变、行为异常如退缩、淡漠和言语障碍，没有运动或步态等局灶性异常，空间定向及近记忆保存较好；影像学表现为额叶和（或）颞叶的皮质显著萎缩。组织病理可见神经元胞浆内有嗜银包涵体（Pick 小体），缺乏 AD 特征性 NFT 和淀粉样斑。

（3）路易体痴呆（dementia with Lewy body，DLB）：表现为波动性认知障碍、幻视和帕金森综合征三主征。起病 1 年内出现痴呆和运动障碍是 DLB；帕金森症状出现 1 年以后发生痴呆通常称为帕金森病伴痴呆（PDD）。多巴胺能药物治疗可能加重精神症状，患者一般对镇静药异常敏感。

（4）老年人良性健忘症：神经心理学量表显示其记忆力正常，无人格、精神障碍，且健忘经提醒可改善。

（5）抑郁症或焦虑症：有明显的抑郁倾向，表现心境恶劣，对各种事物缺乏兴趣，易疲劳无力，注意力难以集中而导致近记忆力减退，但抑郁症所致的所谓"假性痴呆"通常不是进行性的。患者抗抑郁治疗有效。

（6）轻度认知功能障碍（mild cognitive impairment，MCI）：过去多认为是 AD 的早期表现，目前认为是一独立疾病，患者一般仅有记忆力减退，无其他认知功能障碍。

（7）正常压力脑积水（normal pressure hydrocephalus，NPH）：表现为步态不稳、记忆力障碍和尿失禁。CT 和 MRI 显示脑室明显增大，而大脑皮质萎缩不明显。脑脊液引流可以改善临床症状。

（8）麻痹性痴呆（demantia paralytica）：神经梅毒的晚期表现，系中枢神经系统器质性损害所致。在感染数年以后，最初出现的症状包括疲乏、嗜睡、头痛和性情改变。随后出现进行性痴呆，常有夸大、抑郁或偏执等精神病色彩。神经系统体征包括瞳孔异常、震颤、构音障碍、反射改变及共济失调。阳性的血清学试验和特征性的脑脊液改变有助于确诊。

（9）Creutzfeldt-Jakob 病：急性或亚急性起病，迅速进行性智力丧失伴肌阵挛，脑电图在慢波背景上出现广泛双侧同步的典型的三相周期性尖-慢复合波。

（七）治疗

至今尚没有药物可以终止或逆转 AD 的进程，目前治疗水平仍只是改善症状，延缓疾病进展。临床上常用的治疗 AD 的药物主要有以下几大类：

1. 乙酰胆碱酯酶（AChE）抑制剂　主要通过抑制 AChE 的活性，增强脑皮质和海马等部位的乙酰胆碱的效应，改善 AD 患者胆碱能介导的认知功能障碍和行为异常；在延缓神经变性方面可能具有神经保护作用，但这一点还未得到证实。常用的药物有：多奈哌齐（donepezil）、卡巴拉汀（rivastigmine）、加兰他敏（galantamine）和石杉碱甲（huperzine a），主要用于轻、中度 AD 患者。

2. N-甲基-D-天冬氨酸（NMDA）受体拮抗剂　主要通过选择性降低 Ca^{2+} 通过 NMDA 受体的内流，抑制脑内兴奋性神经递质——谷氨酸的毒性作用，调控突触活性和促进长时程增强形成，缓解和改善 AD 患者的认知功能损害。常用的药物有：美金刚（memantine），主要用于中、重度 AD 患者。

3. 脑细胞代谢促进剂　主要是促进脑皮质细胞对氨基酸、磷脂及葡萄糖的利用，激活、保护或促进神经细胞功能的恢复。常用的药物有：二氢麦角碱、吡拉西坦、奥拉西坦、阿尼西坦和奈非西坦等。

4. **脑循环改善剂** 这类药主要为脑血管扩张剂，具有松弛小动脉血管平滑肌作用，改善脑组织的供血、供氧。常用的有阿米三嗪、银杏叶提取物、尼麦角林和尼莫地平等。

5. **精神症状的治疗** AChE 抑制剂对精神症状有一定帮助，镇静剂偶尔用于有精神症状的患者；苯二氮䓬类偶尔用于激越的治疗，但可能加重认知功能损害；抗抑郁药常用于痴呆合并抑郁的治疗，也可改善行为异常。选择性 5-羟色胺再摄取抑制剂（selective serotonin reuptake inhibitor，SSRI）使用最普遍。

其他治疗措施包括注意患者的饮食、营养和日常的清洁卫生，尽量督促患者自己料理生活，鼓励患者参加适当活动，以减缓其精神衰退。

（八）预后

患者病情通常以不可逆的方式进行性发展和恶化，平均经历 8～10 年，最后出现全面性认知功能障碍，并发展成严重的痴呆，日常生活能力完全丧失，最终常因褥疮、骨折、肺炎等继发性躯体疾患或衰竭而死亡。

第三节 运动神经元病

（一）概述

运动神经元病（motor neuron disease，MND）是一组原因未明的选择性侵犯脊髓前角细胞、脑干运动神经元、皮质锥体细胞和锥体束（皮质脊髓束和皮质延髓束）的慢性进行性神经变性疾病。临床症状和体征因病理损害的范围和程度不同而呈多样化，可同时、相继或单独出现上、下运动神经元损害的症状和体征，表现为肌无力、肌萎缩、延髓麻痹和锥体束征的不同组合。一般无感觉障碍，括约肌功能不受影响。本病多为散发，其发病率大致为每年（0.4～2.6）/10 万，患病率（4～6）/10 万。肌萎缩侧索硬化患病率有随年龄增大而增高的趋势，30 岁以前少见，40～50 岁发病人数增加，年龄更大患病率又下降。男性多发。

（二）临床分型

临床上，运动神经元病一般分为以下四种类型：

1. 肌萎缩侧索硬化（amyotrophic lateral sclerosis，ALS）
2. 进行性脊髓性肌萎缩（progressive spinal muscular atrophy，PSMA）
3. 进行性延髓性麻痹（progressive bulbar palsy，PBP）
4. 原发性侧索硬化（primary lateral sclerosis，PLS）

以往认为这四种类型基本过程大致相同，差别在于累积的病变部位先后次序不同。随着该病的病因和发病机制的深入研究，尤其是致病基因的不断定位和克隆，人们逐步认识到以上各类型并非同一疾病的不同阶段，而是几种相对独立的疾病单元。MND 是否是一种单一病因、表型不同的疾病尚不清楚，但 ALS 肯定是 MND 中最为常见和最易识别的表型。

（三）病因及发病机制

目前 MND 的病因和发病机制尚不清楚，研究发现主要与遗传因素、兴奋性氨基酸的毒性作用、自身免疫因素、环境因素等有关，其中兴奋性氨基酸的毒性作用和氧化应激机制备受关注。

多数学者认为，在遗传背景基础上的氧化损害和兴奋性氨基酸的毒性作用共同损害了运动神经元，主要影响线粒体和细胞骨架的结构和功能。研究发现约 20% 的家族性 ALS 与 Cu/Zn 超氧化物歧化酶（SOD1）基因突变有关；大多数散发性 ALS 患者存在 L-型钙通道抗体和抗神经节苷脂 GM1 抗体。另外一些研究提出其他潜在的 MND 病理生理机制的影响因素，包括神经微丝结构和功能障碍、线粒体损伤和功能障碍、谷氨酸的兴奋毒性、继发于自由基毒性的氧化损伤和继发于小胶质细胞激活的神经再生受损。

（四）病理

最显著的特征是运动神经元选择性丢失，如大脑皮质大锥体运动神经元数量减少，在其相邻的皮质，包括运动前区、感觉皮质和颞叶皮质也可见到神经元胞体变性和数量减少，大小锥体细胞以及相邻的篮状细胞内有磷酸化的神经微丝聚集，形成包涵体；脊髓前角运动神经元和脑干的运动神经元明显减少，舌下、舌咽、迷走和副神经核等最常受累，而眼外肌运动核和支配膀胱、直肠括约肌的骶髓 Onuf 核一般不受累。在残留神经元中可见到不同时相的变性现象，包括中央染色体溶解、空泡形成、噬神经细胞现象以及神经细胞模糊不清。脊髓髓鞘染色显示，皮质脊髓侧束和前束脱髓鞘改变。显微镜下可见胶质化和降解的脂质沉积。皮质脊髓束轴突肿胀或球样化，内含包裹的神经微丝物质或其他一些细胞残留物质。病理诊断 ALS 的标准是运动皮质的大锥体细胞消失，脊髓前角和脑干的运动神经元脱失并出现异常的细胞病理改变，皮质脊髓束变性和脱髓鞘。

由于失神经支配，肌纤维萎缩，而失神经支配肌肉可通过运动神经末梢侧支芽生部分恢复神经支配；反复的失神经和神经再生，在病变后期产生大小不等的失神经肌纤维聚集在一起，呈群组萎缩。

（五）临床表现

通常起病隐匿，缓慢进展，偶见亚急性进展者。由于损害部位的不同，临床表现为肌无力与肌萎缩、锥体束征的不同组合。

1. 肌萎缩侧索硬化　是成人 MND 最常见的类型。主要侵犯脊髓前角细胞、下部脑干运动神经核、皮质锥体细胞和锥体束，出现上、下运动神经元同时受损的症状，如肌萎缩、无力、肌束震颤和锥体束征。多于 40～50 岁发病，对大多数为散发性，少数为家族性。常见首发症状为一侧或双侧手指活动笨拙、无力，随后出现手部小肌肉萎缩，以大小鱼际肌、骨间肌、蚓状肌为明显，双手可呈鹰爪形，逐渐延及前臂、上臂和肩胛带肌群。随着病程的延长，肌无力和萎缩扩展至躯干和颈部，最后累及面肌和咽喉肌。少数病例肌萎缩和无力从下肢和躯干肌开始。受累部位常有明显的肌束震颤。双上肢肌萎缩，肌张力不高，但腱反射亢进，Hoffmann 征阳性；双下肢痉挛性瘫痪，肌张力高，腱反射亢进，Babinski 征阳性。患者一般无客观的感觉障碍，括约肌功能保持良好。延髓麻痹一般发生在本病的晚期，在少数病例可为首发症状。眼外肌一般不受影响。本病生存期短者数月，长者 10 余年，平均 3～5 年。

2. 进行性脊髓性肌萎缩　仅由脊髓前角细胞变性所致。发病年龄 20～50 岁，多数在 30 岁左右发病，稍早于 ALS，男性多见；起病隐袭，进展缓慢，病程可达 10 年以上；表现为肌无力、肌萎缩和肌束震颤等下运动神经元功能缺损症状体征，首发症状常为一手或双手小肌肉萎缩、无力，逐渐累及前臂、上臂和肩胛带肌，从下肢开始萎缩者少见，肢体远端萎缩明显，肌张力和腱反射减低，无感觉障碍，括约肌功能不受累。发生延髓性麻痹者存活时间短，常死于肺部感染。

3. 进行性延髓性麻痹　病变主要侵及延髓和脑桥运动神经核。多在 40 岁以后发病，早期累及延髓的舌下神经核、疑核，出现构音不清、声音嘶哑、鼻音重、饮水呛咳、咽下困难、流涎，检查可见上腭低垂、咽反射消失、舌肌萎缩及肌束震颤；进展较快，预后不良，多在 1～3 年内死于呼吸肌麻痹或肺部感染。

4. 原发性侧索硬化　极少见，选择性损害皮质脊髓束，导致肢体上运动神经元功能缺损。多于中年以后起病，平均发病年龄 50 岁；起病隐袭，进展缓慢；首发症状为双下肢对称的痉挛性无力，渐波及双上肢，出现四肢肌张力增高、腱反射亢进及病理征，无肌萎缩，不伴肌束震颤，感觉正常；皮质延髓束变性出现假性延髓性麻痹，伴情绪不稳、强哭强笑；偶有长期生存报告。

（六）实验室及其他辅助检查

1. 神经电生理检查　常规肌电图（EMG）对 ALS 有一定诊断价值。下运动神经元变性可呈典型神经源性改变：静息状态下可见纤颤电位、正锐波，有时可见肌束震颤电位；小力收缩时运动单位电位时限增宽、波幅增大、多相波增加，大力收缩呈现单纯相。神经传导速度基本正常，可出现复合肌肉动作电位（CMAP）幅度下降。运动诱发电位（MEP）为 ALS 提供上运动神经元受累的客观依据，表现为 MEP 显著降低或缺失，可见潜伏期延长，中枢运动传导时间（即传导冲动由运动皮质到颈或腰髓的时间）中度延长。体感诱发电位和脑干诱发电位多无异常。

2. 肌肉活检　早期可见小范围的萎缩性Ⅰ型和Ⅱ型肌纤维，后期可见群组萎缩现象。随着无创性检查的发展，目前肌肉活检很少作为 MND 的诊断依据，但由于活检能发现肌病的组织病理学特征，所以目前主要用于鉴别临床表现类似的疾病。

3. 其他　血生化、CSF 检查多无异常，肌酸磷酸激酶（CK）可轻度异常，MRI 可显示部分病例受累的脊髓和脑干萎缩变细。

（七）诊断与鉴别诊断

1. 诊断　根据中年以后隐袭起病，缓慢进展，表现肌无力、肌萎缩和肌束震颤，伴腱反射亢进、病理征阳性等上、下运动神经元受累征象，一般无感觉障碍，EMG 典型神经源性改变，通常可临床诊断。

1994 年世界神经病学联盟提出的诊断 ALS 的 EI Escorial 标准目前已在国际上得到认可，1998 年又对这一诊断标准进行了补充和修订如下：

将病变部位划分为脑干、颈、胸、腰骶 4 个区域。ALS 的诊断必须有：

（1）临床、电生理或病理的下运动神经元损害的证据。

（2）临床的上运动神经元损害的征象。

（3）病变在同一区域或扩展至其他区域。

但必须排除：①可解释临床症状的其他疾病的电生理异常；②可解释临床症状的其他疾病的影像异常。

诊断分 4 个层次：①确定（definite），3 个区域出现上运动神经元及下运动神经元症状；②很可能（probable），上运动神经元及下运动神经元症状在 2 个区域出现，且上运动神经元症状多于下运动神经元症状；③可能（possible），上运动神经元及下运动神经元症状在同一区域出现，或者上运动神经元症状在 2 个或 3 个区域出现；④可疑（suspected），下运动神经元症状在 2 个或 3 个区域出现。

2. 鉴别诊断　根据不同解剖部位，不典型病例需与以下疾病鉴别：

（1）颈椎病性脊髓病（spondylotic myelopathy）：是易与 ALS 混淆的临床常见疾病之一。该病由颈椎骨质、椎间盘或关节退行性改变，造成相应部位脊髓伴或不伴神经根受压的一种脊髓病变。本病与 ALS 均好发于中老年人，临床表现相似。但颈椎病性脊髓病无舌肌萎缩和肌束震颤、无延髓性麻痹、胸锁乳突肌肌电图正常，可与本病鉴别。

（2）脊髓空洞症或延髓空洞症：手部小肌肉萎缩、或舌肌萎缩、或肌束震颤，病情发展缓慢，可出现延髓性麻痹，空洞积水时可有锥体束征阳性。病变节段出现分离性感觉障碍（痛温觉消失，触觉存在），伴有肌肉萎缩及括约肌功能障碍。MRI 可发现脊髓空洞病灶。

（3）多灶性运动神经病（multifocal motor neuropathy，MMN）：是慢性进展的区域性下运动神经元损害，肌无力呈不对称分布，上肢为主，不伴锥体束受损表现，感觉障碍罕见。中青年起病，可伴肌束震颤，少数患者可有舌肌受累，腱反射活跃，EMG 检查可见周围神经节段性多灶性运动神经传导阻滞（MCB）和纤颤波。当单个神经支配障碍形式的无力而不是节段性分布的无力出现时，应考虑 MMN。50%～60% 的 MMN 患者血中抗神经节苷脂抗体滴度增高，免疫抑制剂或免疫球蛋白治疗效果好。MMN 与 PSMA 发病机制和预后不同，鉴别诊断非常重要。节段运动神经传导测定（inching 技术）是最重要的鉴别手段。

（4）X-连锁脊髓延髓部肌萎缩（肯尼迪病，Kenney 病）：是 X 染色体连锁的遗传性下运动神经元病。主要见于中年男性，表现为缓慢进展的延髓损害和近端肢体对称的肌肉无力、萎缩和肌束震颤，可有构音不清和吞咽困难。锥体束通常不受累，部分患者有轻微感觉异常。此外，肯尼迪病可有雄激素不足的表现，包括男性乳房女性化、睾丸萎缩、阳痿、不育等。确诊需进行基因检测。

（5）青少年良性远端肌萎缩（平山病）：一种良性自限性疾病，又称良性单肢肌萎缩，临床易与 ALS 或 PSMA 等运动神经元病混淆。本病特点：青年早期隐袭起病，男性多见；局限于上肢远端，手指及腕无力，伴手和前臂远端肌群萎缩；寒冷麻痹和手指伸展时出现震颤；症状为单侧或以一侧明显；无感觉异常、脑神经损害及括约肌功能异常；病后数年病情进行性加重，但85%的患者病情在 5 年内停止发展，预后与运动神经元病截然不同。

（6）脊髓灰质炎后综合征：所有表现为局灶性肌无力和萎缩的患者应仔细询问脊髓灰质炎病史。通常发生于脊髓灰质炎后 15 年以上。与原有脊髓灰质炎后遗症的稳定状态不同，本病表现为缓慢进展的肌无力和萎缩，类似 PSMA。

（八）治疗

目前尚无有效措施能阻止运动神经元病的发展、改变疾病的转归，临床主要采取姑息疗法，缓解症状，延缓病情进展。

当前病因治疗的发展方向包括抗兴奋性氨基酸毒性、神经营养因子、抗氧化和自由基清除、新一代钙通道阻滞剂、抗凋亡、基因治疗及神经干细胞移植。这些研究都在探索中，有些在动物实验已取得成功，有望将来投入临床应用，攻克这一难治之症。

利鲁唑（riluzole）是一种谷氨酸能递质抑制剂及细胞凋亡抑制剂，有广泛的神经保护作用，是目前唯一经循证医学证据支持可能对疾病有益的药物。利鲁唑虽不能根治 ALS，也不能显著改善症状，但能明确地延长患者的存活时间和推迟气管切开的时间。对病史不到 5 年、肺活量大于 60%、无气管切开的患者效果较好。服用方法是成人每次 50mg，每日 2 次，不良反应主要有无力、腹痛、恶心、厌食、肝酶升高等，个别患者发生可逆性中毒性肝损害，停药4~8 周可恢复正常。

晚期患者容易出现呼吸衰竭，防止误吸、防止感染、清除分泌物及适当的抗感染治疗，可减少或延缓呼吸衰竭的发生。当患者出现呼吸衰竭时，早期可采用无创性机械通气，如经口或鼻予以通气；严重者应考虑行气管切开机械通气。

（九）预后

ALS 患者多死于呼吸肌麻痹或其他并发症所致的呼吸衰竭。一般 2~5 年内死亡，约 20% 可生存 5 年。影响 ALS 预后的因素包括：①发病年龄：年轻人发病预后相对较好，发病年龄越晚预后越差；②首发症状：下肢受累逐渐累积上肢，最后累及延髓者存活时间较长；延髓为首发症状者预后较差，但有明显的上运动神经元受累者预后相对较好；③受累部位：延髓和肢体上、下运动神经元同时受累预后较差；④单纤维肌电图：无阻滞预后相对较好；⑤其他因素：心脏病和吸烟者预后差，高血压对预后无明显影响。

第四节　多系统萎缩

（一）概述

多系统萎缩（multiple system atrophy，MSA）是一组原因不明，累及锥体外系统、锥体系统、小脑和自主神经系统等多部位的神经系统变性疾病，由 Graham 和 Oppenheimer 于 1969 年首先提出，包括以帕金森样症状为主的纹状体-黑质变性（striatonigral degeneration，SND）、以小脑症状为主的橄榄-脑桥-小脑萎缩（olivopontocerebellar atrophy，OPCA）以及自主神经系统功能障碍为突出表现的 Shy-Drager 综合征（SDS）。多系统萎缩的年发病率为

0.6/10 万人，50 岁以上的年发病率为（3～5）/10 万人。目前尚未发现独立的环境因素能增加或减少 MSA 的发病风险。

（二）病因及发病机制

MSA 除了有相应部位神经元缺失的病理表现外，还具有特征性病理性标志物——神经胶质细胞（特别是少突胶质细胞）胞质内包涵体（GCI）及神经元包涵体（NCI），免疫组化研究发现这些包涵体内含有免疫活性的细胞周期依赖性激酶、有丝分裂原活化蛋白激酶等。在脑干、脊髓、小脑、下橄榄核等处都发现 α-突触核蛋白表达，提示在本病发病中起重要作用。

尽管 MSA 是一种散发的神经变性疾病，但是有一些证据提示 MSA 的发病机制可能与基因作用有关。

（三）病理

MSA 病变部位广泛，中枢及周围神经系统均可累及。但病变主要累及纹状体-黑质系统、橄榄-脑桥-小脑系统和脊髓的中间内、外侧细胞柱和 Onuf 核。运动减少与黑质及壳核细胞减少有关，强直与壳核病变有关，直立性低血压与脊髓中间外侧柱细胞变性有关，骶髓 Onuf 核变性导致大小便障碍及阳痿。

MSA 的病理学标志是在神经胶质细胞胞浆内发现嗜酸性包涵体，其他特征性病理学发现还有神经元丢失和胶质细胞增生。MSA 包涵体的核心成分为 α-突触核蛋白。因此，MSA 和 PD、路易体痴呆一起被归为"突触核蛋白病（synucleinopathy）"。

（四）临床表现

成年期发病，50～60 岁多见，平均发病年龄为 54.2 岁（31～78 岁），男性发病率稍高，缓慢起病，逐渐进展。首发症状多为自主神经功能障碍、帕金森综合征和小脑共济失调，少数患者以肌萎缩起病。不论以何种神经系统的症状群起病，当疾病进一步进展都会出现两个或多个系统的神经症状群。主要临床特点如下：

1. 早期症状　男性患者最先出现的症状通常是勃起功能障碍，男、女性患者早期都会有膀胱功能障碍，如尿频、尿急、排尿不尽，甚至不能排尿。男性患者这些症状易被误认为是由年老或前列腺疾病引起。其他早期症状还包括肢体僵硬、动作迟缓、行动困难、站立时头昏、眩晕、卧位时难以翻身以及书写能力的改变。有些患者出现反应迟钝或步态不稳。

2. 自主神经功能障碍　一般都有自主神经功能障碍，甚至有时是 MSA 的唯一临床表现。包括性欲减退（男性患者常见），伴有晕厥的直立性低血压以及大小便失禁。此外，还可出现汗少、皮温低、皮肤粗糙等症状。

3. 运动功能障碍　多表现帕金森样症状，也可出现小脑和锥体束受损症状，临床上易与 PD 和路易体痴呆等混淆。

（1）以帕金森样症状为主要表现的 MSA：主要表现铅管样或齿轮样肌张力增高、表情少、动作迟缓、姿势异常，但静止性震颤相对少见。许多患者有口面部或头颈部的张力障碍，伴随一种特征性颤抖的高音调构音障碍。起病时症状多不对称，病情发展后依然不对称。此类患者的特点是其对左旋多巴的反应差，通常只有一小部分患者对左旋多巴反应良好，但这种改善短暂，且经常演变为左旋多巴诱导性的运动障碍。

（2）以小脑和锥体束症状为主要表现的 MSA：可出现眼震、爆破样语言、意向性震颤、宽基底步态等症状，检查可发现指鼻试验、跟膝胫试验阳性，腱反射亢进、病理征阳性等体征。以小脑症状为首发症状者仅 5%，但 50% 的患者病程中可出现小脑症状。

4. 其他的临床表现　包括早期姿势异常、局灶性反射性肌阵挛、肢体挛缩及肌张力障碍、雷诺现象、严重的吞咽困难、打鼾、叹息样呼吸、假性延髓性麻痹所致的强哭强笑、声带麻痹、构音障碍以及情感失控等。

5. 快速眼动期睡眠障碍　①不正常呼吸：夜间或白天的吸气性喘鸣，不自主深呼吸，睡眠呼吸暂停等；②快速眼动相（REM）睡眠行为障碍，间断失肌张力和梦境中出现动作。

（五）临床分型

依照主要的临床症状，MSA 可分为 3 个亚型：

1. MSA-P 型   以帕金森样症状为主要表现，即以往所称纹状体-黑质变性。特点是：①行动迟缓，动作僵硬；②卧位时难以翻身；③行动启动困难；④小写症。

2. MSA-C 型   以小脑症状为主的橄榄-脑桥-小脑萎缩，表现为①动作笨拙，持物不稳；②难以系扣；③在人群中易失平衡；④没有支持即不能维持平衡；⑤书写功能障碍；⑥小脑性言语不清。

3. MSA-A 型   以自主神经系统功能障碍为主的 Shy-Drager 综合征，可有：①排尿障碍；②勃起功能障碍；③直立性低血压伴头昏或眩晕；④颈肩周围不适；⑤便秘；⑥手足发冷；⑦出汗障碍。

（六）实验室及其他辅助检查

1. 卧立位血压测定   需对疑诊 MSA 患者常规行卧立位血压检测，分别测量平卧位及由卧位站立后不同时间的血压，同时测量心率变化。卧位时血压正常，直立位收缩压较卧位下降 30mmHg（4.0kPa）或舒张压下降 15mmHg 以上，而无代偿性心率加快者为阳性。

2. 神经电生理检查   尿道括约肌或肛门括约肌肌电图检查即可发现神经源性受损，有助于本病的早期诊断，此点可与帕金森病鉴别。肌电图可见前角细胞损害，神经传导速度减慢。此外，视觉、听觉以及体感诱发电位在部分患者中可表现异常。多导睡眠仪（PSG）在几乎所有患者中可检测到 REM 睡眠行为异常。

3. 膀胱功能评价   有助于早期发现神经源性膀胱功能障碍。尿动力学实验可发现逼尿肌反射兴奋性升高，尿道括约肌功能减退，疾病后期出现残余尿增加。膀胱 B 超有助于膀胱排空障碍的诊断。

4. MRI   可显示脑干、小脑萎缩，环池及第四脑室扩大，T_1 加权像示壳核萎缩，T_2 加权像示壳核信号降低，这是由于铁过度沉积及神经细胞坏死造成双侧壳核对称性的短 T_2 信号。部分患者在脑桥基底和小脑中脚会出现 T_2 对称性的高信号，甚至会出现一种特殊的改变"脑桥十字征"的高信号带。至少 20% 的多系统萎缩患者可以有上述 MRI 表现。

5. 发汗试验   发汗试验明显异常，提示有自主神经受损，有一定的诊断价值。

6. PET   发现锥体、小脑蚓部、丘脑及大脑半球后部、脑桥和中脑葡萄糖代谢明显异常。

（七）诊断与鉴别诊断

1. 诊断   MSA 的诊断目前仍主要依靠症状和体征。其临床表现的多样性给其诊断带来很大困难。尤其在 MSA 的早期，很难与帕金森病、进行性核上性麻痹和罕见的纯自主神经功能不全相鉴别。根据成年期缓慢起病、无家族史、临床表现为逐渐进展的小脑共济失调、自主神经功能不全和帕金森综合征等症状和体征，应考虑本病。

1999 年 Gilman 等提出多系统萎缩的四组临床特征，包括：①自主神经功能障碍或排尿功能障碍；②帕金森样症状；③小脑共济失调；④锥体束功能障碍。

Gilman 诊断标准：

（1）可能的 MSA：有一组临床特征加上另外两个分属不同系统的体征，但如果该临床特征为帕金森样症状时，对左旋多巴反应差可当做一个体征，即只需附加一个体征。

（2）很可能的 MSA：第一组临床特征加上对多巴胺反应差的帕金森症状或小脑共济失调。

（3）确诊的 MSA：需经神经病理学检查证实存在广泛分布的少突胶质细胞包涵体。

该标准经随后的尸解病理研究证实，具有早期诊断价值及很高的临床诊断准确性。

2. 鉴别诊断

（1）帕金森病：PD 可有自主神经功能不全，但不如本病严重，且左旋多巴有较好疗效；

伴有自主神经功能不全的 PD 的特点是严重的直立性低血压、餐后低血压、对去甲肾上腺素敏感，为节后交感神经病变。MSA-P 虽有帕金森病样症状，但以强直为主而少有震颤，对多巴治疗无反应。在早期鉴别诊断有困难，肌电图有助于诊断。研究发现先前诊断为 PD 的患者最终经尸检证实有 10% 的为 MSA。PD 如要进行手术治疗，术前必须明确鉴别诊断。

（2）老年性直立性低血压：为单纯的自主神经系统功能障碍，不伴帕金森病样症状和小脑症状，与老年人血压增高及老年人对血浆去甲肾上腺素随体位改变的反应增强有关，常由低血容量、药物性、排尿性等低血压反应诱发。

（3）交感张力性直立性低血压：患者站立时心率明显增快，而血压下降。

（4）其他类型的小脑共济失调：如弗里德赖希（Friedreich）共济失调、遗传性痉挛性共济失调等，可根据前者有深感觉障碍、心脏和骨骼改变，后者有肌张力增高、腱反射亢进及锥体束征等，而多无自主神经功能障碍及帕金森病样症状，且有家族史可鉴别。

（5）引起晕厥的其他疾病：应注意与血容量不足或贫血、心源性晕厥、血管抑制性晕厥、糖尿病直立性低血压等鉴别。还应与神经系统其他疾病，如多发性周围性神经病、家族性自主神经功能不全等鉴别，这些疾病影响到正常调节血压的自主神经通路及反射弧，导致直立性低血压。

（八）治疗

MSA 目前尚无特效疗法，除了在直立性低血压方面有一些对照研究外，大部分依赖于经验性的证据。

1. 自主神经功能障碍　直立性低血压需要非药物疗法和药物结合治疗。可采用物理手段，如穿紧身衣、弹力袜、腹绷带等，以及适当高盐饮食、多饮水增加血容量。多种拟去甲肾上腺素药物被用于取代治疗，包括麻黄碱、米多君和屈昔多巴。α_1 肾上腺素受体激动剂（盐酸米多君，midodrine）口服可提高患者收缩压，改善因血容量不足引起的头晕及直立性低血压，其主要不良反应有心率减慢、竖毛反应、尿潴留和卧位时血压升高等。此外，该药还可以治疗尿失禁。其推荐剂量开始为每次 2.5mg，一日 2~3 次。理想的方法是使用去甲肾上腺素本身来替代治疗：L-苏式-3，4-二羟苯基丝氨酸（屈昔多巴，droxidopa），一种人工合成氨基酸，与去甲肾上腺素结构类似但带有一个羧基。口服有效，并通过 L-芳香族氨基酸脱羧酶（多巴脱羧酶）催化，直接转化为去甲肾上腺素作用于靶器官。服用屈昔多巴 1h 后出现升压效果，在直立的情况下维持 6h，在仰卧的情况下维持 8h。最高直立血压在服用屈昔多巴 3.5h 后出现。

2. 运动障碍的治疗　尽管患者对左旋多巴反应较差，但研究表明其有效性仍在 40%~60%，因此，在未出现反应低下时可以使用 1~1.5g/d 的剂量；同时，也可以给予单胺氧化酶抑制剂或多巴胺受体激动剂，不过疗效同样有限。对于有自主神经功能障碍的患者，左旋多巴能使已经存在的直立性低血压更加明显或恶化。目前的研究结果认为多巴胺受体激动剂对帕金森综合征无效果，金刚烷胺也无明显作用。

3. 小脑共济失调　金刚烷胺、5-羟色胺、异烟肼、普萘洛尔等在少数患者有效，但在大宗病例被证实无效。尼古丁系统在小脑功能中发挥一定的作用，尼古丁拮抗剂在 MSA-C 患者中值得一试。

4. 其他运动障碍　30% 的患者可出现吸气性喘鸣，持续呼吸道正压通气对这些患者有帮助。睑肌痉挛和肢体肌张力障碍可局部注射肉毒杆菌毒素 A，但颈项前屈不合适。

（九）预后

MSA 发病后平均可存活 6~9 年，有些病例生存超过 15 年。大约 1/3 患者死于呼吸心搏骤停，其他死亡原因包括尿路感染、吸入性肺炎、感染性肺炎、全身衰竭等。

（范文辉）

第十四章　骨骼肌及神经肌肉接头疾病

■■■学习重点

1. 掌握：骨骼肌疾病的临床和病理改变特点，常见类型肌营养不良的临床特点，炎性肌病的临床特点，周期性瘫痪的临床特点，重症肌无力的临床特点，危象的表现特点以及检查方法，常见类型线粒体病的临床特点。

2. 熟悉：骨骼肌疾病的常规检查方法和诊断策略，肌营养不良的常规检查方法和诊断策略，炎性肌病常规检查方法和治疗策略，周期性瘫痪的诊断策略和防治方法，重症肌无力的诊断策略和防治方法。

3. 了解：周期性瘫痪检查方法，线粒体病的常规检查方法、诊断和治疗策略。

■■■内容提要

（一）概论

1. 骨骼肌疾病主要出现运动系统损害的临床症状，注意是否存在其他损害症状。

2. 骨骼肌疾病包括肌纤维原发性疾病和神经肌肉接头疾病，原发性损害包括肌营养不良、肌炎和肌病。神经肌肉接头疾病在光镜下多无显著病理改变。这些疾病具有不同的病理改变规律。

3. 辅助检查中通过肌酸激酶和肌电图检查确定是否存在骨骼肌损害，通过病理检查确定骨骼肌病变的性质，通过基因检查确定遗传性肌肉病的分子诊断。

4. 骨骼肌疾病的诊断是明确其病理生理过程。治疗的目的是提高生存质量。

（二）肌营养不良

1. 肌营养不良是一组遗传性疾病，分型按照遗传特点和肢体无力的临床表现。常见类型为抗肌萎缩蛋白病、强直性肌营养不良和面肩肱型肌营养不良。

2. 主要临床表现是缓慢发病，出现进行性加重的肢体无力，肢体无力的分布在不同类型存在差别。

3. 辅助检查中通过肌酸激酶和肌电图检查确定骨骼肌损害。肌肉 MRI 对诊断也有帮助。

4. 诊断主要依靠基因检查，其次是骨骼肌的病理检查。

（三）炎性肌病

1. 炎性肌病是一组遗传性疾病，常见类型为多发性肌炎、皮肌炎、免疫性坏死性肌病和包涵体肌炎，各自具有不同的病理改变特点。其中皮肌炎有毛细血管和束周肌纤维萎缩，多发性肌炎出现炎细胞浸润和肌纤维坏死，免疫性坏死性肌病缺乏炎细胞浸润，而包涵体肌炎出现镶边空泡和类淀粉蛋白沉积以及炎细胞浸润。

2. 不同炎性肌病具有不同的临床表现。多发性肌炎、皮肌炎和免疫性坏死性肌病为急性或亚急性发病，出现四肢近端无力；皮肌炎有其特有的皮肤损害；包涵体肌炎发病晚而缓慢，出现股四头肌无力为主。

3. 辅助检查中通过肌酸激酶和肌电图检查确定骨骼肌损害，免疫性坏死性肌病可以发现抗信号识别抗体，一般需要通过肌肉活检确定肌炎的亚型。

4. 治疗主要采用免疫抑制剂，首先用糖皮质激素进行短期治疗，长期维持期用其他免疫抑制剂。

（四）周期性瘫痪

1. 周期性瘫痪是一组遗传性疾病，常见类型为高钾和低钾两种，以发作性肢体无力为特点。

2. 辅助检查中通过血钾测定确定分类，肌电图诱发试验对低钾性周期性瘫痪具有重要的诊断意义，有家族史者进行基因检查。

3. 这些疾病的诊断主要依靠临床表现、血钾和肌电图检查。

4. 按照不同类型采取预防或药物治疗。

（五）重症肌无力

1. 重症肌无力是一种免疫性疾病。以肢体的病理性易疲劳为特点，上睑下垂是最常见的首发表现。

2. 分型主要依靠临床表现。危象是由于咽喉肌以及呼吸肌无力导致。

3. 辅助检查中主要采取药物试验、神经重频刺激和血清抗体检查。

4. 诊断主要依靠临床表现、药理、电生理和免疫学检查结果。

5. 手术治疗应当结合患者的类型加以考虑，其次为应用胆碱酯酶抑制剂、免疫抑制剂和血浆置换。危象的治疗首先是维持呼吸道通畅。

（六）线粒体病

1. 线粒体病是一组遗传性疾病，具有多系统损害的特点，主要累及骨骼肌、心肌和脑，不同类型损害的器官有非常大的差异。线粒体脑肌病伴随乳酸血症和卒中样发作和进行性眼外肌瘫痪最常见。

2. 线粒体脑肌病伴随乳酸血症和卒中样发作主要临床表现为脑损害，具有发作性的特点，其他类型发作性特点不明确。

3. 辅助检查中主要是测定乳酸和丙酮酸，有肌肉损害者可以做肌肉病理检查，通过基因检查确定其分子诊断。

4. 这些疾病的诊断主要依靠基因检查和骨骼肌的病理检查。

5. 治疗主要是采取替代治疗和改变饮食习惯。

第一节　概　论

骨骼肌疾病是一组遗传性或获得性以肌纤维或神经肌肉接头损害为主的疾病。

一、解剖和生理

骨骼肌接受周围神经的运动神经纤维支配，是运动系统的效应器官。占体重的40%～50%，血液供应约占心脏总输出量的12%，占全身耗氧量的20%左右，剧烈运动时耗氧量可明显增加。

人体骨骼肌共有600多块，每块肌肉外包肌筋膜，其内含有许多肌束，每个肌束内又含有许多纵向排列的肌纤维，每个肌纤维通过神经肌肉接头和运动神经纤维连接。人类肌纤维的长度从数毫米至数厘米，正常直径在新生儿为7.5μm，青少年和成年人在30～80μm之间。肌纤维的横断面由肌膜、肌核和肌浆组成（彩图14-1A）。肌膜为肌纤维表面的膜，包括肌浆膜和基底膜。肌核呈椭圆形，紧贴于肌膜下，又称为肌膜核，一个肌纤维的横断面有多个肌膜核。肌浆内有肌原纤维以及和肌膜相连的肌浆网系统、细胞骨架和亚细胞器。

肌纤维根据功能进行了不同的分化，形成缓慢收缩和耐受疲劳的红肌纤维（Ⅰ型）以及快速收缩的白肌纤维（Ⅱ型），后者又分为耐疲劳的Ⅱa肌纤维和易疲劳的Ⅱb肌纤维（彩图14-1B）。

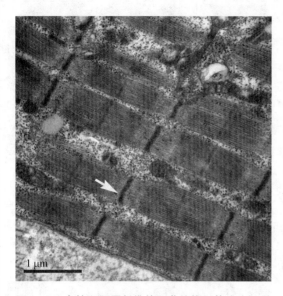

图 14-2　电镜下肌原纤维的肌节结构，箭头为 Z 线

肌原纤维呈细丝状纵行排列，直径为 1～2μm，每束肌原纤维有明暗相间的条纹，称为横纹。电镜下分为明带（I 带）和暗带（A 带）（图 14-2）。I 带中间有一致密线，称为 Z 线，许多细胞骨架蛋白把不同肌原纤维的 Z 线相互联系并进一步连接到肌膜上。两个 Z 线之间为一个肌节，是肌肉收缩的最小单位。A 带中央有一个浅的 M 线。肌原纤维由收缩蛋白和调节蛋白组成，I 带由肌动蛋白构成的细丝组成，A 带由凝肌球蛋白构成的粗肌丝组成。肌肉安静状态下，Z 线两侧的 I 带仅含细肌丝。在肌肉收缩状态下，Z 线两侧的细肌丝向 A 带滑动而使肌节缩短。调节蛋白有原肌球蛋白和肌钙蛋白等，在钙离子的作用下，收缩蛋白和调节蛋白共同完成肌肉的收缩和舒张。肌肉在收缩过程中所需要的能量主要由线粒体提供。

肌原纤维表面有交织成网的网管系统，称肌浆网，因沿肌原纤维纵行排列，又称纵管系统。肌浆网在 A 带和 I 带交界处扩大成为终池。肌膜向内凹陷，形成与肌原纤维垂直的小管，称为横管或 T 管系统。T 管穿行在肌浆网的终池间隙内，与两侧的终池组成结合部，称为三联管结构，其内含钙离子。当神经兴奋时，信号通过神经肌肉接头到达肌纤维，肌细胞表面的动作电位通过 T 管系统经纵管向肌浆内扩散，导致终池内钙离子释放，引起肌肉收缩。

二、病因及发病机制

导致骨骼肌损害的致病因素包括遗传性和获得两大类，后者又包括感染、中毒、外伤、免疫性、营养性和肿瘤因素。这些因素导致肌纤维以及间质损害，出现肌肉无力表现。

肌纤维本身的损害包括肌营养不良、肌炎以及肌病。肌营养不良为遗传基因突变导致的一类骨骼肌疾病，和肌纤维的蛋白缺失、信号分子异常、酶蛋白功能缺陷、mRNA 加工异常以及蛋白质翻译后修饰异常有关。病理改变特点是肌纤维出现肥大、发育不良和间质增生，伴随肌纤维坏死和再生，一般无炎细胞浸润。肌炎是一种免疫异常或微生物感染导致的骨骼肌获得性疾病，常见类型主要是多发性肌炎、皮肌炎、免疫性坏死性肌病和包涵体肌炎，病理特点是肌纤维出现坏死和再生以及炎细胞浸润，肌纤维可以有萎缩，一般肥大不明显，间质增生也不明显。肌病包括有显著病理改变或无显著病理改变两大类。有显著病理改变的肌病主要是遗传性先天性肌病和代谢性肌病，可以在肌纤维内发现特征性的病理改变，无明显肌纤维肥大和萎缩，也没有间质增生和炎细胞浸润；无显著病理改变的肌病在常规组织学检查多正常，主要是内分泌性肌病以及遗传性或获得性离子通道病。

神经肌肉接头疾病有遗传性因素导致的先天性肌无力综合征以及免疫性因素导致的重症肌无力和兰伯特-伊顿（Lambert-Eaton）综合征。

三、临床表现

1. 肌无力　超急性发病多出现在周期性瘫痪；急性或亚急性发病多出现在肌炎；缓慢发展出现在包涵体肌炎和肌营养不良以及先天性肌病。近端肌无力指骨盆带肌和肩带肌的无力，多见于肌营养不良和肌炎；远端肌无力指累及小腿、前臂以及手和足部肌的无力，多见于神经源性骨骼肌损害，偶尔出现在远端型肌病。单肢体肌无力常出现在神经源性因素。波动性肌无力多见于周期性瘫痪、重症肌无力和代谢性肌病。活动后肌肉迅速疲乏常见于神经肌肉接头疾病，活动后缓慢出现无力和肌痛多出现在代谢性肌病。

2. 肌萎缩和肥大　神经源性肌肉损害一般萎缩早于无力，而肌原性肌肉损害一般肌无力早于肌萎缩。全身性的肌肥大多见于先天性肌强直和周期性瘫痪，局限性肌肥大多出现在肌营养不良，后者多为假性肥大，骨骼肌硬度加大。

3. 肌肉不自主运动　是神经兴奋性过高所致，肌束震颤表现为肌肉表面细小的肌肉快速跳动；肌肉颤徐是肌肉缓慢的蠕动样活动；肌强直是肌肉活动后不能及时迅速放松，常持续数秒到一分钟，见于骨骼肌兴奋性增加的疾病，如强直性肌营养不良；肌痉挛指单块肌肉不自主的疼痛性收缩。

4. 肌张力　肌张力低下可以出现在神经肌肉病。

5. 肌痛　严重的肌痛出现在风湿性多肌痛、病毒性肌炎和肌筋膜炎，内分泌、肾性和血管炎性肌肉损害也可以伴有肌痛。代谢性肌病和肌病伴管聚集常出现活动后肌痛。

6. 关节畸形和肌挛缩　关节畸形与肌无力以及肌张力下降发生比较早有关，多出现在肌营养不良、先天性肌病以及遗传性神经病。肌挛缩多由于肌肉间质内结缔组织增生而致，见于不同类型神经肌肉病的晚期。

7. 其他系统　注意是否存在心脏、肺、皮肤、眼以及中枢神经系统的症状和体征。多系统损害多出现在代谢性肌病和结缔组织病。

四、辅助检查

1. 实验室检查　首先检查血清肌酸肌酶（CK），确定是否存在肌纤维损害；考虑到自身免疫性疾病的可能性，应当检查红细胞沉降率、C反应蛋白、免疫球蛋白以及其他的自身免疫指标；考虑到代谢性肌病，应当测定血乳酸和丙酮酸的比值。炎性肌病应当检查肌炎的特异性抗体。

2. 生化检查　酶生化检查用于线粒体病、糖原累积病和脂肪代谢性肌病的诊断。乳酸丙酮酸的最小运动量检查主要确定是否存在能量代谢的异常。

3. 肌电图　协助判断是否存在神经源性或肌源性骨骼肌损害，缩小鉴别诊断的范围。对于神经肌肉接头疾病和肌强直性肌病，电生理检查具有重要的诊断价值。

4. 肌肉活检　适应证是患者出现肌无力、肌源性肌电图改变以及CK增高。主要用于诊断先天性肌病、肌炎和代谢性肌病，肌营养不良和神经源性肌萎缩可以选择进行肌肉活检。

5. 基因检查　主要用于基因突变明确的遗传性肌病，包括肌营养不良、周期性瘫痪、线粒体病、肌强直性肌病和先天性肌无力综合征。

6. 影像学　目前主要采取肌肉的MRI检查，通过分析不同肌肉的水肿和脂肪化改变，协助疾病的诊断以及进行肌病的随访。

五、诊断

肌肉疾病的诊断需要分层进行，目的是明确疾病的病理生理过程（图14-3）。临床检查以及询问病史和家族史在诊断中占主要地位。在此基础上进行电生理、肌肉MRI检查和CK检查，协助定位诊断，明确是否存在骨骼肌疾病。骨骼肌病理检查、肌炎抗体检查以及基因检查对疾病进行定性诊断。

六、治疗

治疗的目的是采取各种措施提高患者的生存质量，需要医生、护士、患者和社会的配合。任何疾病都存在有效治疗的可能性，在定性诊断清楚的基础上进行相应的病因治疗。炎性肌病

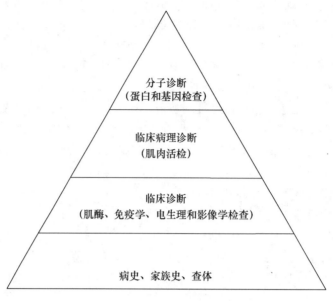

图 14-3   肌肉疾病的诊断程序

以调节免疫为主；代谢性肌病以替代治疗为主。肌营养不良以及其他肌病都应当进行物理治疗、矫形和心理治疗，尽可能维持患者的活动。所有肌肉疾病都应当在手术中应防止恶性高热发生。

第二节   肌营养不良

肌营养不良（muscular dystrophy，MD）是一类慢性进行性遗传性骨骼肌疾病。遗传方式包括常染色体显性遗传、隐性遗传和 X 连锁遗传。其发病与肌纤维的结构蛋白缺失、信号分子异常、酶蛋白缺陷、mRNA 加工异常以及蛋白质翻译后修饰缺陷有关。临床特点为缓慢进行性加重的对称性肌无力和肌萎缩。病理改变特点是肌纤维出现肥大、发育不良以及间质结缔组织增生，可以伴随肌纤维坏死和再生，一般无炎细胞浸润。CK 多存在不同程度的升高，肌电图检查显示为肌源性损害。

进行性肌营养不良的临床分类主要根据遗传模式和受累肌肉的分布。常见的类型有面肩肱型肌营养不良、肢带型肌营养不良和强直性肌营养不良，其中肢带型肌营养不良又分常染色体显性遗传型、隐性遗传型和性连锁型，性连锁型主要为抗肌萎缩蛋白病。少见类型还有眼咽型肌营养不良。

一、抗肌萎缩蛋白病

抗肌萎缩蛋白病（dystrophinopathy）是一种 X 连锁隐性遗传性肌病，主要包括迪谢内肌营养不良（Duchenne muscular dystrophy，DMD）和贝克肌营养不良（Becker muscular dystrophy，BMD）。DMD 最常见，发病率约为 1/3300 活产男婴。

（一）病因及发病机制

抗肌萎缩蛋白的基因也称为 DMD 基因，定位于 Xp21.2，全长 2.4~3.0Mb，含 79 个外显子，编码的抗肌萎缩蛋白主要出现在靠近肌膜的肌浆内，也出现在脑神经细胞、视网膜细胞、性腺细胞以及心肌细胞。该蛋白与肌膜上的抗肌萎缩相关糖蛋白结合，形成抗肌萎缩蛋白-糖蛋白复合体，在细胞外与肌纤维的基底膜粘连蛋白 2 连接，在细胞内与肌动蛋白连接，维持肌纤维膜的完整性。DMD 基因突变引起肌纤维的抗肌萎缩蛋白缺乏或减少（彩图 14-4），导致肌膜损伤、慢性细胞内钙离子超载、异常免疫反应和细胞内信号转导异常等，引起肌纤维坏死和逐渐丧失再生能力，伴随出现慢性炎症，使肌纤维损害继续恶化。其病理改变特点是肌纤维肥大、发育不良、灶性的坏死和再生以及结缔组织增生（彩图 14-5）。

（二）临床表现

骨骼肌症状：绝大多数患者散发出现，起病于儿童早期（3～5 岁），一般有出生后运动发育延迟，学会行走后跑步时易跌倒。肌无力以躯干和四肢近端为主，下肢重于上肢。由于髂腰肌和股四头肌无力而登楼及蹲位站立困难，行走时腰椎前突，身体向两侧摇摆，形似鸭步；由仰卧站立时须先转为俯卧位，然后屈曲膝关节及髋关节，同时双手顺次支撑地面、双足背、双膝和双大腿，方能直立（Gower 征阳性）。较晚出现举臂无力，因前锯肌和斜方肌无力，不能固定肩胛内缘，使肩胛游离呈翼状支于背部，宛如鸟翼（翼状肩胛）。腓肠肌假性肥大见于 90％以上患儿。膝跳反射常在病程早期即减弱或消失，跟腱反射可存在多年。随病情发展在 4～5 岁开始出现踝关节的挛缩，伴随出现四肢近端肌萎缩。多在 12 岁前不能独立行走。一般在 15～25 岁之间死亡，常死于呼吸和心力衰竭。

其他系统：在十余岁时出现心肌病变，18 岁后均有心肌病表现。1/3 患儿有智力下降。骨密度减低容易骨折。早期因平滑肌受累出现胃动力障碍，也可以出现巨结肠、肠扭转、肠痉挛和吸收障碍等。

BMD 发病在 5 岁后，病情进展较慢，在 16 岁以后不能独立行走，病程可达 25 年以上，平均死亡年龄为 45 岁。尽管骨骼肌受累较轻，但伴随出现的心力衰竭发病率较高，是 BMD 最常见的死亡原因。

（三）辅助检查

1. 血生化　血清 CK 增高，早期可达正常人的 50 倍以上，出生后即可不正常，到疾病晚期逐渐下降。谷丙转氨酶、谷草转氨酶亦可增高。

2. 电生理检查　肌电图出现肌源性损害的表现，到后期成为电静息状态。神经传导速度一般正常。心电图可以发现窦性心动过速和其他异常。

3. 肌肉 MRI 检查　2～3 岁可以发现臀大肌和内收肌的水肿，在 3～4 岁开始出现肌肉的脂肪化，但大腿的缝匠肌、长收肌、股薄肌以及半腱肌相对脂肪化较轻为其特点。

4. 肌肉活检　早期可见肌纤维坏死、再生、肥大和发育不良等，随着病情进展肌纤维大部分消失，结缔组织增生逐渐明显，最后全部被结缔组织替代。免疫荧光染色可以发现 DMD 的肌纤维缺乏抗肌萎缩蛋白，在 BMD 只有部分肌纤维膜缺乏该蛋白。

5. 遗传学检测　70％的 DMD 患者存在 DMD 基因缺失和重复，30％的患者存在 DMD 基因的点突变。BMD 的基因突变具有类似规律。

（四）诊断及鉴别诊断

一般根据 5 岁前发病、缓慢发展的四肢无力、腓肠肌肥大、血清 CK 显著增高和肌电图的肌源性损害可以考虑 DMD 的可能性；如果在 5 岁后发病，疾病发展相对缓慢，可以考虑为BMD。为明确诊断首先要进行 DMD 基因检查。95％的 DMD 以及 85％的 BMD 患者都可以通过基因检查而明确诊断。如果家系成员的基因突变已知，可以进行产前诊断。应当注意近 30％的病例为新发突变。

需与其他类型的肢带型肌营养不良、先天性肌营养不良、少年型近端型脊髓性肌萎缩等鉴别，这些疾病需要通过基因检查和骨骼肌的病理检查加以区别。少数儿童患者没有明显的肢体无力，只是在查体时发现肝转氨酶和 CK 异常升高，常常会误诊为肝病变，应当进行 DMD 基因检查。

（五）治疗

适宜的治疗可以改善生活质量。尽可能保持肌肉活动，防止肌萎缩和关节挛缩，但不鼓励剧烈活动。支具和手术对防止关节畸形和挛缩有重要价值。呼吸肌瘫痪者早期应用呼吸机辅助呼吸可以有效延长生存时间。在饮食方面应当防止过食肥胖加重运动困难，低蛋白、低糖饮食，少量多餐。保证维生素 D 和钙剂的摄入，防止骨折。可以给予糖皮质激素，改善肌肉力量和功能，2～4 岁开始治疗，泼尼松每周 5～10mg/kg，周五和周六用 2.5～5mg/(kg·d)。或给予 0.75mg mg/(kg·d)。注意补充钾和钙，可以加用辅酶 Q10 提高治疗效果。禁止用的药物包括抗胆碱能药物和神经节阻滞剂，这些药物可以降低肌力。禁用心脏毒性药物如氟烷。

二、强直性肌营养不良

强直性肌营养不良（myotonic dystrophy，DM）是一种常染色体显性遗传性骨骼肌疾病，为第二常见的肌营养不良。主要包括两种类型，即 DM1 和 DM2 型。我国主要以 DM1 最常见。

（一）病因及发病机制

DM1 和 DM2 都由三核苷酸重复扩展引起。DM1 由 19 号染色体短臂上一个基因的 3'端非翻译区出现 CTG 重复扩展造成，基因编码的蛋白是一个假设的激酶（DM 蛋白激酶），该基因在正常状态下 CTG 的重复次数为 4 到 40 之间，在 DM 患者增加到了 50 以上，重复的数目越多，患者的症状越严重，发病年龄越早。DM2 则由 3 号染色体短臂上的锌指结构 9 基因第一个内含子中的 CCTG 重复扩展引起，正常人 CCTG 的重复扩展次数从 10 到 30，在患者增加到数千。重复扩展产生的"有毒 RNA"可以干扰其他蛋白的合成，导致骨骼肌出现特征性的多个核内移现象和肌浆块形成（彩图 14-6）。此外还出现 1 型肌纤维萎缩和 2 型肌纤维肥大。在疾病末期常伴随结缔组织增生。

（二）临床表现

DM1 的患病率大约是 1∶7400，而 DM2 相对罕见。一般在成年或青春期隐袭发病，进展缓慢，严重程度差异较大，部分患者可无自觉症状，发病越早，症状越明显。最常见的临床表现为肌强直、肌无力和肌萎缩，伴随其他系统损害。

1. **肌强直**　是随意收缩或电刺激后肌肉延迟放松，主要累及面和颈肌，肢体肌肉以四肢远端为主，肌肉强直常在寒冷状态下明显，表现为用力闭眼后睁眼延迟，双眼上视后突然下视眼睑处于收缩状态，握拳后不能迅速松开，反复活动后肌强直反应会逐渐减轻，用叩诊锤叩击肌肉可以诱发肌强直现象。肌强直可以与肌无力同时或先出现，严重肌无力的肌肉一般无肌强直。

2. **肌无力和肌萎缩**　首先累及面肌、口咽肌、颞肌、咀嚼肌、胸锁乳突肌、颈肌和四肢远端肌，初始症状为上睑轻度下垂以及胸锁乳突肌和胫前肌的无力。由于面肌无力和萎缩出现睡眠松弛表情和张口，闭眼时睫毛外露，即肌病面容。颞肌萎缩，脸瘦长，上宽下尖，称为"斧型脸"。胸锁乳突肌萎缩出现颈细和头前倾，少数患者有构音障碍和吞咽困难。多数患者四肢远端肌肉萎缩非常明显，出现前臂和手部小肌肉萎缩以及足下垂，行走时有跨阈步态。随疾病的不断发展累及四肢近端肌肉。

3. **其他系统受累表现**　大多在成人后出现，病变程度与年龄密切相关：①眼部症状，多表现为白内障，少数患者有眼压下降、视网膜变性和角膜溶解等；②心脏异常，58%～87%的患者出现心电图改变，包括心脏传导阻滞、心肌病和二尖瓣脱垂；③内分泌异常，多数男性患者出现睾丸萎缩、性欲低下和性功能减退，近半数女性出现月经过多或过少，妊娠妇女流产率比较高，少数患者出现糖尿病，许多患者出现秃顶；④胃肠道症状，出现吞咽困难、弛缓性便秘、直肠痉挛和肛门括约肌松弛，部分患者有胆结石；⑤骨骼改变，颅骨板肥厚、小蝶鞍以及胸部脊柱后突畸形；⑥神经系统损害，出现听力下降和振动觉减退，儿童患者出现智力和运动发育迟滞，少数成年患者出现智力下降。

（三）辅助检查

1. 血生化 CK正常或轻度升高。促卵泡释放激素、绒毛膜促性腺激素升高。35%患者糖耐量异常或胰岛素升高。

2. 肌电图 在1岁内肌电图即可以发现异常，表现为肌源性损害和短电位高频放电，动作电位出现波幅大小、频率和短促爆炸样杂音的典型转换。

3. 肌肉活检 肌纤维出现肥大和萎缩、显著的核内移现象以及肌浆块，伴随轻度的间质增生改变。

4. 基因检测 明确诊断首先选择的检查方法。DM1患者DM蛋白激酶基因中CTG的重复次数增加到了50以上，严重者超过1000。DM2患者锌指结构9基因CCTG的重复扩展次数增加到数千。

（四）诊断和鉴别诊断

诊断标准包括：①累及头面肌肉的肌萎缩和肌强直，有其他系统损害的表现；②肌电图证实有肌强直；③基因检查在DM1发现DM蛋白激酶出现（CTG）$_n$重复异常扩增，在DM2发现锌指结构9基因出现（CCTG）$_n$重复异常扩增。

鉴别诊断首先排除非肌营养不良性肌强直性疾病，主要是各种类型的先天性肌强直，这些疾病虽然出现肌强直现象，但肌萎缩和无力不明显，肌肉活检也没有显著的多核内移现象以及肌营养不良改变。其次是排除其他出现面肌无力的疾病，眼咽型肌营养不良和面肩肱型肌营养不良尽管也和三核苷酸异常重复扩展有关，出现面部肌肉的无力，但这些疾病无肌强直现象。患者的四肢无力应当排除肢带型肌营养不良，同样无肌强直现象。

（五）治疗

肌强直一般不需要进行药物治疗，影响到患者的日常生活才作为用药的指征。可选用美西律、普鲁卡因胺或者苯妥英钠，但心脏传导异常可以因普鲁卡因胺和苯妥英钠治疗而加重，对患者应当进行心电监护，及时调整用药。手术前务必把患者的肌肉疾病情况通知麻醉师，因为肌强直对肌松药非常敏感，可以加重病情。对于肌营养不良可以给予体疗康复、高蛋白饮食和生活护理，内分泌异常可以给予相应治疗，白内障可以进行手术治疗。

DM1患者的寿命缩短，尤其是发病早及近端肌受累者。由于呼吸肌、心肌病变及肿瘤导致死亡率增加。

三、面肩肱型肌营养不良

面肩肱型肌营养不良（facioscapulohumeral muscular dystrophy，FSHD）是第三个最常见的肌营养不良类型，其发病率是（1～5）/10万。

（一）发病机制

分子缺陷是在4号染色体长臂的亚端粒区出现3.3kb的DNA重复片断复制缺失（D4Z4）。对于正常人来说，这个片断长度从35到300kb，D4Z4拷贝数为11个以上（图14-7），而FSHD患者只有11个或更少的重复片断。虽然重复区域没有转录，但缺失影响到邻近基因的表达。肌肉活检可以发现病理改变变异非常大，有的患者出现肌纤维肥大，非常小的肌纤维分散出现在大肌纤维之间，可以伴随炎细胞浸润；也有患者仅出现个别小的肌纤维。

（二）临床表现

男性多见，而且发病早，临床表现的外显率具有年龄依赖性，发病年龄在10～50岁之间，绝大多数的病例在20岁以前，具有遗传早显现象，即在连续几代的病例中发病年龄提前。

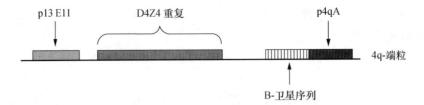

图 14-7　FSHD 的基因结构

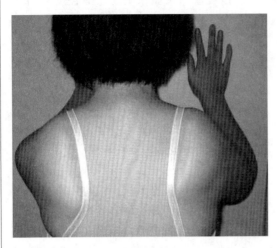

图 14-8　翼状肩胛

症状的发展从面到上肢，再到下肢。在疾病的早期面部和肩带肌无力是 FSHD 的标志性症状。面部肌肉的无力表现在睫毛征阳性，不能吹哨、皱嘴和鼓腮。受累的患者在试图笑时，稍稍撅起的嘴角会出现特征性的酒窝，为肌病面容。肩带肌肉无力会导致手臂上抬困难，当试图上举时会出现翼状肩胛（图 14-8）。有些患者累及躯干肌和骨盆带肌，造成严重的脊椎前弯和无法步行。腹部肌无力常出现在疾病的晚期。

儿童发病者可以伴随神经性聋、咽喉肌受累症状、智能低下及视网膜毛细血管扩张症等。

（三）辅助检查

1. 血生化　血 CK 正常或升高低于正常高限的 5 倍。

2. 肌电图　大多数为肌源性损害，个别患者可有神经源性损害；神经传导速度正常。

3. 肌肉活检　骨骼肌病理改变在不同患者之间存在非常大的差异，严重者出现肌营养不良改变伴随炎细胞浸润。

4. 基因检查　是确定诊断首选的检查，阳性率达 95%。用 EcoR1 和 BlnI 两种限制性内切酶进行双消化。患者的 D4Z4 拷贝数只有 11 个或更少。

（四）诊断和鉴别诊断

根据典型的面部和肩带肌无力表现、血清 CK 轻度升高和肌源性肌电图改变可以初步考虑到 FSHD 的可能性，通过基因检查可以确定诊断。

鉴别诊断需要排除其他青少年或成年发病以累及面肌为特点的骨骼肌疾病。进行性眼外肌瘫痪的主要特点是进行性上睑下垂和眼球活动障碍，少数患者在疾病晚期出现四肢肌肉的无力，肌肉活检可以发现破碎红纤维。DM 也出现面肌瘫痪，但有显著的肌强直现象。眼咽型肌营养不良也是以眼球运动障碍为主，伴随出现吞咽困难和四肢近端的无力，肌肉活检可以发现肌纤维内镶边空泡以及电镜下发现核内包涵体。

（五）治疗

目前没有任何药物证明可以延缓疾病的发展，包括糖皮质激素。对于患者的闭眼困难，应当防止干燥性眼炎的发生，可以在患者睡眠时用胶纸把眼睛暂时封起来。对于翼状肩胛采取手术治疗。

四、肢带型肌营养不良

肢带型肌营养不良（limb-girdle muscular dystrophy，LGMD）是一组以累及盆带和肩带肌为主要临床特点的常染色体显性或隐性遗传性肌肉疾病。显性遗传型被归为 LGMD1，隐性遗传型则被归为 LGMD2。每个亚型按字母顺序加以后缀而命名。现在已经确定了由不同基因突变所致的 7 个显性（LGMD1A～1G）和 18 个隐性遗传类型（LGMD2A～2S）。

（一）病因及发病机制

LGMD 不同亚型存在各自的基因突变（表 14-1），其中部分类型的编码蛋白不清楚。不同的基因突变导致各种肌纤维细胞外基质蛋白、肌膜蛋白、肌节相关蛋白、核膜蛋白及酶等缺陷，出现肌纤维发育不良、肥大，伴随间质增生。个别类型可以出现显著的炎细胞浸润。在部分类型免疫组织化学或荧光染色可以发现蛋白的缺乏。

表 14-1 各类型肢带肌营养不良相关的基因与蛋白

LGMD 亚型	基因位点	缺陷蛋白
LGMD1A	5q31	肌缩素
LGMD1B	1q11-q21	核纤层蛋白 A/C
LGMD1C	3p25	小窝蛋白-3
LGMD1D	6q23	DNAJB6
LGMD1E	2q35	结蛋白
LGMD1F	7q32	TNPO3
LGMD1G	4q21	?
LGMD1H	3p23	?
LGMD2A	15q15.1	钙蛋白酶-3
LGMD2B	2p13	奇异不良素
LGMD2C	13q12	γ-肌聚糖蛋白
LGMD2D	17q12-q21.33	α-肌聚糖蛋白
LGMD2E	4q12	β-肌聚糖蛋白
LGMD2F	5q33-q34	δ-肌聚糖蛋白
LGMD2G	17q11-q12	肌动蛋白链接素
LGMD2H	9q31-q34	TRIM 32 蛋白
LGMD2I	19q13.3	蛋白 O-甘露糖基转移酶 5，福山素相关蛋白
LGMD2J	2q31	肌联蛋白
LGMD2K	9q34	蛋白 O-甘露糖基转移酶 I
LGMD2L	11p14	ANO5
LGMD2M	9q31	蛋白 O-甘露糖基转移酶 4
LGMD2N	14q24	蛋白 O-甘露糖基转移酶 2
LGMD2O	1p32	蛋白 O-甘露糖基转移酶 3
LGMD2P	3p21	蛋白 O-甘露糖基转移酶 7
LGMD2Q	8q24	网格蛋白
LGMD2R	2q35	结蛋白
LGMD2S	4q35	TRAPPC11

（二）临床表现及分型

所有 LGMD 疾病均起病隐匿，发病年龄在不同类型之间存在明显的差异，共同临床特征是骨盆肌和肩胛带肌的进行性无力（表 14-2），下肢远端肌肉萎缩也是一些类型的特点，部分类型存在腓肠肌肥大，少数类型可以伴随心肌病，面部肌肉通常不受累。

表 14-2 肢带型肌营养不良的分类及临床表现

LGMD 亚型	起病（岁）	临床表现	CK
LGMD1A	18～40	近端无力，50% 有心肌病，10 年后不能行走	<15×
LGMD1B	4～38	近端肌无力。2/3 患者有心肌病	<20×
LGMD1C	5～40	肢带肌无力；远端肌病；涟漪肌病；高 CK 综合征	<40×
LGMD1D	30～60	近端无力，大腿后部重于前部，少数吞咽困难	<5×
LGMD1E	20 或更晚	近端无力，心律失常和扩张型心肌病	<4×
LGMD1F	1～58	近端无力，晚期远端无力，发病早进展快	<15×
LGMD1G	30～47	轻度近端无力，晚期指趾屈受限	<9×
LGMD1H	16～50	近端无力，腓肠肌肥大	<10×
LGMD2A	2～40	四肢无力，腓肠肌萎缩，部分晚期不能行走	<80×
LGMD2B	17～23	轻度下肢远端无力，30 岁后不能行走	<70×
LGMD2C～2F	3～15	严重者类似 DMD，2C 型和 2F 型 20 岁前死亡	<50×
LGMD2G	9～15	轻度四肢无力，腓肠肌肥大，心脏损害	<30×
LGMD2H	15～30	近端无力，颈无力，晚期不能行走	<20×
LGMD2I	10～40	近端无力，腓肠肌肥大，晚期不能行走	<100×
LGMD2J	5～25	近端无力，晚期远端受累	<2×
LGMD2K	1～3	认知障碍，轻度无力，腓肠肌肥大	<40×
LGMD2L	11～50	股四头肌无力，肌痛，腓肠肌肥大	<30×
LGMD2M	<0.5	四肢无力，腓肠肌肥大，不能行走	<40×
LGMD2N	生后发病	运动延迟，腓肠肌肥大，翼状肩胛	8～15×
LGMD2O	平均 12	四肢近端无力	≥25×
LGMD2P	<10	四肢近端无力，智力发育迟缓	很高
LGMD2Q	儿童早期	四肢近端无力	<20×
LGMD2R	各个年龄	四肢近端无力，心肌病	<10×
LGMD2S	儿童	肢体近端无力，髋关节移位，伴随中枢损害	<15×

（三）辅助检查

1. 血清 CK 呈不同程度升高。

2. 肌电图 肌源性损害的特点，神经传导速度正常。

3. 肌肉活检 肌纤维出现肥大、发育不良、核内移增多和结缔组织的增生，部分类型出现个别肌纤维坏死及再生以及分裂改变。各个亚型可能存在一定的差异，如在 LGMD2B 型常常伴随大量的炎细胞浸润，而在 LGMD1A 型常存在大量分叶肌纤维。有些类型可以通过免疫组织化学染色确定其亚型。

4. 肌肉 MRI 检查 可以观察到不同 LGMD 类型的肌肉存在脂肪化和水肿改变，但还不能达到区别不同亚型的目的（图 14-9）。

5. 遗传学检测 基因检查可以协助 LGMD 各个亚型的诊断。

（四）诊断及鉴别诊断

患者出现缓慢进展的四肢近端无力、CK 升高和肌电图呈肌源性损害，在临

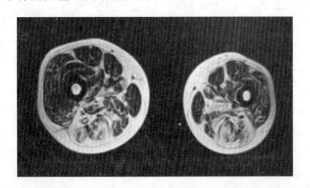

图 14-9 LGMD2B 的大腿肌肉脂肪化改变，大腿后部更显著

床上应当考虑到 LGMD 的可能性。肌肉活检提示肌营养不良改变,在排除抗肌萎缩蛋白病后,可以确定是 LGMD。不同 LGMD 亚型的诊断主要依靠基因检查,但也应当在基因检查后进行病理检查,以确定蛋白丢失的程度。

鉴别诊断需首先除外 X 连锁抗肌萎缩蛋白病,行 DMD 基因检测或肌肉活检的抗肌萎缩蛋白免疫组织化学染色可以明确诊断。先天性肌病也可以出现肢带型的肌无力,但肌肉活检可以发现疾病特征性的病理改变。多发性肌炎一般发病比较急,肌肉活检可以发现肌纤维坏死,肌纤维的肥大不明显,免疫组织化学染色可以发现肌纤维膜各种结构蛋白表达正常。也没有明显的间质增生。

(五)治疗

治疗目的主要在于延长寿命,改善生活质量。包括控制饮食防止肥胖。丙种球蛋白在个别 LGMD2B 患者可以增加肌肉力量和延缓疾病的发展,可能和药物的抗炎和减轻纤维化的作用有关。物理康复和伸展训练提高关节活动性和维持肌肉力量,防止挛缩。应用机械辅助装置协助行走和活动。整形外科干预治疗关节挛缩。此外还需要进行呼吸机辅助呼吸、亚临床心肌病的监测以及社会和心理支持和鼓励等。

第三节　炎性肌病

炎性肌病是一种免疫异常或微生物感染导致的骨骼肌炎性疾病,包括免疫性肌病和感染性肌病。免疫性肌病比感染性肌病常见,成年人常见类型为多发性肌炎(polymyositis,PM)、皮肌炎(dermatomyositis,DM)、免疫性坏死性肌病和包涵体肌炎(inclusion body myositis,IBM)。

(一)病因及发病机制

PM 的主要病理改变是肌纤维坏死以及肌内膜为主的 CD8$^+$ T 淋巴细胞浸润,可以看到炎细胞侵入非坏死的肌纤维,分散出现的肌纤维坏死、再生(彩图 14-10)。DM 发病与抗原刺激导致补体激活、膜攻击复合物形成有关,出现毛细血管坏死和微栓塞形成。在肌肉组织中可检测到多种细胞因子,说明促炎症细胞因子在 DM 发病中也有一定作用。核心病变是炎细胞浸润、毛细血管坏死和肌纤维变性。炎细胞浸润主要位于血管周围或肌束膜,以 B 淋巴细胞浸润为主。毛细血管密度明显下降是最具特征性的病理改变,电镜检查可以在残存的血管内皮细胞内发现管网包涵体。肌纤维变性和萎缩主要出现在肌束周围(束周萎缩现象)(彩图 14-11)。免疫性坏死性肌病主要和体液免疫异常有关,骨骼肌存在明显的肌纤维坏死和再生,伴随肌纤维直径变异加大和间质增生,缺乏炎细胞浸润。IBM 的实质是肌纤维的变性,除具有 PM 的病理改变特点外,还伴随肌纤维的镶边空泡形成和类淀粉蛋白沉积,电镜检查可以在肌纤维胞浆或核内发现管丝包涵体。

(二)临床表现

PM、DM 和免疫性坏死性肌病多为急性和亚急性起病,部分患者慢性起病。DM 在任何年龄均可发病,一般认为有两个高峰,儿童和 30~60 岁,男女均可受累。PM 和免疫性坏死性肌病多在成年发病。IBM 在 50 岁以后发病,我国患者发病率目前在逐渐增加。

1. 肌肉症状

PM、DM 和免疫性坏死性肌病多以四肢近端对称性无力起病,也可以呈非对称性。下肢通常最先受累,出现蹲下站立和上楼费力。上肢受累表现为上肢上举费力。颈肌无力表现为抬头困难。延髓肌肉受累少见,出现吞咽困难和构音障碍。一些患者肋间肌或延髓肌肉无力还会出现呼吸困难。可以伴随出现轻度的肌痛和压痛,但有 30%~40% 的患者没有肌痛。病程一般迅速进展,严重的肌无力导致卧床,也可表现为相对轻微和缓慢发展过程。

IBM 缓慢发病，出现手指的屈曲无力和股四头肌的无力。少数患者出现吞咽困难和构音障碍。

2. 皮肤受累

为 DM 的特点，皮疹可在肌肉症状之前、同时或之后出现。包括：①眼睑淡紫色皮疹：一侧或双侧眼睑出现，常伴眼睑或面部水肿；②Gottron 征：皮疹位于关节伸面，多见于肘、掌指、近端指间关节处，表现为伴有鳞屑的红斑、皮肤萎缩、色素减退；③暴露部位皮疹：面、颈、前胸、或背、肩红斑（披肩征），阳光下加重；④甲皱毛细血管扩张和甲皱红斑。

3. 其他系统损害

在 PM 和 DM 可以出现：①血管炎，出现胃肠黏膜坏死、胃肠穿孔或视网膜血管炎等；②关节挛缩，主要出现在 DM；③心脏病，出现房室传导阻滞、心律失常、心肌炎；④间质性肺病，出现间质性肺炎、肺纤维化、弥漫性肺泡损伤；⑤皮下钙化，主要出现在 DM，是预后不良的征象，特别在身体受压部位；⑥伴发其他结缔组织病，出现在 15%～30% 的 PM/DM 患者。女性明显高于男性。依次为系统性硬化病、类风湿关节炎、系统性红斑狼疮、干燥综合征、结节性多动脉炎；⑦恶性肿瘤，主要出现在 50 岁以上者，特别是 DM，但不出现在儿童 DM。

IBM 可以合并其他老年性疾病，如糖尿病、高血压病、其他免疫性疾病以及周围神经病，一般不合并恶性肿瘤。

（三）辅助检查

1. 实验室检查　大多数 PM 和 DM 患者血 CK 水平增高，达正常的 10 倍以上，免疫性坏死性肌病达正常的 20～40 倍，IBM 一般不超过正常的 10 倍。部分患者可见肌红蛋白尿、红细胞沉降率加快和抗核抗体。

2. 肌炎抗体检查　不典型 DM 出现抗 RNA 合成酶抗体和抗 Mi-2 抗体等，出现这些抗体提示较少合并肿瘤。而免疫性坏死性肌病可以发现抗信号识别颗粒抗体。

3. 肌电图　自发电活动增多伴纤颤电位、复合重复放电和正锐波。运动单位电位为低波幅、短时限和多相电位。在部分 IBM 患者有时表现为神经源性损害。

4. 肌肉活检　肌纤维坏死再生为主要病理改变，除免疫性坏死性肌病外，其他类型都存在炎细胞浸润；肌纤维肌膜上出现主要组织相容性复合物Ⅰ型抗原存在于所有类型的炎性肌病，但免疫性坏死性肌病改变比较轻。

5. 影像学研究　MRI 有助于评价疾病活动性和指导治疗，一般 DM 的肌肉水肿最明显，累及到皮下脂肪（图 14-12）；免疫性坏死性肌病和 IBM 的肌肉脂肪化最明显。

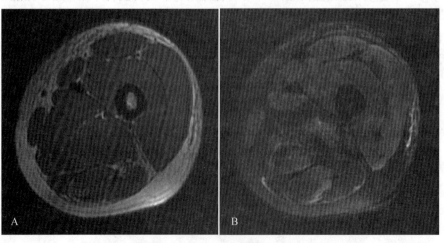

图 14-12　皮肌炎大腿肌肉 MRI

A：T_1WI 肌肉大致正常；B：压脂相显示肌肉和皮下脂肪弥漫性水肿

（四）诊断和鉴别诊断

首先根据发病特点、四肢无力、血清 CK 升高和肌源性肌电图损害规律，在临床上提出 PM 的诊断，如果年龄在 50 岁以上、发病比较缓慢应当考虑到 IBM 的可能性。如果同时出现 DM 典型皮疹，考虑 DM 的可能性（表 14-3）。肌肉活检发现各种肌炎的典型病理改变可以明确诊断。在此基础上应注意是否合并其他结缔组织病和恶性肿瘤，还需要通过抗体检查进一步确定不同炎性肌病的亚型。

表 14-3　肌炎诊断标准

1. 对称性进行性近端肌无力

2. CK 升高

3. 肌电图示肌源性损害

4. 肌活检示肌纤维坏死、再生和炎细胞浸润

5. 皮肤特征性皮疹：①眼睑紫红色斑或眶周水肿性紫红色斑；②Gottron 征；③颈和上胸的"V"字形斑及"披肩征"

鉴别诊断主要包括下列疾病：

1. **肢带型肌营养不良**　一般发病慢，出现四肢近端无力。病理检查可以发现肌纤维肥大、萎缩和间质增生等肌营养不良的典型改变，肢带型肌营养不良 2B 型、面肩肱型肌营养不良可以发现炎细胞浸润，需行免疫组织化学检查或基因检查加以排除。

2. **脂肪累积性肌病**　出现亚急性发病的四肢无力，但给予糖皮质激素治疗后症状改善速度比 PM 快，肌肉活检可以发现肌纤维内大量的脂肪滴沉积，无炎细胞浸润。

3. **风湿性多肌痛**　该病也是在 50 岁后发病，明显的肌肉疼痛为主要特点，患者常因为疼痛而限制其肢体的活动，显著的红细胞沉降率加快和 C 反应蛋白升高为其实验室特点，CK 正常。肌肉活检只出现 2 型肌纤维萎缩。糖皮质激素治疗具有戏剧般的效果。

（五）治疗

其治疗包括药物治疗、支持治疗和对症治疗。注意加强营养并适当活动。重症患者在卧床休息同时要被动活动肢体，防止关节挛缩和失用性肌萎缩。恢复期可行康复治疗。PM 和 DM 的药物治疗首先选择糖皮质激素，严重患者加硫唑嘌呤和甲氨蝶呤，或免疫球蛋白静脉滴注。治疗无效可以使用单克隆球蛋白抗体。药物使用要及时、足量和足疗程。IBM 没有明确疗效的药物，可以试用免疫球蛋白静脉滴注。

1. **糖皮质激素**　DM 和 PM 治疗的首选药物。第一阶段为治疗期，4～8 周，泼尼松（sol-umedrol）60～80mg/d 或 1～2mg/(kg·d)（最大不超过 100mg/d），同时补充钾和钙。病情稳定后进入第二阶段的巩固疗效和防止复发期，开始每月泼尼松减少 10mg，到 50～60mg，而后每月减少 5mg。儿童维持剂量为 10mg/d，至疾病控制，可以考虑停药，成年人一般需要长期维持。也可选用地塞米松 10～20mg/d 静脉滴注 2 周，然后改为泼尼松口服。重症可用甲泼尼龙冲击疗法治疗，1000mg/d 静脉滴注 3～5 天，然后改成口服泼尼松 60～80mg/d，按口服药物治疗程序递减。泼尼松开始治疗 3～6 月内症状改善。当大剂量泼尼松治疗无反应时，应当考虑诊断是否正确，有可能是肌营养不良或包涵体肌炎。

2. **其他药物治疗**　如果患者用泼尼松治疗 3～6 月后病情客观上无改善或者减量期间病情恶化，则需要加二线药物甲氨蝶呤、硫唑嘌呤和静脉用免疫球蛋白。一般在复发时泼尼松的剂量加倍，每日给药，至少持续 2 周，一旦患者恢复肌力，再开始缓慢减量。泼尼松和其他免疫抑制剂的剂量调整应该根据客观的临床检查，而不是 CK 水平或患者的主观反应。如果没有肌力恶化的客观证据，不要轻易增加免疫抑制剂的用量。硫唑嘌呤 2.5～3mg/(kg·d)，6～12 个月见效，主要用于协助减少糖皮质激素的剂量。甲氨蝶呤每周 7.5～22.5mg，一般 3～6 个

月见效。免疫球蛋白静脉滴注只用于个别严重或耐药的 PM 和 DM 患者的短期治疗，也可以用于 IBM 的试验性治疗，300～400mg/(kg·d)，连续用 3～5 天。肌肉 MRI 检查无肌肉的水肿可以在 2～3 个月内停止治疗。

第四节　周期性瘫痪

周期性瘫痪是一组以发作性肢体无力为临床特点的离子通道病，分为原发性和继发性（表14-4）。根据发作时血清钾的改变主要分为低钾性和高钾性周期性瘫痪两种类型，其中低钾性周期性瘫痪最多见。

表 14-4　周期性瘫痪类型

原发性周期性瘫痪	继发性周期性瘫痪
低钾性周期性瘫痪	低钾性周期性瘫痪
家族性	甲状腺功能亢进
特发性	醛固酮增多综合征
高钾性周期性瘫痪	肾小管性酸中毒
家族性	流行性低血钾
特发性	高钾性周期性瘫痪
Andersen-Tawil 综合征	尿毒症
	摄入钾过多
	肾上腺皮质功能不全

一、低钾性周期性瘫痪

低钾性周期性瘫痪（hypokalemic periodic paralysis，HOKPP）是常染色体显性遗传性离子通道病，在女性为不全外显，男性多于女性，男性的发作频率和严重程度均大于女性。散发型患者较常见，包括肾小管酸中毒、钾耗竭综合征。遗传性类型主要包括 3 个亚型：1 型最多，致病基因位于 1 号常染色体长臂 q31-32，其编码 L-型钙离子通道蛋白的 α1 亚单位，该蛋白的异常引起肌纤维内钠离子增加和钾离子下降。2 型和位于 17 号常染色体长臂 q13 的钠通道 α1 亚单位有关。3 型致病基因位于 11 号常染色体长臂 q13-q14。甲状腺毒性周期性瘫痪和 KCNJ18 基因突变有关。

周期性瘫痪发作时可以发现肌纤维出现许多空泡，个别患者出现管聚集现象（图14-13），但多数患者的骨骼肌没有明显的病理改变。少数患者在发作间期也出现肌纤维内的空泡或管聚集现象。

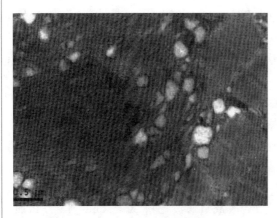

图 14-13　电镜下肌纤维内管聚集

（一）临床表现

多发病在儿童和青少年期，具有遗传性家族史者发病略早。强体力劳动、兴奋、多淀粉及多盐饮食、寒冷均可以诱发此病。临床表现为在夜间或早晨出现双侧对称性的肢体软瘫，一般首先累及肢带肌和肢体近端肌，后累及肢体远端肌、颈肌和躯干肌，面肌和膈肌一般不受累及。严重患者出现呼吸困难，腱反射消失。可以合并肌肉酸痛、口渴、少尿、多汗和便秘，但意识清楚，没有其他神经系统症状。瘫痪的严重程度在每次发作时可以不同，一般持续数小时，偶尔达 2～3 天。先受累的肌肉最先恢复。患者在一生中可以只发作一次，也可以天天发作。发作次数和严重程度随年龄的增加而降低。伴发甲状腺毒性周期性瘫痪发作频率较高，每次持续时间短，常在数小时至 1 天之内。甲状腺功能亢进控制后，发作频率减少。多数患者在发作间歇期完全正常，少数发作频繁而严重者出现持续性的肢体近端无力、萎缩和腓肠肌疼痛，有些家族出现缓慢进展的肌病。约 10％ 的患者死于瘫痪发作，呼吸肌瘫痪是此病最常见的死亡原因。

（二）实验室检查

1. 血生化　多数患者在发作期开始阶段血清钾常低于 3.5mmol/L，间歇期正常。常规检查甲状腺功能，排除甲状腺毒性周期性瘫痪。肌酸激酶一般正常，个别患者存在不同程度的升高。

2. 心电图　呈典型的低钾性改变，出现 U 波、T 波低平或倒置、PR 间期和 PT 间期延长、ST 段下降和 QRS 波增宽。

3. 肌电图　发作间期常规肌电图无异常，运动诱发肌电图阳性率超过 80％。肌电图在完全瘫痪期间肌肉无动作电位反应，部分瘫痪肌肉随意动作电位的持续时间与波幅缩短和降低，可见纤颤样电位活动。

4. 基因检查　对患者的致病基因进行检查。

（三）诊断及鉴别诊断

诊断主要依靠发作性肢体无力的临床症状和发作时血清钾低于正常，心电图显示窦性心动过缓和低钾改变。在发作期没有出现血钾下降的患者，进行诱发试验阳性者也可以确定诊断。有家族史者应当进行基因检查。

鉴别诊断主要包括各种原因导致的急性四肢瘫痪，高钾性周期性瘫痪的鉴别诊断见后面的描述。Andersen-Tawil 综合征也出现周期性肢体无力，但存在严重的心律失常以及骨骼畸形等，血清钾可以正常、升高或降低。癔症性瘫痪多存在明显的心因性诱发因素和精神色彩，血钾正常。吉兰-巴雷综合征合并低血钾一般出现持续性肢体无力，伴随轻度的肢体麻木。甲状腺毒性周期性瘫痪、原发性醛固酮增多症、肾小管酸中毒、慢性腹泻性以及药源性低钾瘫痪出现的肢体无力持续时间长，还出现各个疾病所特有的临床表现。

（四）治疗

治疗的目的是减轻症状和防止发作。对于基因突变者没有办法防止发作。减少发作应当改变导致发作的生活习惯，防止高碳水化合物和高盐饮食，不要剧烈活动。要保暖，进行低盐（2 克/天）、低碳水化合物饮食。停止饮酒和过饱饮食。呼吸肌瘫痪者应予辅助呼吸，严重心律失常者应积极纠正。伴有甲状腺功能亢进者，控制后发作将明显减少或终止发作。

诊断确定后在患者发作时尽快给予 2～10g 氯化钾溶于不含糖的液体中（10％～25％）口服，3～4h 后根据肌力情况、血清钾水平和心电图改变再重复一次。特别严重患者可给予静脉缓慢滴注氯化钾，要非常小心，特别是有肾疾病者。

轻度发作一般没有必要进行预防药物处理。氯化钾口服不能防止发作。可以预防发作的药物是乙酰唑胺 250～1000mg/d，同时服用氯化钾。也可以给予螺内酯 100mg 每日 2 次。甲状腺毒性周期性瘫痪不能给予乙酰唑胺。

二、高钾性周期性瘫痪

高钾性周期性瘫痪（hyperkalemic periodic paralysis，HYPP）具有显性遗传特点，发病主要与位于第 17 对染色体长臂 q23 的骨骼肌钠通道蛋白 α-亚单位（SCN4A）基因突变有关。由于活动或摄入钾过多导致的高血钾使肌纤维膜轻度去极化，进一步打开非活动的钠通道，大量钠离子内流而加大去极化，使正常的钠通道失活，肌纤维处于不兴奋状态。多数患者没有病理改变，或肌纤维出现空泡以及管聚集现象。

（一）临床表现

发病年龄多在 5 岁前，个别患者在青春期后发病。不同患者的发作频率差别很大，开始发作少，而后发作次数增多，发作常出现在早餐前，每次发作持续数分钟到 1 小时，而后自发缓解。剧烈活动、禁食、紧张、寒冷、妊娠、应用糖皮质激素或过量补充钾后可以诱发和加重病情，轻度运动可以抑制发作，一般在 60 岁后停止发作。瘫痪从下肢开始向近端发展，在 10～15min 达到高峰，瘫痪的程度因人而异，可以局限在承重肌群，语言和吞咽肌常受影响，呼吸肌一般不受累及。发作时腱反射消失或降低，个别患者在发作前出现口唇周围和四肢远端麻木和肌束颤动。发作间歇期无症状，少数患者存在持续性近端肌病。到目前还没有因此病而死亡的记录。

少见症状包括肌强直、副肌强直和心律失常，个别患者合并脊髓性肌萎缩或恶性高热，也可以出现共济失调、高弓足。

（二）辅助检查

1. 血生化　血钾在发作开始时轻度升高或正常。个别患者在发作间歇期的早晨出现轻度血钾升高。血 CK 在部分患者轻度升高。

2. 心电图　出现 T 波高尖等高钾改变。

3. 诱发试验　冷水诱发试验：将前臂浸入 11～13℃ 水中 20～30min，可诱发肌无力，停止浸冷水 10min 后可恢复。也可以通过运动诱发。

4. 肌电图　发作间歇期正常，在发作初期出现动作电位时限变短和波幅下降，严重瘫痪时仅几个神经元对慢频率刺激有反应。个别患者在发作间歇期出现自发放电时间变短和插入活动增多。少数患者出现肌源性损害。

5. 基因检查　多数患者存在钠通道蛋白 α-亚单位基因突变，少数患者存在钙通道基因的突变。

（三）诊断及鉴别诊断

儿童早期出现的发作性肢体无力应当考虑到 HYPP 的可能性，有家族史或伴随肌强直现象可以协助诊断。发作时血清钾高于正常或出现高血钾心电图改变可以诊断该病，但多数状态下难以在该病短暂的发作期进行血钾检查，所以基因检查发现钠通道基因突变具有更大的诊断价值。鉴别诊断主要排除 HOKPP（表 14-5）。

表 14-5　HOKPP 和 HYPP 的区别

	HOKPP	HYPP
发病年龄	10～20 岁	0～10 岁
发作持续时间	6～72h	小于 3h
发作时间	夜	昼
诱发因素	过食、寒冷、紧张、饮酒	寒冷、潮湿、饮酒
伴随体征	偶见眼睑迟落	肌强直
诱发试验	葡萄糖、胰岛素	氯化钾
常见基因	钙通道	钠通道
预防治疗	低盐	利尿剂
发作期治疗	氯化钾	葡萄糖、胰岛素

（四）治疗

减少发作应当早起和早晨吃足，一日多餐，高碳水化合物和低钾饮食。不要进行快速紧张的工作和在寒冷状态下暴露时间太长。许多患者通过轻微活动肢体和口服碳水化合物能阻止和缩短发作。

口服噻嗪类排钾利尿剂和刺激钠-钾泵的 β-肾上腺素能药物能够缩短发作。硫酸沙丁胺醇

0.1mg 喷 2 次或口服氢氯噻嗪 25mg，静脉注射 0.5～2g 葡萄糖酸钙对部分患者有效。在发作频繁的患者口服氢氯噻嗪每天或隔日 25mg，一般血清钾不低于 3.3mmol/L，钠不低于 133mmol/L。

第五节 重症肌无力

重症肌无力（myasthenia gravis，MG）是一种自身免疫性神经肌肉接头疾病，也是一种获得性钙离子通道病。其病理改变特点是突触后膜免疫复合物沉积，伴随后膜的破坏和乙酰胆碱受体（AChR）减少。主要临床特点为肌无力和活动后的肌疲劳现象，通过休息和给予胆碱酯酶抑制剂可以使症状改善。

（一）病因和发病机制

在血清中发现 80%～90% 的 MG 患者存在抗 AChR 抗体。由于体内产生了抗 AChR 抗体，破坏了突触后膜的 AChR，导致该受体减少和后膜破坏，造成神经肌肉接头处的信息传递障碍，在临床上产生骨骼肌收缩易疲劳。约 10% 的患者在病毒感染后发病，推测病毒抗原改变了 AChR 的特性。

80% 以上的 MG 患者伴有胸腺异常，其中 10%～15% 的患者为胸腺瘤，约 70% 的患者存在胸腺增生。在增生的胸腺中可检测到 AChR 亚单位的 mRNA，组织学及免疫学检查证实胸腺中有"肌样细胞"，其上有 AChR。因此推测胸腺病毒或其他非特异性因子感染胸腺上皮细胞后，导致"肌样细胞"表面的 AChR 构型发生变化，刺激外周淋巴器官、骨髓和胸腺的浆细胞产生针对 AChR 的多克隆 IgG 抗体，与 AChR 结合而破坏后者。

50% 的血清 AChR 抗体阴性患者存在骨骼肌特异性激酶蛋白（MuSK）抗体，该蛋白在维持神经肌肉接头形态方面发挥作用。此外部分老年患者出现兰尼碱受体抗体和 titin 抗体。

部分 MG 患者和 HLA 型相关，提示本病的发生可能与遗传因素有关。MG 有时合并其他自身免疫性疾病，如甲状腺功能亢进、系统性红斑狼疮和类风湿关节炎等。

（二）病理改变

在增生的胸腺可以发现淋巴结生发中心增生，其内有 B 淋巴细胞。在胸腺瘤可以发现淋巴上皮细胞，大部分为 T 细胞。肿瘤细胞取代整个胸腺，只在边缘残存少量正常组织。

骨骼肌的主要病理改变是神经肌肉接头的突触后膜皱褶变小或消失，间隙增宽，IgG、补体和免疫复合物沉积在突触后膜，突触后膜的 AChR 显著减少，此外在神经肌肉接头附近的肌纤维之间出现淋巴细胞浸润（淋巴溢现象）。

（三）临床表现

1. 发病情况 可以出现在从新生儿到老年的任何年龄段，女性发病多于男性（3∶2）。发病率为（0.2～0.5）/10 万，患病率为（4～7）/10 万。发病有 2 个高峰，第一个在 20～30 岁之间，女性患者多，第二个高峰在 60～80 岁之间，男、女发病情况类似。胸腺瘤多出现在 50～60 岁发病的患者，以男性居多。感染、精神创伤、过度劳累、妊娠和分娩等可诱发本病发生。大多数隐袭起病，个别病例为暴发型。多数病例迁延数年至数十年，少数患者在发病 2～3 年内自然缓解。

2. 肌无力特点 骨骼肌的病理性易疲劳现象或持续性肌无力在活动后加重为主要临床特点，90% 患者首发症状为一侧或双侧眼外肌受累。10 岁以下患者的眼肌受损更常见，表现为上睑下垂、复视，少数以讲话弱和带鼻音以及肢体无力为首发症状。症状在夜间睡眠或长时间休息后消失或明显改善，活动后症状出现或加重，具有晨轻暮重现象。有时面肌、舌肌、咽喉肌和咀嚼肌群单独或与其他骨骼肌一起受累，面部肌肉受累表现为皱纹减少、口角低、闭眼和示齿无力；咽喉肌肉受累表现为讲话疲劳、变弱和带鼻音，长时间讲话出现完全失语，伴随饮水、咀嚼、吞咽困难，严重者可以窒息。颈肌无力表现为抬头困难；肢带肌无力表现为上肢抬举和上楼困难等，呼吸肌受累出现咳嗽无力和呼吸困难。

3. 合并疾病　常合并胸腺瘤和甲状腺疾病外，也可以合并其他疾病，如红斑狼疮、多发性肌炎、皮肌炎、肌病伴管聚集、干燥综合征、天疱疮、溃疡性结肠炎、兰伯特-伊顿（Lambert-Eaton）综合征、Sneddon 综合征、结节病和周围神经病。

4. 重症肌无力危象　患者急剧发生呼吸无力，不能维持换气功能时，称为危象，与咽喉肌以及呼吸肌无力有关，是 MG 患者死亡的主要原因。常见诱因是肺部感染、误吸、外科手术、分娩、精神紧张、快速停药、加重病情的药物等。重症肌无力危象包括肌无力危象、胆碱能危象和反拗危象。肌无力危象临床特点是呼吸肌和咽喉肌无力急性加重，出现气管和支气管分泌物阻塞，增加抗胆碱酯酶药物的剂量可以改善症状。胆碱能危象指胆碱酯酶抑制剂过量，导致终板膜持续去极化，使神经冲动传递障碍，产生的肌肉无力加重。胆碱能危象和反拗危象实际工作中几乎无人见过。

（四）临床分型

2000 年美国 MG 临床分型，主要依据肌无力的范围及严重程度，与 Osserman 分型类似：

Ⅰ型：眼型：主要表现为眼外肌受累，预后良好。

Ⅱ型：除眼外肌累及外，其他肌肉轻度无力。Ⅱa 主要出现四肢和中轴肌肉无力。Ⅱb 还出现延髓和呼吸肌无力。

Ⅲ型：除眼外肌累及外，其他肌肉中度无力，常合并胸腺瘤，易出现危象，死亡率高。Ⅲa 主要出现四肢和中轴肌肉无力。Ⅲb 还出现延髓和呼吸肌无力。

Ⅳ型：除眼外肌累及外，其他肌肉重度无力，常合并胸腺瘤，死亡率较Ⅲ型低。Ⅳa 主要出现四肢和中轴肌肉无力。Ⅳb 还出现延髓和呼吸肌无力，需要鼻饲饮食。

Ⅴ型：严重肌无力伴随呼吸肌瘫痪，需要气管插管维持呼吸。

（五）辅助检查

1. 疲劳试验　是受累肌肉重复活动后症状明显加重的试验。Jolly 试验的方法是用力眨眼30 次后，眼裂明显变小为阳性。Simpson 试验为双目上视 1min 出现上睑下垂为阳性。

2. 药理学试验　新斯的明试验，新斯的明 1.5mg（成人剂量）肌内注射，15～30min 后症状明显减轻为阳性。最长可持续 3h。为预防该药的副作用，可以肌内注射阿托品 0.5mg。

3. 神经电生理检查　①重复神经电刺激：典型的改变为低频（2～5Hz）和高频（>10Hz）重复刺激面神经、腋神经、尺神经和副神经等运动神经时，出现肌肉动作电位波幅的递减，低频刺激递减程度在 10%～15% 以上。Ⅰ型 MG 只有 50% 的阳性率，其他全身型 MG阳性率在 75% 以上。该检测应在病情允许情况下停用胆碱酯酶抑制剂 12～18h 后进行。②单纤维肌电图：是最敏感的 MG 检查方法，重复神经电刺激阴性时采取该检查，主要表现为颤抖（jitter）增宽和（或）阻滞。但多发性肌炎和运动神经元病也可以阳性。

4. 抗体检查　AChR 抗体滴度增加出现在 80%～90% 的患者，但Ⅰ型约 50% 阳性。抗体滴度和临床症状无相关性。在血清 AChR 抗体阴性患者需要检查 MuSK 抗体。

5. 影像学检查　可见胸腺增生或胸腺瘤，CT 检查的阳性率高于普通 X 线检查。

（六）诊断和鉴别诊断

根据患者出现眼外肌或全身肌肉波动性无力和肌疲劳现象，应当怀疑 MG 的可能性，在此基础上药物试验阳性和神经重频电刺激递减现象可以诊断 MG。出现 AChR 抗体可以进一步证实此病的存在，如果该抗体阴性，还需要检查 MuSK 抗体。

鉴别诊断首先排除慢性疲劳现象。该病多伴随明显的抑郁症状，无上睑下垂，各种 MG 相关的辅助检查无异常。进行性眼外肌瘫痪可以在各个年龄段发病，眼外肌瘫痪症状无症状的波动性，EMG 为肌源性损害，肌肉活检可以发现破碎红纤维。眼咽型肌营养不良多在成年晚期发病，具有显性遗传家族史，眼外肌瘫痪和延髓症状持续存在，没有疲劳现象，EMG 为肌源性损害，肌肉活检可以发现肌核内包涵体。脑干疾病也可以出现眼球活动障碍或延髓麻痹症状，但常伴随脑干损害的其他脑神经损害以及长传导束症状，MG 相关辅助检查均阴性。10%的运动神经元病患者也出现肌电图重频刺激递减现象，但显著的肌萎缩和锥体束症状不同于 MG。

Lambert-Eaton 综合征是由突触前膜电压依赖性钙通道抗体导致的神经肌肉接头疾病。好发年龄大于 40 岁，2/3 的患者伴有小细胞肺癌。主要临床表现是四肢近端肌无力，下肢重于上肢，活动后无力症状减轻。头面肌肉很少受累。约半数以上的患者伴有自主神经症状以及中枢神经系统损害表现。肌电图检查发现低频刺激波幅递减，高频刺激出现波幅递增在 200%以上，AChR 抗体阴性。肉毒杆菌毒素中毒影响神经肌肉接头的突触前膜，出现骨骼肌弛缓性瘫痪，患者有明确的肉毒杆菌中毒史，肌无力无波动性，发现低频神经电刺激波幅递减和高频刺激波幅递增现象，AChR 抗体阴性。先天性肌无力综合征是遗传性的神经肌肉接头疾病，多在出生后发病，临床表现、肌电图改变和药物反应类似 MG，AChR 抗体阴性，基因检查可以协助诊断。

（七）治疗

首先应当考虑患者是否适合进行胸腺切除术治疗，其次为应用胆碱酯酶抑制剂、免疫抑制剂和血浆置换。应当关注患者的精神状态。

1. 胆碱酯酶抑制剂

对 Ⅰ 型和 Ⅱa 型患者效果较好。首先选择溴比斯的明，从小剂量开始，10mg 每日 3 次，而后逐渐加大剂量，此药的作用持续 3~6h，可以一天服用 4~5 次，轻-中度的成人患者药物总量为 120~360mg/d，不超过 720mg/d。新斯的明起效快，口服后 15~30min 显效，持续 2~3h，对四肢肌无力效果好，每片 15mg，每 2~3h 一次。

胆碱酯酶抑制剂的副作用包括毒蕈碱样作用和烟碱样作用。前者是药物作用于神经节后副交感神经受体导致，一般出现在开始用胆碱酯酶抑制剂，给予阿托品 0.5mg 肌内注射；后者是药物作用于神经节和神经肌肉接头导致，见于长期用药的患者，应用解磷定 500mg 静脉注射。

2. 糖皮质激素

为一线药物，首选泼尼松，作为短期免疫抑制药物，适应证为小到中等剂量的胆碱酯酶抑制剂不能获得满意疗效者、胸腺切除术前或术后恶化者以及不能手术者。80%~90%的患者可以获得疗效。

目前多选择小剂量递增方法。在住院患者为开始 20mg 每日 1 次，而后每 2~3 天增加 5mg，最后增加到 50mg，有时在达到该剂量前临床症状已经明显好转，剂量也就不必继续增加。门诊患者在开始剂量后每周增加 5mg。维持 3~6 个月或无力好转后，每 2~4 周减少 5mg/d，到 50mg 隔日 1 次或 25mg/d，而后每月减少 5mg/d，一般降至 15~30mg 隔日 1 次或 10mg/d，维持 3~5 年后再经过数月逐渐停药。

大剂量用法可以选择泼尼松 100mg 隔日 1 次或 60mg/d，清晨顿服，维持此剂量治疗 3~6 个月或症状改善后，再逐渐停药。

少数患者进行糖皮质激素治疗的第一周出现症状恶化，一般持续 3~8 天。17%~32%的患者在治疗过程中出现严重的并发症，如溃疡出血、无菌性骨坏死、锥体压缩性骨折、白内障和糖尿病，肥胖也是常见的副作用。在治疗前一定要明确告诉患者。给予低盐高蛋白饮食，补充钾、钙和服用抗酸药物。

3. 其他免疫抑制剂

作为长期免疫抑制药物应用，硫唑嘌呤是一线药物，80%的患者可以获得疗效。一般成人初始剂量 1～3mg/(kg·d)，维持剂量为 2～3mg/(kg·d)，通常为 100～150mg/d。由于此药有致畸作用，所以对男女均应当避孕。临床症状的改善一般出现在治疗后 2～6 个月，应当维持治疗 1～2 年，定期进行血象、转氨酶和肾功能检查，如果白细胞低于 $3×10^9$/L 应当立即停药。二线免疫抑制剂有吗替麦考酚酯和环孢素、他克莫司和甲氨蝶呤。MuSK 抗体阳性患者需要多种免疫抑制剂合用。

4. 血液类制品

在非常严重的 MG 患者以及合并危象时，在上述方法不能很快获得治疗效果的情况下，可以采用血浆置换或免疫球蛋白静脉滴注来挽救患者生命，特别是 MuSK 抗体阳性的患者。

血浆置换一般 10 天内做 5 次，第 1 天病情既有好转，经过几次置换后疗效可以得到巩固，维持数日至数月。此方法作用短暂，有许多并发症，且价格昂贵。

免疫球蛋白静脉滴注的成人剂量为 0.4g/(kg·d)，连续 5 日疗法，达到 2g/(kg·d)。副作用可有头痛、寒战和发热等，个别患者可以诱发血栓和肾衰竭。1～2 天症状开始缓解，间隔 21 天可以重复一次。

严重患者经过上述治疗无效时可以用利妥昔单抗进行治疗。

5. 胸腺切除术

胸腺切除术患者的死亡率明显下降，缓解率升高，对胆碱酯酶抑制剂的敏感性加大。一般 76% 的患者在术后症状消失或改善，术前进行放射治疗预后更好，单独应用放疗目前只用于不能耐受手术治疗的患者。一般 Ⅱb、Ⅲ 和 Ⅳ 型 MG 患者如果在 6 个月内症状未缓解，应当进行手术治疗。胸腺瘤可能为恶性或呈现浸润生长，必须手术治疗。60 岁以上的患者胸腺出现退化改变，没有必要进行手术治疗。

6. 重症肌无力危象的处理

所有严重 MG 患者应当特别注意患者的呼吸功能，观察最大呼吸时的胸廓活动情况、随意咳出力量以及呼吸和心跳频率。及时测定患者的肺活量和进行血气分析。危象的首选抢救措施是进行人工呼吸，只有在进行了气管插管并清除了气管内分泌物后，才能开始寻找导致危象发生的原因及进行其他治疗措施。如果不能马上控制，必须进行气管切开。

肌无力危象确诊后首先静脉注射新斯的明 0.25mg，而后非常小心地增加剂量，从静脉注射到肌内注射剂量应当增加 1.5～2 倍，如果出现生命危险应当进行血浆置换。胆碱能危象一般先给予阿托品 1mg 静脉注射，5min 后如果有必要可以再静脉注射 0.5mg。长时间应用胆碱酯酶抑制剂可以引起运动终板对乙酰胆碱暂时的不敏感，在持续监护情况下在这些患者应当停止所有的药物 14 天，而后重新开始治疗，多数患者可以获得满意疗效，继续给予胆碱酯酶抑制剂、糖皮质激素和硫唑嘌呤。

7. 避免使用的药物

有些药物通过抑制突触前膜乙酰胆碱的释放和阻滞突触后膜乙酰胆碱的作用，从而导致神经肌肉接头信息传导受阻，使无症状的 MG 出现肌无力危象，使明确诊断的 MG 临床症状突然恶化。这类药物有抗生素（四环素、链霉素、新霉素、庆大霉素、卡那霉素、紫霉素、巴龙霉素、多黏菌素 A 和 B、黏菌素 E 钠、克林霉素、金霉素以及大剂量青霉素）；抗心律失常药物（奎宁、奎尼丁、普鲁卡因胺、利多卡因）；β 受体阻滞剂（普萘洛尔、氧烯洛尔）；精神类药物（吗啡、巴比妥类、安定剂）；激素类药物（促肾上腺皮质释放激素、糖皮质激素、催产素、避孕药和甲状腺激素）；其他还有抗疟疾、风湿和感冒药物、抗痉挛药物、肌松药和麻醉药物。

第六节　线粒体病

线粒体病是由于遗传因素导致的线粒体呼吸链功能障碍性疾病，也称为线粒体细胞病。线粒体内三羧酸循环、丙酮酸氧化以及氨基酸、脂肪酸和固醇代谢通路，这些通路功能异常相关的疾病，不在本节的讨论范畴之内。

（一）发病机制

线粒体作为一个重要的细胞器，其主要功能是产生 ATP、产生 95％ 的活性氧、调节细胞内的氧化还原平衡以及调控细胞凋亡。线粒体的上述功能出现异常均可以导致细胞代谢的紊乱。其发生和线粒体基因以及核基因突变有关。线粒体基因具有母系遗传特点，因为精子的线粒体基因被降解，只保留卵子的线粒体。线粒体 DNA（mtDNA）突变导致的呼吸链功能缺陷和氧化磷酸化酶异常具有极限效应，即突变线粒体基因的比例必须超过临界极限才能产生临床症状。一类细胞的突变型和野生型 mtDNA 比例不同，导致患者之间各个器官的损害程度也存在差异，这种情况称为遗传异质性。当突变型 mtDNA 比例增高达到阈值时，才表现出临床症状和体征。代谢高的组织如脑和心脏通常对 mtDNA 突变有较低的耐受性，是线粒体疾病易累及的器官。

病理改变特点是：骨骼肌可以看到破碎红纤维（彩图 14-14）和细胞色素氧化酶阴性肌纤维。电镜下可以发现巨大线粒体，线粒体内出现类结晶包涵体。脑损害表现为皮质或基底核的海绵样坏死伴随毛细血管的显著增生。

（二）临床表现

线粒体病的发病率为（6～17）/10 万。临床表现具有明显的异质性。有的患者出现多系统损害，有的患者仅出现内分泌异常、心肌损害、听神经和视神经损害。本节重点介绍几个常见的线粒体病亚型：

1. 线粒体脑肌病伴乳酸血症和卒中样发作（mitochondrial encephalomyopathy with lactic acidosis and stroke-like episodes，MELAS）发病年龄平均 10 岁（2～40 岁）。主要临床表现包括：①脑病：表现为发作性头痛或各种类型的癫痫，出现类似卒中的脑局部症状，表现为皮质盲或偏盲、偏瘫。部分患者有听力丧失、痴呆或智能发育迟缓。②其他系统损害：包括色素视网膜病、心肌病、身材矮小、多毛和糖尿病。可以孤立或联合表现。③肌病：多数患者的肌肉损害为亚临床改变或被突出的脑病症状所掩盖，表现为运动不耐受或近端对称性无力。

死亡原因是心力衰竭和癫痫持续状态。

2. 慢性进行性眼外肌瘫痪（chronic progressive external ophthalmoplegia，CPEO）有多个亚型，除母系遗传外，还可以表现为常染色体遗传，可以在不同年龄发病，主要表现是出现进行性发展的上睑下垂和眼球活动障碍。少数患者伴随出现感觉共济失调神经病，少数患者在晚期出现四肢无力、神经性聋、构音障碍和轻度面肌无力。卡恩斯-塞尔（Kearns-Sayre）综合征（KSS）是患者出现进行性眼外肌瘫痪、视网膜色突变性和心脏传导阻滞三个症状。

3. 肌阵挛性癫痫伴肌肉破碎红纤维（myoclonic epilepsy and ragged red fibers，MERRF）多在儿童期发病，肌阵挛出现在 60％ 的患者，45％ 的患者伴随其他类型的癫痫，也可以出现小脑共济失调、痴呆、视神经病、周围神经病以及耳聋和四肢近端无力。个别患者伴多发性对称性脂肪瘤和身材矮小。

4. Leber 遗传性视神经病（Leber hereditary optic neuropathy，LHON）95％ 以上的患者与 G11778A、T14484C、G3460A 点突变有关。发生率为 1/25000，男性常见。发病年龄平均 30 岁，出现无痛性中心视野丧失。疾病进展一般超过 4 个月。多数双侧视力同时减退，少数一眼先发病，数周或数月后另眼也发生视力丧失，其后病情相对稳定，表现为中心视力丧失，周边视力保存，全盲者少见，瞳孔对光反射保存，伴色觉障碍。本病较少伴有其他症状和体征。

（三）辅助检查

1. 生化检查　乳酸/丙酮酸＞50：1 提示呼吸链功能障碍。脑肌病者 CSF 中乳酸含量增高。血清 CK 正常或轻度升高。

2.电生理检查　在部分类型肌电图检查可见肌源性损害。心电图可见心脏传导阻滞表现。脑电图显示癫痫波。

3.基因检查　线粒体基因检查有助于疾病诊断，线粒体 DNA 的 A3243G 点突变出现在 80% 的 MELAS 患者。

4.MRI 检查　大脑半球后部卒中样损害提示 MELAS，大脑白质弥漫性信号降低提示 KSS，基底核钙化提示 KSS 和 MELAS。

5.肌肉活检　MELAS、CPEO 和 MERRF 可以发现破碎红纤维。LHON 一般没有破碎红纤维。

（四）诊断和鉴别诊断

1.诊断　当患者出现骨骼肌、心脏或脑损害，提示疾病累及多个毫不相关的器官，辅助检查发现血乳酸异常增高，应当考虑到线粒体病的可能性。要确定诊断需要进行基因检查和肌肉活检（图 14-15）。

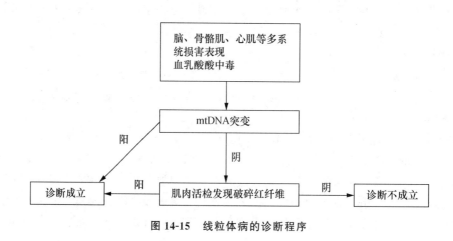

图 14-15　线粒体病的诊断程序

2.鉴别诊断　首先需要排除具有多系统损害的自身免疫性疾病，这些疾病一般肌肉活检不能发现破碎红纤维。MELAS 主要和病毒性脑炎加以区别，后者的肌肉活检正常。CPEO 需要和重症肌无力加以区别，其眼外肌瘫痪症状没有晨轻暮重特点，也没有 AChR 抗体或肌电图的重频刺激显著递减现象。MERRF 需要和其他肌阵挛癫痫进行鉴别，特别是 Lafora 小体病，后者的肌肉活检不能发现破碎红纤维。LHON 需要和视神经炎鉴别，前者一般无视盘水肿，周边视野保存，需要进行基因检查而明确诊断。

（五）治疗

感染或精神刺激均可以导致能量消耗增加而诱发疾病，所以应当防止感染和精神刺激的发生。药物可以导致线粒体或能量代谢的异常，卡马西平、丙戊酸类药物应尽可能避免。有氧耐力锻炼可以提高组织毛细血管的密度、增加血管的通透性及线粒体氧化磷酸化相关酶的活性水平，提高患者的肌力。饮食成分中碳水化合物降低，脂肪含量升高。癫痫、血糖、酸中毒、心脏损害、胃肠症状和肺部感染的控制对于患者均可能是挽救生命的治疗。眼外肌瘫痪可行整形手术，听力丧失可行耳蜗植入术等。

线粒体病可以给予精氨酸、艾地苯醌、辅酶 Q10、烟酸、左旋肉碱、维生素 C、维生素 B_1、维生素 B_2、维生素 E、维生素 K 等药物治疗。MELAS 急性期可以给予精氨酸静脉滴注可以促进恢复，而癫痫首先选择拉莫三嗪和左乙拉西坦（开浦兰）。辅酶 Q10 或艾地苯醌能抑制脂质的过氧化、抗自由基和直接传递电子给复合酶Ⅲ，维持线粒体内腺苷酸浓度，增加 ATP 的合成和减少细胞的钙超载。辅酶 Q10 给予 100～200mg 每天 3 次，重度患者可达 1000mg/d，提高患者运动耐力，降低血乳酸，使卒中样发作和癫痫停止。维生素 C 和维生素 E 为氧化还原剂，一般给予维生素 C 10mg/(kg·d) 或 $100\sim400$mg/d。维生素 E 为 $200\sim1200$IU/d。二氯乙酸 50mg/(kg·d)，可以使血和脑脊液中的乳酸和丙酮酸水平明显降低，卒中样发作减少，偏头痛得到缓解。维生素 K 是 NADH 向辅酶 Q 和细胞色素 C 传递电子的重要载体，维生素 K_1 为 10mg/(kg·d)，治疗酶复合体I或Ⅲ缺陷型的线粒体病，维生素 K_3 为 $5\sim80$mg/d。左旋肉碱 $300\sim1000$mg 每日 3 次，维生素 B_1 为 $20\sim50$mg 每日 3 次，维生素 B_2 为 $50\sim200$mg/d。

（袁　云）

第十五章　周围神经疾病

■学习目标及内容提要

　　通过本章学习应较为系统地了解周围神经疾病的分类、临床表现的共同点及特征。重点掌握周围神经疾病的基本病理改变，特发性面神经麻痹的临床表现与治疗方法，坐骨神经痛的临床表现与诊断要点，急性炎性脱髓鞘性多发性神经病的临床特点、主要危险因素、诊断与鉴别诊断。熟悉多数脑神经损害的各种综合征的临床特点，多发性神经病的常见病因。了解慢性炎性脱髓鞘性多发性神经病的诊断要点及治疗原则。

第一节　概　述

　　周围神经疾病（peripheral neuropathy）系指原发于周围神经系统的神经结构或功能损害的疾病。

一、解剖与生理

　　周围神经系统包括脑神经核发出的神经纤维和脊髓软膜以外的全部神经结构，即除嗅、视神经以外所有与脑干和脊髓相连的脑神经、脊神经的根和神经节、神经干、神经末梢分支以及自主神经。从大体上看，周围神经系统与中枢神经系统分界在脑干和脊髓的表面。与脊髓腹侧面相连接的部分称为前根（或腹根），主要包括前角运动细胞发出的纤维及自主神经纤维；与背侧面相连的部分称为后根（或背根），主要包括进入脊髓的感觉神经纤维。后根在椎间孔处有膨大的脊神经节（也称背根神经节），在其稍远端，前根与后根汇合成脊神经（图 15-1）。神经根位于椎管内的脊髓蛛网膜下隙，浸泡于脑脊液中。脊神经干很短，出椎间孔后随即再分为细小的背支与粗大的前支。背侧支分布于颈部和躯干背部的深层肌肉及皮肤；前支中胸神经尚保持着明显的节段性，分布在胸部肌肉皮肤，其他部分分别参与颈丛（由 C1～4 的前支构成）、臂丛（由 C5～8 前支和 T1 前支的大部分纤维组成）、腰丛（由 T12 前支的一部分纤维、L1～3 前支和 L4 前支的一部分纤维组成。L4 前支的余部和 L5 前支合称腰骶干）和骶丛（由腰骶干及全部骶神经和尾神经的前支组成）的形成。从这些神经丛分支组成的周围神经，分布于颈部、腹部、会阴及四肢的肌肉和皮肤。

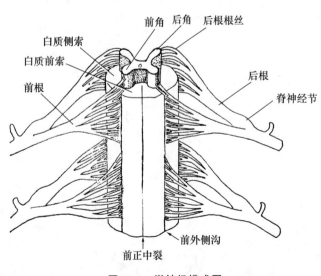

前角　后角　后根根丝
白质侧索
白质前索
前根
后根
脊神经节
前外侧沟
前正中裂

图 15-1　脊神经模式图

脊神经以相对规则的间隔与脊髓相连，共 31 对，包括 8 对颈神经、12 对胸神经、5 对腰神经、5 对骶神经和 1 对尾神经。

与脊神经不同，附着于脑干的 10 对脑神经，间隔不规则，无前根和后根之分。部分脑神经有一个或多个神经节。

运动、感觉和自主神经元都可以分为胞体和突起两部分。神经元的胞体具有胞核及胞浆；突起包括树突和轴突。突起的生长、再生以及正常功能的维持依赖于胞体合成的蛋白质、神经递质等向突起的运输。神经元胞体向轴突输送其合成的物质，轴突内物质也可向胞体输送，这种现象称为轴浆运输。

神经纤维一般是指轴突，可分为有髓和无髓两种。周围神经纤维的髓鞘是由施万细胞产生的鞘状被膜一层层环绕轴突形成。每个施万细胞包绕一小段轴突，其间存在细小的间隔，称为郎飞结（Ranvier node）。结间距离与轴突的直径成正比。无髓纤维则是由施万细胞胞膜凹陷处嵌入数个裸露的轴突。无髓纤维的直径远小于有髓纤维。神经纤维传导冲动，就是电兴奋沿轴突全长传导的过程，依赖于细胞内外液的离子浓度差。在有髓纤维，由于髓鞘来源于多层细胞膜的包绕，含有丰富的脂类物质，具有很好的绝缘性，因而只有郎飞结处的轴突与细胞外液接触，仅在相邻的郎飞结处形成兴奋传导的电位差，所以电兴奋的传导由一个郎飞结跳跃到下一个郎飞结，速度较快；相对而言，无髓纤维兴奋的传导是不断地使相邻部位膜电位变化，顺序沿着轴突传导而完成的，它比有髓纤维传导速度慢。

二、病理

周围神经的病理改变（图 15-2）包括：①沃勒变性；②轴突变性；③神经元变性；④节段性脱髓鞘。

1. 沃勒变性（wallerian degeneration）　是指神经轴突因外伤断裂后，其远端的轴突发生由近端向远端的变性、解体。

2. 轴突变性（axonal degeneration）　通常由中毒、营养缺乏和代谢障碍等原因，胞体内营养物质合成障碍或轴浆运输阻滞，远端的轴突不能得到必要的营养而导致变性。变性从轴突的最远端开始，向近端发展，故也称逆行性死亡（dying back），是周围神经疾病中最常见的一种病理变化。

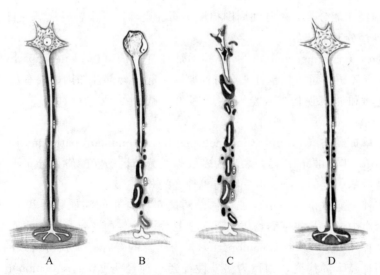

图 15-2　周围神经正常及病理所见

A：正常；B：沃勒变性与轴突变性的病变方向不同，但病理所见相似；C：神经元变性；D：节断性脱髓鞘

3. **神经元变性**（neuronal degeneration） 是指神经元胞体变性坏死，并继发其轴突在短期内变性、解体。临床上称为神经元病（neuronopathy）。运动神经元损害见于运动神经元病、急性脊髓灰质炎等，神经节的感觉神经元损害见于有机汞中毒、癌性感觉神经元病等。

4. **节段性脱髓鞘**（segmental demyelination） 指髓鞘破坏而轴突相对保持完整的病变。病理上表现为神经纤维呈不规则分布的长短不等的节段性髓鞘破坏，而轴突相对保留。可见于炎性神经病如吉兰-巴雷综合征、中毒、遗传性或代谢性疾病。病变引起的损害在较长的神经纤维更易于达到发生传导阻滞的程度，因此临床上常见运动与感觉障碍的表现以四肢的远端更明显。

神经元的胞体与轴突、轴突与施万细胞依存关系密切，神经元胞体的坏死导致其轴突的变性坏死，沃勒变性如果发生在接近胞体的轴突也可使胞体坏死；轴突变性总是使其外面包绕的髓鞘崩解破坏，而严重的脱髓鞘病变经常导致轴突的继发变性。

周围神经具有较强的再生修复能力，神经元胞体的完好是再生修复的基础。沃勒变性的神经纤维，其与胞体相连的轴突远端以芽生的方式沿 Büngner 带向远端生长，最终部分神经纤维可对其效应细胞再支配。急性脱髓鞘病变的髓鞘再生较迅速而完全，未继发轴突变性时一般功能恢复良好。髓鞘脱失与再生反复发生并有轴突继发变性时，功能难于恢复。

三、分类

1. **按病理分类**（见前述）。

2. **按病因分类** 如感染性、中毒性、营养缺乏和代谢性、遗传性、自身免疫性及副肿瘤性等。

3. **按起病方式和病程演变分类**

（1）急性：病情在数秒至 1 周左右进展达到高峰，可见于外伤、缺血、中毒、免疫等因素致病者。

（2）亚急性：病情在 1 个月以内进展达到高峰，可见于中毒、营养缺乏、代谢异常以及副肿瘤性周围神经疾病。

（3）慢性：病情进展超过 1 个月，主要见于遗传性和免疫性周围神经疾病。

（4）复发性：主要见于遗传性和免疫性周围神经疾病。

4. **按受损神经功能分类** 感觉性周围神经疾病、运动性周围神经疾病和自主神经病。

5. **按受累神经分布形式分类**

（1）单神经病（mononeuropathy）：也称局灶性神经病（focal neuropathy），表现为单根神经分布区的功能障碍。可由局部性或全身性原因引起。局部性原因主要有急性创伤、机械性嵌压、高温、电击和射线损伤等；全身性原因可为代谢性或中毒性疾病，如糖尿病、铅中毒等。

（2）多发性单神经病（multiple mononeuropathy，mononeuropathy multiplex）：也称多灶性神经病（multifocal neuropathy），表现为多根神经分布区功能障碍且分布不对称。一部分多灶性神经病呈神经丛病变的表现。其病因与单神经病相同。

（3）多发性神经病（polyneuropathy）：以两侧对称分布的功能障碍和末梢神经受损较重为主要特点。常由中毒、某些营养物质缺乏、全身代谢性疾病或自身免疫病所致。

（4）多发性神经根病（polyradiculopathy）：为广泛的脊神经根损害所致的多发性神经病，此时若合并周围神经干的病变，则称为多发性神经根神经病（polyradiculoneuropathy）。其病因与多发性神经病相同。

四、临床表现

1. 运动障碍

(1) 刺激性症状：①肌束震颤（fasciculation）：是骨骼肌放松状态下肌束的出现不自主抽动，是由一个或多个运动单位自发性放电所致。见于各种下运动神经元病变，但也可见于正常人，如寒冷时可出现，但不持久。②肌痉挛（myospasm）：可能为神经干的刺激症状，多见于面神经。

(2) 麻痹性症状：①肌力减弱或消失：即瘫痪，受累程度上可为完全性或不完全性。受累范围符合神经支配区域。②肌张力减低：周围神经的传导障碍使维持肌张力的牵张反射弧中断，表现为肌张力减低或消失。因而周围神经病变引起的瘫痪具有弛缓性的特点。③肌萎缩：轴突变性或神经断伤后，肌肉由于失去神经的营养作用而萎缩。肌萎缩在神经损伤后数周内出现并进行性加重，而且若 12 个月内未能建立神经再支配，则难以完全恢复。脱髓鞘性神经病不伴有轴突变性时，肌萎缩不明显。

2. 感觉障碍　常见的主观症状包括疼痛（针刺样、电击样、撕裂样、切割样或烧灼样）、麻木、蚁行感、踩棉花感等感觉异常。客观体征包括手套或袜套样分布的痛温觉、触觉、振动觉与关节位置觉减退或缺失，感觉性共济失调、神经干压痛等。

3. 腱反射减低或消失　周围神经病变同时损害感觉纤维和运动纤维，腱反射弧的向心径路与离心径路同时受损，因而表现为腱反射的减低或消失。

4. 自主神经障碍　程度与神经内自主神经纤维多寡有关，正中神经、坐骨神经内有大量交感神经纤维，因而自主神经障碍的症状较突出。自主神经障碍的主要表现是血管舒缩功能受损引起的皮肤发绀、无汗或多汗，皮温低，皮肤、皮下组织萎缩变薄，指甲变脆失去光泽。血管舒缩障碍突出时，可有高血压或直立性低血压。迷走神经损害时常出现心律失常和心动过速。也可出现无泪、无涎、阳痿及排尿、排便障碍。

5. 其他　麻风、遗传性及获得性慢性脱髓鞘性神经病、神经纤维瘤病和施万细胞瘤可有周围神经增粗、变形。严重的多发性周围神经损害，尤其是发生于生长发育期时，可致手、足和脊柱的畸形，如爪形手、足下垂、马蹄足和脊柱侧弯等。由于感觉丧失，生理性自我保护机制不健全，加上失神经支配引起的营养障碍，可造成皮肤的营养性溃疡及 Charcot 关节。

脊神经疾病的主要临床表现是按照受损神经支配区分布的运动、感觉和自主神经功能障碍。肌力减退是运动功能障碍的最常见表现，可由轴突变性或神经传导阻滞引起，运动功能障碍还可表现为痛性痉挛、肌阵挛、肌束震颤等。大多数脊神经疾病可累及所有直径的感觉纤维，某些疾病会选择性破坏粗或细的感觉纤维，出现共济失调和深浅反射消失提示粗纤维受损；痛温觉损害提示细纤维受损。自主神经功能障碍见于无髓纤维受损。

五、辅助检查

1. 神经电生理检查　神经传导速度（NCV）和肌电图（EMG）检查对诊断有重要意义。测定末端潜伏期（distal latency，DL）、神经干的运动神经传导速度（MCV）和复合肌肉动作电位（compound muscle action potential，CMAP）、感觉神经传导速度（SCV）和感觉神经动作电位（SNAP）、F 波等数据可以较全面地反映周围神经根、丛、干、末梢等部分运动和感觉神经受损情况。结合 EMG 改变，可推断神经病变的性质是轴突变性还是脱髓鞘。对鉴别运动神经纤维损害与肌病也有重要价值。NCV 属于无创性检查，EMG 为微创性检查，适于对周围神经病进行动态跟踪随访研究。

2. 影像学检查　对探寻病因有较大价值，也是选择治疗方法的依据。如坐骨神经痛可疑神经根受累时，可行腰椎及椎间盘 CT 扫描或腰部 MRI 检查，诊断或排除椎间盘突出、肿瘤等神经根的压迫性病变。

3.周围神经活组织检查　属有创性检查，需严格掌握适应证。在临床及应用常规辅助检查不能明确诊断时可考虑施行。通过病理组织学观察，可提供周围神经病变的病理特点。

六、诊断与治疗

诊断与病因治疗将在各节中分述。各种周围神经疾病均可应用 B 族维生素，如维生素 B_1，10～20mg 口服，3 次/天，或 100mg 肌内注射，1 次/天；维生素 B_{12}，甲钴胺或腺苷钴胺 500μg 口服，3 次/天，或氰钴胺 500μg 肌内注射，1 次/天。

第二节　特发性面神经麻痹

特发性面神经麻痹（idiopathic facial palsy）又称 Bell 麻痹或面神经炎。为面神经管中的面神经非特异性炎症引起的周围性面肌瘫痪。

（一）病因、病理与发病机制

病因尚不完全清楚。多认为是由于面神经有着通过狭窄的骨性面神经管出颅的解剖学基础，当风寒、病毒感染和自主神经功能障碍致面神经内的营养血管痉挛、使得面神经缺血、水肿。由于面神经管为骨性腔隙，容积有限，神经纤维在面神经管内受压而发病。另外，神经病毒感染一直是被怀疑的致病因素，如带状疱疹、单纯疱疹、流行性腮腺炎、巨细胞病毒等。近年的研究用不同的手段如病毒分离与接种、病毒基因组检测等证实了受损面神经存在单纯疱疹病毒感染。

病理变化主要是神经水肿，有不同程度的脱髓鞘。如果面神经水肿明显，则使面神经受压导致不同程度轴突变性，这可能是部分患者恢复不良的重要原因。

（二）临床表现

任何年龄均可发病，男性略多于女性。发病前常有受凉史。部分患者起病前后有病侧耳后乳突区轻度疼痛。起病迅速，一侧面部表情肌瘫痪为突出表现。患者常于清晨洗漱时发现一侧面肌活动不利，口角歪斜，症状在数小时至数天内达到高峰。查体可见一侧面部额纹消失，睑裂变大，鼻唇沟变浅变平，病侧口角低垂，示齿时口角歪向健侧，做鼓腮和吹口哨动作时患侧漏气。颊肌瘫痪使食物常滞留于齿颊之间。不能抬额、皱眉，眼睑闭合无力或闭合不全。闭目时眼球向上外方转动而露出巩膜，称 Bell 征。由于眼睑闭合不全，易并发暴露性角膜炎。下睑松弛、外翻，使泪点外转，泪液不能正常引流而表现流泪。

由于面神经病变部位的差别，可附加其他症状（图 15-3）：

1.茎乳孔处面神经受损，仅表现同侧周围性面瘫。

2.面神经管内鼓索神经近端的面神经受损，表现为同侧舌前 2/3 味觉丧失，唾液减少，为鼓索神经受累引起。

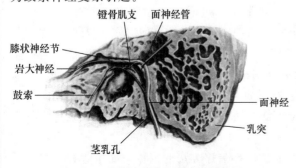

3.如果在镫骨肌神经近端面神经受损，表现同侧舌前 2/3 味觉丧失和重听（听觉过敏）。

4.病变在膝状神经节时，除上述表现外，还表现患侧乳突部疼痛、耳廓和外耳道感觉减退，外耳道或鼓膜出现疱疹，见于带状疱疹病毒引起的膝状神经节炎，称 Hunt 综合征。

图 15-3　面神经及其分支改成模式图

（三）辅助检查

为除外桥小脑角肿瘤、颅底占位病变、脑桥血管病等后颅窝病变，部分患者需做颅脑MRI 或 CT 扫描。

（四）诊断与鉴别诊断

根据急性发病、一侧的周围性面瘫，而无其他神经系统阳性体征即可诊断。但需与下列疾病鉴别：

1. 吉兰-巴雷综合征 可有周围性面瘫，但多为双侧。少数在起病初期也可表现为单侧，随病程逐渐发展为双侧。其他典型表现如对称性四肢弛缓性瘫痪与 CSF 蛋白-细胞分离等。

2. 面神经附近病变累及面神经 急、慢性中耳炎、乳突炎，腮腺炎或肿瘤可侵犯面神经，邻近组织如腮腺肿瘤、淋巴结转移瘤的放射治疗可损伤面神经。应有相应原发病病史。

3. 后颅凹肿瘤压迫面神经 如胆脂瘤、皮样囊肿，颅底的肉芽肿、鼻咽癌侵犯颅底等均可引起面神经损害。但起病较慢，有进行性加重的病程特点，且多伴有其他神经系统受累的症状及体征。

4. 脑桥内的血管病 可致面神经核损害引起面瘫。但应有脑桥受损的其他体征如交叉性瘫痪等。

5. 莱姆病（Lyme disease） 是由蜱传播的螺旋体感染性疾病，可引起脑神经损害，以双侧面瘫常见，常伴皮肤红斑、肌痛、动脉炎、心肌炎、脾大等多系统损害表现。

（五）治疗

1. 急性期治疗 治疗原则是减轻面神经水肿、改善局部血液循环与防治并发症。①起病 2 周内多主张用肾上腺皮质激素治疗。地塞米松 10～15mg/d，静脉滴注，连用 1 周后改为泼尼松 30mg/d，顿服，1 周后逐渐减量。或泼尼松 30～60mg，晨 1 次顿服，连用 7～10 天，以后逐渐减量。②补充 B 族维生素如口服维生素 B_1，甲钴胺或肌内注射维生素 B_1、维生素 B_{12} 等。③Hunt 综合征的抗病毒治疗可用阿昔洛韦（acyclovir）10～20mg/(kg·d)，分 2～3 次静脉滴注，连用 2 周。④在茎乳孔附近行超短波透热、红外线照射或局部热敷治疗。注意保护角膜、结膜，预防感染，可采用抗生素眼药水或眼药膏点眼、带眼罩等方法。

2. 恢复期治疗 病后第 3 周至 6 个月以促进神经功能尽快恢复为主要原则。可继续给予 B 族维生素治疗，同时采用针灸、按摩、碘离子透入等方法治疗。

3. 后遗症期治疗 少数患者在发病 2 年后仍留有不同程度后遗症，严重者可试用面-副神经、面-舌下神经吻合术，但疗效不肯定。

第三节 单神经病

一、正中神经麻痹

正中神经由来自 C5～T1 的纤维组成，沿肱二头肌内侧沟伴肱动脉下降至前臂分支，支配旋前圆肌、桡侧腕屈肌、各指屈肌、掌长肌、拇对掌肌及拇短展肌（图 15-4）。

（一）病因

正中神经的常见损伤原因是肘前区静脉注射时，药物外渗引起软组织损伤，或腕部割伤，或患腕管综合征。

（二）临床表现

正中神经不同部位受损表现如下：

1. 正中神经受损部位在上臂时，前臂不能旋前，桡侧 3 个手指屈曲功能丧失，握拳无力，拇指不能对掌、外展。大鱼际肌出现萎缩后手掌平坦，拇指紧靠示指而状如猿手。掌心、大鱼际、桡侧 3 个半手指掌面和 2、3 指末节背面的皮肤感觉减退或丧失（图 15-5）。由于正中神经富含自主纤维，损伤后常出现灼性神经痛。

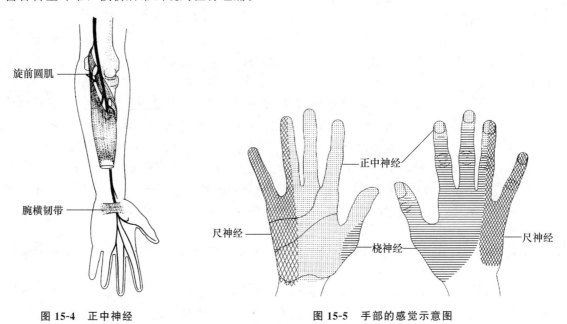

图 15-4   正中神经   图 15-5   手部的感觉示意图

2. 当损伤位于前臂中下部时，运动障碍仅有拇指的外展、屈曲与对指功能丧失。

3. 正中神经在腕部经由腕骨与腕横韧带围成的管状结构——腕管中到达手部。当腕管先天性狭窄或腕部过度运动而致摩擦损伤时，正中神经可受累，产生桡侧手掌及桡侧 3 个半指的疼痛、麻木、感觉减退、手指运动无力和大鱼际肌麻痹、萎缩，称为腕管综合征（carpal tunnel syndrome）。通常夜间症状加重，疼痛可放射到前臂甚至肩部。多见于女性，常双侧发病，但利手侧可能发生更早且症状较重。

（三）治疗

轻症采用局部夹板固定制动，服用非甾体类抗炎药物如布洛芬 0.2g，3 次/天，配合腕管内注射泼尼松龙 0.5ml 加 2% 普鲁卡因 0.5ml，每周 1 次，2 次无效者考虑手术离断腕横韧带以解除正中神经受压。

二、尺神经麻痹

尺神经由 C7~T1 的纤维组成，初在肱动脉内侧下行，继而向后下进入尺神经沟，再沿前臂掌面尺侧下行（图 15-6），主要支配尺侧腕屈肌、指深屈肌尺侧半、小鱼际肌、拇收肌与骨间肌，还支配手掌面 1 个半指，背面 2 个半指的皮肤感觉（图 15-5）。

（一）病因

尺神经损伤常见病因是腕、肘部外伤，尺骨鹰嘴部骨折，肘部受压等。

（二）临床表现

尺神经损伤的主要表现为手部小肌肉的运动丧失，精细动作困难；屈腕能力减弱并向桡侧偏斜；拇指不能内收，其余各指不能内收和外展；多数手肌萎缩，小鱼际平坦，骨间肌萎缩，骨间隙加深。拇指以外和各掌指关节过伸，第 4、5 指的指间关节弯曲，形成"爪形手"。感觉障碍以小指感觉减退或丧失最明显。

尺神经在肘管内受压的临床表现称为肘管综合征。肘管是由肱骨内上髁、尺骨鹰嘴和肘内侧韧带构成的纤维-骨性管道，其管腔狭窄，屈肘时内容积更小，加之位置表浅，尺神经易于此处受到嵌压。主要表现手部尺侧感觉障碍，骨间肌萎缩，肘关节活动受限，肘部尺神经增粗以及肘内侧压痛等。

（三）治疗

治疗主要包括肘关节制动、应用非甾体类抗炎药及手术减压。

三、桡神经麻痹

桡神经源自 C5～T1 神经根，初行于腋动脉后方，继而与肱深动脉伴行入桡神经沟，转向外下至肱骨外上髁上方，于肱桡肌与肱肌间分为浅、深两终支分布于前臂及手背。支配肱三头肌、肘肌、肱桡肌、旋后肌、指伸肌及拇长展肌等，所支配各肌的主要功能是伸肘、伸腕及伸指（图 15-7）。由于其位置表浅，是臂丛神经中最易受损的神经。

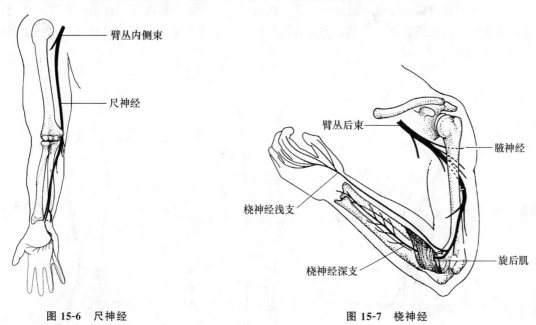

图 15-6　尺神经　　　　　　　　　　　　图 15-7　桡神经

（一）病因

桡神经损伤的常见病因是骨折、外伤、炎症或睡眠时以手代枕、手术中上肢长时间外展和受压、上肢被缚过紧及铅中毒和酒精中毒等。近年来，醉酒深睡导致的桡神经受压损伤发病率有所增加，在病史询问中应予重视。

（二）临床表现

桡神经损伤的典型表现是腕下垂，但受损伤部位不同，症状亦有差异：

1. 高位损伤时（如腋部损伤），上肢所有伸肌瘫痪，肘关节、腕关节和掌指关节均不能伸直。前臂不能旋后，手呈旋前位，垂腕致腕关节不能固定，因而握力减弱。

2. 上臂中 1/3 以下损伤时，伸肘功能保留。

3. 肱骨下端、前臂上 1/3 损伤时伸肘、伸腕功能保留。

4. 腕关节部损伤时仅出现感觉障碍。

桡神经损伤的感觉障碍一般轻微，多仅限于手的虎口区，其他部位因邻近神经的重叠支配而无明显症状。

（三）治疗

桡神经再生能力较好，治疗后可恢复功能，预后良好。

四、腓总神经麻痹

腓总神经源自 L4～S3 神经根，在大腿下 1/3 从坐骨神经分出，是坐骨神经的两个主要分支之一。其下行至腓骨头处转向前方，分出腓肠外侧皮神经支配小腿外侧面感觉，在腓骨颈前分为腓深和腓浅神经，前者支配胫骨前肌、趾长伸肌、长伸肌、短伸肌和趾短伸肌，后者支配腓骨长肌和腓骨短肌及足背 2～5 趾背面皮肤（图 15-8）。

（一）病因

腓总神经麻痹（common peroneal nerve palsy）的最常见原因为各种原因的压迫，如两腿交叉久坐，长时间下蹲位，下肢石膏固定不当及昏迷、沉睡者卧姿不当等；也可因腓骨头或腓骨颈部外伤、骨折等引起；糖尿病、感染、酒精中毒和铅中毒也是致病的原因。在腓骨颈外侧，腓总神经位置表浅，又贴近骨面，因而最易受损。

（二）临床表现

腓总神经麻痹的临床表现包括足与足趾不能背屈，足下垂并稍内翻，行走时为使下垂的足尖抬离地面而用力抬高患肢，并以足尖先着地呈跨阈步态。不能用足跟站立和行走，感觉障碍在小腿前外侧和足背（图 15-9）。

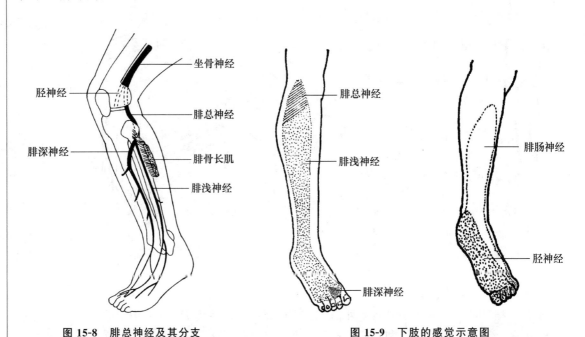

图 15-8　腓总神经及其分支　　　　　　图 15-9　下肢的感觉示意图

（三）治疗

治疗除针对病因外，可用神经营养剂、理疗等。

五、胫神经麻痹

胫神经由 L4～S3 神经根组成。在腘窝上角自坐骨神经分出，在小腿后方下行达内踝后方，分支支配腓肠肌、比目鱼肌、腘肌、跖肌、趾长屈肌和长屈肌以及足底的所有短肌。其感觉分支分布于小腿下 1/3 后侧与足底皮肤。

（一）病因

胫神经麻痹多为药物、酒精中毒、糖尿病等引起，也见于局部囊肿压迫及小腿损伤。当胫神经及其终末支在踝管处受压时可引起特征性表现——足与踝部疼痛及足底部感觉减退，称为踝管综合征。其病因包括穿鞋不当、石膏固定过紧、局部损伤后继发的创伤性纤维化以及腱鞘囊肿等。

（二）临床表现

胫神经损伤的主要表现是足与足趾不能屈曲，不能用足尖站立和行走，感觉障碍主要在足底。

（三）治疗

治疗除针对病因外，可用神经营养剂、理疗等。

六、股外侧皮神经病

股外侧皮神经病（lateral femoral cutaneous neuropathy）也称为感觉异常性股痛（meralgia paresthetica）、股外侧皮神经炎。股外侧皮神经由 L2～3 脊神经后根组成，是纯感觉神经，发出后向外下斜越髂肌深面达髂前上嵴，经过腹股沟韧带下方达股部。在髂前上嵴下 5～10cm 处穿出大腿阔筋膜，分布于股前外侧皮肤（图 15-10）。

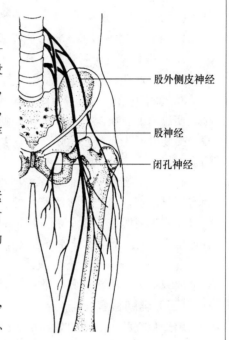

图 15-10　股外侧皮神经

（一）病因

股外侧皮神经病的主要病因是受压与外伤，如穿着紧身衣，长期系用硬质腰带或盆腔肿瘤、妊娠子宫等均是可能的因素。其他如感染、糖尿病、酒精及药物中毒以及动脉硬化等也是常见病因。部分患者病因不明。

（二）临床表现

起病可急可缓，多为单侧；大腿前外侧面皮肤感觉异常，包括麻木、针刺样疼痛、烧灼感，可有局部感觉过敏，行走、站立时症状加重，某些患者仅偶尔发现局部感觉减退。

体格检查可有髂前上嵴内侧或下方的压痛点，股外侧皮肤可有限局性感觉减退或缺失。

（三）辅助检查

对症状持续者应结合其他专业的检查及盆腔 X 线检查，以明确病因。

（四）治疗

治疗除针对病因外，可给予口服 B 族维生素，也可给予止痛药物。局部理疗、封闭也有疗效。疼痛严重者可手术切开压迫神经的阔筋膜或腹股沟韧带。

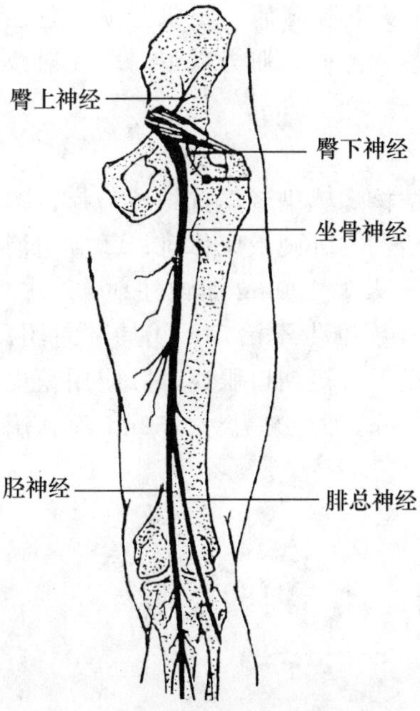

七、坐骨神经痛

坐骨神经痛（sciatica）是沿着坐骨神经径路及其分布区域内以疼痛为主的综合征。坐骨神经是人体中最长的神经，由 L4～S3 脊神经前支组成，经梨状肌下孔出盆腔，在臀大肌深面沿大腿后侧下行达腘窝，在腘窝上角附近分为胫神经和腓总神经，支配大腿后侧和小腿肌群，并传递小腿与足部的皮肤感觉（图 15-11）。

（一）病因

坐骨神经痛有原发性和继发性两类。原发性坐骨神经痛也称为坐骨神经炎，为感染或中毒等原因损害坐骨神经引起，多与受凉、感冒等感染有关。病原体或毒素经血液播散而致坐骨神经的间质性炎症；继发性者临床多见，是因坐骨

图 15-11　坐骨神经

神经通路受病变的压迫或刺激所致。根据发病部位可分为根性、丛性和干性。根性坐骨神经痛病变主要在椎管内以及脊椎，如腰椎间盘突出、椎管内肿瘤、脊椎骨结核与骨肿瘤、腰椎黄韧带肥厚、粘连性脊髓蛛网膜炎等；丛性、干性坐骨神经痛的病变主要在椎管外，常为腰骶神经丛及神经干邻近组织病变，如骶髂关节炎、盆腔疾患（肿瘤、子宫附件炎）、妊娠子宫压迫、臀部药物注射位置不当以及外伤等。

（二）临床表现

1. 青壮年男性多见，常一侧受累。急性或亚急性起病。

2. 沿坐骨神经走行区的疼痛，自腰、臀部向大腿后侧、小腿后外侧和足部放射，呈持续性钝痛并阵发性加剧。也有呈刀割样或烧灼样疼痛者。往往夜间疼痛加剧。

3. 患者为减轻疼痛，常采取特殊姿势。卧位时卧向健侧，患侧下肢屈曲；平卧位欲坐起时先使患侧下肢屈曲；坐下时以健侧臀部着力；站立时腰部屈曲，患侧屈髋屈膝，足尖着地；俯身拾物时，先屈曲患侧膝关节。以上动作均是为避免坐骨神经受牵拉而诱发疼痛加重所采取的强迫姿势。

4. 坐骨神经痛以腰骶部疼痛明显，在咳嗽、喷嚏和排便用力时产生或加重。在 L4、L5 突旁有明显压痛，于坐骨神经干走行区的臀点、股后点、腓点及踝点可有轻压痛；丛性坐骨神经痛以骶部疼痛明显，疼痛除沿坐骨神经放射外，还可放射至股前及会阴部，于坐骨神经干走行区各点压痛明显；干性坐骨神经痛以臀部以下疼痛为特点，沿坐骨神经干走行区各点压痛明显。

5. 神经系统检查可有轻微体征，Lasègue 征阳性，患侧臀肌松弛、小腿轻度肌萎缩，踝反射减弱或消失。小腿外侧与足背外侧可有轻微感觉减退。

（三）辅助检查

辅助检查的主要目的是寻找病因。包括腰骶部 X 线平片、腰部脊柱 CT、MRI 等影像学检查；CSF 常规、生化及动力学检查（Queckenstedt test）；肌电图与神经传导速度测定等。

（四）诊断与鉴别诊断

1. 诊断　根据疼痛的分布区域、加重的诱因、可以减轻疼痛的姿势、压痛部位、Lasègue 征阳性及踝反射减弱或消失等，坐骨神经痛的诊断一般并无困难，但应注意区分是神经根还是神经干受损。诊断中的重点是明确病因，应详细询问病史、全面的体格检查、注意体内是否存在感染病灶、重点检查脊柱、骶髂关节、髋关节及盆腔内组织的情况，有针对性地进行有关辅助检查。

2. 鉴别诊断　主要区别局部软组织病变引起的腰背、臀部及下肢疼痛。腰肌劳损、急性肌纤维组织炎、髋关节病变引起的局部疼痛不向下肢放射，无感觉障碍、肌力减退、踝反射减弱消失等神经体征。

（五）治疗

首先应针对病因。如局部占位病变者，应尽早手术治疗。结核病感染者需抗结核治疗，腰椎间盘突出引起者大多数经非手术治疗可获缓解。对症处理包括：①卧硬板床休息；②应用消炎止痛药物如布洛芬 0.2g 口服，3 次/天；③B 族维生素，维生素 B_1 100mg 肌内注射，1 次/天；甲钴胺或氰钴胺针 500μg 肌内注射，1 次/天；也可口服 B 族维生素治疗；④局部封闭；⑤局部理疗可用于非结核病、肿瘤患者；⑥在无应用禁忌的前提下可短期口服或静脉应用糖皮质激素治疗，如泼尼松 30mg 顿服，1 次/天，地塞米松 10～15mg 加生理盐水 250ml 静脉滴注，连用 7～10 天。

第四节　多神经病

一、多数脑神经损害

多数脑神经损害是指一侧或双侧多个脑神经同时受病变累及出现功能障碍或结构破坏。病变部位的不同可导致临床上形成特定的综合征（表 15-1）。治疗措施主要是针对病因。

表 15-1　临床常见的多数脑神经损害综合征

综合征	受累脑神经	临床表现	常见病因
眶上裂	Ⅲ、Ⅳ、Ⅵ、Ⅴ1	①全部眼肌麻痹，表现上睑下垂，眼球固定于正中位，瞳孔散大，对光反射消失，伴调节反应障碍；②眼裂以上的面部皮肤感觉障碍	眶上裂局部的骨折、垂体瘤、蝶骨嵴脑膜瘤、脊索瘤、动脉瘤或受鼻窦炎波及
眶尖	Ⅱ、Ⅲ、Ⅳ、Ⅵ、Ⅴ1	由眶上裂综合征的表现加上视力障碍构成。视力损害可表现中心暗点与周边视野缺损	眶尖部外伤、炎症与肿瘤
海绵窦	Ⅲ、Ⅳ、Ⅵ、Ⅴ1或伴有Ⅴ2、Ⅴ3	眶上裂综合征的表现之外，眼部静脉回流障碍所致眼睑、结膜水肿充血及眼球突出	继发于蝶窦或面部感染后的感染性海绵窦血栓形成、外伤性海绵窦动静脉瘘及邻近部位的肿瘤侵犯
岩尖	Ⅴ、Ⅵ	外直肌麻痹，出现眼球内斜及复视；眼球后部、额部及面颊中部疼痛、感觉异常或减退	乳突炎、中耳炎、岩尖部肿瘤或外伤
脑桥小脑角	Ⅴ、Ⅶ、Ⅷ可伴Ⅵ、Ⅸ、Ⅹ	耳鸣、耳聋、眼震、眩晕与平衡障碍；面部感觉障碍，角膜反射减低或消失；周围性面瘫	听神经瘤最常见，也见于局部炎症及其他占位病变、动脉瘤与血管畸形
颈静脉孔	Ⅸ、Ⅹ、Ⅺ	同侧声带麻痹而声音嘶哑，咽部肌肉麻痹而咽下困难，同侧咽反射消失，向对侧转颈无力，同侧耸肩不能	局部肿瘤、炎症

二、多发性神经病

多发性神经病（polyneuropathy）曾称为末梢神经炎，是由不同病因引起的、以四肢末端对称性感觉、运动和自主神经功能障碍为主要表现的临床综合征。

（一）病因与发病机制

引起本病的病因都是全身性的。

1. 代谢障碍与营养缺乏　糖尿病、尿毒症、血卟啉病、淀粉样变性等疾病由于代谢产物在体内的异常蓄积或神经滋养血管受损均可引起神经功能障碍；妊娠、慢性胃肠道疾病或胃肠切除术后、长期酗酒、营养不良等均可因维持神经功能所需的营养物质缺乏而致病。

2. 中毒　①药物：呋喃唑酮、呋喃西林、异烟肼、乙胺丁醇、甲硝唑、氯霉素、链霉素、胺碘酮、甲巯咪唑、丙米嗪、长春新碱、顺铂等；②化学毒物：丙烯酰胺、四氯化碳、三氯乙烯、二硫化碳、正己烷、有机磷和有机氯农药、砷制剂、菊酯类农药等；③重金属：铅、汞、铊、铂、锑等；④生物毒素：白喉、伤寒、钩端螺旋体病、布氏杆菌病等。

3. 结缔组织病　系统性红斑狼疮、结节性多动脉炎、类风湿关节炎、硬皮病和结节病等可继发多发性神经病。

4. 遗传性疾病　遗传性运动感觉神经病（hereditary motor and sensory neuropathy，HMSN）、遗传性共济失调性多发性神经病（Refsum 病）、遗传性淀粉样变性神经病、异染性白质营养不良等。

5. 其他　恶性肿瘤、麻风病、莱姆病与 POEMS 综合征等亦可出现多发性神经病，其机制与致病因子引起自身免疫反应有关。

（二）病理

主要病理改变是轴突变性与节段性脱髓鞘，以轴突变性更为多见。通常轴突变性从远端开始，向近端发展，即逆死性或称为远端轴突病（distal axonopathy）。

（三）临床表现

可发生于任何年龄。由于病因不同，起病可表现为急性和慢性过程。部分患者有缓解-复发。病情可在数周至数月达高峰。主要症状体征包括：

1. 感觉障碍　呈手套袜套样分布，为肢体远端对称性感觉异常和深浅感觉缺失，常有感觉过敏。感觉异常可表现为刺痛、灼痛、蚁行感、麻木感等。

2. 运动障碍　肢体远端不同程度肌力减弱，呈对称性分布，肌张力减低。病程长者可有肌萎缩，常发生于骨间肌、蚓状肌、大小鱼际肌、胫前肌和腓骨肌。可有垂腕、垂足和跨阈步态。

3. 腱反射减低或消失　踝反射明显且较膝反射减低出现得早。上肢的桡骨膜、二头肌、三头肌反射也可减低或消失。

4. 自主神经功能障碍　肢体远端皮肤变薄、干燥、苍白或青紫，皮温低。

由于病因不同，临床表现也略有不同，将常见的几种分述如下：

1. 呋喃类药物中毒　常见的呋喃类药物有呋喃唑酮（痢特灵）、呋喃旦啶（呋喃妥因）等。症状常在用药后5～14天出现。首先表现为肢体远端感觉异常、感觉减退和肢端疼痛。严重者肢端局部皮肤即使与鞋袜或被褥有轻微接触，甚至风吹都可能引起剧烈疼痛，因而不敢穿鞋穿袜、怕盖被。肢端皮肤多汗，可有色素沉着。肌无力与肌萎缩相对轻微。应用此类药物时应密切观察周围神经症状。尤应注意不可超过正常剂量及长时间使用此类药物。

2. 异烟肼中毒　多发于长期服用异烟肼者。临床表现以双下肢远端感觉异常和感觉缺失为主。可有肌力减弱与腱反射消失。其发病机制与异烟肼干扰维生素 B_6 的正常代谢有关。

3. 糖尿病　可继发与中枢神经、神经根、神经丛及周围神经干的多种损害，但以周围神经为多；表现为感觉、运动、自主神经功能障碍，通常感觉障碍较突出，如出现四肢末端自发性疼痛呈隐痛、刺痛、灼痛，可伴有麻木、蚁行感，夜间症状更重，影响睡眠。症状以下肢更多见。体格检查可有手套袜套样痛觉障碍，部分患者振动觉与关节位置觉消失，腱反射减弱或消失。也可出现肌力减低和肌萎缩。（详见有关章节。）

4. 尿毒症　尿毒症引起的周围神经病，男性多于女性。运动与感觉神经纤维均可受累，呈对称性。早期可仅表现双下肢或四肢远端的感觉异常，如刺痛、灼痛、麻木与痛觉过敏。症状发生于足踝部者称烧灼足（burning feet），发生于双小腿者可表现为不安腿综合征。病情继续进展则出现双下肢麻木、感觉缺失、肌力减弱，严重者可有四肢远端肌肉萎缩。

5. 维生素 B_1 缺乏　可因消化系统疾病引起的吸收功能障碍、长期酗酒、剧烈的妊娠呕吐、慢性消耗性疾病等导致维生素 B_1 的缺乏。表现两腿沉重感、腓肠肌压痛或痛性痉挛。可有双足踝部刺痛、灼痛及蚁行感，呈袜套样改变。病情进展可出现小腿肌肉无力，表现垂足，行走时呈跨阈步态。腱反射早期亢进，后期减弱或消失。

6. POEMS综合征　为一种累及周围神经的多系统病变。病名由5种常见临床表现的英文字头组成，即：多发性神经病（polyneuropathy）、器官肿大（organomegaly）、内分泌病（endocrinopathy）、M蛋白（M-protein）和皮肤损害（skin changes）。也有称本病为克罗-深濑（Crow-Fukase）综合征者。多中年以后起病，男性较多见。起病隐袭、进展慢。依照症状、体征、出现频率可有下列表现：①慢性进行性感觉运动性多神经病，CSF 蛋白含量增高；②皮肤改变：因色素沉着变黑，并有皮肤增厚与多毛；③内分泌改变：男性出现阳痿、女性化乳房，女性出现闭经、痛性乳房增大和溢乳，可合并糖尿病；④内脏肿大：肝脾大，周围淋巴结肿大；⑤水肿：视盘水肿，胸腔积液，腹水，下肢指凹性水肿；⑥异常球蛋白血症，血清蛋白电泳出现 M 蛋白，尿检可有本周（Bence-Jones）蛋白；⑦骨骼改变：可在脊柱、骨盆、肋骨及肢体近端发现骨硬化性改变，为本病影像学特征。也可有溶骨性病变，骨髓检查可见浆细胞增多或骨髓瘤；⑧低热、多汗、杵状指。

（四）辅助检查

1. 电生理检查　以轴突变性为主的周围神经疾病表现为运动诱发波幅的降低和失神经支配肌电图表现，以脱髓鞘为主者则主要表现神经传导速度减慢。

2. 血生化检测　重点注意检查血糖、尿素氮、肌酐、T_3、T_4、维生素 B_{12} 等代谢物质及激素水平。可疑毒物中毒者需进行相应的毒理学测定。

3. 免疫学检查　对疑有自身免疫性疾病者可行自身抗体系列检查，疑有生物性致病因子感染者，应做病原体或相应抗体测定。

4. CSF 常规与生化检查　大多正常，偶有蛋白增高。

5. 神经活组织检查　疑为遗传性疾病者可行周围神经活组织检查，可提供重要的诊断证据。

（五）诊断与鉴别诊断

1. 诊断　根据四肢远端对称性运动、感觉和自主神经功能障碍可诊断。

2. 查找病因　主要依靠详细的病史、病程特点、伴随症状和辅助检查结果。

3. 鉴别诊断　亚急性联合变性发病早期表现与多发性神经病相似，随病情进展逐渐出现双下肢软弱无力，走路不稳，双手动作笨拙等；早期 Babinski 征可为阴性，随病情进展转为阳性；感觉性共济失调是其临床特点之一；肌张力增高、腱反射亢进、锥体束征阳性及深感觉性共济失调是区别于多发性神经病的主要鉴别点。

（六）治疗

1. 病因治疗　毒物中毒引起者应尽快停止与毒物的接触，应用补液、解毒剂等促进体内毒物的清除；药物引起者需停药，异烟肼引起者如神经病变较轻，而抗结核治疗必须继续应用时，可不停药，加用维生素 B_6 治疗；代谢性疾病与营养缺乏所致者应积极控制原发病；与自身免疫病相关者需采用糖皮质激素，重症者用地塞米松 10mg 加生理盐水 250ml 静脉滴注，连用 7～10 天，继续用泼尼松 30mg 清晨顿服，1 次/天，依据病情逐渐减量。免疫球蛋白治疗按 0.15～0.4g/(kg·d)，连用 5～7 天。或应用血浆交换疗法；恶性肿瘤所致者可用手术、化学治疗、放射治疗等手段。

2. 一般治疗　急性期应卧床休息，补充水溶性维生素，维生素 B_1 100mg 肌内注射，1 次/天；甲钴胺或氰钴胺 250～500μg 肌内注射，1 次/天；维生素 B_6 及辅酶 A。选择使用各种神经生长因子。严重疼痛者可用止痛药物。恢复期可增加理疗、康复训练及针灸等综合治疗手段。

第五节　吉兰-巴雷综合征

（一）概述

吉兰-巴雷综合征（Guillain-Barre syndrome，GBS）是一类免疫介导的急性炎性周围神经病。临床特征为急性起病，表现为四肢对称性、弛缓性瘫痪，症状多在 2 周左右达到高峰，表现为多发神经根及周围神经损害。该病主要包括急性炎性脱髓鞘性多发性神经病（acute inflammatory demyelinating polyneuropathies，AIDP）、急性运动轴突性神经病（acute motor axonal neuropathy，AMAN）、急性运动感觉轴突性神经病（acute motor sensory axonal neuropathy，AMSAN）、Miller Fisher 综合征（Miller Fisher syndrome，MFS）、急性泛自主神经病（acute panautonomic neuropathy，APN）和急性感觉神经病（acute sensory neuropathy，ASN）等亚型。

本病于 1859 年由 Landry 以"上升性麻痹"为名首先报道，1916 年由 Guillain、Barré 和 Strohl 再次报道并指出 CSF 蛋白细胞分离现象是特征性表现，所以也称为 Landry-Guillain-Barré-Strohl 综合征。一般简称为 Guillain-Barré 综合征。至 1969 年 Asbury 报道了 19 例本病病理与临床表现，指出病理特点为神经根与周围神经干炎细胞浸润及原发性脱髓鞘，形成了

AIDP 的概念并被广为使用。1986 年 Feasby 总结了一组经病理证实脊神经运动根和感觉根均受累的以原发性轴突损害为病理特点的急性软瘫病例，称为轴突型 GBS。90 年代初，国内李春岩等与 Asbury、Mckhann、Griffin 等合作研究，发现一组临床表现符合 GBS 而病理学表现以脊神经运动根原发性轴突损害为特征的病例，在 1994 年提出 AMAN 的概念，并认为是 GBS 的一个变异型。同时，对运动、感觉神经根均受累的轴突型 GBS 也进行概念限定，称为 AMSAN，这些研究丰富了 GBS 的内涵。由于 AIDP 是最早发现的 GBS 的病理特点，故将其称为经典型 GBS。

（二）流行病学

GBS 的年发病率（0.6～2.4）/10 万人，男性略多于女性，各年龄组均可发病。欧美的发病年龄在 16～25 岁和 45～60 岁出现两个高峰，我国尚缺乏系统的流行病学资料，但本病住院患者年龄资料分析显示，以儿童和青壮年多见。在北美与欧洲发病无明显的季节倾向，但亚洲及墨西哥以夏秋季节发病较多。丛集性发病的现象在国内外均有报道，国外的研究表明丛集性发病的可能诱发因素包括注射流感疫苗、腹泻等。

（三）病因与发病机制

1. 病因　虽然 GBS 的病因尚未确定，但大多认为是多因素的，包括机体内外两方面：

（1）外在致病因素：超过 2/3 的患者发病前 4 周内有呼吸道或胃肠道感染症状。曾发现的前驱感染病原体包括空肠弯曲菌、巨细胞病毒、EB 病毒、肺炎支原体、乙型肝炎病毒和人类免疫缺陷病毒等。1982 年就有人注意到了空肠弯曲菌（Campylobacter jejuni，Cj）感染与 GBS 发病有关，此后的研究发现在许多国家和地区 Cj 感染是最常见的 GBS 发病前驱因素，特别是以腹泻症状为前驱感染的 GBS 患者有 Cj 感染证据者高达 85%，从 AMAN 型 GBS 患者肠道分离出 Cj 更多见。

（2）免疫遗传学因素：理论上讲，与免疫相关的基因群结构和功能复杂，基因多态性的存在，使得不同个体对特定抗原物质的识别提呈及引起免疫反应的强弱存在差别，因而表现不同的个体对疾病的易感性有差别。但目前尚无公认的 GBS 易感基因被发现。

2. 发病机制　GBS 的确切发病机制仍不明，但本病是由细胞免疫和体液免疫共同介导的自身免疫病这一观点已得到公认。目前倾向于用分子模拟（molecular mimicry）学说解释发病机制，即外来致病因子因具有与机体某组织结构相同或相似的抗原决定簇，在刺激机体免疫系统产生抗体后，这种抗体既与外来抗原物质结合，又可发生错误识别，与体内具有相同抗原决定簇的自身组织发生免疫反应，从而导致自身组织的免疫损伤。

依照分子模拟学说可以建立不同病理表现的 GBS 动物模型。应用周围神经髓鞘抗原 P_2 蛋白可诱发实验性自身免疫性神经炎（experimental autoimmune neuritis，EAN）；应用 P_1 可同时诱发 EAN 和实验性自身免疫性脑脊髓炎（EAE）；EAN 的病理改变与人类 AIDP 病变相似。应用神经节苷脂 GM_1 或混合的神经节苷脂，可诱发病理改变与 AMAN 相似的动物模型。

（四）病理改变

AIDP 的主要病理改变是周围神经组织中小血管周围淋巴细胞与巨噬细胞浸润以及神经纤维的节段性脱髓鞘，严重病例出现继发轴突变性。施万细胞于病后 1～2 周开始增殖以修复受损的髓鞘，此时致病因素对髓鞘的破坏可能尚未停止，因而表现神经修复与炎性脱髓鞘进展共存的病理表现。

AMAN 的主要病变是脊神经前根和周围神经运动纤维的轴突变性及继发的髓鞘崩解，崩解的髓鞘形成圆形、卵圆形小体，病变区内少见淋巴细胞浸润。早期病变组织的电子显微镜观察可见巨噬细胞自朗飞结处移行至相对完整的髓鞘内破坏轴突。

AMSAN 的病理特点与 AMAN 相似，但脊神经前后根及周围神经纤维的轴突均可受累。

（五）临床表现和实验室检查

参照《中国吉兰-巴雷综合征诊治指南》2010 版，将主要疾病亚型的临床表现、实验室检查列举如下。

1. AIDP　也称经典型 GBS，是 GBS 中最常见的类型，主要病变为神经根和周围神经节段性脱髓鞘。

（1）临床特点：①任何年龄、任何季节均可发病；②前驱事件：常见有腹泻和上呼吸道感染，病原体包括空肠弯曲菌、巨细胞病毒、肺炎支原体等；也见于疫苗接种，手术，器官移植后等情况；③急性起病，病情多在 2 周左右达到高峰；④弛缓性瘫痪是 AIDP 的主要症状。多数患者出现相对对称性肌无力，并从双下肢向上肢发展，数日内逐渐加重；肌张力可正常或降低，腱反射减低或消失，经常在肌力仍保留较好的情况下，腱反射已明显减低或消失，病理反射阴性。部分患者可有不同程度的脑神经损害，常见面部或延髓部肌肉无力，有时可为首发症状就诊；病情严重者可出现呼吸肌无力，导致呼吸困难。部分患者有四肢末梢型感觉障碍，神经干压痛和牵拉痛或自主神经功能障碍。

（2）实验室检查：

1）CSF 检查：①CSF 蛋白细胞分离是 GBS 的特征之一，多数患者在发病数天内蛋白含量正常，2～4 周内 CSF 蛋白不同程度升高，但较少超过 1.0g/L；糖和氯化物正常；白细胞计数一般 $<10 \times 10^6$/L；②部分患者 CSF 出现寡克隆区带；③部分患者 CSF 抗神经节苷脂抗体阳性。

2）血清学检查：①少数患者出现 CK 轻度升高，肝功能轻度异常；②部分患者血清抗神经节苷脂抗体阳性；③部分患者血清可检测到抗空肠弯曲菌抗体，抗巨细胞病毒抗体等。

3）部分患者粪便中可分离和培养出空肠弯曲菌。

4）神经电生理：主要根据运动神经传导测定，提示周围神经存在脱髓鞘性病变，在非嵌压部位出现传导阻滞或异常波形离散对诊断脱髓鞘病变更有价值。通常选择一侧正中神经、尺神经、胫神经和腓总神经进行测定。神经电生理检测结果必须与临床相结合进行解释（表15-2）。电生理改变的程度与疾病严重程度相关，在病程的不同阶段电生理改变特点也会有所不同。

表 15-2　神经电生理诊断标准

项目	诊断标准
1. 运动神经传导	至少有 2 根运动神经存在下述参数中的至少 1 项异常： ①远端潜伏期较正常值延长 25% 以上 ②运动神经传导速度较正常值减慢 20% 以上 ③F 波潜伏期较正常值延长 20% 以上和（或）出现率下降等 ④运动神经部分传导阻滞：周围神经近端与远端比较，复合肌肉动作电位（CMAP）负相波波幅下降 20% 以上，时限增宽<15% ⑤异常波形离散：周围神经近端与远端比较，CMAP 负相波时限增宽 15% 以上。当 CAMP 负相波波幅不足正常值下限的 20% 时，检测传导阻滞的可靠性下降
2. 感觉神经传导	一般正常，但异常时不能排除诊断
3. 针电极肌电图	单纯脱髓鞘病变 EMG 通常正常，如果继发轴突损害，在发病 10 天至 2 周后 EMG 可出现异常自发电位。随着神经再生则出现运动单位电位时限增宽、高波幅、多相波增多及运动单位丢失

5）神经活组织检查：不需要神经活组织检查确定诊断。腓肠神经活组织检查可见有髓纤维脱髓鞘现象，部分出现吞噬细胞浸润，小血管周围可有炎细胞浸润。剥离单纤维可见节段性脱髓鞘。

2. AMAN　以广泛的运动脑神经纤维和脊神经前根及运动纤维轴突病变为主。

（1）临床特点：①可发生在任何年龄，儿童更常见，男女患病率相似，国内患者在夏秋发病较多；②前驱事件：多有腹泻和上呼吸道感染等，以空肠弯曲菌感染多见；③急性起病，平均 6～12 天达到高峰，少数患者在 24～48h 内即可达到高峰；④对称性肢体无力，部分患者有脑神经运动功能受损，重症者可出现呼吸肌无力。腱反射减低或消失与肌力减退程度较一致。

无明显感觉异常，无或仅有轻微自主神经功能障碍。

（2）实验室检查：①CSF 检查：同 AIDP；②血清免疫学检查：部分患者血清中可检测到抗神经节苷脂 GM_1、GD_{1a} 抗体，部分患者血清空肠弯曲菌抗体阳性；③电生理检查：诊断标准见表 15-3。

表 15-3　电生理检查诊断标准

项目	诊断标准
1. 运动神经传导	①远端刺激时 CAMP 波幅较正常值下限下降 20% 以上，严重时引不出 CMAP 波形，2～4 周后重复测定 CAMP 波幅无改善 ②除嵌压性周围神经病常见受累部位的异常外，所有测定神经均不符合 AIDP 标准中脱髓鞘的电生理改变（至少测定 3 条神经）
2. 感觉神经传导	通常正常
3. 针电极肌电图	早期即可见运动单位募集减少，发病 1～2 周后，EMG 可见大量异常自发电位，此后随神经再生则出现运动单位电位的时限增宽、波幅增高、多相波增多

3. AMSAN　以广泛神经根和周围神经的运动与感觉纤维的轴突变性为主。

（1）临床特点：发病年龄、季节、前驱感染以及临床症状与 AIDP 相似，出现对称性肢体无力，多有脑神经运动功能受累，重症者可有呼吸肌无力，呼吸衰竭。患者同时有感觉障碍，甚至部分出现感觉性共济失调。常有自主神经功能障碍。

（2）实验室检查：①CSF 检查：同 AIDP；②血清免疫学检查：部分患者血清中可检测到抗神经节苷脂抗体；③电生理检查：除感觉神经传导测定可见感觉神经动作电位波幅下降或无法引出波形外，其他同 AMAN；④腓肠神经活组织检查：不作为确诊的必要条件，检查可见轴突变性和神经纤维丢失。

4. MFS　以眼肌麻痹、共济失调和腱反射消失为主要临床特点。

（1）临床特点：①任何年龄和季节均可发病；②前驱症状：可有腹泻和呼吸道感染等，以空肠弯曲菌感染常见；③急性起病，病情在数天至数周内达到高峰；④多以复视起病，也可以肌痛、四肢麻木、眩晕和共济失调起病。相继出现对称或不对称性眼外肌麻痹，部分患者有上睑下垂，少数出现瞳孔散大，但瞳孔对光反射多数正常。可有躯干或肢体共济失调，腱反射减低或消失，肌力正常或轻度减退，部分有延髓部肌肉和面部肌肉无力，四肢远端和面部麻木和感觉减退，膀胱功能障碍。

（2）实验室检查：①CSF 检查：出现蛋白-细胞分离；②血清免疫学检查：部分患者血清中可检测到空肠弯曲菌抗体。大多数 MFS 患者血清 GQ_{1b} 抗体阳性；③神经电生理检查：感觉神经传导测定可见动作电位波幅下降，传导速度减慢；脑神经受累者可出现面神经 CMAP 波幅下降；瞬目反射可见 R_1、R_2 潜伏期延长或波形消失。运动神经传导和 EMG 一般无异常。电生理检查非诊断 MFS 的必需条件。

5. APN　较少见，以自主神经受累为主。

（1）临床特点：①前驱事件：患者多有上呼吸道感染及消化道症状；②急性发病，快速进展，多在 1～2 周内达高峰，少数呈亚急性发病；③临床表现：广泛的交感神经和副交感神经功能障碍，出现视物模糊、畏光、瞳孔散大、对光反射减弱或消失、头晕、直立性低血压、恶心呕吐、腹泻、腹胀，重症者可有肠麻痹、便秘、尿潴留、阳痿、热不耐受、出汗少、眼干和口干等；自主神经功能检查可发现多种功能异常；④肌力正常，部分患者有远端感觉减退和腱反射消失。

（2）实验室检查：①CSF 检查：出现蛋白-细胞分离；②电生理检查：神经传导和针电极肌电图一般正常。皮肤交感反应、R-R 变异率等自主神经检查可见异常。电生理检查不是诊断的必需条件。

6. ASN　少见，以感觉神经受累为主。

（1）临床特点：①急性起病，在数天至数周内达到高峰；②广泛对称性四肢疼痛和麻木，感觉性共济失调，明显的四肢和躯干深、浅感觉障碍；绝大多数患者腱反射减低或消失；③自主神经受累轻，肌力正常或有轻度无力；④病程为自限性。

（2）实验室检查：①CSF 检查：出现蛋白-细胞分离；②电生理检查：感觉神经传导可见传导速度轻度减慢，感觉神经动作电位波幅明显下降或消失。运动神经传导测定可有脱髓鞘的表现。针电极肌电图通常正常。

（六）诊断及鉴别诊断

1. 诊断　诊断标准见表 15-4。

表 15-4　不同 GBS 亚型的诊断标准

GBS 亚型	诊断标准
AIDP 和 AMSAN	可根据病前 4 周内感染史，急性或亚急性起病，四肢对称性弛缓性瘫痪，可有手套袜套样感觉障碍及脑神经损害，CSF 蛋白-细胞分离现象，神经电生理异常表现等作出诊断
AMAN	除了无感觉障碍外，与以上诊断标准相同
MFS	①急性起病，病情在数天内或数周内达到高峰；②临床上以眼外肌瘫痪、共济失调和腱反射减低为主要症状，肢体肌力正常或轻度减退；③CSF 出现蛋白-细胞分离；④病程呈自限性
APN	①急性发病，快速进展，多在 2 周左右达高峰；②广泛的交感神经和副交感神经功能障碍，不伴或伴有轻微肢体无力和感觉异常；③可出现 CSF 蛋白-细胞分离现象；④病程呈自限性；⑤排除其他病因
ASN	①急性起病，快速进展，多在 2 周左右达高峰；②对称性肢体感觉异常；③可有 CSF 蛋白-细胞分离现象；④神经电生理检查提示感觉神经损害；⑤病程有自限性；⑥排除其他病因

2. 与其他疾病鉴别

（1）低钾性周期性麻痹：为急性起病的两侧对称性肢体瘫痪，病前常有过饱、饮酒或过度劳累病史，常有既往发作史，无感觉障碍及脑神经损害，发作时血钾低及心电图呈低钾样改变，CSF 正常。补钾治疗有效，症状可迅速缓解。

（2）重症肌无力全身型：可表现两侧对称性四肢弛缓性瘫痪，但多有症状波动如休息后减轻、劳累后加重即所谓晨轻暮重现象，疲劳试验及新斯的明试验阳性，CSF 正常。重复电刺激低频时呈递减反应，高频时正常或递减反应，血清抗乙酰胆碱受体抗体阳性。

（3）急性脊髓炎：病变部位在颈髓时可表现四肢瘫痪，早期肌张力减低呈弛缓性，但损害平面以下有传导束型深、浅感觉消失，伴尿便潴留。脊髓休克期过后表现四肢或双下肢肌张力升高，腱反射亢进，病理反射阳性。

（4）肉毒毒素中毒：主要因进食受肉毒毒素污染的饮食而发病，多有同食者群体发病的流行病学特点；临床表现为急性起病的视物模糊、复视、双侧面肌瘫痪、吞咽障碍及四肢对称性弛缓性瘫痪。可伴有头痛。严重者呼吸肌受累甚至需要机械通气，心肌受累者有猝死可能。明确的流行病学证据、瞳孔对光反射明显迟钝或消失，神经电生理检查提示神经肌肉接头突触前膜病变高度提示本病。

（5）脊髓灰质炎：起病时常有发热，肌力减低常不对称，多仅累及一侧下肢的一至数个肌群，呈节段性分布，无感觉障碍，肌萎缩出现早。CSF 蛋白与细胞在发病早期均可升高，细胞数较早恢复正常，病后 3 周左右也可呈蛋白细胞分离现象。确诊常需病毒学证据。

除了以上几种疾病之外，MFS 还需要与 GQ1b 抗体相关的 Bickerstaff 脑干脑炎、急性眼外肌麻痹、脑干梗死、脑干出血、视神经脊髓炎、多发性硬化等相鉴别；APN 需要与其他病因导致的自主神经病，如中毒、药物相关、血卟啉病、糖尿病、急性感觉神经元神经病、交感神经干炎等相鉴别；ASN 要与其他导致急性感觉神经病的病因，如糖尿病痛性神经病、中毒性神经病、急性感觉自主神经元神经病、干燥综合征、副肿瘤综合征等鉴别。在西尼罗（West Nile）病毒感染流行的地域，AMAN 也需与之引起的神经肌肉病变鉴别。

（七）治疗

1. 病因治疗　以抑制免疫反应，清除致病因子，阻止病情发展为目标。

（1）静脉注射人血免疫球蛋白（intravenous immunoglobulin，IVIG）：已证实 IVIG 治疗 AIDP 是有效的，特别对病情进展，有出现呼吸肌麻痹可能的病例，应尽早使用。成人常用量 0.4g/（kg·d）静脉滴注连用 5 天。治疗作用的机制包括中和致病性自身抗体、抑制炎性细胞因子（白细胞介素-1、肿瘤坏死因子-α 等）、抑制补体结合及干扰和下调 T 细胞功能等。本疗法有效率 50%～70%。副反应轻微且发生率低，包括发热、面红等，可通过减慢滴速预防与消除。IVIG 过敏或存在 IgA 型抗体者、心力衰竭、肾功能不全患者禁用。

（2）血浆交换（plasma exchange，PE）疗法：适用于体质情况较好的成年人及大龄儿童，PE 量每次 30～40ml/kg，3～5 次为 1 个疗程。治疗作用机制主要是清除血循环中致病性自身抗体。有效率与 IVIG 相当，但两种疗法的疗效覆盖人群不同，在 PE 疗法效果不好时，也可试用 IVIG。需要说明的是，PE 疗法会使得已经静脉输入的免疫球蛋白被置换出体外，故 IVIG 与 PE 不要同时实施。一般也不推荐 PE 和 IVIG 联合应用。少数患者在 1 个疗程的 PE 或 IVIG 治疗后，病情仍无好转或仍在进展或恢复过程中再次加重者，可以考虑延长治疗时间或增加 1 个疗程。PE 可能出现的副作用有枸橼酸盐中毒、一过性低血压、心律失常等。

（3）皮质类固醇（corticosteroids）：曾经是治疗 GBS 的主要药物，近年来存在争议。国外的多项临床试验结果均显示单独应用糖皮质激素治疗 GBS 无明确疗效，糖皮质激素和 IVIG 联合治疗与单独应用 IVIG 治疗的效果也无显著差异。因此，国外的 GBS 指南均不推荐应用糖皮质激素治疗 GBS。但是，国外的 GBS 亚型以 AIDP 居多，糖皮质激素对不同类型 GBS 的疗效还缺乏大样本的数据，且激素使用的时机、种类、剂量及给药方法也各不相同。在我国，由于经济条件或医疗条件限制，有些患者无法接受 IVIG 或 PE 治疗，目前许多医院仍在应用糖皮质激素治疗 GBS。对于糖皮质激素治疗 GBS 的疗效以及对不同类型 GBS 的疗效，随着药物基因组学技术的发展，还有待在更深层次上进一步探讨。

2. 神经营养　注意维持患者水、电解质与酸碱平衡，常规使用水溶性维生素并着重增加维生素 B_1、维生素 B_{12}（如甲钴胺、氰钴胺）的补充。可应用神经生长因子等促进神经修复。

3. 呼吸肌麻痹的处理　呼吸困难和延髓支配肌肉麻痹的患者应注意保持呼吸道通畅，尤其注意加强吸痰及防止误吸。对病情进展快，伴有呼吸肌受累者，应该严密观察病情，若有明显呼吸困难，肺活量明显降低，血氧分压明显降低时，应尽早进行气管插管或气管切开，机械辅助通气。如果患者合并Ⅸ、Ⅹ对脑神经麻痹，表现吞咽困难或呛咳，发生窒息或吸入性肺炎的危险就难于避免，应更早考虑行气管插管或气管切开术。

气管切开术后护理的关键是维持气道通畅，措施包括定时翻身拍背、及时吸除气管内分泌物、定期清洗套管内管、保持适宜的室温及空气湿度、定时在套管内滴入生理盐水、雾化吸入或蒸汽吸入、保持颈部切口清洁。此外还应经常检查套管缚带的松紧程度并及时调整，防止套管意外脱出。

4. 预防与治疗并发症　①重症患者应进行连续心电监护直至恢复期开始。窦性心动过速一般无需治疗，如症状明显或心率过快，可用小量速效洋地黄制剂适当控制。心动过缓可由吸痰操作引起，可用阿托品治疗。②坠积性肺炎与吸入性肺炎及由此引发的败血症、脓毒血症应尽早使用广谱抗生素治疗，并可根据痰病原体培养与药敏试验结果调整抗生素。③为预防下肢深静脉血栓形成及由此引发的肺栓塞，应经常被动活动双下肢或穿弹力长袜，对有高凝倾向的病例可给予低分子肝素腹部皮下注射。④不能吞咽者应尽早鼻饲维持肠道营养供给，但若有麻痹性肠梗阻迹象，则应停止鼻饲，给予胃肠动力药物促进肠蠕动恢复。⑤应用润肠药与缓泻药保持大便通畅。⑥有尿潴留者可行下腹部按摩促进排尿，无效时应留置导尿。⑦应注意监测血清电解质，出现紊乱时应积极纠正。

5. 康复治疗　瘫痪严重时应注意肢体功能位摆放并经常被动活动肢体；病情稳定后，早期进行正规的神经功能康复锻炼，以预防失用性肌萎缩和关节挛缩。

（八）预后

GBS 患者大多在 1～3 年完全恢复，约 10％患者遗留持久的神经功能障碍，死亡率为 3％～5％，常见死因为严重全身性感染、肺栓塞、心肌梗死、心力衰竭与心律失常、成人呼吸窘迫综合征等。老年患者、有严重神经轴突变性、辅助呼吸时间超过 1 个月或进展快且伴有严重自主神经功能障碍者预后不良。约 3％患者可能出现 1 次以上的复发。复发间隔可数月至数十年。

第六节　慢性炎性脱髓鞘性多发性神经病

慢性炎性脱髓鞘性多发性神经病（chronic inflammatory demyelinating polyneuropathy，CIDP）是一种慢性复发性炎性周围神经病。既往曾称为"慢性吉兰-巴雷综合征"。虽然 CIDP 在病理上与 AIDP 有相似之处，但临床表现及对治疗的反应却截然不同。目前认为它们是两组不同的疾病。

CIDP 包括经典型和变异型，后者少见，如纯运动型、纯感觉性、远端获得性脱髓鞘性对称性神经病（distal acquired demyelinating symmetric neuropathy，DADS）、多灶性获得性脱髓鞘性感觉运动神经病（multifocal acquired demyelinating sensory and motor neuropathy，MADSAM，或称 Lewis-Sumner 综合征）等。

（一）病因与病理

病因不明。多认为免疫机制参与了发病。病理改变主要是脊神经根与周围神经节段性脱髓鞘和髓鞘再生，呈"洋葱头样"改变，少有炎细胞浸润。浸润的细胞主要是单核细胞，少数可见神经轴突变性。

（二）临床表现

临床表现与分类：

（1）经典型 CIDP

1）年龄性别：可发生于任何年龄，男女均可发病。

2）前驱感染史：起病隐袭，多无前驱因素。

3）类型：分为慢性进展型和缓解复发型。年龄较轻者，缓解复发型多见，预后较好；年龄较大者，慢性进展型多见，预后较差。

4）临床表现：慢性起病，症状进展在 8 周以上；但有 16％的患者呈亚急性起病，症状进展较快，在 4～8 周内即达高峰，且对糖皮质激素反应敏感，称为亚急性炎性脱髓鞘性多发性神经病，这部分患者目前仍倾向归类于 CIDP 而非 AIDP。CIDP 症状局限于周围神经系统，主要表现为：①肌无力：大部分患者出现肌无力，可累及四肢的近端和远端，但以近端肌无力为突出特点；②感觉障碍：大部分患者表现为四肢麻木，部分伴疼痛。可有手套、袜套样感觉障碍，还可有深感觉减退，严重者出现感觉性共济失调；③腱反射异常：腱反射减弱或消失，甚至正常肌力者的腱反射减弱或消失；④脑神经异常：不到 10％的患者会出现面瘫或眼肌麻痹，支配延髓肌的脑神经偶可累及，少数有视盘水肿；⑤自主神经功能障碍：可表现为直立性低血压、括约肌功能障碍及心律失常等。

（2）变异型 CIDP

1）纯运动型：占 10％～11％，仅表现为肢体无力而无感觉症状。

2）纯感觉型：占 8％～17％，仅表现为感觉症状，如感觉性共济失调、麻木、疼痛等。但随着病程的延长可出现运动受累症状。

3）DADS：肢体的无力和（或）感觉障碍局限在肢体远端。DADS 比经典型 CIDP 进展慢，部分伴 IgM 单克隆 γ 球蛋白血症，属单克隆丙种球蛋白病（monoclonal gammopathy of unknown significance，MGUS）伴周围神经病范畴，激素治疗无效，而不伴单克隆 γ 球蛋白血症的属 CIDP 变异型，对免疫治疗敏感。

4）MADSAM：主要表现为四肢不对称的感觉运动周围神经病，临床类似多灶性运动神经病（multifocal motor neuropathy，MMN），但存在感觉损害的证据，且未发现抗神经节苷脂 GM_1 抗体滴度升高。

（三）辅助检查

1. 电生理检查：运动神经传导测定提示周围神经存在脱髓鞘性病变，在非嵌压部位出现传导阻滞或异常波形离散对诊断脱髓鞘病变更有价值。通常选择一侧的正中神经、尺神经、胫神经和腓总神经进行测定。神经电生理检测结果必须与临床表现相一致。电生理诊断标准为：

（1）运动神经传导：至少要有 2 根神经均存在下述参数中的至少 1 项异常：①远端潜伏期较正常值上限延长 50％以上；②远端神经传导速度较正常值下限下降 30％以上；③F 波潜伏期较正常值上限延长 20％以上〔当远端复合肌肉动作电位（CMAP）负相波波幅较正常值下限下降 20％以上时，则要求 F 波潜伏期延长 50％以上〕或无法引出 F 波；④运动神经部分传导阻滞：周围神经常规节段近端与远端比较，CMAP 负相波波幅下降 50％以上；⑤异常波形离散：周围神经常规节段近端与远端比较 CAMP 负相波时限增宽 30％以上。当 CAMP 负相波波幅不足正常值下限 20％时，检测传导阻滞的可靠性下降。

（2）感觉神经传导：可以有感觉神经传导速度减慢和（或）波幅下降。

（3）针电极肌电图：通常正常，继发轴突损害时可出现异常自发电位、运动单位电位时限增宽和波幅增高，以及运动单位丢失。

2. CSF 检查：80％～90％的患者存在 CSF 蛋白-细胞分离现象，蛋白质通常在 0.75～2.00g/L，偶可高达 2.00g/L 以上。

3. 腓肠神经活组织检查：怀疑本病但电生理检查结果与临床不符时，需要行神经活组织检查。主要病理改变为有髓神经纤维出现节段性脱髓鞘，轴突变性，施万细胞增生并形成洋葱皮样结构，单核细胞浸润等；神经活组织检查还可以除外血管炎性周围神经病和遗传性周围神经病。

（四）诊断与鉴别诊断

1. 诊断　目前仍为排除性诊断。符合以下条件的可考虑本病：①症状进展超过 8 周，慢性进展或缓解复发；②临床表现为不同程度的肢体无力，多数呈对称性，少数为非对称性（如 MADSAM），近端和远端均可累及，四肢腱反射减低或消失，伴有深、浅感觉异常；③CSF 蛋白-细胞分离；④电生理检查提示周围神经传导速度减慢、传导阻滞或异常波形离散；⑤除外其他原因引起的周围神经病；⑥糖皮质激素治疗有效。

2. 鉴别诊断

（1）AIDP：急性起病，多在 2～4 周内进展至高峰，而后逐渐恢复。常有脑神经和呼吸肌受累。CIDP 则病情持续进展超过 2 个月，甚至达数年，恢复常不完全，激素治疗的效果明显。少数 CIDP 起病较急，与 AIDP 鉴别有一定困难，但随访观察可呈缓解复发或持续进展的病程。

(2) 中毒与代谢性疾病引起的神经病：有异烟肼、呋喃类等药物应用史或毒物接触史，或可明确诊断糖尿病、尿毒症、肢端肥大症、甲状腺功能减退等疾病。

(3) 副肿瘤性神经病 (paraneoplastic neuropathy)：为恶性肿瘤的远隔性神经损害，常累及后根神经节，也可损害前角细胞。感觉损害的症状常较明显，表现肢体远端向近端发展的疼痛，深浅感觉减退或消失，可出现感觉性共济失调，少数有 CSF 蛋白-细胞分离。肺癌常导致感觉运动性神经病，可表现亚急性四肢感觉障碍和弛缓性肌力减低。中年以上多发性神经病患者需详细检查，除外肿瘤。

(4) 多灶性运动神经病：也称为伴有多灶传导阻滞的运动神经病 (motor neuropathy with multifocal conduction block)，是一种仅累及运动神经的不对称性脱髓鞘性神经病，初期为不对称的上肢远端无力，逐渐累及上肢近端和下肢、肌萎缩，反射减低或消失，少数有脑神经受累。神经电生理有多灶性运动传导阻滞和 F 波异常。发病机制与自身免疫有关。激素治疗无效，环磷酰胺或 IVIG 治疗有效。

(5) 结缔组织病引起的多发性神经病：表现四肢运动、感觉障碍，尚伴有原发病表现，发热、面部蝶形红斑、关节疼痛。辅助检查提示器官损害，血中自身抗体阳性。

(五) 治疗

1. 免疫治疗

(1) 糖皮质激素：为 CIDP 首选治疗药物。甲泼尼龙 500～1000mg/d，静脉滴注，连续 3～5 天，然后逐渐减量或直接改口服泼尼松 1mg/(kg·d)，清晨顿服，维持 1～2 个月后逐渐减量；或地塞米松 10～20mg/d，静脉滴注，连续 7 天，然后改为泼尼松 1mg/(kg·d)，清晨顿服，维持1～2 个月后逐渐减量；也可以直接口服泼尼松 1mg/(kg·d)，清晨顿服，维持 1～2 个月后逐渐减量。上述疗法口服泼尼松减量直至小剂量 (5～10mg) 均需维持半年以上，再酌情停药。在使用激素过程中注意补钙、补钾和保护胃黏膜。

(2) IVIG：400mg/(kg·d)，1 次/天，静脉滴注，连续 3～5 天为 1 个疗程。每月重复 1 次，连续 3 个月，有条件或病情需要者可延长应用数月。

(3) 血浆交换：有条件者可选用。每个疗程 3～5 次，间隔 2～3 天，每次交换量为 30ml/kg，每月进行 1 个疗程。需要注意的是，在应用 IVIG 后 3 周内，不能进行 PE 治疗。

(4) 其他免疫抑制剂：如上述治疗效果不理想，或产生激素依赖或激素无法耐受者，可选用或加用硫唑嘌呤、环磷酰胺 (CTX)、环孢素、甲氨蝶呤等免疫抑制剂。临床较为常用的是硫唑嘌呤，使用方法为 1～3mg/(kg·d)，分 2～3 次口服，使用过程中需随访肝、肾功能及血常规等。

2. 神经营养 可应用 B 族维生素治疗，包括维生素 B_1、维生素 B_{12} (氰钴胺、甲钴胺)、维生素 B_6 等。

3. 对症治疗 有神经痛者，可应用卡马西平、阿米替林、曲马多、加巴喷丁、普瑞巴林等。

4. 康复治疗 病情稳定后，早期进行正规的神经功能康复锻炼，以预防失用性肌萎缩和关节挛缩。

(六) 预后

有关本病的死亡率文献报道不一，Dyck 等对 53 例 CIDP 的长期随访研究显示，发病后 2～19 年有 6 例 (11%) 因并发症死亡，3 例死于其他疾病。截止研究的最后观察日期，已死亡病例按死前神经功能状态计算，4% 完全恢复，可行走并工作但留有轻至中度神经损害者占 60%，可行走但不能工作者占 8%，困于轮椅及长期卧床者为 28%。

（郭 力）

第十六章 癫 痫

■■■学习重点

1. 掌握：痫性发作的临床特点、共性与个性及诊断方法。

2. 熟悉：癫痫的药物治疗原则。

3. 了解：癫痫的病因及发病机制，痫性发作及癫痫综合征的分类。

■■■内容提要

1. 癫痫是一组易于引起大脑神经元突发性异常过度同步放电而导致痫性发作症状和（或）体征的脑部疾患。

2. 按病因不同，癫痫分为遗传性、结构性和代谢性以及未知病因三种。

3. 2001 年，国际抗癫痫联盟将痫性发作分为自限性发作、持续性癫痫状态和反射性癫痫三种类型。

4. 痫性发作的共同临床特征：症状或体征的发作性、短暂性和刻板性。临床诊断癫痫需注意三个方面：至少有一次临床上的痫性发作；脑电图显示痫样放电；脑部存在导致癫痫反复发作的疾患。

5. 目前药物治疗是控制癫痫主要手段。

第一节 概 述

（一）定义

1. 痫性发作（seizure） 是脑神经元同步放电引起短暂脑功能障碍所导致的每一次临床发作或每一次发作过程，即出现发作性、短暂性和刻板性的临床体征和（或）症状为特征。由于异常放电神经元的部位不同、放电和扩散的范围差异，痫性发作的临床表现各种各样，可表现为感觉、运动、意识、精神、行为、自主神经功能障碍，也就是说一个癫痫患者可以有一个或数个痫性发作形式。

2. 癫痫（epilepsy） 是一组易于引起大脑神经元突发性异常过度同步放电而导致痫性发作症状的脑部疾患：①临床上至少需要 1 次或 1 次以上痫性发作；②除有痫性发作的特点外，持续存在能够增加未来出现癫痫发作可能性的脑部持久性病变；③出现相应的神经生物学、认知、心理学和社会功能障碍等方面的后果。即具有重复性和慢性过程中枢神经系统功能失常的临床特征。

3. 癫痫综合征（epileptic syndrome） 在癫痫患者中，由一组症状和体征构成的、具有特殊病因的癫痫现象。

4. 癫痫性脑病（epileptic encephalopathy） 癫痫活动本身可造成的进行性脑功能障碍，并超过原基础病病理改变所造成的损害，并且随着时间的推移不断恶化。这种痫性发作或癫痫产生的脑病性影响可发生在任何类型癫痫中。

5. 反射性癫痫（reflex epilepsy） 有些患者仅在某种特定条件下出现癫痫发作，如闪光、阅读、书写、下棋、音乐、惊吓、打牌、沐浴、刷牙等，称为反射性癫痫。

（二）流行病学

癫痫是神经内科最常见的疾病之一。全世界约有 5000 万人患病，我国约有 900 万例癫痫患者，患病率 4‰～7‰，年发病率（50～70）/10 万，其中约 25％为难治性癫痫，总患病人数大于 150 万。

（三）病因

目前国际抗癫痫联盟（the international League against Epilepsy，ILAE）推荐用遗传性、结构性和代谢性以及未知病因这 3 个术语来取代特发性、症状性及隐源性的病因分类定义。

1. 遗传性 遗传性原因所导致的癫痫，其中一个主要特征是由已知或推测基因缺陷所直接导致的癫痫，痫性发作是其核心症状；另一个主要特征是到目前为止，仍然没有发现其脑部有引起癫痫的结构性损伤或生化异常，即遗传因素在致病中起到核心作用。与癫痫相关易患基因大部分是通过离子通道或离子通道调节因子表达的：①良性家族性新生儿癫痫与钾离子通道上的 KCNQ2 及 KCNQ3 基因突变有关；②良性家族性新生儿婴儿癫痫与钠离子通道上的 SCN2A 基因突变有关；③Dravet 综合征是一种药物难治性癫痫性脑病，绝大部分具有 SCN1A 基因突变；④伴有发热的全身性癫痫与钠通道亚单位上 SCNA、SCN1B 及 SCN2A 基因突变有关，还与 GABA$_A$ 受体上 GABRG2 亚基单位的突变有关；⑤常染色体显性遗传性青少年肌阵挛痉挛癫痫与 GABA$_A$ 受体上 GABRA1 亚单位突变有关，及 FFHC1（调节钙电流的）的突变有关；⑥常染色体显性特发性全身癫痫与氯离子通道上 CLCN2 基因突变有关；⑦常染色体显性遗传夜间额叶癫痫与编码烟碱乙酰胆碱受体亚单位上的 CHNA4 及 CHRNB2 的基因突变有关系；⑧常染色体显性遗传中伴听力障碍的部分癫痫与 LGI1 基因突变有关系，LGI1 参与中枢神经系统的发生。

2. 结构性和代谢性 可能是获得性疾病（如头部外伤、卒中、肿瘤、感染和糖尿病等），也可能是遗传因素所致（如婴儿蜡样脂褐质累积病、结节性硬化症、多种皮质发育异常等）：①脑外伤：是癫痫最常见的病因之一，发生率为 2％～5％，如同时伴有颅骨骨折、颅内血肿、脑挫裂伤者其发病率更高；婴幼儿癫痫发作常与产伤有关。②脑血管疾病：是癫痫的常见病因。脑血管病中 20％左右有癫痫发作。老年性癫痫中 32％由卒中引起。主要发生在中青年的脑血管畸形也可通过血液异常分流引起的缺血缺氧、离子沉积、出血、胶质增生和含铁血色素沉积等因素诱发癫痫。③中枢神经系统感染：结核病和多种细菌性脑膜炎、病毒性脑炎和脑膜炎、中枢神经系统的真菌感染都可引起癫痫。人类免疫缺陷性病毒感染可通过感染性脑病、中枢内脱髓鞘、代谢障碍等机制引起癫痫发作；寄生虫感染在长江上游主要为脑型肺吸虫，中下游以血吸虫为主，北方以猪囊虫（寄生在中枢神经系统的囊虫以皮质运动区为多，存活囊虫很少导致癫痫发作，但在囊虫变性坏死或钙化后则可出现癫痫）引起癫痫多见。④肿瘤：癫痫患者中有 4％系肿瘤所致。脑瘤患者中癫痫的总发病率为 35％，慢性难治性癫痫行手术治疗的患者中，17％是肿瘤所致。⑤内分泌代谢性疾病：除有低血钙引起的手足搐搦外，甲状旁腺功能低下出现癫痫发作的比例可达 30％～50％，其中主要表现为全身强直-阵挛性发作、局灶性发作，部分患者出现癫痫持续状态；糖尿病也可引起癫痫发作，其中有相当部分癫痫发作是糖尿病患者早期唯一或突出的表现，因而对原因不明的癫痫，尤其是连续部分性癫痫状态，常规检查血糖是必要的。⑥遗传性疾病：神经遗传病中有 2/3 患者可能出现癫痫发作。脑内表皮囊肿、婴儿蜡样脂褐质累积病、Ⅱ型唾液酸苷酶累积病、溶酶体贮积病、黑矇性痴呆等都常引起癫痫发生。⑦皮质先天发育障碍：皮质发育障碍引起癫痫最常见的原因是神经元移行障碍和局灶性皮质发育不良。前者是神经元迁移过程中由于多种原因受阻，使神经元不能到达正常部位，因而不能形成正常功能所必需的突触联系，反而在局部形成异常神经网络，引起癫痫的发生，而受阻神经元的形态是正常的；局灶性皮质发育不良往往有皮质结构和细胞学的异常，出现无脑回、脑裂和多脑回、局灶性巨脑回，这些都常引起癫痫发作。⑧其他：药物能引起癫痫发作，主要有青霉素类、喹诺酮类、胰岛素、利多卡因、吩噻嗪类、茶碱或氨茶碱、包括可卡因（cocaine）、苯丙胺（amphetamine）在内的兴奋剂、哌替啶（meperidine）、东莨菪碱或苯海拉明等抗胆碱药。8%～20%的系统性红斑狼疮患者可出现癫痫发作。

3. 未知病因　占癫痫患者的1/3，以往称此类癫痫为"隐源性癫痫"，即引起癫痫根本病因目前仍是未知的。这类患者可能有遗传缺陷的基础，也可能是患有某种尚未被认识的独立疾病，随着医学的快速发展，引起此类癫痫的原因不断被发现，这部分癫痫所占的比例会逐渐缩小。

（四）发病机制

癫痫的发病机制复杂，至今尚不完全清楚，但目前认为遗传疾病、大脑神经元结构和代谢异常（神经细胞的缺失、坏死、结构紊乱、胶质增生、血供障碍、生化改变、离子转运异常、抑制性神经递质合成障碍和兴奋性神经递质释放增加等）及部分未知病因等异常因素与癫痫发作的机制有关，这些异常的因素可以导致大脑神经元异常的过度性同步放电。

正常任何一组神经元的放电频率不会过高，也不会无限制地影响其他部位，表现为维持神经细胞膜电位的相对稳定。而癫痫患者脑细胞出现异常发作性放电是癫痫发作的实质，每次发作都包含异常放电的启动、放电的维持和扩展、放电的抑制能力减弱三个连续的病理生理过程。在癫痫病灶中，由于神经细胞兴奋性升高、抑制性减低以及神经细胞膜本身的病理变化，引起神经元异常放电，频率可高达每秒数百次至数千次以上（正常神经元的电活动只有1～10次/秒），使其轴突所直接联系的神经元产生较大的突触后电位，从而产生连续传播，导致这些神经元的失控性自发性异常放电，出现癫痫发作，直至抑制作用（包括痫性周围抑制性神经细胞的活动、胶质细胞对兴奋性物质的回收以及病灶外抑制机构的参与）使癫痫发作终止（图16-1）。神经元的放电所造成的癫痫发作还可以导致神经细胞结构、神经递质、免疫和神经内分泌等方面的异常。

由于传播途径及范围不同而引起各种形式发作。痫性活动若仅局限于某一个区域的大脑皮质而不再扩散，引起局灶性发作；若痫性活动沿着中央运动区传导，表现为抽搐自手指-腕部-前臂-肘-肩-口角-面部逐渐延展，称之Jackson癫痫；若痫性活动由大脑皮质通过下行投射纤维传播到丘脑和中脑网状结构，引起意识丧失；若由弥散性丘脑投射系统传布到整个大脑皮质，产生继发的全面性强直-阵挛发作；若起源于颞叶内侧或额叶眶部的痫性活动在边缘系统中扩散，就可导致自动症、意识障碍。

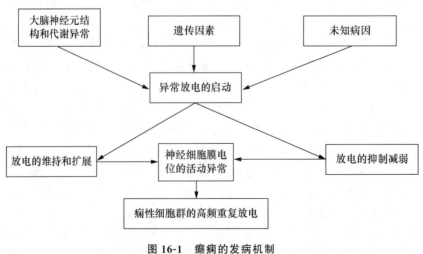

图 16-1　癫痫的发病机制

第二节　癫痫分类

（一）痫性发作与癫痫综合征的国际分类

癫痫一切基础研究和临床实践的基石是癫痫分类，目前有 ILAE 的分类及癫痫术前评估的发作症状学分类（semiological seizure classification，SSC）两大体系。目前应用最广泛的分类是 ILAE 提出的癫痫发作和癫痫综合征的分类。

2001 年，ILAE 通过了痫性发作新的分类方案，将痫性发作分为自限性发作、持续性癫痫状态和反射性癫痫三种类型（表 16-1），这与 1981 年 ILAE 痫性发作的分类方案有所不同（表 16-2）。因为以往认为意识障碍一定要涉及边缘系统，现已发现新皮质癫痫也出现意识障碍，所以目前认为 ILAE1981 年的单纯和复杂部分性发作分类已无意义。2006 年 ILAE 对癫痫综合征的也提出了新的分类报告（表 16-3）。这些痫性发作和癫痫综合征新分类方案的提出主要是便于临床诊断的逻辑化，并有利于对患者个体进行诊断研究和治疗决策，尽管还未被国际范围内完全接受，但是其中的观点已经开始应用于临床实践。

表 16-1　2001 年 ILAE 痫性发作分类方案

1. 自限性发作

1.1　全面性发作

1.1.1　强直-阵挛性发作（包括开始于阵挛期或肌阵挛期的变异型）

1.1.2　阵挛性发作
没有强直成分
有强直成分

1.1.3　典型失神发作

1.1.4　非典型失神发作

1.1.5　肌阵挛性失神发作

1.1.6　强直性发作

1.1.7　痉挛（指婴儿痉挛）

1.1.8　肌阵挛发作

1.1.9　眼睑肌阵挛
不伴失神
伴有失神

1.1.10　肌阵挛失张力发作

1.1.11　负性肌阵挛

1.1.12　失张力发作

1.1.13　全面性癫痫综合征中的反射性发作

1.2　局灶性发作

1.2.1　局灶性感觉性发作
表现为简单感觉症状（如枕叶和顶叶癫痫）
表现为经历性感觉症状（如颞顶枕叶交界处癫痫）

1.2.2　局灶性运动性发作
表现为单纯阵挛性运动发作
表现为不对称的强直样运动症状（如附加运动区发作）
表现为典型的颞叶自动症（如颞叶内侧发作）
表现为多动性自动症
表现为局灶性负性肌阵挛

表现为抑制性运动发作

1.2.3　痴笑发作

1.2.4　偏侧阵挛发作

1.2.5　继发全面性发作

1.2.6　局灶性癫痫综合征中的反射性发作

2. 持续性发作

2.1　全面性癫痫持续状态
全面性强直-阵挛性癫痫持续状态
阵挛性癫痫持续状态
失神性癫痫持续状态
强直性癫痫持续状态
肌阵挛性癫痫持续状态

2.2　局灶性癫痫持续状态
Kojevnikov 部分性癫痫持续性状态
先兆持续状态
边缘系统发作持续状态（精神运动性癫痫持续状态）
伴有轻偏瘫的偏侧抽搐持续状态

3. 反射性发作

3.1　视觉刺激诱发反射性发作
闪光诱发反射性发作：如有可能说明光的颜色
图案诱发反射性发作
其他一些视觉刺激诱发反射性发作

3.2　思考诱发反射性发作

3.3　音乐诱发反射性发作

3.4　进食诱发反射性发作

3.5　操作诱发反射性发作

3.6　躯体感觉诱发反射性发作

3.7　本体感觉诱发反射性发作

3.8　阅读诱发反射性发作

3.9　热浴诱发反射性发作

3.10　惊吓诱发反射性发作

表 16-2　1981 年 ILAE 痫性发作分类方案

1. 全面性发作	**2. 部分性发作**
1.1　失神发作	2.1　单纯部分性发作
典型失神发作	运动性发作
非典型失神发作	感觉性发作
1.2　强直性发作	自主神经性发作
1.3　阵挛性发作	精神症状性发作
1.4　强直-阵挛性发作	2.2　复杂部分性发作
1.5　肌阵挛发作	2.3　部分性发作继发全面发作
1.6　失张力发作	**3. 不能分类的发作**

表 16-3　2006 年 ILAE 癫痫综合征的分类报告

新生儿期
良性家族性新生儿发作：可能是一种疾病
早期肌阵挛性脑病
大田原（Ohtahara）综合征
婴儿期
婴儿游走性部分发作：目前认为是一种综合征
West 综合征
婴儿肌阵挛性癫痫：前缀良性去掉了
良性婴儿发作：目前包括家族性和非家族性类型
Dravet 综合征
非进行性疾病中的肌阵挛脑病：目前认为是一种综合征
儿童期
早发性良性儿童枕叶癫痫（Panayiotopoulos 型）
肌阵挛站立不能性癫痫
具有中央-颞区棘波的良性儿童癫痫
晚发性儿童枕叶癫痫（Gastaut 型）
肌阵挛失神癫痫
Lennox-Gastaut 综合征
睡眠中持续棘慢复合波的癫痫性脑病，包含 Landau-Kleffner 综合征
儿童失神癫痫
青春期
青少年失神癫痫
青少年肌阵挛癫痫
进行性肌阵挛癫痫：是一类疾病而非综合征
与年龄相关的少见的特异性癫痫综合征
常染色体显性遗传夜间额叶癫痫
家族性颞叶癫痫

伴海马硬化的内侧颞叶癫痫：可能不止是一个综合征
Rasmussen 综合征：疾病或综合征？
伴下丘脑错构瘤的痴笑发作：可能是一种疾病
特殊的癫痫情况
未另行详细说明的症状性局灶性癫痫
仅有 GTCS 发作的癫痫：无法与具有这一特征的癫痫综合征达成一致；是否有觉醒时伴 GTCS 大发作的癫痫尚不清
反射性癫痫（不清楚是否有其他反射性癫痫构成的综合征）：
- 特发性光敏性枕叶癫痫
- 原发性阅读性癫痫
- 婴儿热水性癫痫
热性惊厥附加症（FS+）（是全面性癫痫伴热性惊厥附加症的一部分，其内涵比单个的全面性癫痫综合征要宽泛的多）
病灶多变的家族性局灶性癫痫：目前认为是一个综合征
是癫痫发作但不需要诊断为癫痫的情况
良性新生儿惊厥
热性惊厥
在将来的分类系统中可能考虑的类别
常染色体显性遗传性癫痫
癫痫性脑病
全面性癫痫伴热性惊厥附加症
特发性全面性癫痫
特发性局灶性癫痫
反射性癫痫

注：此癫痫综合征的分类将起病年龄作为重要的参数。GTCS：全面强直-阵挛发作

SSC 是在西方发达国家术前评估做得比较出色的著名癫痫中心普遍使用的、一种有别于 ILAE 分类方法的癫痫分类体系。它是由 Lüders 等在 1998 年基于临床症状和体征的一种痫性发作分类体系，使医生能依据临床所见，初步诊断癫痫的发作类型，然后将脑电图、影像学资料及其他的相关资料整合到诊断中，这种方式舍弃了 ILAE 分类对脑电图的依赖，并符合神经系统疾病定位、定性诊断的原则。但这种分类方式在国际上不如 ILAE 分类通用。

（二）痫性发作的临床表现

痫性发作的共同临床特征是症状或体征的发作性、短暂性和刻板性，也就是说痫性发作是一次临床事件或过程。发作性指痫性发作突然发生、迅速恢复、间歇期正常；短暂性指发作持

续时间短，一般在数秒、数分钟或数十分钟，除癫痫持续状态外，不超过半小时；刻板性指每种类型发作的临床表现几乎一致。现按 2001 年 ILAE 通过的癫痫发作分类方案将痫性发作的表现简述如下：

1. 自限性发作

（1）全面性发作：最初的症状学提示发作起源于双侧半球者称为全面性发作。这个双侧分布包括皮质和皮质下结构，但不一定包括所有的大脑皮质。全面性发作可不对称，但多在发作初期就有意识丧失。

1）全面强直-阵挛发作 为双侧骨骼肌对称性、强直性收缩后，出现阵挛性肌肉活动，通常伴有自主神经症状。全面强直-阵挛发作是最常见的发作类型，可由部分性发作演变而来，也可一起病即表现为全身强直-阵挛发作。患者出现意识丧失、双侧强直后，紧跟有阵挛的序列活动，是全身强直-阵挛性发作的主要临床特征。发作前 15% 患者可有先兆，表现为在意识丧失前感到头晕、恐惧、胸闷、心慌、感觉异常、精神异常、恶心、胃部不适等。先兆一般时间短促，可单个或多个症状出现。

典型的全面强直-阵挛发作表现分三期：①强直期：患者突然意识丧失，跌倒在地，全身骨骼肌强直性收缩，头后仰，颈部和躯干先屈曲、后反张，上肢由上举后旋转为内收前旋，下肢先屈曲后强烈伸直，咀嚼肌收缩出现口强张、随后猛烈闭合、可咬伤舌尖，喉肌和呼吸肌强直性收缩使空气强行通过狭窄的声门致患者尖叫一声，眼肌收缩出现眼睑上牵、眼球上翻或凝视。随后，由于呼吸肌强直收缩，呼吸暂停，口唇及全身皮肤出现青紫，此期历时 10～20s。②阵挛期：此期患者从强直转成阵挛，每次阵挛后都有一短暂的间歇，阵挛频率逐渐变慢，间歇期延长，在一次剧烈的阵挛后，发作停止，进入发作后期。表现为全身肌肉发生有节律性收缩，先从面部开始，肢端逐渐呈现细微的震颤，幅度逐渐增大并延及全身，呈现间歇性、屈曲性痉挛，其频率逐渐减低，在一次强烈痉挛后突然停止。此发作期常持续 1～3min。强直期、阵挛期均伴有呼吸暂停、血压升高、瞳孔扩大、唾液和其他分泌物增多，此时瞳孔反射和各种深浅反射均消失。③恢复期：此期患者尚有短暂的阵挛，可引起牙关紧闭和大小便失禁，呈昏睡状态，随后呼吸首先恢复，瞳孔、血压、心率渐至正常，意识障碍逐渐减轻而清醒，醒后患者感头痛、全身酸痛、嗜睡，部分患者有意识模糊，此时强行约束患者可能发生伤人和自伤。有的在清醒前表现精神错乱、兴奋躁动，甚至乱跑。清醒后除先兆症状外，对发作时情况完全不能回忆，自觉有头痛、乏力、全身肌肉酸痛等表现。恢复期历时十余分钟至数小时不等。典型的全面强直-阵挛发作从发作开始到意识恢复历时 1～5min。

发作间期半数以上脑电图有多棘慢复合波、棘慢复合波和尖慢复合波。强直期前瞬间波幅下降，强直期呈双侧高波幅棘波爆发节律，阵挛期弥漫性慢波伴间歇性棘波，恢复期呈明显脑电抑制，发作时间愈长，抑制愈明显。

2）阵挛性发作：类似全身强直-阵挛性发作中阵挛期的表现，为全身骨骼肌阵挛。发作间期脑电图有多棘慢复合波和棘慢复合波，发作时为广泛快活动或 10～15 次/秒棘波或棘慢复合波。

3）典型失神发作：多见于 6～12 岁儿童，15 岁以后罕见。发作前无先兆，为意识的突然丧失或活动的突然停止，不跌倒，无抽搐，呼之不应，两眼凝视无神，手中物体落地，状如"愣神"，是失神发作的特征性表现，可伴肌阵挛或自动症。发作后立即清醒，无明显不适，可继续先前的活动，醒后对发作不能回忆。一次发作时间 6～20s，极少超过 30s。脑电图出现特征性双侧对称的 3 次/秒棘慢或尖慢复合波。此类患儿随年龄增长发作可自行停止，预后良好。

4）不典型失神发作：意识障碍发生和缓解较典型失神发作者缓慢，肌张力降低明显，还可有肌阵挛发作等。脑电图出现 2.0～2.5 次/秒不规则的棘慢或尖慢复合波，背景活动有异常。此种发作的患儿预后差。

5）肌阵挛性失神发作：肌肉或肌群突发、短暂、不自主的单发或多发收缩的同时出现失神。

6）强直性发作：表现为全身骨骼肌强直性持续性收缩，持续数秒或数分钟，常伴有明显的自主神经症状，如面色苍白等。

7）痉挛（指婴儿痉挛，见癫痫综合征部分）。

8）肌阵挛性发作：表现为快速、短暂、触电样肌肉收缩，可遍及全身，也可限于个别肌群，常成簇发生。

9）其余还有眼睑肌阵挛（不伴失神、伴有失神）、肌阵挛失张力发作、负性肌阵挛、失张力发作、全面性癫痫综合征中的反射性发作等各种类型的痫性发作，他们各自具有相应的临床表现特点。

（2）局灶性发作：指最初的症候群提示发作仅起源并局限于一侧半球的部分区域，即最初的临床症状或脑电图改变为脑局部的异常。目前，局灶性发作强调依据症状学特征对发作进行描述，不再依据意识障碍来进行细致划分。发作期的症状或体征由痫性起源的位置决定，而不是由病因而定。定位有赖于病史、体征的正确获得及脑电图、MRI及脑磁图（MEG）等相关检查，但有时起源的定位是比较困难的。

1）感觉性发作：有体觉性、特殊感觉性异常，可表现为一侧面部、肢体或躯干的麻感、针刺感、冷感等，也可以有眩晕、虚幻的肢体运动感、味、嗅、听、视幻觉等。

2）运动性发作：起源于新皮质表现为阵挛性发作、肌阵挛性发作、抑制性运动发作、失语性发作；起源于海马和海马旁表现为上腹部先兆、惊恐、口-消化道自动症；其他边缘叶受损的症状，如伴或不伴自动症的认知功能障碍、痴笑发作；可有 Jackson 发作；严重者发作后患肢可有暂时性瘫痪（称 Todd 麻痹）。

3）痴笑发作　表现为没有适当的情感因素而突然爆发痴笑。

4）偏侧阵挛发作　一侧肌肉节律性、反复收缩，频率2～3次／秒。

5）继发全面性发作　先出现局灶性发作，随之出现全面性发作。

2. 持续性癫痫状态

癫痫持续状态（status epilepticus，SE）定义的现代观点认为若一次癫痫发作持续时间大大超过了该型癫痫的大多数患者的发作时间，及或反复发作，发作间期患者的意识不能恢复到正常的基线水平，即被视为癫痫持续状态。而传统定义为一次癫痫发作持续 30min 以上，或 2 次及 2 次以上癫痫发作间期意识未完全恢复。

（1）全面性癫痫持续状态

1）全面性强直-阵挛性癫痫持续状态：是指 1 次全面性强直-阵挛性癫痫发作持续时间大大超过了该型癫痫的大多数患者的发作时间，或发作间期患者仍存在意识障碍者。如果 1 次全面性强直-阵挛性癫痫发作超过 5min 就应该考虑 SE 而采取相应的治疗措施，因为很少有单次发作超过该时限。

癫痫持续状态是一种急危重症，尤其是全身强直阵挛发作持续状态，如不及时救治可因脑组织缺氧、脑水肿、脑疝、呼吸循环系统等多器官功能衰竭而死亡。

2）其他全面性癫痫持续状态如强直性癫痫持续状态、阵挛性癫痫持续状态、肌阵挛性癫痫持续状态、失神癫痫持续状态不如全面性强直-阵挛性癫痫持续状态多见。

（2）部分性癫痫持续状态：如 Kojevnikov 部分性持续性癫痫状态、持续性先兆、边缘系统性癫痫持续状态、伴有轻偏瘫的偏侧抽搐状态等类型，这些类型的发作除具备各自发作的特点外，还具备癫痫持续状态的共同特点，即一次发作持续时间大大超过了本类型癫痫大多数患者的发作时间、及或发作间期患者仍存在意识障碍。

3. 反射性癫痫

特定刺激所诱发的癫痫称反射性癫痫。这些因素（视觉、声音、进食等）可以诱发引起全面性、局灶性或局灶性继发全面性发作。

（三）癫痫综合征的临床表现

1. 良性家族性新生儿发作（benign familial neonatal seizures） 是一种常染色体显性遗传的离子通道病。出生后 2～3 天发病。表现为阵挛或呼吸暂停，脑电图可以正常，也可有不连续的局灶、多灶性异常或尖样 θ 波交替。

2. 大田原（Ohtahara）综合征 又称伴爆发抑制的早发性婴儿癫痫性脑病，临床表现为躯干前倾强直性屈曲，每次持续 1～10s，可单独发作，也可呈丛集性发作。脑电图显示强直痉挛性和爆发性脑电发作。

3. West 综合征 又称婴儿痉挛症，出生后 1 年内发病，男孩多见。波及到头、颈、躯干或全身的频繁肌痉挛、精神发育迟滞和脑电图上高幅失律构成本症特征性的三联征。

4. 婴儿肌阵挛性癫痫（benign myoclonic epilepsy in infancy） 1～2 岁发病，有癫痫家族史。表现为发作性、短暂性、全身性肌阵挛。脑电图可见阵发性棘慢波。

5. Dravet 综合征 也称为婴儿重症肌阵挛性癫痫。出生后 1 年内发病，初期表现为在没有先兆的情况下出现全身或单侧阵挛，常伴意识障碍，后有从局部开始的、频繁的肌阵挛，部分患者有局灶性发作或非典型失神，受累儿童有精神运动发育迟缓和其他神经功能缺失。

6. 具有中央-颞部棘波的良性儿童癫痫（benign childhood epilepsy with centrotemporal spike） 好发于 1～4 岁，其中 75% 的患者在 7～10 岁发病，通常为局灶性发作，表现为面部突发的持续性或成簇阵挛性收缩、面部麻木、口-咽部感觉异常、异常声音，言语剥夺，唾液分泌过多，多在夜间发病，可不经治疗于 16 岁前自愈。脑电图在中央-颞区可见一侧或双侧的局灶性棘波，常由睡眠激活。

7. 晚发性儿童枕叶癫痫（Gastaut 型） 发病年龄为 3～15 岁，平均年龄 8 岁。发作始于视觉症状，表现为简单幻视、失明、或二者皆有，也可以有眼球偏转、强迫眨眼及闭眼、发作性失明，但意识常保留。发作一般持续数秒至 3min，持续更长时间者罕见。脑电图示发作间期枕叶阵发性活动，发作期出现快节律、快棘波、或二者皆有。

8. Lennox-Gastaut 综合征（LGS） 好发于 1～8 岁，少数出现在青春期，是儿童难治性癫痫综合征，可表现为强直性发作、失张力发作、肌阵挛发作、非典型失神发作和全身强直-阵挛性发作等多种发作类型并存，常伴有精神发育迟滞，20%～60% 的 LGS 患儿发病时即有智能障碍，75%～90% 发病数年后有智能障碍。脑电图的特征性发现是发作时有 1～2.5Hz 的棘慢复合波（ssw）和睡眠中 10Hz 的快节律。多种痫性发作类型并存、精神发育迟滞及典型的 EEG 改变是本综合征的三大特征。

9. Landau-Kleffner 综合征 也称获得性癫痫性失语。发病年龄 3～8 岁，男性多于女性，隐袭起病，进行性发展，病程中可有自发缓解和加重。最常见的表现是语言听觉性失认。

10. 儿童失神癫痫（childhood absence epilepsy） 6～7 岁起病，女性为多，与遗传因素关系密切。表现为频繁的典型失神，一天多次。

11. 青少年失神癫痫（juvenile absence epilepsy） 青春早期发病，男女无明显差异。发作频率少于儿童失神癫痫，80% 以上出现全身强直-阵挛发作，脑电图上可见广泛性棘慢复合波。

（四）与部位有关的癫痫

1. 颞叶癫痫（temporal lobe epilepsy） 起源于颞叶，占所有癫痫的 30%～35%，40% 以上有热性惊厥史，可表现为局灶性发作及继发全面性发作。

临床表现：①发作先兆多为自主神经性表现，如上腹部不适、恶心、呕吐、面色苍白、出汗、竖毛、瞳孔扩大等；②有各种自动症（看起来有目的，但实际上没有目的发作性行为异常称为自动症）表现为反复咂嘴、撅嘴、咀嚼、舔舌、磨牙或吞咽（口-消化道自动症）或反复搓手、抚面，不断地穿衣、脱衣、解衣扣、摸索衣裳（手足自动症），也可表现为游走、奔跑、无目的地开门、关门、乘车上船；还可出现自言自语、叫喊、唱歌（语言性自动症）或机械重复原来的动作。发作后患者意识模糊，常有头昏，不能回忆发作中的情况；③发作性精神症状，如恐惧、坐立不安、似曾相识、似不相识、强迫思维、快速回顾往事、精神错觉、情感异常（恐惧、忧郁、欣快、愤怒）等；④发作性意识障碍，如运动停止、凝视、颞叶性失神，表现为"愣神"多见；⑤幻听、幻视、错觉、幻嗅和幻味；⑥发作性语言障碍、遗忘发作、运动症状（头眼偏斜、肌张力障碍性姿势）等。

2. 额叶癫痫（frontal lobe epilepsy）　与颞叶癫痫一样，也可表现为局灶性发作，常有继发性全面性发作。丛集性出现，每次发作时间短暂，刻板性突出，意识模糊轻或不出现，易出现癫痫持续状态。

临床表现：①强直或姿势性发作，表现为怪异的、双侧不对称的强直性姿势和运动过度；②下肢双侧复杂的运动性自动症明显；③Jackson 发作，异常运动从局部开始，沿皮质功能区移动，如从手指腕部–前臂肘肩口角–面部逐渐发展；④肌阵挛发作，单侧或双侧，主要发生于面部或肢体远端；⑤起源于辅助感觉运动大部分患者有头部、躯体先兆感觉，如胸部压迫感、呼吸困难、一只手感觉异常、头晕眼花、头痛、头电击感；⑥其余可见到不自主重复发作前的单音或单词、语言中止、额叶性失神。

3. 顶叶癫痫（parietal lobe epilepsy）　呈局灶性发作，主要表现为感觉刺激症状（躯体感觉、躯体错觉）、眩晕、视错觉或幻视、语言障碍，一般不伴意识障碍。

4. 枕叶癫痫（occipital lobe epilepsy）　主要为伴有视觉症状的局灶性发作，可有或无继发性全面性发作。主要表现为主观视觉症状（幻视、盲、眼痛等）和客观视觉症状（强制性眼球偏转、眼球阵挛性运动、眼球震颤、反复眼睑闭合等）。

第三节　癫痫诊断流程

关于癫痫的诊断通常从以下四个方面来考虑：

（一）判定是否存在痫性发作

因为癫痫是脑部疾患引起脑细胞异常放电所致的一组脑功能紊乱临床综合征，故对临床上仅有脑电图（EEG）异常放电而无痫性发作者，不能认为是癫痫，故首先应确定患者是否有痫性发作出现。

1. 寻找痫性发作的依据　主要依据症状或体征的发作性、短暂性和刻板性三个特征和 EEG 上的痫样放电。

（1）有效的病史询问及详尽的体格检查

1）病史是诊断痫性发作的主要依据。检查者一般很难亲自观察到患者的痫性发作过程，而且除一些局灶性发作外，患者本人很难表达清楚全部的发作过程。故询问病史时，除询问患者外，对于目击者了解整个发作过程也十分重要，如发作当时患者的面色、有无尿便失禁；通过病史判断患者是否具备发作性、短暂性和刻板性等痫性发作的特征。发作性指患者发病突然发生，持续一段时间后迅速恢复，间歇期正常；短暂性指患者发作持续的时间都非常短，一般在数秒、数分钟或数十分钟，除癫痫持续状态外，很少超过 30min；刻板性指就某一患者而言，每次发作的临床表现几乎一样。完善的问诊对痫性发作的鉴别诊断也有意义，如全身强直阵挛发作的特征是意识丧失、全身抽搐和强直，如仅有全身抽搐而无意识障碍则需考虑假性发作或低钙性抽搐等，不支持癫痫的诊断；失神发作的特征是突然发生、突然终止的意识丧失，一般不出现跌倒，如意识障碍时伴随跌倒，则需考虑晕厥的可能性；自动症的特征是伴有意识障碍的看似有目的而实际无目的的异常行为，如发作后能复述发作时的细节也不支持癫痫自动症的准断。

2）进行必要的包括神经系统在内的详细体格检查，如有无舌咬痕、神经系统局部定位体征、皮肤病变等。

3）当患者病史同时具备痫性发作的共性和个性特点时，应结合 EEG 检查以寻找诊断的佐证，EEG 是痫性发作最有效的辅助诊断工具。癫痫发作期和发作间期 EEG 有不同的表现，但主要特征仍然是突出于背景的爆发性活动。临床上最常见，且最具特征性的是棘波、尖波、棘慢复合波、尖慢复合波和发作性节律波。

4）还要注意影响痫性发作的因素，如年龄、遗传因素、睡眠、内环境改变、脑功能状态等。

（2）EEG 检查

EEG（图 16-2 和图 16-3）是癫痫诊断最有效的辅助诊断工具，因为在癫痫发作时过度放电在 EEG 可记录到棘波、尖波、棘慢波、尖慢波、棘（尖）复合波及多棘慢波，称为痫性放电。若方法得当，多数患者在癫痫发作间期也可记录到痫性放电。结合多种激发方法（如过度换气、闪光刺激、药物、睡眠等）、特殊电极（如蝶骨电极、鼻咽电极）、动态脑电图，尤其是高质量的长程视频 EEG 检查（可以进行 24h 甚至数天的监测，将患者的录像和 EEG 资料同屏显示并储存，可反复回放分析癫痫发作

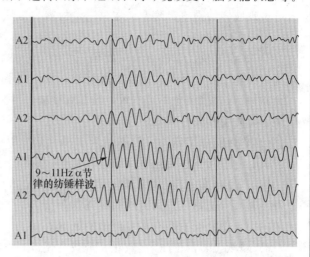

图 16-2　正常人清醒时的脑电图

的录像资料），至少可在 80% 患者中发现异常癫痫样波，为癫痫的诊断、分类、定位及对选用抗癫痫药和疗效观察提供客观的依据，也有助于非癫痫发作的鉴别诊断及为手术切除致病灶提供可靠的定位依据。局灶性痫样放电常提示局灶性癫痫（图 16-4），双侧广泛性放电提示全面性癫痫。

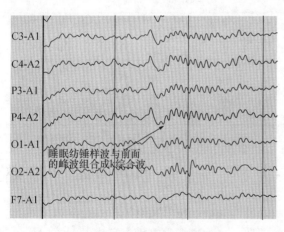

图 16-3　正常人睡眠时的脑电图

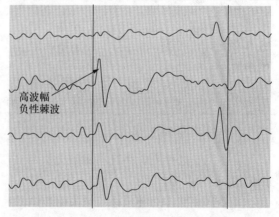

图 16-4　颞叶癫痫的脑电图改变

因为 45%～71% 的成年癫痫患者，在发作间期首次常规 EEG 检查无异常。长程视频脑电监测技术也仅可将阳性发现提高至 80%～90%。所以，病史和典型的发作在诊断上的价值应该超越常规 EEG。

2. 当考虑患者可能有痫性发作时，尚需与其他非癫痫性发作性疾病如假性癫痫发作、晕厥、短暂性脑缺血发作、低血糖症、基底型偏头痛、发作性睡病等相鉴别。

（1）假性癫痫发作（pseudoseizure，PS）：是一种阵发性类痫性发作的发作性疾病，是由一定心理机制引起而非脑电紊乱所致的运动、情绪、感觉或体验变化的发作。极易被误诊为痫性发作，并进行抗癫痫治疗，甚至行气管插管等急诊处理。把不典型痫性发作误诊为 PS，则

会延误患者适时的治疗。掌握 PS 与痫性发作的发作特征，将有助于二者鉴别。PS 发生于 7～71 岁，尤以 15～35 岁女性多见（占 75%～86%），少见于老年。PS 的临床表现形式多样，为一渐进过程，情感因素明显，多有人在场发作，大多无刻板性，瞳孔对光反射灵敏，无创伤和尿便失禁，症状可因暗示而加重或终止，其发作时 EEG 上无相应的痫性放电和抗癫痫药治疗无效是与癫痫鉴别的关键。但应注意，10% 的 PS 患者可同时存在真正的痫性发作，10%～20% 的痫性发作患者中伴有 PS。

（2）晕厥（syncope）：为全面性脑部短暂性缺血缺氧所致，常有意识障碍、跌倒，部分患者可出现肢体的强直、阵挛或尿失禁，故需与癫痫鉴别。以下几点支持晕厥的诊断：

1）久站、剧痛、见血、疼痛、情绪激动等可为晕厥的诱因。

2）发作时及发作前有眼前发黑、胸闷、心悸、出汗，发作时面色苍白、大汗、脉搏不规则等自主神经功能障碍的症状，无发绀，发作间歇期 EEG 正常。

3）晕厥为脑供血不足所致，因而其"缺失"症状多于刺激症状，肢体无力、肌张力减低较强直、阵挛性发作多见。

4）晕厥的意识障碍一般不超过 15s，以意识迅速恢复并完全清醒为特点，除非脑缺血时间过长，一般无发作后意识模糊。而发作后意识模糊状态则高度提示为痫性发作。

5）原发疾病的存在也有利于晕厥的诊断。如心源性晕厥患者有心律失常或心脏病的证据；原发性直立性低血压尚有括约肌障碍、阳痿、锥体束征等；排尿和咳嗽性晕厥有排尿和剧烈咳嗽的病史；低血糖晕厥有血糖减低的证据等。

6）晕厥患者的 EEG 多数正常或仅有慢波。

（3）偏头痛（migraine）：有头痛症状的癫痫与偏头痛的鉴别要点见表 16-4。

表 16-4　癫痫与偏头痛的鉴别

	癫痫	偏头痛
头痛程度	较轻	剧烈
头痛部位	双侧	单侧或双侧
头痛发作特点	突然	渐起
头痛持续时间	数分钟	数小时至 72h
胃肠道症状	常无	常伴恶心、呕吐
幻视	常复杂，模糊	常以闪光、暗点
脑电图	多数见痫性波	少数出现局灶慢波

（4）短暂性脑缺血发作（transient ischemic attack，TIA）以下要点支持 TIA 的诊断：

1）多见于老年人，多有动脉硬化、高血压、糖尿病、冠心病等危险因素，发作时间从数分钟到数小时不等。

2）临床症状多为神经系统缺失而非刺激症状，肢体瘫痪、感觉减退等较抽搐常见。

3）引起的肢体抽动不规则，无头部和颈部的转动，多数患者没有癫痫家族史。

4）TIA 的短暂性全面遗忘症是无先兆而突然发生的记忆障碍，多见于 60 岁以上的老年人，症状常持续 15min 到数小时，复发率小于 15%，EEG 无痫性放电。癫痫性健忘发作持续时间更短，常有反复发作，EEG 多有痫性放电。

（5）低血糖反应（hypoglycemic reaction）：由于血糖过低而引起的临床表现，常有饥饿、软弱、乏力、出汗、心悸等症状，严重时可致抽搐或昏迷，急测血糖显示血糖低于正常，进食或输注葡萄糖可缓解。

（6）发作性睡病（narcolepsy）：可有自动症、猝倒或遗忘症发作，需要与癫痫相鉴别。发作性睡病有不可抑制的睡意、睡眠发作及睡眠麻痹，EEG 无痫性发作表现。

（7）面肌痉挛（facial spasm）：病因不明。开始多为眼轮匝肌阵发性抽搐，此后逐渐扩散至同侧其他面部表情肌，EEG 无痫性发作。

3. 积极寻找引起痫性发作的原因　一般遗传性多在 20 岁前发病，20 岁后首发者多为结构性和代谢性；神经系统查体及相应辅助检查对确定原因有重要的意义。

（二）判定是否为癫痫或癫痫综合征

1. 判定是否为癫痫

（1）诊断癫痫需注意 3 个方面：即至少有 1 次临床上的痫性发作、EEG 显示痫样放电及脑部存在癫痫反复发作的易感性。仅有 EEG 上的痫样放电不能诊断为癫痫，因为在正常人群中约有 1% 的人 EEG 上可能存在，并且还可出现在其他非癫痫性疾病中。仅有临床发作也不要轻易下癫痫的诊断。如果不能证实患者脑部存在癫痫反复发作的易感性，则还是需要等待 2 次或 2 次以上的痫性发作，以证实患者脑部有癫痫发作的易感性存在。

（2）癫痫常具有重复性发作、症状和体征持续短暂性、发作症状的多样性、病因的多重性及慢性过程或趋势等特点。重复性指癫痫反复发作的特点，这一方面也是与痫性发作不同的。

（3）患者在发作期或发作间期做 EEG 检查时可发现反复痫样放电。

癫痫的临床过程是由 1 个和（或）1 个以上的痫性发作组成，癫痫发作有"共性"和"个性"两个主要特征。所有癫痫发作都有上面涉及的发作性、短暂性、重复性、刻板性。"个性"则指不同类型癫痫具有的各自特征，是临床上根据发作时的不同表现区分不同分型的依据。

（4）有些痫性发作与特殊状态相关（如高热、缺氧、睡眠剥夺、内分泌改变、电解质失调、药物过量、酒精戒断、过度饮水等），去除相关状态即不再发作，一般不诊断为癫痫。

2. 判定是否为癫痫综合征

癫痫综合征是由一组体征和症状组成的特定癫痫现象，所涉及的不仅仅是发作类型，还包含其特殊的病因、好发年龄、发病机制、病变部位、病理、临床表现、EEG 特征、治疗、预后、转归等相关资料共同进行描述，选择药物时不同类型的癫痫综合征也不相同，因此需仔细鉴别癫痫综合征类型。

（三）判定癫痫或癫痫综合征的类型、致痫灶的部位

1. 明确癫痫或癫痫综合征的类型

在确诊为癫痫或癫痫综合征之后应仔细区别其类型。癫痫发作是一种由独特病理生理机制和解剖基础所决定的发作性事件，而癫痫综合征则是由一组体征和症状组成的特定癫痫现象。不同类型癫痫或癫痫综合征所具有的特征是不同类型相区别的主要依据。如全身强直-阵挛性发作的特征是意识丧失，四肢抽动；失神发作的特征是突然发生和中止的意识丧失。不同类型的癫痫或癫痫综合征治疗方法亦不同，发作类型诊断错误，可能导致药物治疗失败。如将失神发作诊断为自动症选用卡马西平治疗就可能加重病情。

2. 明确致痫灶的部位

癫痫可能的致痫区和发作起始区以及功能区定位较复杂，应结合家族史、起病年龄和发病情况、临床症状、体征、影像学表现（MRI、fMRI、MEG、PET、SPET、DSA 等）、生化和病原学指标、CSF 和病理检查等综合判断，同时需结合细致的临床症状、视频脑电图及皮质脑电图、Wada 试验等，因为明确致痫灶部位对癫痫的分类、药物的选择、癫痫外科处理极其重要。

（四）判定引起癫痫的病因

癫痫的诊断确定之后，注意询问及分析病史和所得到的神经系统体征，并进行头颅影像学检查（如头颅 CT、MRI、MRA、DSA、磁共振频谱分析、脑磁图、SPECT 和 PET 等检查，尤其是头颅 CT 和 MRI 等检查对于癫痫病因的寻找有很大的帮助）以及相关实验室检查（如血常规、肝功、肾功、血钙、血糖、血脂、苯丙酸尿测定、粪便查虫卵、药物种类和浓度的检测、CSF、相关遗传学方面检测等检查）。从中寻找引起癫痫病因是遗传性、或是结构性和代谢性、还是未知病因。

在不同的年龄阶段，癫痫常有不同的病因分布特征：

1. 新生儿期　可能的病因有先天性发育障碍、产伤、围生期缺氧、代谢障碍（如低钙血症、低血糖、维生素 B_6 缺乏、酶缺乏症、苯丙酮尿症等）。

2. 婴儿期（1～6 个月）　可能的病因除上述外，还有婴儿痉挛症。

3. 幼儿早期（6 个月～3 岁）　婴儿痉挛症、热性惊厥、产伤或围生期缺氧、感染、外伤、代谢障碍、皮质发育障碍、药物。

4. 幼儿晚期（3～10 岁）　围生期缺氧、产伤或其他外伤、感染、颅内动静脉血栓、代谢障碍、皮质发育障碍、Lennox-Gastaut 综合征、可能为遗传性的运动性癫痫（Jackson 癫痫）。

5. 青少年期（10～18 岁）　特发性癫痫、青少年肌阵挛性癫痫、外伤、药物。

6. 成年早期（18～25 岁）　特发性癫痫、外伤、肿瘤、酒精或其他镇静药戒断。

7. 中年期（35～60 岁）　最可能的病因为外伤、肿瘤、脑血管疾病。

8. 老年期（>60 岁）　常见病因是脑血管疾病（常见于脑梗死后）、肿瘤、脓肿、神经系统变性疾病、外伤等。

任何年龄段的癫痫都有可能是脑膜炎或脑膜脑炎、代谢障碍所致。在热带和亚热带国家，中枢神经系统寄生虫感染可能为癫痫的常见病因。

第四节　癫痫治疗

癫痫治疗的原则：积极治疗原发病、规范地控制或消除痫性发作、防止复发、提高生活质量。

一、病因治疗

癫痫病因明确者应尽早控制或去除，去除病因有可能治愈癫痫，如肿瘤的患者应及时手术、全身代谢性疾病引起癫痫者应纠正代谢紊乱。

二、痫性发作的治疗

（一）药物治疗

一般在对癫痫类型进行正确诊断的基础上，先给予规范的抗癫痫药物治疗，注意副作用，大部分癫痫都能得到治愈或控制；对药物难治性癫痫，适宜外科治疗的，应尽早手术治疗。

1. 药物治疗原则

（1）初用原则：有下列情况之一者首次发作后可暂不应用抗癫痫药：①首次发作者，如无明确病因，通常不宜用药，待到下次发作时再决定是否用药；②2 次痫性发作间期长于 1 年者；③有明显诱发因素者，诱因去除后无痫性发作者；④一些儿童性癫痫随年龄增长有自愈倾向，若癫痫发作并不频繁时；⑤不能坚持规律服药者。

有下列情况之一者首次发作后就应该及时用药：①有明确的癫痫家族史者；②EEG 上有明确痫性放电者；③有持续存在的易导致癫痫反复发作而不能根除的病因，如头外伤、脑血管病后的迟发性癫痫、脑肿瘤、血管畸形、脑炎、系统性红斑狼疮等；④半年内发作 2 次或 2 次以上者，一经诊断明确，应立即用药。

另外，半年以上发作 1 次的患者，可在告知抗癫痫药物副作用和不治疗的后果的情况下，根据患者及家属的意愿、发作类型、不良反应大小、患者耐受能力及经济情况综合考虑酌情选择是否用药。

（2）剂量原则：从小剂量开始用药，逐渐加量，目标是达到既能有效控制癫痫、又无明显副作用的最小剂量。服药期间应监测血药浓度，除可作为调整药物剂量的参考标准，还可以了解患者服药的依从性。血药浓度采集时机应是早晨空腹且当天尚未给药之前。药物治疗应从小剂量开始，逐渐增加，直到达到有效的控制发作而不产生不良反应的剂量，即达到"目标浓度"，而不一定必须达到"有效浓度"。

（3）选药原则：应主要根据癫痫发作的类型来选择最合适的药物，应注意有些药物能加重某些类型的癫痫。另外还需全面考虑到副作用的大小、药物来源、价格和患者的承受能力等多方面因素。

（4）单药原则：单药治疗方便患者服用，提高依从性，减少药物副作用及药物之间的相互作用，不良反应少，治疗费用低，患者更容易接受。因此，单药治疗是最基本的原则。根据药物的性质可将每日剂量分次服用。半衰期长者每日服用1～2次，如苯妥英、苯巴比妥等；半衰期短的药物每日服用3次；24h缓释片剂1日只需服用1次，通常在夜间给药。多数抗癫痫药为碱性，推荐饭后服用。用药需根据个体的差异，注意监控疗效及药物毒性作用，及时调整剂量，以达到最佳疗效并避免不良反应出现。

（5）换药原则：若药物加量至有副反应时癫痫还没得到有效控制，或应用到足量后仍不能控制时应考虑换药。换药时应注意换药期间应有5～7天的过渡期，在小剂量缓慢加量的第二种药的基础上，对第一种药实施缓慢减量。不推荐频繁换药。

（6）联药原则：在下列情况时，可考虑联合用药：①有多种痫性发作类型的患者；②针对药物副作用，部分抗癫痫药可导致另一些癫痫发作类型，如苯妥英治疗部分性发作时可能引起失神发作，故可合用氯硝西泮；③针对患者的特殊情况，如月经性癫痫患者在月经前后可加用乙酰唑胺；④对部分单药无效的患者。

联合用药的注意事项：①不能把药理作用相同的药物合用，如扑米酮进人体内后可代谢成苯巴比妥，故不能将两药合用；②尽量避免有相同副作用的药物合用，如苯妥英可通过引起肝肾组织的坏死性血管炎导致肝肾功能损伤，丙戊酸可引起特异性过敏性肝坏死，因而在对有肝功能损伤的患者联合用药时要注意这两种药物的副作用；③不能无目的地联合用药；④注意药物之间的相互作用，如一种药物的肝酶诱导作用可加速另一种药物的代谢，药物与蛋白的竞争性结合也会改变另一种药物起主要药理作用成分的血中游离浓度。

（7）长期原则：治疗是一个长期过程，一旦找到可以完全控制发作的药物和剂量，就应长期、规律服药，这样才能保持血中稳定有效的药物治疗浓度，以达到有效抗癫痫的目的。

（8）停药原则：突然停药是一种非常危险的不正规治疗行为，其后果不单是引起癫痫复发，往往会导致癫痫持续状态，甚至威胁生命。在考虑停药前应进行EEG检查，若EEG仍有异常，应暂缓减药。停药前需缓慢减量，过程不应少于一年至一年半。一般来说，全面性强直-阵挛发作完全控制后1～5年，失神发作停止后半年可考虑停药。停药后有大于40%的患者复发，尤其是青少年肌阵挛性癫痫、自动症、多药联合治疗的癫痫、由颅内病变导致的癫痫而致痫灶仍未解除的患者等情况，则更易复发，需长期服药甚至终身服药。

（9）注意药物不良反应：包括剂量相关性、特异体质性、长期性及致畸性不良反应四类。剂量相关性不良反应最常见，通常发生于开始用药或增加剂量时，与血药浓度有关，治疗过程中须注意观察。多数常见的不良反应为短暂性；对特异体质的药物不良反应要注意（如卡马西平和丙戊酸钠导致的肝损害、苯巴比妥导致的智能下降）；而抗癫痫药的致畸性（如神经管缺陷）对于孕龄期妇女是最为严重的副作用，使用药物之前需要跟患者交流药物副作用，并要跟年轻妇女交代其致畸性，并建议服药期间不计划怀孕，用药期间服用叶酸可能降低致畸风险。

2. 抗癫痫药物

（1）抗癫痫药种类：①传统的抗癫痫药：苯妥英、丙戊酸、卡马西平、苯巴比妥、乙琥胺、扑米酮、氯硝西泮等；②新型抗癫痫药：拉莫三嗪、加巴贲丁、托吡酯、左乙拉西坦、奥卡西平、噻加宾、非尔氨酯等。

（2）抗癫痫药物的应用：2006年ILAE基于临床疗效推荐的抗癫痫药物治疗指南见表16-5。

表 16-5　抗癫痫药物治疗指南

癫痫类型	推荐等级	推荐药物
成人局灶性发作	A级	卡马西平、苯妥英
	B级	丙戊酸钠
	C级	加巴贲丁、拉莫三嗪、奥卡西平、苯巴比妥、托吡酯、氨己烯酸
儿童局灶性发作	A级	奥卡西平
	C级	卡马西平、苯巴比妥、苯妥英、丙戊酸钠、托吡酯
老年局灶性发作	A级	加巴贲丁、拉莫三嗪
	C级	卡马西平
成人全面强直-阵挛性发作	C级	卡马西平、拉莫三嗪、奥卡西平、苯巴比妥、托吡酯、丙戊酸钠
儿童全面强直-阵挛性发作	C级	卡马西平、苯妥英、苯巴比妥、托吡酯、丙戊酸钠

（3）癫痫综合征的药物应用：见表 16-6。

表 16-6　癫痫综合征的药物应用

癫痫综合征	一线药物	二线药物	可能加重发作的药物
婴儿重症肌阵挛性癫痫	丙戊酸钠、托吡酯、氯硝西泮	左乙拉西坦	卡马西平、奥卡西平
婴儿痉挛	类固醇	氯硝西泮、丙戊酸钠、托吡酯、莫拉三嗪	卡马西平、奥卡西平
肌阵挛站立不能癫痫	丙戊酸钠、托吡酯、氯硝西泮	左乙拉西坦、拉莫三嗪	卡马西平、奥卡西平
儿童失神癫痫	丙戊酸钠、拉莫三嗪	左乙拉西坦、托吡酯	卡马西平、奥卡西平、苯妥英钠
青少年失神癫痫	丙戊酸钠、拉莫三嗪	左乙拉西坦、托吡酯	卡马西平、奥卡西平、苯妥英钠
青少年肌阵挛癫痫	丙戊酸钠、拉莫三嗪	左乙拉西坦、托吡酯、氯硝西泮	卡马西平、奥卡西平、苯妥英钠
Lennox-Gastaut 综合征	丙戊酸钠、托吡酯、拉莫三嗪	左乙拉西坦、氯硝西泮	卡马西平、奥卡西平
具有中央-颞区棘波的良性儿童癫痫	丙戊酸钠、卡马西平、拉莫三嗪、奥卡西平	左乙拉西坦、托吡酯	
Landau-Kleffner 综合征（获得性癫痫性失语）	丙戊酸钠、类固醇、拉莫三嗪	左乙拉西坦、托吡酯	卡马西平、奥卡西平

（4）常用抗癫痫药使用方法及有效血药浓度：见表 16-7。

表 16-7　常用抗癫痫药使用方法及有效血药浓度

起始剂量	增加剂量	维持剂量	最大剂量	有效浓度	服药次数（次/日）
卡马西平					
成人 100~200mg/d	100~200 毫克/周	400~1200mg/d	1600mg/d	4~12mg/L	2~3
儿童 5mg/(kg·d)		1~20mg/(kg·d)			2~3
氯硝西泮					
成人 1mg/d		4~8mg/d	12mg/d		3
儿童 0.01~0.03mg/(kg·d)		0.02~0.03mg/(kg·d)		20~90μg/L	3

（续表）

起始剂量	增加剂量	维持剂量	最大剂量	有效浓度	服药次数（次/日）
苯巴比妥（鲁米那）					
成人 30～60mg/d	30 毫克/周	90～180mg/d	180mg/d	15～40mg/L	2
儿童 2mg/(kg·d)		2～5mg/(kg·d)			2
苯妥英钠（大仑丁）					
成人 200mg/d	100 毫克/周	200～400mg/d	500mg/d	10～20mg/L	2～3
儿童 2～3mg/(kg·d)	2～3 毫克/(千克·周)	5～10mg/(kg·d)			2～3
扑米酮（扑痫酮）					
成人 125mg/d	125mg/3d	750～1000mg/d	1000mg/d		3
儿童 5mg/(kg·d)		5～15mg/(kg·d)			3
丙戊酸钠					
成人 600mg/d	200mg/3d	1000～1500mg/d	2000mg/d	50～100mg/L	2～3
儿童 10～15mg/(kg·d)	5～10 毫克/(千克·周)	15～30mg/(kg·d)			2～3
加巴喷丁					
成人 300mg/d	300mg/d	900～1800mg/d	2400mg/d		3
儿童 10～20mg/(kg·d)		30～90mg/d			
拉莫三嗪					
单药治疗					
成人 25mg/d	25 毫克/2 周	100～200mg/d	500mg/d		2
儿童 0.3mg/(kg·d)	0.3mg/(kg·d)	2～10mg/(kg·d)			2
与肝酶诱导类的抗癫痫药合用					
成人 50mg/d	50 毫克/2 周	100～200mg/d			2
儿童 0.6mg/(kg·d)	0.6mg/(kg·d)	5～15mg/(kg·d)			2
与丙戊酸类药物合用					
成人 12.5mg/d	12.5 毫克/2 周	100～200mg/d			2
儿童 0.15mg/(kg·d)	0.15mg/(kg·d)	1～5mg/(kg·d)			2
左乙拉西坦（尚无 4 岁以下儿童使用的资料）					
成人 1000mg/d	500～1000 毫克/2 周	1000～3000mg/d			2
奥卡西平					
成人 150～300mg/d	300～600 毫克/周	600～1200mg/d	240mg/d		2
儿童 8～10mg/(kg·d)	10mg/(kg·1 周)	20～30mg/(kg·d)	40mg/(kg·d)		2
托吡酯					
成人 25mg/d	25～50 毫克/周	100～400mg/d			2
儿童 0.5～.10mg/(kg·d)	0.5～1.0 毫克/(千克·2 周)	5～9mg/(kg·d)	15mg/(kg·d)		2

（5）抗癫痫药物的常见的不良反应：见表 16-8。

表 16-8　抗癫痫药物的常见的不良反应

药物	剂量相关的副作用	长期治疗的副作用	特异体质的副作用	对妊娠的影响
卡马西平	头晕、视物模糊、恶心、困倦、中性粒细胞减少、低钠血症	低钠血症	皮疹、再生障碍性贫血、重症多形红斑、肝损伤	FDA 妊娠安全分级：D 级 能透过胎盘屏障，可能导致神经管畸形
氯硝西泮	常见：镇静（成人比儿童更常见）、共济失调	易激怒、攻击行为、多动（儿童）	少见，偶见白细胞减少	FDA 妊娠安全分级：D 级 能透过胎盘屏障，有致畸形及胎儿镇静、肌张力下降

（续表）

药物	剂量相关的副作用	长期治疗的副作用	特异体质的副作用	对妊娠的影响
苯巴比妥	疲劳、抑郁、嗜睡、注意力涣散、多动、易激惹（儿童多见）、攻击行为、记忆力下降	面部粗糙、骨质疏松、凝冻肩、性欲缺乏	智能下降、皮疹、中毒性表皮溶解症、肝炎	FDA 妊娠安全分级：D 级 能透过胎盘屏障，可发生新生儿出血
苯妥英钠	眼球震颤、共济失调、厌食、恶心、呕吐、攻击行为、巨幼红细胞性贫血	痤疮、齿龈增生、面部粗糙、多毛、骨质疏松、小脑及脑干萎缩（长期大量使用）、性欲缺乏、维生素 K 和叶酸缺乏	皮疹、周围神经病、重症多形红斑、肝毒性	FDA 妊娠安全分级：D 级 能透过胎盘屏障，可能导致胎儿头面部畸形、心脏发育异常、精神发育缺陷及新生儿出血
扑米酮	同苯巴比妥	同苯巴比妥	皮疹、血小板减少、狼疮样综合征	FDA 妊娠安全分级：D 级 同苯巴比妥
丙戊酸钠	震颤、厌食、恶心、呕吐、困倦	体重增加、脱发、月经失调或闭经、多囊卵巢综合征	肝毒性（尤其在 2 岁以下的儿童）、血小板减少、急性胰腺炎（罕见）、丙戊酸钠脑病	FDA 妊娠安全分级：D 级 能透过胎盘屏障，可能导致神经管畸形及新生儿出血
加巴喷丁	嗜睡、头晕、疲劳、复视、感觉异常、健忘	较少	罕见	FDA 妊娠安全分级：C 级
莫拉三嗪	复视、头晕、头痛、恶心、呕吐、困倦、共济失调、嗜睡	攻击行为、易激惹	皮疹、重症多形红斑（0.1%）、中毒性表皮溶解症、肝衰竭、再生障碍性贫血	FDA 妊娠安全分级：C 级
奥拉西平	疲劳、困倦、复视、头晕、共济失调、恶心	低钠血症	皮疹	FDA 妊娠安全分级：C 级
左乙拉西坦	头痛、困倦、易激惹、感染、类流感综合征	较少	无报告	FDA 妊娠安全分级：C 级
托吡酯	厌食、注意力、语言、记忆障碍、感觉异常、闭汗	肾结石、体重下降	急性闭角型青光眼（罕见）	FDA 妊娠安全分级：C 级

注：FDA 妊娠安全分级：美国药品和药品管理局（FDA）根据药物对动物或人类所具有的不同程度的致畸性，将药物对妊娠反应的影响分为 5 级。

A 级：妊娠前 3 个月的孕妇的充分良好的对照研究未发现对胎儿的危害（并且也无在其后 6 个月具有危害性的证据）。此类药物对胎儿的影响甚微。

B 级：动物研究未发现对胎仔的危害，但在孕妇无充分良好的对照研究；或动物研究发现对胎仔有危害，但对孕妇的充分良好的对照研究未发现对胎儿的危害。此类药物对胎儿影响较小。

C 级：动物研究表明，药物对胎仔有致畸或杀死胚胎的作用，但对孕妇没有充分良好的对照研究；或对孕妇没有研究，也没有动物研究。此类药品必须经过医师评估，权衡利弊后才能使用。

D 级：有危害人类胎儿明确证据，但在某些情况下（如孕妇存在严重的、危及生命的疾病，没有更安全的药物可供使用，或药物虽安全但使用无效），孕妇用药的益处大于危害。

E 级：动物或人类研究表明，能导致胎儿异常；或根据人类和动物用药经验，有危害胎儿的明确证据。孕妇使用药物显然没有益处。禁用于妊娠或可能妊娠的妇女

3. 癫痫持续状态的治疗

（1）病因及诱因

引起癫痫持续状态的病因见于不规范的抗癫痫药物治疗、各种原因引起的急性脑病、卒中、脑部感染性病变、外伤、肿瘤和药物中毒等。不适当地减量或停用抗癫痫药、感染、过度疲劳、精神因素、孕产和饮酒等均是癫痫持续状态的诱因。

（2）治疗流程

1）维持生命体征的稳定（防止误吸、保持呼吸道通畅，给氧、生命体征监护与维持等基础生命支持手段）、建立静脉输液通路、维持内环境的稳定。

2）积极有效地控制抽搐，终止呈持续状态的痫性发作，减少发作对脑部神经元的损害。

①首选地西泮。成人首次静脉注射 10～20mg，速度＜2～5mg/min，如癫痫持续或复发可于 15min 后重复给药，或 60～100mg 地西泮溶于 5% 葡萄糖溶液中，于 12h 内缓慢静滴。儿童 0.2～0.5mg/kg，最大剂量不超过 10mg。副作用主要是呼吸抑制。②苯妥英钠是最常被推荐的次选药物。可与地西泮联合使用，亦可单药治疗。地西泮加苯妥英钠疗法：首先用地西泮 10～20mg 静脉注射取得疗效后，给予苯妥英钠 0.3～0.6g 加入生理盐水 500ml 静脉滴注，速度不超过 50mg/min。单药控制法：剂量和方法同上。苯妥英溶液对静脉血管有高度的腐蚀性，且当药物外渗时可引起组织坏死。快速给药会导致低血压和心律失常，因此需监测血压及 ECG。③苯巴比妥是另一个二线用药。常在经上述处理发作控制后选用，以维持和巩固疗效。一般剂量为 0.1～0.2g 肌内注射，每日 2 次。该药为强镇静剂，可引起昏迷。另外它还可能引起呼吸抑制及低血压。④目前临床上还可以选用丙戊酸针剂控制持续状态，并且可以快速提高丙戊酸血药浓度以达到有效范围。用法是 15～30mg/kg 静脉推注后，以 1.0mg/(kg·h) 的速度静脉维持滴注。其优点是不引起镇静作用及低血压，因此在患者未插管状态或苯妥英过敏时可选用。副作用有高氨血症脑病，胰腺炎，帕金森综合征，肝功能异常（罕见），血小板减少。

3）难治性癫痫持续状态的治疗

难治性癫痫持续状态（refractory status epilepticus，RSE）是指经足量一、二线抗癫痫药（如地西泮、苯妥英、苯巴比妥等）治疗不能控制的持续癫痫发作，且超过 1h 的状态。

发作超过 1h 的患者体内环境的稳定性被破坏，将引发中枢神经系统许多不可逆损害，因而 RSE 的首要任务即迅速控制发作。在选用药物之前，应进行气管插管、机械通气，以维持正常的呼吸功能，并进行有效的血流动力学监测。

①咪达唑仑：作用于 γ-氨基丁酸（GABA）的 A 受体，由于其作用持续时间短，很少引起血流动力学异常。因此，它越来越多地取代巴比妥酸盐用于治疗 SE。推荐的负荷剂量是 0.2mg/kg，每 5min 重复一次直至发作停止，最大负荷剂量为 2～3mg/kg。初始静脉维持速度为 0.1mg/(kg·h)，持续维持速度为 0.05～2.9mg/(kg·h)。副作用是呼吸抑制和低血压。②异戊巴比妥：成人每次 0.25～0.5g，1～4 岁儿童每次 0.1g，大于 4 岁每次 0.2g，加入注射用水缓慢静注，每分钟不超过 100mg。呼吸抑制、低血压、复苏延迟是其主要副作用。③异丙酚：也是一 GABA 受体激动剂。用于 SE 的推荐负荷剂量 1～2mg/kg，继之以 1～15mg/(kg·h) 的速度持续静脉输注，推荐的最大输注速度为 5mg/(kg·h)。副作用有呼吸抑制，低血压，心动过缓，异丙酚输注综合征（包括代谢性酸中毒、心力衰竭、横纹肌溶解、低血压、死亡）。④其他还可以选用利多卡因、氯胺酮、硫喷妥钠、左乙拉西坦等。

4）发作停止后，应及时给予足量的其他抗癫痫药维持治疗，以免复发。

5）处理并发症：控制脑水肿，防治多器官功能衰竭（心律失常、肺水肿、肾损害等），纠正水电解质和酸碱失衡、处理发热，以减少致残率和死亡率。

6）寻找并尽可能根除病因及诱因。

7）若发作初期没有目击者，需检查是否有颅脑外伤或颈椎外伤等。

（二）手术治疗

对药物治疗无效的难治性癫痫，可考虑手术治疗。局灶切除术（如颞叶癫痫、半球切除术）、姑息手术（软脑膜下横断术、病灶切除术、胼胝体切开术）都是目前常用的方法，可根据病情酌情选用。

（三）迷走神经刺激治疗

迷走神经刺激治疗是一种非药物性有创性治疗方式，为 12 岁以上患者难治性局灶性癫痫的一种辅助治疗方法。

（四）生酮饮食治疗

生酮饮食治疗是一种新兴的高脂肪、低碳水化合物、低蛋白饮食治疗难治性儿童癫痫的方法，对痉挛性癫痫、肌阵挛癫痫有效。

三、其他

1. 痫性发作时应注意：①保证患者气道通畅。让患者侧卧位，解开衣领、腰带，使其呼吸通畅。②防止患者自伤。应保证患者远离硬物、尖锐物品、高温物品或危险地理环境。一般对于处理大发作的患者，要避免发作时误伤，用毛巾或外裹纱布的压舌板塞入其齿间，以防舌咬伤，抽搐时不得用力按压肢体，以免骨折，抽搐停止后，将头部转向一侧，让分泌物流出，避免窒息。③等待并观察患者发作时的表现，直到抽搐停止，意识恢复。

2. 痫性发作间歇期：告知患者及家属：①目前患者的诊断及癫痫发作时的相关风险，取得患者及家属的积极配合；坚持规范、规律用药，不可突然停药或更换药物，避免癫痫持续状态、医源性难治性癫痫出现或使本可以控制发作的癫痫患者迁延时日，形成慢性癫痫性脑病，影响患者的生活质量；②虽然癫痫的药物治疗是对症治疗，但是通过有效规律的药物治疗，大部分癫痫能够有效控制；③要注意抗癫痫药的副作用；④服药期间定期检查血常规、肝、肾功能等；⑤对有反射性癫痫可能者，应注意对诱发原因的回避；⑥对癫痫患者多做适合本人的、有益的、健康的活动和适宜的工作，应避免从事对癫痫者易误伤的工作和娱乐活动，提倡其回归社会。

四、预后

癫痫的预后取决于多种因素，如发作年龄、病因、发作类型、有无合并神经精神障碍、初期治疗效果、发病至开始治疗时间、治疗的规范程度、发作频率、发作时持续的时间、EEG 的改变类型（如 EEG 出现弥漫性两侧对称同步的棘慢复合波者一般预后良好，而 EEG 有局限异常、高度失律和弥漫性尖慢复合波者则预后不良）以及患者的心理状态等因素有关。

未经治疗的癫痫患者，5 年自发缓解率在 25％ 以上，最终缓解率约为 39％；多数系统而又规范治疗的患者预后良好，80％ 左右的患者用目前抗癫痫药能完全控制发作，正规减量后，50％ 以上患者终身不再发病；对少数经规范抗癫痫药治疗难以控制发作的患者，通过手术治疗病情可以得到控制；癫痫家族史与预后的关系不确定。

（罗德欣）

第十七章　神经系统遗传性疾病

1. 掌握：神经系统遗传性疾病的临床表现和诊断步骤，脊髓小脑性共济失调的临床表现和诊断，Friedreich 共济失调的临床表现和诊断，结节性硬化症的临床表现和诊断，神经纤维瘤病的临床表现和诊断，脑面血管瘤病的临床表现和诊断。

2. 熟悉：神经系统遗传性疾病的遗传方式及分类，脊髓小脑性共济失调的病因及发病机制，Friedreich 共济失调的病因及发病机制，结节性硬化症的病因及发病机制，神经纤维瘤病的病因及发病机制，脑面血管瘤病的病因及发病机制。

3. 了解：神经系统遗传性疾病的预防和治疗，脊髓小脑性共济失调的病理改变，Friedreich 共济失调的病理改变，结节性硬化症的病理改变，神经纤维瘤病的病理改变，脑面血管瘤病的病理改变。

1. 神经系统遗传性疾病是指在个体机体发生过程中，由于生殖细胞或受精卵遗传物质的数量、结构或功能上发生改变，发育的个体出现以神经系统功能缺损为主要临床表现的疾病。其病种很多，不少疾病的病因及发病机制尚未阐明。在家族性神经系统遗传性疾病中，基因遗传是起病的主要形式。

神经系统遗传性疾病临床表现具有多样性，其中部分表现具有共性，也具有各自的特征性症状。其诊断一方面依赖于一般临床资料和家族系谱分析，另外还需特殊的遗传学诊断手段。神经系统遗传性疾病是神经系统疾病中最难治疗的疾病之一，早期预防特别重要。

2. 遗传性共济失调是一组以慢性进行性共济失调为突出表现的一大类中枢神经系统遗传变性疾病，多为常染色体显性遗传或隐性遗传，偶有伴性连锁遗传。病因及发病机制尚不清楚，可能与生化酶缺陷、免疫缺陷、DNA 修复功能缺陷、红细胞膜异常及病毒感染有关。

主要累及脊髓后索、侧索、小脑及传入和传出纤维、脑干橄榄核、小脑脚及有关神经核等部位，亦可累及大脑皮质、基底核、丘脑、丘脑下部、脑神经、脊神经及周围神经等，由于受损部位和程度不同，其临床表现复杂多样，交叉重叠，分类困难。目前多采用 Harding（1993）提出的根据发病年龄、临床特征、遗传方式和生化改变的分类方法。尚无特效治疗方法。

3. 神经皮肤综合征是由起源于外胚层的器官发育异常所致的遗传性疾病，病变不仅累及神经系统、皮肤和眼，也可累及中胚层、内胚层器官如心、肺、骨、肾和胃肠等。发病机制目前尚不清楚，为常染色体显性遗传病。临床特点为多系统、多器官受损。目前尚无特效治疗方法。

第一节　概　　述

神经系统遗传性疾病是指在个体机体发生过程中，由于生殖细胞或受精卵遗传物质的数量、结构或功能上发生改变，使发育的个体出现以神经系统功能缺损为主要临床表现的疾病。它是人类遗传性疾病的重要组成部分，具有家族性和终身性特点，致畸、致愚及致残率很高，危害极大，治疗困难。随着现代生物学、生物化学、分子生物学及神经系统遗传病的基因定位、基因产物及基因诊断和治疗等方面的进展，对此类疾病的本质、发病机制和发病基础的认识愈加深入。

人类遗传性疾病中，已发现的 7000 多种遗传病中半数以上累及神经系统。我国神经系统单基因遗传病患病率为 109.3/10 万，其中以遗传性共济失调和进行性肌营养不良最常见。神经系统遗传性疾病可发生于任何年龄，出生后即表现异常，如唐氏综合征和半乳糖血症；在婴儿期发病，如婴儿型脊髓性肌萎缩症和黑矇性痴呆；在儿童期发病，如假肥大性肌营养不良；在少年期发病，如肝豆状核变性、少年型脊髓性肌萎缩症；在青春期发病，如腓骨肌萎缩症；在中年期发病，如强直性肌营养不良、遗传性舞蹈症及遗传性共济失调；在老年期发病，如橄榄脑桥小脑萎缩。

神经系统遗传性疾病病种很多，不少疾病的病因和发病机制尚未阐明。在家族性神经系统遗传性疾病中，基因遗传是起病的主要形式。在无家族性遗传的情况下，因染色体畸变和基因突变导致的神经系统遗传性疾病，其可能的因素是细菌毒素、代谢产物及理化因子等。

一、遗传方式及分类

神经系统遗传性疾病和其他遗传疾病一样，根据受累的遗传物质不同可分为单基因遗传病、多基因遗传病、染色体病和线粒体遗传病四大类。

1. 单基因遗传病   是单个基因的突变所致，如基因发生碱基替代、插入、缺失、重复或动态突变引起的疾病。包括常染色体显性、常染色体隐性、X 连锁隐性、X 连锁显性、Y 连锁遗传和动态突变性遗传等。临床常见的单基因遗传病包括遗传性脊髓小脑性共济失调、假肥大性肌营养不良、腓骨肌萎缩症和肝豆状核变性等。

2. 多基因遗传病   是多个基因突变的累加效应与环境因素共同作用引起的疾病。神经系统较常见的多基因遗传病有癫痫、偏头痛、脊柱裂和脑血管疾病等。

3. 染色体病   是染色体数目或结构异常而引起的一系列疾病或综合征。往往导致严重的精神发育迟缓和多种先天性发育异常。如唐氏综合征患者体细胞中多了一个 21 号染色体。

4. 线粒体遗传病   是线粒体 DNA（mtDNA）发生突变所致的疾病，主要为母系遗传。常见的线粒体遗传病包括线粒体肌病、线粒体脑肌病、帕金森病、阿尔茨海默病等。

二、病因及发病机制

人类遗传病的主要病因来自染色体畸变和基因突变。每一个基因编码产生肽链或蛋白质，基因的突变将导致相应肽链或蛋白质（或酶）的缺失、结构异常或功能改变而产生各种遗传疾病。根据受累的基因的改变方式，所影响的部位及基因所表达蛋白改变形式等，将目前已明确的神经系统遗传性疾病的病因及发病机制归类为：三核苷酸重复扩增，离子通道病，遗传代谢病，异常蛋白产物沉积和金属离子转运障碍。

三、病理

神经系统遗传疾病可有不同的病理改变，但变性为共同点，不同的疾病从大体上看神经系统各部以及肌肉均表现有萎缩，各类疾病的病理变化将在各节中叙述。

四、临床表现

1. 共同性症状   神经系统遗传性疾病临床表现具有多样性，其中部分表现具有共性，如发病年龄早，进行性加重，家族聚集现象，认知、行为和发育异常，语言运动障碍，多系统、多器官和多功能障碍。

2. 特征性症状 除上述共同性症状外，神经系统遗传性疾病也具有各自的特征性症状，如神经纤维瘤的咖啡牛奶斑，肝豆状核变性的 K-F 环，结节性硬化症的面部血管纤维瘤等。

具体症状和体征可表现为：

1. 高级神经系统活动障碍 精神发育不全，痴呆，行为异常（如发作性兴奋、冲动、易激惹、烦躁不安、有时用力捶打头部、不能分辨干净与肮脏等），语言障碍。

2. 运动障碍 不自主运动（如舞蹈动作、震颤、手足徐动、扭转痉挛、肌束震颤、口面部不自主运动），尚有共济失调、瘫痪（包括上、下运动神经元瘫痪和肌病性瘫痪）、步态异常、抽搐等。

3. 感觉障碍 可见于周围神经受损害的遗传病，其共同特点是感觉异常主要出现在下肢远端，呈对称性，袜套样分布，深浅感觉均可累及。遗传性感觉神经根神经病的感觉异常有多种表现，其中最具有特征性者是全身或部分躯体痛觉缺失。有些病例尚可出现自发性疼痛。

4. 肌肉异常 可表现为肌萎缩、假性肌肥大、肌无力、肌张力增高（分为强直性及痉挛性）或降低。

5. 其他异常 眼部异常最为常见，如眼肌瘫痪、角膜混浊、虹膜萎缩、角膜 K-F 环、结合膜毛细血管扩张、眼球震颤、晶体异位、青光眼、视神经萎缩、眼底樱桃红斑、视网膜色素变性、夜盲等。皮肤及黏膜异常有皮脂腺瘤、神经纤维瘤、血管瘤、咖啡牛奶斑、腋窝雀斑、叶状白斑、鱼鳞癣、光敏感性皮炎、皮纹异常、皮肤及黏膜毛细血管扩张等。

尚有特殊面容，耳、鼻、口、舌异常，头颅及四肢异常（如颅狭窄症、小头及大头畸形、脊柱裂、脊柱后凸及侧凸、四肢短小、指趾异常、弓形足等），侏儒，毛发颜色淡，毛发粗糙有沙粒、卷发及易断裂和特殊尿味（霉臭味、焦糖味）等。

五、辅助检查

1. 生化检查 对神经系统遗传病的诊断非常重要。如进行性肌营养不良的肌酸激酶（CK）、丙酮酸激酶（PK）、乳酸脱氢酶（LDH）等，肝豆状核变性的铜蓝蛋白、血清铜、尿铜等。

2. 脑脊液检查 脑脊液压力增高见于颅狭窄症、异染性脑白质营养不良和半乳糖脑苷脂累积病（即 Krabbe 病）等。

3. 病理检查 如进行性肌营养不良的肌肉活检，腓骨肌萎缩症和遗传性淀粉样变性神经病的神经活检。

4. 电生理检查 如脑电图检查遗传性阵挛性癫痫的携带者，神经传导速度测定检测腓骨肌萎缩症的携带者。

5. 影像学检查 头颅照片如发现脑内病理钙化影呈脑回状、树枝状或平行的线条状，有较大的诊断价值。怀疑为脊髓小脑性共济失调患者可行 CT 和 MRI 检查以观察小脑和脑干有无萎缩。家族性基底核钙化和结节性硬化症的颅脑 CT 扫描可发现不同部位的钙化斑或钙化点。颅 MRI 发现胼胝体变薄，是某些常染色体隐性遗传的遗传性痉挛性截瘫的特点。

6. 细胞学检查及细胞培养 如对疑诊尼曼-皮克（Niemann-Pick）病（鞘磷脂累积病）的患儿，在骨髓涂片中找到"泡沫细胞"有助诊断。细胞培养可用于染色体病、代谢病的诊断，如皮肤成纤维细胞培养，进行铜含量的测定可帮助诊断疑难的肝豆状核变性病例。

7. 染色体检查 对于一些神经系统遗传病是不可缺少，如出现下列情况需行染色体检查：家族成员中有先天性畸形的病例；多次流产的妇女及其丈夫；疑为唐氏综合征的小儿及其双亲；精神发育不全伴体态异常者。

8. 基因检查 主要对象包括遗传病患者、症状前患者、隐性遗传病的携带者（杂合子）和产前诊断。基因检查的特点是灵敏度高、特异性高。

六、诊断

神经系统遗传性疾病的诊断方法主要包括临床诊断（表型的诊断）、遗传学和基因诊断。虽然神经遗传病种类繁多，但每种疾病的发病率较低，甚至罕见，因而给诊断造成极大的困难。因此，在诊断过程中应综合多种方法，以提高诊断的准确性。

通过病史、症状、体征及常规辅助检查等发现上述临床表现的共同特征时，应首先考虑到遗传病的可能，然后依据遗传学特殊诊断方法，如系谱分析、染色体检查、DNA 和基因产物分析来提示和确定诊断。其诊断步骤包括：①临床资料：包括年龄，性别，家系调查，特殊的症状和体征（如 K-F 环、皮肤咖啡牛奶斑等），详细的神经系统体格检查，详细的体态和掌指指纹检查；②系谱分析：可以判定是否为遗传病，区分是何种类型的遗传病；③常规检查：包括生化、病理、电生理和影像学检查等，对诊断和鉴别诊断十分重要；④遗传物质和基因产物检测：包括染色体检查、基因诊断和基因产物检测。

七、防治

目前大部分神经系统遗传性疾病尚缺乏有效的治疗方法，治疗可从以下几个方面着手：临床水平、代谢水平及基因水平。

1. 临床治疗

（1）药物的对症治疗：是目前对大多数神经遗传病的主要治疗方法，如抗癫痫药治疗癫痫患者，苯海索或左旋多巴类药物治疗遗传性帕金森病或一些有类帕金森症状的遗传病如肝豆状核变性等。

（2）手术治疗：畸形者可考虑手术矫正，对特别易引起癌变的病灶应早期切除。

（3）康复治疗：主要对智能低下及某种功能缺陷的患者，加强教育和训练，并尽可能给予适当的职业训练。

2. 改善代谢的治疗

（1）饮食治疗：在遗传性代谢异常时，机体可表现为某些必需物质的缺乏和某些代谢物质的大量积累，治疗的原则是补其所缺，取其所余。如苯丙酮尿症患者的饮食应去除苯丙酮酸，患儿尽早断奶，最好采用特殊制备的低苯丙氨酸水解蛋白，另加糖、脂肪、含蛋白质低的蔬菜，以及维生素、无机盐等。

（2）减少有害代谢底物或蓄积物：如青霉胺等螯合剂帮助体内铜的排除以及锌剂减少铜的吸收以治疗肝豆状核变性。

（3）补充缺乏的物质：用于正常酶替代患者所缺陷的酶，如治疗粘多糖 I 型，可输入正常人的细胞，后者的酶可替代患者缺乏的酶而发挥作用。

3. 基因治疗　是把外源性的基因导入人体的细胞或组织中，纠正其基因缺陷，补充失去的基因功能，通过表达正常的基因产物，或关闭/降低异常基因的表达，以达到治疗遗传病的目的。人类疾病的基因治疗研究开始于 20 世纪 80 年代，1990 年 FDA 批准基因治疗正式应用于人类遗传病和癌症的临床试验，其中最为成功的例子是用逆转录病毒介导的基因转移纠正腺苷脱氢酶缺乏以治疗儿童严重复合型免疫缺陷。

4. 干细胞治疗　干细胞是人体及各种组织细胞的初始来源，由于其具有不断自我更新的能力，又有多向分化的潜能，因此对各种变性病变和器官损害，包括神经遗传病具有潜在的治疗价值。虽然干细胞治疗的前景诱人，但要将这一技术真正应用于临床，还有漫长的路程，以及许多悬而未决的问题。

目前大部分神经系统遗传性疾病疗效多不满意，因此早期预防特别重要。预防措施包括避免近亲结婚、遗传咨询、携带者基因检测及产前诊断等。

第二节 遗传性共济失调

遗传性共济失调（hereditary ataxia，HA）是一组以慢性进行性共济失调为突出表现的一大类中枢神经系统遗传变性疾病，多为常染色体显性遗传或隐性遗传，偶有伴性连锁遗传。其病因及发病机制尚不清楚，可能与生化酶缺陷、免疫缺陷、DNA 修复功能缺陷、红细胞膜异常及病毒感染有关。

本组疾病病变主要累及脊髓后索、侧索、小脑及传入和传出纤维、脑干橄榄核、小脑脚及有关神经核等部位，亦可累及大脑皮质、基底核、丘脑、丘脑下部、脑神经、脊神经及周围神经等，由于受损部位和程度的不同，其临床表现复杂多样，交叉重叠，分类困难，目前多采用 Harding（1993）提出的根据发病年龄、临床特征、遗传方式和生化改变的分类方法（表 17-1）。早发性（20 岁前发病）共济失调，如 Friedreich 共济失调，为常染色体隐性遗传；晚发性共济失调，为常染色体显性遗传性共济失调，由于其病理改变主要表现为小脑、脊髓和脑干变性，故又称为脊髓小脑性共济失调。

表 17-1 遗传性共济失调的分类、遗传方式及特点

病名	遗传方式	染色体定位	三核苷酸重复	起病年龄（岁）
早发性共济失调（20 岁前发病）				
常染色体隐性遗传				
Friedreich 共济失调	AR	9q	GAA（N<42，P≥65~1700）	13（婴儿~50）
腱反射存在类 Friedreich 共济失调				
Marinese-Sjognen 综合征				
晚发性共济失调				
常染色体显性小脑共济失调（ADCA）				
常伴有眼肌麻痹或锥体外系特征，但无视网膜色素变性（ADCA I ）				
SCA₁	AD	6p	CAG（N<39，P≥40）	30（6~60）
SCA₂	AD	12q	CAG（N=14~32，P≥35）	30（婴儿~67）
SCA₃（MJD）	AD	14q	CAG（N<42，P≥61）	30（6~60）
SCA₄	AD	16q		
SCA₈	AD	13q	CTG（N=16~37，P≥80）	39（18~65）
常伴有眼肌麻痹或锥体外系特征和视网膜色素变性（ADCA II ）				
SCA₇	AD	3p	CAG（N<36，P≥37）	30（婴儿~60）
纯 ADCA（ADCA III ）				
SCA₅	AD	11cent		
SCA₆	AD	19p	CTG（N<20，P=21~29）	48（24~75）
SCA₁₀	AD	22q		35（15~45）
齿状核红核苍白球丘脑底核萎缩	AD	12p	CTG（N<36，P≥49）	30（儿童~70）
已知生化异常的共济失调				
维生素 E 缺乏性共济失调				
低 β 蛋白血症				
线粒体病	母系遗传		mtDNA 突变	
氨基酸尿症				
肝豆状核变性	AR	13q14	点突变	18（5~50）
植烷酸贮积症（Refsum 病）				
共济失调毛细血管扩张症（ataxia telangiectasia）	AR	11		

AR：常染色体隐性；AD：常染色体显性

一、脊髓小脑性共济失调

脊髓小脑性共济失调（spinocerebellar ataxia，SCA）是常染色体显性遗传的小脑共济失调中最常见类型，目前根据基因分型的 SCA 已有 30 种。在我国，SCA_3 是最常见的类型，其次为 SCA_1、SCA_7、SCA_6、SCA_{12}。其共同特征是成年发病、常染色体显性遗传及共济失调等。

（一）病因及发病机制

SCA 亚型的发病与其致病基因编码区的三核苷酸重复序列异常扩增有关。最具特征性的基因缺陷是扩增的 CAG 三核苷酸重复编码多聚谷酰胺通道，该通道在功能不明蛋白（ataxins）和神经末梢上发现的 P/Q 型钙通道 α1A 亚单位上；其他类型突变包括 CTG 三核苷酸（SCA_8）和 ATTCT 五核苷酸（SCA_{10}）重复序列扩增，在许多病例中这种扩增片段的大小与疾病严重性有关，且发病年龄愈小，病情愈重。每种 SCA 各亚型基因位于不同的染色体，其基因大小及突变部位各不相同。此外，根据 SCA 各亚型之间临床表现的差异及病变部位和程度的不同，认为除了多聚谷氨酰胺毒性作用外，其他因素也可能参与发病。

（二）病理

主要病理改变有：小脑、脑桥、下橄榄核萎缩，细胞脱失伴胶质增生；小脑浦肯野细胞脱失，颗粒层变厚，小脑上脚和齿状核变性；脊髓后索、橄榄脊髓束、皮质脊髓束及脊髓小脑束变性，Clarke 柱细胞和前角细胞脱失；黑质、苍白球外侧部、红核可有不同程度的变性。但各亚型也有其特点，如 SCA_1 主要是小脑、脑干的神经元丢失，脊髓小脑束和后索受损；SCA_2 以下橄榄核、脑桥、小脑损害为重；SCA_3 主要损害脑桥和脊髓小脑束；SCA_7 的特征是视网膜神经细胞变性。

（三）临床表现

SCA 临床症状复杂，各亚型之间症状相似，交叉重叠，既有共同症状，又有各自特点。其共同临床表现是：任何年龄均可发病，多在 30～40 岁发病。隐袭起病，缓慢进展。共同临床特点是缓慢进行性的小脑共济失调和构音障碍，表现步态不稳，走路摇晃、有时突然跌倒，随病情进展而出现双上肢共济失调，双手笨拙，持物不准，意向性震颤，言语含糊不清，发音困难，可出现眼球震颤、痴呆和远端肌萎缩；检查可见肌张力障碍，腱反射亢进，病理征阳性，位置觉和振动觉减退等。

除上述共同症状外，每个亚型又各有特点，如 SCA_1 眼肌麻痹，以上视不能较明显；SCA_2 腱反射减弱或消失，肌阵挛，眼球慢扫视较明显；SCA_3 肌萎缩、突眼、面肌纤颤、肌痉挛、凝视障碍及周围神经病；SCA_5 表现为单纯小脑综合征；SCA_6 早期大腿肌肉痉挛、眼球震颤、复视和位置性眩晕；绝大多数 SCA_7 合并有黄斑萎缩，视网膜色素变性，心肌损害等；SCA_8 常伴有发音困难；SCA_{10} 纯小脑征和癫痫发作。

（四）辅助检查

1. CT 或 MRI 显示明显的小脑萎缩，有时可见脑干萎缩；尤其是脑桥和小脑中脚萎缩，部分伴有大脑萎缩。

2. 脑干诱发电位可异常。肌电图示周围神经损害。眼震电图可发现眼快速扫视困难。

3. 基因检测可确定 SCA 不同基因亚型。

（五）诊断与鉴别诊断

根据隐袭发病、缓慢进行的小脑共济失调，其特点是双侧基本对称、下肢重于上肢，有构音障碍、锥体束征等典型共同症状，以及伴眼肌麻痹、锥体外系症状及视网膜色素变性等表现，结合 MRI 检查发现小脑、脑干萎缩，并排除其他累及小脑和脑干的疾病，可临床确诊。但因 SCA 各型之间临床表现存在较大的重叠，临床分型非常困难，因此诊断 SCA 分型必须依靠基因检测。

需要与扁平颅底、多发性硬化、慢性乙醇中毒、慢性重金属中毒（如锰、汞等）、慢性苯妥英钠中毒等可引起共济失调的疾病鉴别。

（六）治疗

目前尚无有效疗法，主要是对症治疗。①药物治疗：左旋多巴可缓解强直等锥体外系症状，毒扁豆碱或胞磷胆碱促进乙酰胆碱合成，巴氯芬（baclofen）可减轻痉挛，金刚烷胺可改善共济失调，共济失调伴肌阵挛首选氯硝西泮；ATP、辅酶A、肌苷和维生素B等神经营养药可以试用；②手术治疗：可行视丘毁损术；③康复训练、物理治疗对功能恢复可能有效；④预防措施主要是做好遗传咨询工作。

二、Friedreich 共济失调

Friedreich 共济失调（Friedreich ataxia，FRDA）又称弗里德赖希共济失调，是常染色体隐性遗传性共济失调中较常见的一种，由 Friedreich（1863）首先报道。本病通常在儿童期发病，主要临床特征是肢体进行性共济失调，腱反射消失、常伴锥体束征、发音困难、深感觉障碍、脊柱侧凸、弓形足和心脏损害等。

（一）病因及发病机制

FRDA 是 9 号染色体长臂（9q13～12.1）frataxin 基因非编码区 GAA 三核苷酸重复序列异常扩增所致，正常 GAA 重复扩增 42 次以下，患者异常扩增（66～1700 次）形成异常螺旋结构可抑制基因转录。FRDA 基因产物 frataxin 蛋白存在于脊髓、骨骼肌、心脏及肝等细胞线粒体内膜，导致线粒体功能障碍而发病。

（二）病理

肉眼可见脊髓变细，以胸段为著，部分病例可见小脑萎缩。镜检可见脊髓萎缩变性，轴突断裂，髓鞘脱失，胶质细胞增生。后根神经节和 Clarke 柱神经元丢失，脑干神经核和脑神经也变性萎缩。多数患者心脏因心肌肥厚而扩大。

（三）临床表现

1. 通常 4～15 岁发病，偶见婴儿和 50 岁以后发病者，无性别差异。首发症状多为以双下肢为重的共济失调，表现为步态蹒跚、步态不稳、左右摇晃、易于跌倒，站立时需两腿分开。查体可见双下肢肌张力减低，早期出现踝反射消失，继而膝反射消失，双下肢关节位置觉和振动觉减退，浅感觉正常或轻度减退，闭目难立征和跟膝胫试验阳性。

2. 随着病情进展，可累及小脑、脊髓小脑束及脊髓侧束，出现动作笨拙，取物不准，意向性震颤，小脑性构音障碍或暴发性语言，反应迟钝，步态更加蹒跚，行走更加困难，个别出现肌力减退，甚至瘫痪。查体可见四肢肌张力减低，可出现眼球震颤，多为水平性，指鼻试验不准，晚期出现双下肢肌张力增高，深反射亢进，一侧或双侧病理征阳性。

3. 部分患者可出现神经性聋、智力缺陷、感觉异常、眩晕、痉挛等。80％患者发育差，75％有上胸段脊柱畸形，表现为脊柱侧突或前突，约 25％患者有视神经萎缩，50％伴弓形足，85％伴心律失常或心脏杂音，10％～20％伴有糖尿病。

（四）辅助检查

1. 心电图见 QT 间期延长、T 波倒置、心律失常和传导阻滞，超声心动图示心室肥大。

2. X 线片可见脊柱和骨骼畸形。

3. 肌电图显示感觉神经传导速度减慢，运动神经传导速度正常或轻度减慢。脊髓体感诱发电位引不出，视觉诱发电位波幅下降。

4. MRI 可见脊髓萎缩变细，而小脑和脑干正常。

5. 脑脊液可有轻度的蛋白升高。

6. 神经肌肉活检可见大直径的神经纤维脱髓鞘及轴突断裂，以及非特异性的神经肌肉萎缩。

7. DNA 分析 FRDA 基因 18 号内含子 GAA 重复大于 66 次。

（五）诊断与鉴别诊断

根据儿童或少年期起病，有阳性家族史，逐渐从下肢向上肢发展的进行性共济失调，明显的深感觉障碍，腱反射消失和锥体束征阳性等，常可诊断。如同时伴有构音障碍、脊柱侧凸、弓形足、心脏病变、MRI 显示脊髓萎缩和 FRDA 基因 GAA 异常扩增，可以确诊。

需要与腓骨肌萎缩症、共济失调毛细血管扩张症和遗传性运动感觉神经病等鉴别。

（六）治疗

本病尚无特效治疗方法。轻症者可给予支持疗法、对症处理和功能训练，有严重骨骼及其他畸形影响功能者可行矫正手术。加强遗传咨询，开展植入前诊断和产前诊断，可减少发病。

第三节　神经皮肤综合征

神经皮肤综合征（neurocutaneous syndrome）是指起源于外胚层的器官发育异常所致的遗传性疾病，病变不仅累及神经系统、皮肤和眼，也可累及中胚层、内胚层器官如心脏、肺、骨、肾和胃肠等。临床表现为多系统、多器官的形态和功能异常。以结节性硬化症、神经纤维瘤病和脑面血管瘤病多见。

一、结节性硬化症

结节性硬化症（tuberous sclerosis complex，TSC）又称 Bourneville 病。主要临床特征为面部皮脂腺瘤、癫痫发作和智能减退。年发病率为 3.3/10 万，患病率为 5/10 万，男：女为 2～3：1。

（一）病因及发病机制

本病为常染色体显性遗传，可见散发病例。基因定位在 9q34 或 16q13.3，为肿瘤抑制基因，其基因产物分别为 hamartin 和 tuberin，均调节细胞生长。

（二）病理

本病的特征性病理改变是大脑皮质、白质、基底核和室管膜下散在分布的多发性神经胶质增生性硬化结节，以额叶为多见，数目及大小不一，常伴钙质沉积，可出现异位症及血管增生等。硬化结节突入脑室内可形成特有的"烛泪"影像征，若阻塞室间孔、第三脑室等可引起脑积水和颅内压增高。皮脂腺瘤是皮肤神经末梢、增生的结缔组织和血管组成，视网膜可见胶质瘤、神经节细胞瘤，心脏、肾、肺、肝等也可发生肿瘤。

（三）临床表现

1. 皮肤症状　最具特征意义。约 88% 患者有面部皮脂腺瘤，呈蝶形分布于口鼻三角区。为对称、散在、针头大小的粉红或淡棕色透亮的蜡状丘疹，按之不褪色、质地坚硬（彩图 17-1）。约 90% 出现于 4 岁前，随年龄增长丘疹逐渐增大，青春期后可融合成片，可发生在前额。85% 的患者出生后就有 3 个以上 1mm 长树叶形色素脱落斑，沿躯干四肢分布。约 20% 的患者 10 岁后可有鲨鱼皮斑，位于躯干背部、腰骶部，呈褐色。也可见咖啡牛奶斑、甲床下纤维瘤和神经纤维瘤等。

2. 神经症状　①癫痫：70%～100% 患者有癫痫发作，在皮损和颅内钙化之前即可出现。智能正常者 70% 有癫痫发作，而智能障碍者几乎达 100%。多在 2～3 岁前发病，多数患者以此为首发症状，发作形式多样，开始可为婴儿痉挛，渐发展为全面性、单纯部分性和复杂部分性发作，频繁发作者多有违拗、固执和呆滞等性格改变。②智能减退：约占 55%。患者常伴有行为异常，情绪不稳，易冲动，少数出现幻觉、思维紊乱和精神分裂症样症状。多呈进行性加重，常伴行为异常、情绪不稳、行为和人格异常及其他精神症状，智能减退几乎都伴有癫痫发作。③神经系统阳性体征：9% 患者有神经系统阳性体征，如肌张力减退或增高、单瘫、偏瘫、截瘫、锥体外系症状（包括手足徐动症、帕金森综合征）以及小脑共济失调等。④颅内压增高：极少数患者因室管膜下小结节阻塞脑脊液通路，或并发脑室内星形细胞瘤而阻塞室间孔等引起颅内压增高。

3. 眼部病损　50% 的患者有视网膜和视神经胶质瘤。通常位于眼球后极，呈黄白色或灰黄色而略带闪光，圆形或椭圆形，表面稍隆起，大小为视盘的 1/2～2 倍。少数可突然失明。此外，还可见到小眼球、突眼、青光眼、晶体混浊、白内障、玻璃体积血、色素性视网膜炎、视网膜出血和原发性视神经萎缩等。

4. 骨骼病变　主要是骨质硬化及囊性变，少数合并脊柱裂、多趾（指）畸形和髋关节先天性脱臼。

5. 内脏损害　以肾肿瘤最多见，其次为心脏横纹肌瘤，其他内脏器官损害有甲状腺、甲状旁腺、胸腺、乳腺、胃肠、肝、脾、胰腺、肾上腺、卵巢、膀胱和子宫等。

（四）辅助检查

1. 头颅 X 线平片可见脑内结节性钙化及巨脑回压迹。

2. 头颅 CT 检查发现侧脑室结节和钙化、皮质和小脑结节有确诊意义。

3. 头颅 MRI 可见脑回肿胀和皮质结节，发现白质损害比 CT 敏感，提示髓鞘形成不良和移行异常。可显示室管膜下巨细胞型星形细胞瘤。

4. 脑电图检查　有婴儿痉挛发作者可见高幅失律脑电图，合并其他类型的发作者亦有相应的痫性放电。

5. 眼底检查及眼底荧光血管造影亦有诊断意义。

（五）诊断与鉴别诊断

根据典型的面部皮脂腺瘤、癫痫发作以及智能减退等临床表现，结合遗传家族史，即可作出临床诊断，如 CT 检查发现颅内钙化灶及室管膜下结节可以确诊。

需与其他症状性癫痫以及原发性癫痫相鉴别，主要依据是本病的典型临床表现及影像学改变。神经纤维瘤病也表现为皮肤症状、神经症状和眼部症状等，应予鉴别。

（六）治疗

目前尚无有效的治疗方法，主要对症治疗。

1. 控制癫痫发作　给予抗癫痫治疗。伴有高幅失律的婴儿痉挛，可用于促肾上腺皮质激素（ACTH）或泼尼松龙及氯硝西泮等治疗，可以减少发作。

2. 手术切除　适于局灶性巨大脑回或阻塞脑室系统的皮质或脑室结节。

3. 面部整容　面部皮脂腺瘤可采用液氮冷冻或移动式接触冷冻法，分期分区治疗，也可用电灼方法。

二、神经纤维瘤病

神经纤维瘤病（neurofibromatosis，NF）又称多发性神经纤维瘤病，为源于神经嵴细胞异常导致的多系统损害的神经系统遗传病。为常染色体显性遗传病，是基因缺陷使神经嵴细胞发育异常导致多系统损害。根据临床表现和基因定位分为 I 型神经纤维瘤病（NF I）（又称 von Recklinghausen 病）和 II 型神经纤维瘤病（NF II），即双侧听神经瘤。

（一）病因及发病机制

NF I 基因组跨度 350kb，互补 DNA（cDNA）长 11kb，含 59 个外显子，编码 2818 个氨

基酸，组成 327kD 的神经纤维素蛋白（neutofibronin），分布在神经元。NFⅠ基因是一肿瘤抑制基因，当该基因发生易位、缺失、重排或点突变时，其肿瘤抑制功能丧失而致病。NFⅡ基因的缺失突变引起施万细胞瘤和脑膜瘤。

（二）病理

主要病理特征是外胚层神经组织过度增生和肿瘤形成。NFⅠ神经纤维瘤好发于周围神经远端、脊神经根，尤其是马尾，脑神经多见于听神经、视神经和三叉神经。脊髓肿瘤包括室管膜瘤和星形胶质细胞瘤，颅内肿瘤最常见为脑胶质细胞瘤，肿瘤大小不等，成梭形细胞排列，细胞核似栅栏状。皮肤或皮下神经纤维瘤多位于真皮或皮下组织，无胞膜，皮肤色素斑由表皮基底细胞层内黑色素沉积所致。NFⅡ多见于双侧听神经瘤和多发性脑膜瘤，瘤细胞排列松散，常见巨核细胞。

（三）临床表现

1. Ⅰ型神经纤维瘤病

（1）皮肤症状：皮肤色素沉着为最早期的临床表现，往往在出生时即已存在。因其颜色而被称为咖啡牛奶斑。通常好发于躯干，随年龄增长有增多、扩大的趋势（彩图 17-2）。6 个以上咖啡牛奶斑，且青春期前直径超过 5mm、青春期后 15mm 以上方可诊断本病。此外，腋窝、腹股沟雀斑也是本病皮肤表现的特征之一。

（2）多发性神经纤维瘤：于儿童后期出现。皮肤纤维瘤和纤维软瘤主要分布于躯干、面部，也可累及四肢。脑神经纤维瘤以一侧或两侧听神经瘤最为常见，其次累及三叉神经、舌咽神经、迷走神经、副神经以及舌下神经。部分累及脊髓和周围神经干。若神经干及其分支的弥漫性神经纤维瘤，伴皮肤和皮下组织的大量增生而引起颞、面、唇、舌、颈后或一个肢体的皮下组织弥漫性肥大，则称为丛状神经纤维瘤。此类神经纤维瘤即使单发，对 NFⅠ亦有诊断价值。

（3）眼部症状：裂隙灯下见虹膜上粟粒状、棕黄色圆形小结节，此为 Lisch 结节，又称虹膜错构瘤，为本病的特征表现之一。眼底可见灰白色肿瘤。约 15% 患者有视神经胶质瘤，常引起视神经萎缩和视力丧失。

（4）骨骼改变：包括先天骨发育异常和肿瘤直接压迫两类。前者包括脊柱畸形，如脊柱侧凸、后凸、前凸，脊柱裂、颈椎融合、椎体扇形凹陷和脊柱前移；颅骨畸形（如颅骨缺损、颅骨皮质变薄、蝶骨发育不良、颅骨或面骨生长过度、颅底凹陷等）；长骨畸形有骨皮质变薄、骨干弯曲和假关节形成，也有长骨骨质增生过度呈肢端肥大现象。肿瘤直接压迫所致（如听神经瘤引起内听道扩大、脊神经根纤维瘤引起椎间孔扩大、骨质破坏缺损等，生长在脊髓附近的肿瘤可引起骨质侵蚀或囊性变等）。

（5）内脏症状：由生长于胸腔、腹腔或盆腔内的神经纤维瘤引起。

（6）合并症：少数患者可合并先天性心脏病、腓骨肌萎缩症、Becker 型肌营养不良、共济失调毛细血管扩张症、先天性血管畸形等。也有报道合并其他恶性肿瘤病变，如白血病等。

2. Ⅱ型神经纤维瘤病

慢性起病，病程长。主要表现为：①前庭蜗神经症状，表现为眩晕、耳鸣、耳聋；②枕额部头痛伴枕大孔区不适；③邻近脑神经受损症状，如面部疼痛、面肌抽搐、面部感觉减退、周围性面瘫等；④小脑共济失调；⑤颅内高压症状，如持续性头痛、呕吐、视盘水肿等；⑥晚期症状有吞咽困难、饮水呛咳等；⑦部分患者可伴有皮肤、皮下组织、周围神经及脊髓的多发性神经纤维瘤，以及皮肤咖啡牛奶斑和先天性骨骼畸形。

（四）辅助检查

1. X 线平片可见各种骨骼畸形。

2. CT、MRI 及椎管造影可发现中枢神经系统肿瘤。

3. 脑干诱发电位对听神经瘤有较大诊断价值。

4. 基因分析可确定 NFⅠ和 NFⅡ的突变类型。

（五）诊断与鉴别诊断

1. 美国国立卫生研究所（NIH）1987年制定的 NFⅠ诊断标准：①6 个或 6 个以上皮肤咖啡牛奶斑，在青春期前最大直径＞5mm，青春期后＞15mm；②腋窝和腹股沟区雀斑；③2 个或 2 个以上神经纤维瘤或丛状神经纤维瘤；④一级亲属中有 NFⅠ患者；⑤2 个或 2 个以上 Lisch 结节；⑥骨损害。

2. NFⅡ诊断标准：①影像学确诊为双侧听神经瘤；②一级亲属患 NFⅡ伴一侧听神经瘤，或伴下列肿瘤中的两种：神经纤维瘤、脑脊膜瘤、胶质瘤、施万细胞瘤，青少年后囊下晶状体混浊。

应注意与结节性硬化症、脊髓空洞症、Watson 综合征、骨纤维结构不良综合征、局部软组织蔓状血管瘤等相鉴别。

（六）治疗

目前无特效治疗。仅有皮肤损害而无压迫症状者可不予治疗。有压迫症状者可手术切除解除压迫、恢复功能，癫痫发作者可用抗癫痫药，配合对症治疗。部分患者可用放射治疗。

三、脑面血管瘤病

脑面血管瘤病（encephalofacial angiomatosis）又称脑三叉神经血管瘤病（encephalotrigeminal angiomatosis）或斯特奇-韦伯（Sturge-Weber）综合征（SWS），是以一侧面部三叉神经分布区血管痣和颅内血管瘤病为主要特征的神经皮肤综合征。多为散发病例，部分为常染色体显性和隐性遗传。

（一）病因及发病机制

本病可能与遗传有关，遗传方式未确定，曾有报道属常染色体显性遗传或不完全显性遗传。也有人基于同胞兄弟发病（症状差异大）而父母无症状，且发现近亲婚配者多见，因而提出为常染色体隐性遗传。另有发现一些病例的染色体核型为 22-三体型，认为可能是染色体畸变所致。其发病与先天性外、中胚层发育障碍有关。

（二）病理

主要病理改变为一侧面部、软脑膜血管瘤和毛细血管畸形。面部血管瘤为毛细血管扩张或毛细血管瘤，常位于一侧三叉神经分布区，也可见于颈部、躯干、四肢或内脏。患侧大脑半球可见萎缩、变硬、血管异常增生伴出血。镜下可见神经元丧失、胶质细胞增生和钙质沉着等。

（三）临床表现

1. 皮肤症状　主要是面部血管痣，出生即有，呈暗红色或红葡萄酒色，扁平状，边缘清楚，压之不褪色。常沿三叉神经 1、2 支范围分布，也可波及第 3 支。有些病例并不按三叉神经范围分布。严重者可蔓延至对侧面部、颈部和躯干，少数可见于口腔黏膜。

2. 神经症状　主要是癫痫发作，发生于约 90% 患者，多表现为血管痣对侧肢体局限性抽搐，全身大发作少见，复杂部分性发作偶见。30%～50% 的患者其血管痣对侧有中枢性瘫痪，表现为手持物不灵、跛行，以及偏侧肢体较正常侧发育慢。智能障碍的程度不一，主要表现为注意力减退、记忆力下降、言语障碍、行为改变和智能低下。

3. 眼部症状　36%～70% 的患者有眼部疾患。其中 25% 出生后即有青光眼表现。还可有眼球突出、视力减退、同向偏盲、角膜血管翳、视网膜血管瘤、视神经萎缩、脉络膜血管痣或萎缩、视网膜血管怒张、晶体混浊或移位以及视网膜剥离等。若枕叶受损可致对侧同向偏盲。这些改变可以是先天性的，也可以是血管瘤压迫的结果。

4. 其他症状　有些人可伴有内脏血管瘤而引起胃肠道出血或血尿；也有合并其他先天性

畸形，如隐睾、脊柱裂、下颌前突等。

（四）辅助检查

1. 头颅 X 线平片　可显示颅内钙化影，呈脑回状、线状、树枝状、双轨状，其中与脑回外形一致的双轨状是特征性改变。颅内钙化影可见于大脑各叶皮质，多位于一侧。

2. 头颅 CT 平扫　可见团块状混杂密度病灶，边缘不清，可有钙化影，局部脑萎缩，增强扫描可见异常血管强化影。

3. 头颅 MRI　T_1 和 T_2 加权均显示低信号影，MRI 梯度回波序列可显示由于软脑膜血管瘤引起的脑回钙化、萎缩和胶质增生，部分患者可见脉络膜丛扩大。

4. 数字减影血管造影（DSA）　有助于脑部畸形血管的定性、定位。

5. 脑电图　可显示两侧波幅不对称，病侧 α 波减少或消失，弥散的慢波活动，爆发性慢波发放及尖慢波。

（五）诊断与鉴别诊断

根据典型面部皮肤改变、癫痫（或异常脑电图改变）、青光眼三主征者，即可诊断。如仅有皮肤和眼部改变，或仅有癫痫、智力低下等神经系统征象者，需行头颅 X 线平片检查，见到脑回状、树枝状或平行的双轨状等病理性钙化影者，或颅脑 CT 见钙化影，亦有助于诊断。对有不明原因癫痫和青光眼的患者，要注意是否有面部血管痣，必要时行颅内血管影像学检查以排除脑膜血管瘤。

（六）治疗

目前无特效治疗，主要是对症治疗。如控制癫痫发作，青光眼应降低眼内压或手术治疗，面部血管瘤可行激光治疗或整容术等。如癫痫属难治性或有反复出血者，可行 DSA，并行手术切除引起出血的脑部血管瘤。

（刘　斌）

第十八章　头面痛

■ 学习重点

1. 掌握：头面痛的常见病因；偏头痛和三叉神经痛的临床表现和治疗方法；丛集性头痛、痛性眼肌麻痹和枕大神经痛的临床表现特点。

2. 熟悉：常见头面痛的起病形式、诱发因素、部位、性质、持续时间及伴随症状；头面痛诊断中的注意事项；偏头痛的分类及诊断标准；紧张型头痛的临床特点；丛集性头痛、痛性眼肌麻痹、三叉神经痛和枕大神经痛的治疗方法。

3. 了解：头面痛的定义及颅内、外痛觉敏感组织的组成；偏头痛的发病机制及诱发因素；丛集性头痛、痛性眼肌麻痹、三叉神经痛、枕大神经痛的发病机制；治疗紧张型头痛的常用药物。

■ 内容提要

1. 头痛是指外眦、外耳道与枕外隆凸连线以上部位的疼痛，而外眦、外耳道连线以下和下颌角以前的疼痛则谓之面痛。头面痛不是一种单纯的疾病，而是由许多病因引起的综合征。头痛分类十分复杂，各国及不同学者分类各异，2004 年国际头痛协会（IHS）制定的头痛疾患分类标准，将头痛分为原发性头痛和继发性头痛两大类，包括了 14 种头痛，每种头痛都有明确的诊断标准，已经被临床广泛采用。

2. 偏头痛的特点是反复发作性单侧或双侧的搏动性头痛，以单侧更多见，一次发作通常持续数小时至 3 天，可自行缓解，发作时伴有恶心、呕吐和（或）畏光、畏声。女性比男性更常发病，女性约占 2/3，半数以上患者在 20 岁以前发病，约 50% 有家族史，严重偏头痛发作时，常影响工作和日常生活。

偏头痛的治疗原则：发作期以终止疼痛为目的，主要用麦角衍生物类、曲普坦类等药物；发作间期则以预防偏头痛发作为主要目的。

3. 紧张型头痛主要表现为双侧紧束样或头顶部压迫性头痛，常为轻度或中度头痛，不伴有恶心或呕吐，日常生活不加重头痛。紧张型头痛的急性期，可选用非类固醇类抗炎止痛药物及对症治疗；预防头痛发作则可选用 5-羟色胺再摄取抑制剂。

4. 丛集性头痛是发生于单侧眼眶周部的突发骤止的剧烈疼痛，具有反复密集发作的特点，每次发作持续 30min～3h，发作时常伴有患侧眼球结膜充血、流泪、鼻充血、流涕、前额和面部出汗，部分患者可伴有瞳孔缩小、上睑下垂、眼睑水肿等。男性比女性更易罹患，多在20～40 岁发病。

5. 痛性眼肌麻痹是一种因动眼神经、滑车神经、展神经 3 对脑神经一支受累或同时受累，而造成眼肌麻痹，同时伴有眼眶部疼痛的一组症状群。病因不明，可能与免疫反应性炎症有关。临床特点：眼球后眶区内的持续性疼痛，数日后出现眼肌麻痹。应用大剂量糖皮质激素是主要且有效的治疗。

6. 三叉神经痛是一侧面部三叉神经一支或多支分布区的一种暴发性尖锐刺痛，通常可以因触碰某一特定区域（触发点）而诱发，每次发作持续数秒，一般不超过 2min，可频繁反复发作。目前其病因不明，部分患者在三叉神经穿出脑桥处存在着血管袢，压迫三叉神经根而引起疼痛。治疗首选药物治疗。对存在血管袢压迫而引起者，可行手术治疗。

7. 枕神经痛是一种位于枕神经分布区内的发作性刺痛或剜痛，枕神经出颅处可有压痛，有时伴有病变区域内的感觉减退或迟钝。一般认为枕神经痛是多种综合因素作用的结果，以药物治疗为主。

第一节　概　述

头面痛是临床上最常见的症状之一，头痛是指外眦、外耳道与枕外隆凸连线以上部位的疼痛，而外眦、外耳道连线以下和下颌角以前部位的疼痛则谓之面痛。据统计，50%～96%的人在一生中有过头痛或面痛的体验。2011年中国大陆首次进行的全国人群头痛调查发现，原发性头痛的年患病率为23.8%，偏头痛为9.3%，紧张型头痛为10.8%，慢性每日头痛为1.0%。这些头痛造成患者失能、影响工作、学习和日常生活、降低生活质量，并且带来了沉重的社会经济负担，估计其年花费高达6727亿人民币，占国内生产总值的2.24%。

（一）病理、病因及发病机制

大多数头面痛的产生都是由于致病因素作用于颅内、外痛觉敏感组织内的感受器或感觉器官，经特定的感觉传导通路到达感觉中枢，而产生的一种异常感觉。

颅内对痛觉敏感的组织主要有静脉窦、硬脑膜动脉、颅骨底部的硬脑膜、大脑镰、小脑幕、颈内动脉颅内段及其Willis环附近的分支，三叉神经、舌咽及迷走神经，大脑导水管周围灰质和丘脑感觉核；颅外对痛觉敏感的组织主要有皮肤、肌肉、动脉、骨膜、颈2～3神经及眼、耳、鼻（包括鼻旁窦）、齿和口腔黏膜等。头颈部肌肉主要有颞肌、半棘肌、头最长肌、颈最长肌、枕下肌群、项中和项浅肌群，这些肌肉的损伤也可引起头痛的发生。

头面痛不是一种单纯的疾病，而是由许多病因引起的综合征，其常见病因见表18-1。

表 18-1　头痛的常见病因

起病形式	常见病因
急性头痛	蛛网膜下腔出血，脑出血，脑炎，脑膜炎，眼源性头痛，头外伤，头面神经痛
亚急性头痛	巨细胞动脉炎，颅内占位性病变，疱疹后神经痛，高血压性头痛，低颅压性头痛
慢性头痛	紧张型头痛，药物依赖性头痛，颈脊髓病引起的头痛，鼻窦炎，精神性头痛
反复发作性头痛	偏头痛，丛集性头痛，紧张型头痛，精神性头痛

头面痛的发病机制：

1. 神经刺激　病变刺激头面部的三叉、迷走、颈神经均可引起头面痛，国际分类中的神经痛，主要指病变直接作用于头面部感觉神经引起的疼痛。

2. 血管病变　各种病因致血管牵拉、移位、挤压，动、静脉扩张都可引起头面痛的发生，偏头痛、蛛网膜下腔出血等引起的头痛就常与这种血管病变有关，颞浅动脉炎所致的头痛则与血管的炎症和痉挛有关。

3. 脑膜病变　炎性渗出、出血对脑膜神经或血管的刺激、脑水肿对脑膜的牵拉也是引起头痛发生的重要原因。

4. 生化因素　P物质、肠道活性多肽、前列腺素、组胺等可通过刺激神经末梢，引起动脉扩张导致头面痛的发生。

5. 精神因素　患者无颅内结构损伤，但有明显的精神因素，且头痛可随着精神因素的变化而变化。

（二）分类

最新的2013年国际头痛协会头痛分类（ICHD-Ⅲ，2013），将头痛分为三大类，14种头痛，详见表 18-2。

表 18-2 国际头痛协会头痛分类 ICHD-Ⅲ，2013

1. 原发性头痛
   1.1 偏头痛
   1.2 紧张型头痛
   1.3 三叉自主神经性头痛
   1.4 其他的原发性头痛疾病
2. 继发性头痛
   2.1 由于头颅和（或）颈部外伤所致的头痛
   2.2 由于颅内或颈部血管疾病所致的头痛
   2.3 由于颅内的非血管性疾病所致的头痛
   2.4 由于某些物质或某种物质戒断所致的头痛
   2.5 由于感染所致的头痛
   2.6 由于代谢障碍所致的头痛
   2.7 由于头颅、颈部、眼、耳、鼻（包括鼻窦）、牙齿、口腔或其他头面部结构疾患所致的头痛
   2.8 由于精神疾患所致的头痛
3. 痛性脑神经病和其他的面痛和头痛
   3.1 痛性脑神经病和其他的面部疼痛
   3.2 其他的头痛疾病

（三）诊断中的注意事项

1. 全面详细的询问病史　头痛的预后差别很大，有些患者头痛数十年不会引起严重后果，如紧张型头痛，而有些患者可因头痛在数天甚至数小时内死亡，如蛛网膜下腔出血。所以，不能对头痛掉以轻心，一定要仔细询问病史，包括头痛的部位、性质、程度、起病的方式、伴随症状、诱发或加重头痛的因素等，根据这些表现特点，提出初步诊断意见，进行合理检查，以明确病因。

2. 全面细致的体格检查　对头痛患者必须进行全面详细的体格检查，发现一些可能引起头痛的蛛丝马迹的病因，从而为头痛的分类诊断提供帮助。如头痛伴随体温升高，往往提示有颅内感染的存在，如脑炎、脑膜炎、脑脓肿等；头痛伴有血压升高，应用降压药物治疗后，血压降低的同时头痛改善，提示高血压性头痛；心率加快见于紧张型头痛或其他重症疾病引起的头痛；任何形式的呼吸困难都可能通过升高颅内压引起头痛；伴有眼压升高的头痛常提示为青光眼；脑膜刺激征阳性提示蛛网膜下腔出血、颅内感染、颅内压增高等；颞动脉增粗、变硬、压痛是巨细胞动脉炎的表现；有肢体瘫痪、锥体束征阳性的头痛要考虑脑内出血、颅内占位性病变的可能。眼底检查视盘水肿，常提示颅内压增高或视盘炎。

3. 合理的辅助检查　X 线片对明确鼻窦炎、颈椎病的诊断有帮助，对某些发育障碍引起的头痛，如额窦发育不全引起的头痛也有帮助；疑有颅内占位性病变、脑内出血者，头颅 CT 或 MRI 扫描检查可以明确诊断。脑脊液检查对颅内感染的确定有着不可或缺的意义。由于脑静脉或静脉窦血栓闭塞引起的头痛，DSA 检查是金标准。

第二节　偏头痛

（一）概述

偏头痛（migraine）是一种常见的原发性头痛，亚洲头痛就诊的患者中 66.6% 为偏头痛，其特点是反复发作性单侧或双侧的搏动性头痛，以单侧更多见，常伴有恶心、呕吐和（或）畏光、畏声，具有自发缓解性，发作频率不定，间歇期正常。偏头痛主要影响 14% 的成年人，在全球疾病负担调查中，被认为是第 7 种致残性疾病，而且据估计为花费最高的神经障碍性疾

病。目前为止没有发现相关联的生物学标志物，研究非常困难。

（二）病因

偏头痛的病因尚未完全阐明，可能与以下因素有关：

1. 遗传因素　50%～80%的偏头痛患者有家族史，其亲属出现偏头痛的风险是一般人群的3～6倍，但遗传模式至今仍未明了，提示可能系多基因、多因素的复合性疾病，并与环境因素有关。偏头痛的某些亚型有明确的遗传方式，如有先兆的偏瘫型偏头痛，呈常染色体显性遗传，有3个基因位点被确定，一个位于19 p13，系电压门控钙通道基因；另2个位于1号染色体短臂附近。Anttila等的一项偏头痛的最新研究中，首次发现了新的5个遗传区域与偏头痛相关。

2. 内分泌与代谢因素　女性患者多见，尤其多在中、青年女性发病，且发作多数出现在月经期或月经前后，妊娠期或绝经后头痛发作有自发性缓解或停止的趋势，这些现象提示偏头痛的发生可能与内分泌的改变有关。某些食物可诱发偏头痛的发作，包括含酪氨酸、苯丙胺的食物（如奶酪、腊肉、火腿）、巧克力、红酒以及某些食物添加剂、香料等，而药物利血平、硝苯地平也可诱发偏头痛发作。偏头痛发作还与5-羟色胺（5-HT）、去甲肾上腺素、P物质和花生四烯酸等代谢异常有关。

3. 其他因素　精神紧张、焦虑、应激、睡眠障碍、过劳、气候变化等均可诱发。

（三）发病机制

偏头痛的发病机制尚不十分明确，目前主要有以下几种学说：

1. 血管学说　由Wolff和Granham等于1938年提出，认为偏头痛的先兆症状与颅内血管收缩有关，随后颅内、外血管扩张，血管周围组织产生血管活性多肽，导致无菌性炎症而诱发头痛。血管收缩药麦角生物碱（如麦角胺）可中断偏头痛急性发作，血管扩张药（如亚硝酸异戊酯）可消除偏头痛先兆症状，支持这一学说。

2. 皮质扩散抑制（CSD）学说　CSD由巴西生理学家Leao首先提出，指各种因素刺激大脑皮质后出现的从刺激部位向周围组织波浪式扩展的皮质电活动抑制，其扩散速度缓慢，约3mm/min。随着CSD的扩散，脑血流降低区域也逐渐扩大，CSD到达区域出现局灶性神经症状与体征。这一理论可以充分解释偏头痛发作的神经功能缺损，可能是偏头痛的一个重要发病机制。

3. 神经递质假说　5-HT含量的异常与偏头痛的发病密切相关。有研究表明，在偏头痛发作期血浆中的5-HT含量降低，其收缩血管作用降低，使血管扩张而产生头痛发作。中脑5-HT神经元受到刺激时，可出现脑血流量（CBF）的增加；利血平是中枢神经系统的5-HT耗竭剂，可诱发偏头痛，睡眠可减少5-HT神经元的点燃，终止偏头痛发作。此外，儿茶酚胺、组织胺、血管活性肽、前列环素、β-内啡肽、P物质等含量的变化与偏头痛的发病亦有一定的关系。

4. 三叉神经血管学说　目前普遍认为，三叉神经的无髓纤维传入神经纤维兴奋是诱发偏头痛的原因。三叉神经血管系统或中枢神经内源性疼痛调节系统存在功能缺陷，分布于硬膜的三叉神经无髓纤维受到刺激时，释放血管活性物质，如降钙素基因相关肽（CGRP）、P物质（SP）、神经激肽A等，产生神经源性炎症，使血管扩张、血浆成分外渗、肥大细胞脱颗粒和血小板激活，从而导致头痛。动物模型已经证实，高选择性曲普坦类抗偏头痛药物可以抑制三叉神经血管末梢释放神经肽，抑制血浆蛋白外渗和脑膜血管扩张，还对传入三叉神经二级神经元的冲动具有抑制作用，其药理作用也支持三叉神经血管学说。

此外，还有自主功能障碍学说、离子通道障碍学说、低镁学说、高钾诱导的血管痉挛学说、免疫理论等，都对偏头痛的发病机制有一定的阐释，但关于其确切的发病机制还有待进一步的深入探究。

（四）偏头痛分型

2013年国际头痛协会头痛分类对偏头痛的分型详见表18-3。

表 18-3 偏头痛的分型（ICHD-Ⅲ，2013）

1.1 无先兆性偏头痛	1.4.2 无梗死的持续先兆
1.2 先兆性偏头痛	1.4.3 偏头痛性脑梗死
1.2.1 伴典型先兆的偏头痛	1.4.4 偏头痛触发的痫性发作
1.2.1.1 典型先兆伴偏头痛性头痛	1.5 可能的偏头痛
1.2.1.2 典型先兆不伴头痛	1.5.1 可能的无先兆性偏头痛
1.2.2 脑干先兆性偏头痛	1.5.2 可能的先兆性偏头痛
1.2.3 偏瘫性偏头痛	1.6 偏头痛相关症状性综合征
1.2.3.1 家族性偏瘫性偏头痛（FHM）	1.6.1 反复发作性胃肠功能紊乱
1.2.3.2 散发性偏瘫性偏头痛	1.6.1.1 周期性呕吐综合征
1.2.4 视网膜性偏头痛	1.6.1.2 腹型偏头痛
1.3 慢性偏头痛	1.6.2 良性发作性眩晕
1.4 偏头痛并发症	1.6.3 良性阵发性斜颈
1.4.1 偏头痛持续状态	

（五）临床表现

女性比男性更易患（女性占 3/4～2/3），多在儿童期和青年期发病，统计显示，10 岁以前发病者占 25％，20 岁以前发病者占 55％，而在 40 岁以前发病者＞90％。严重偏头痛发作时，常影响工作和日常生活。部分患者有家族史。偏头痛有 2 种主要亚型：无先兆性偏头痛和先兆性偏头痛。

1. 主要特征

（1）急性发作的一侧或双侧搏动性头痛，一侧者也可左、右侧交替发生。

（2）发作时常伴有自主神经症状——恶心、呕吐、畏光、畏声、倦怠等。

（3）每次头痛发作持续数小时至数日，可自发缓解。

（4）反复发作，发作频率不定，可每年发作 1 次或数次，也可每月发 1 次至数次。

（5）体检无阳性体征，间歇期完全正常。

2. 常见类型偏头痛的表现特点

（1）无先兆性偏头痛（migraine without aura），又称普通型偏头痛（common migraine），是偏头痛最常见的发作类型，约占 80％，头痛位于额、颞部，呈单侧或双侧性搏动性疼痛，每次持续 4～72h，儿童发作时间一般为 1～72h。疼痛程度多为中度或重度；日常活动，如散步或上楼梯可使头痛加重；头痛重时常伴有恶心、呕吐和（或）畏光、畏声。

（2）先兆性偏头痛（migraine with aura），又称典型偏头痛（classic migraine），此种类型占全部偏头痛的 10％，常有偏头痛的家族史，与遗传关系密切。根据临床表现特点可分如下四期：

1）前驱期：是在偏头痛发作前数小时至数日出现的症状，如抑郁、欣快、注意力涣散、疲劳、不安、嗜睡、畏光、畏声、嗅觉过敏、颈部僵硬、厌食、腹泻、口渴、打呵欠等。

2）先兆期：出现在偏头痛发作前或发作时，是一种逐渐发展的可逆性局灶症状，持续时间通常在 5～30min，不超过 60min。视觉症状是最常见的先兆类型，通常表现为光谱增强，如注视点附近的锯齿状，可能逐渐向右或向左扩散（图 18-1）；假象的凸出向外的有闪光边缘的形状，在其暗区有不同程度的绝对或相对逐渐扩大的暗点；也有部分患者产生阴性症状如视野缺损、视物变形及黑矇等。另一种常见的先兆是感觉症状，针刺觉形式的感觉异常，从起始点开始逐渐移动，可影响一侧身体和面部；有时可能出现麻木症状，但也或许麻木是唯一症状。不太常见的先兆症状是言语障碍。

3）头痛期：通常在先兆症状消失后出现头痛，多为一侧眶后或额、颞部搏动性头痛或钻痛，可迅速扩展至一侧头部，有时扩展至全头部。反复发作可以是左、右侧交替发生。常伴随厌食、恶心、呕吐、畏光、畏声、面色苍白、精神萎靡等自主神经症状。头痛持续数小时至 3 天，儿童常为 2～8h。可在活动、上楼梯或摇动头颈部时加重。压迫颞浅动脉或颈动脉可使头

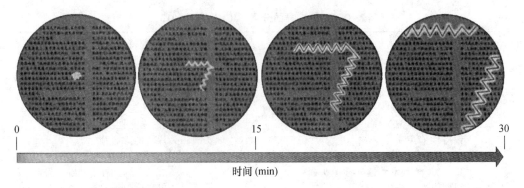

图 18-1　视觉先兆症状表现为光谱增强呈锯齿状，逐渐向右侧扩散，持续 30min 消失

痛减轻。

4）头痛后期：头痛消退后常有疲劳、倦怠、烦躁、注意力不集中、不愉快感等症状。多数患者出现嗜睡，睡眠醒来时头痛消失。

（六）诊断与鉴别诊断

1. 诊断标准（ICHD-Ⅲ，2013）

（1）无先兆性偏头痛诊断标准：

1）至少有 5 次头痛发作并符合下列 2）～4）项标准。

2）头痛发作（未经治疗或治疗无效）持续 4～72h。

3）至少有下列 4 项中的 2 项头痛特征：①单侧性；②搏动性；③中或重度头痛；④日常活动（如步走或上楼梯）会加重头痛，或头痛时主动回避此类活动。

4）头痛过程中至少伴有下列 2 项之一：①恶心和（或）呕吐；②畏光和畏声。

5）排除其他病因。

（2）先兆性偏头痛诊断标准：

1）至少有 2 次头痛发作并符合下列 2）～3）项标准。

2）先兆包括视觉、感觉和（或）言语症状，每次都能够完全缓解，但无运动、脑干和视网膜症状。

3）至少满足以下 4 项中的 2 项标准：①1 个先兆症状逐渐发展的过程≥5min，和（或）有 2 个及以上先兆症状连续发生；②每个患者的先兆症状持续 5～60min；③至少 1 次先兆症状是单侧的；④在先兆症状同时或在先兆发生后 60min 内出现头痛。

4）排除其他病因和短暂性脑缺血发作。

2. 鉴别诊断

（1）蛛网膜下腔出血：活动状态下突然发病，出现剧烈头胀痛，可伴有恶心、呕吐、颈项强直等脑膜刺激征，头痛为持续性，睡眠不能缓解，腰椎穿刺 CSF 呈血性，头颅 CT 扫描可发现蛛网膜下腔有高密度影，可资鉴别。

（2）高血压脑病：突然起病，出现剧烈头痛，可伴有恶心、呕吐，个别患者有不同程度的意识障碍，发病时血压明显增高，血压降低后头痛缓解，有助于鉴别诊断。

（3）低颅内压或高颅内压引起的头痛：低颅内压综合征可表现为头痛，常为胀痛，可伴有恶心、呕吐，其头痛特点是在直立时明显、卧位时减轻或消失、腰椎穿刺 CSF 压力降低。颅内压增高的头痛多呈持续性，可伴有恶心、呕吐，可有局限性神经系统损伤的症状和体征，眼底检查可发现视盘水肿，腰椎穿刺 CSF 压力增高，头颅 CT 或 MRI 检查可发现颅内的病变。

（4）紧张型头痛：呈持续性轻度至中度的头痛，以双侧紧束性或压迫性头痛为主要特征，不伴有恶心、呕吐、畏光、畏声，头部触诊部分患者可有颅周压痛。日常活动如行走或上楼梯不会使头痛加重,很少有因为头痛而卧床不起、影响工作或日常生活者。

(七)治疗

1. 急性发作期治疗

以终止头痛发作为主要目标,治疗药物包括非特异性止痛药,如非甾体类抗炎药(NSAID)等;特异性止痛药,如麦角类制剂和曲普坦类药物。

(1)轻-中度头痛:通常单用 NSAID 可有效,如对乙酰氨基酚 0.3~0.6g 口服,每日 1 或 2 次;萘普生 0.5g 口服,每日 1 或 2 次;布洛芬 0.2~0.4g 口服,每日 1 或 2 次;洛索洛芬钠 60mg 口服,每日 3 次。以上药物在治疗过程中,常出现随病程的延长疗效逐渐降低、药物用量需要逐渐增加的现象。如以上药物治疗无效,可考虑应用治疗偏头痛特异性药物。

(2)中-重度头痛:可直接选用偏头痛特异性治疗药物,如麦角类制剂和曲普坦类药物,以尽快改善症状,部分患者虽有严重头痛,但以往发作对 NSAID 类药物反应良好者,仍可选用 NSAID 类药物。

1)麦角类制剂:为 5-HT1 受体非选择性激动剂,可用麦角胺咖啡因(含麦角胺 1mg,咖啡因 100mg)1~2 片口服(儿童减半),若不能终止头痛,半小时后可追加 1~2 片。麦角胺咖啡因对偏头痛扩张的血管有收缩作用,过量则可能引起麦角胺中毒,故每日用量不能超过 6 片,每周用量不超过 12 片。

2)曲普坦类:为 5-HT1B/1D 受体选择性激动剂,可能通过收缩脑血管、抑制周围神经和"三叉神经颈复合体"二级神经元的神经痛觉传递,而发挥止痛作用。目前被认为是能有效终止偏头痛发作的首选药物。常用药物如舒马普坦 25~50mg 口服,或 6~12mg 皮下注射;利扎曲普坦 5~10mg 口服;佐米曲普坦 2.5~5mg 口服。以上药物常可使偏头痛在 30min~2h 内得以缓解。

麦角类和曲普坦类药物不良反应包括恶心、呕吐、心悸、烦躁、焦虑,这两类药物还具有强力的血管收缩作用,严重高血压、心脏病和孕妇患者均为禁忌。特殊类型偏头痛因有引起血栓形成的可能性,也不宜使用。另外,这两类药物应用过频,则会引起药物过量使用性头痛,为避免这种情况发生,建议每周用药不超过 2~3 天。

(3)伴随症状的处理:恶心、呕吐是偏头痛突出的伴随症状,严重的呕吐可能妨碍患者服用药物,可选用甲氧氯普胺 10mg,肌内注射或入液体内静脉滴注;溴米那普鲁卡因 2ml 肌内注射,氯丙嗪 25~50mg 肌内注射,以止吐。烦躁者,可给予苯二氮䓬类药物,以促使患者镇静和睡眠。

2. 发作间期的治疗

此期治疗的主要目的是预防或减少偏头痛复发,或减轻头痛的程度。包括非药物治疗和药物治疗 2 个方面。

(1)非药物治疗:首先消除或减少偏头痛的诱因,日常生活中应避免强光线的直接刺激,避免情绪紧张,避免服用血管扩张剂等药物,避免饮酒和进食含奶酪的食物(如咖啡、巧克力、熏鱼等)。也可采取磁疗等物理疗法。

(2)药物治疗:适应证:①频繁发作,尤其是每周发作 1 次以上严重影响日常生活和工作的患者;②急性期治疗无效或因副作用和禁忌证无法进行急性期治疗者;③可能导致永久性神经功能缺损的特殊变异型偏头痛,如偏瘫性偏头痛、基底型偏头痛或偏头痛性梗死等。

常用药物:

1)β 受体阻滞剂:普萘洛尔 10~20mg 口服,每日 2~3 次;美托洛尔 25~50mg 口服,每日 3 次。此类药物可减慢心率和降低血压,应用过程中,应注意检测血压和心率。支气管哮喘、心脏传导阻滞、窦性心动过缓、重度心力衰竭患者禁用。

2)钙通道阻滞剂:①氟桂利嗪(西比灵)5~10mg 口服,每晚 1 次。推荐:65 岁以下患者 10mg 口服，每晚 1 次；65 岁以上患者 5mg 口服，每晚 1 次。疗效满意者维持治疗 4～6 个月，每周连服 5 天，停 2 天。常见不良反应为嗜睡和疲惫感，驾驶员和机械操作者应慎用，以免发生意外。②尼莫地平 20～40mg 口服，每日 2～3 次。不宜与 β 受体阻滞剂合用。

3）抗癫痫药物：丙戊酸 200～400mg 口服，每日 3 次；加巴喷丁 300mg/日开始，逐渐加量至 300～400mg 口服，每日 3 次；托吡酯 25mg 口服，每日 3 次。

4）抗抑郁药：阿米替林 25mg 口服，每日 3 次。常见不良反应有口干、镇静、困倦、嗜睡等，驾驶员和机械操作者应慎用，以免发生意外。另外，阿米替林可并发青光眼和前列腺疾病，应注意。

5）5-HT 拮抗剂：有抗组胺作用。常用药物是苯噻啶 0.5～1mg 口服，每日 1～3 次，最常见副作用为嗜睡，故驾驶员、高空或危险作业者慎用。青光眼、前列腺肥大患者及孕妇忌用。

由于以上这些药物结构不同，因而一种药物无效时，换用另一种药物仍可能有效。预防性治疗往往需较长时间用药，要特别注意药物的副作用。预防性药物需每日服用，用药后至少 2 周才能见效。若有效应持续服用 6 个月，随后逐渐减量到停药。

第三节　紧张型头痛

（一）概述

紧张型头痛（tension-type headache，TTH）是原发性头痛中最常见的类型，约占 40%。在普通人群中 30%～78% 的人一生中经历过此种类型的头痛。主要表现为双侧头周的紧束样头痛或头顶部的压迫性头痛，常为轻度或中度头痛，不伴有恶心或呕吐，头部触诊部分患者可有颅周压痛。

（二）病因及发病机制

TTH 的病因和发病机制尚不完全清楚，可能与多种因素有关。目前一般认为，从心理角度讲是由十焦虑及抑郁所致，从神经病理生理角度讲是由于细胞内、外钾离子转运障碍，交感神经兴奋等，使机体产生过多的 5-HT、儿茶酚胺、乳酸、神经肽等物质，从而造成颅周肌肉或肌筋膜结构收缩或血管痉挛，血流下降，颅周肌肉和皮肤的痛阈值降低，肌筋膜痛敏感性增加，发生持久性头颈部肌肉疼痛。

（三）TTH 的分类

2013 年国际头痛协会头痛分类对 TTH 的分型，见表 18-4。

表 18-4　紧张型头痛的分型（ICHD-Ⅲ，2013）

1. 偶发性紧张型头痛
　　1.1　伴有颅周压痛的偶发性紧张型头痛
　　1.2　不伴颅周压痛的偶发性紧张型头痛
2. 频发性紧张型头痛
　　2.1　伴有颅周压痛的频发性紧张型头痛
　　2.2　不伴颅周压痛的频发性紧张型头痛
3. 慢性紧张型头痛
　　3.1　伴有颅周压痛的慢性紧张型头痛
　　3.2　不伴颅周压痛的慢性紧张型头痛
4. 可能的紧张型头痛
　　4.1　可能的偶发性紧张型头痛
　　4.2　可能的频发性紧张型头痛
　　4.3　可能的慢性紧张型头痛

（四）临床表现

TTH 多在 20 岁左右起病，随年龄增长发病率增加，两性均可发病，女性更多见。典型的头痛为轻到中度双侧性头痛，多见于颈枕部、双颞部、头顶部、额部或全头部，有时伴有肩部或头面部肌肉紧张、僵硬。头痛多表现为钝痛、胀痛、沉重感、头顶压迫感、头周紧箍感，头痛持续通常 30min～7 天。日常活动如行走或爬楼梯不加重头痛，无恶心和呕吐，可伴有畏光、畏声，但畏光或畏声中不超过一个表现。部分患者后枕部、颈部、肩胛部肌肉可有压痛。应激、生气、失眠、焦虑或抑郁等因素可使头痛加重，但很少有因为头痛而卧床不起、影响工作或日常生活者。头痛发作频率不尽相同，可每月发作小于 1 天，亦可每月发作多于 15 天，当发展为慢性 TTH 时，可每日发作。

（五）诊断与鉴别诊断

1. 诊断标准（ICHD-Ⅲ，2013）

（1）发作性紧张型头痛：

1）至少有 10 次头痛发作，并符合下列 2）～4）项标准。

2）每次发作持续时间 30min～7 天。

3）至少有下列 4 项中的 2 项：①两侧性头痛；②压迫性或紧缩性头痛（非搏动性）；③轻至中度疼痛；④头痛不为日常活动如行走或爬楼梯所加重。

4）下列 2 项：①无恶心或呕吐；②畏光或畏声症状不超过 1 个。

5）排除其他疾病。

其中偶发性紧张型头痛应具备平均每月头痛＜1 天（每年＜12 天）；频发性紧张型头痛应具备≥3 个月平均每月头痛 1～14 天（每年≥12 天，＜180 天）。

（2）慢性紧张型头痛：

1）≥3 个月平均每月头痛≥15 天（每年≥180 天），并符合下列 2）～4）项标准。

2）每次发作持续数小时至数天，或者没有缓解期。

3）至少有下列 4 项中的 2 项：①两侧性头痛；②压迫性或紧缩性头痛（非搏动性）；③轻至中度疼痛；④头痛不为日常活动如行走或爬楼梯所加重。

4）下列 2 项：①畏光、畏声或轻度恶心症状不超过 1 个；②无中或重度的恶心或呕吐。

5）排除其他疾病。

慢性紧张型头痛可以说是从频繁紧张型头痛演化而来，需要注意的是，与慢性偏头痛一样，慢性紧张型头痛也可以因为止痛药物摄入过量而导致。

2. 鉴别诊断

（1）颈源性头痛：多见于中老年人，常为颈枕部发作性头痛，头颈转动或前屈后仰时易诱发，可伴眩晕、肩臂麻木或疼痛，体格检查颈部活动受限，颈椎旁压痛，颈椎 X 线片可见骨质增生、颈椎间孔狭窄等。颈椎 MRI 检查可发现颈椎间盘突出。

（2）枕神经痛：可为一侧或双侧枕及上颈部阵痛或持续性疼痛，有时可扩展至乳突后，疼痛较浅表，剧烈呈闪电样或针刺样，查体发现枕神经出口处有压痛点。

（六）治疗

1. 精神心理治疗　焦虑、抑郁、紧张等精神心理因素是造成患者紧张型头痛的原因之一，在排除器质性疾病引起的头痛后，开展精神治疗、心理疗法是非常重要的，清除患者的紧张情绪，解除焦虑和抑郁，再配合适当的文体活动，对部分患者有效。另外，按摩、理疗、针灸、热水浴也能改善症状。

2. 药物治疗

（1）NSAID：用于治疗偏头痛的 NSAID 药物也可用于紧张型头痛。

（2）肌肉松弛剂：氯唑沙宗 0.2～0.4g 口服，每日 3 次；盐酸乙哌立松（妙纳）50mg 口服，每日 3 次；托哌酮 50～100mg 口服，每日 3 次。

（3）抗焦虑和抗抑郁药：阿普唑仑 0.4～0.8mg 口服，每晚 1 次；阿米替林 25mg 口服，每晚 1 次，每 2～4 天增加 25mg，直至 50～250mg/d；氟哌噻吨美利曲辛（黛力新）10.5mg 口服，每早 1 次或早、午各 1 次。

第四节　丛集性头痛

（一）概述

丛集性头痛（cluster headache，CH）是一种少见的发生于单侧眼眶周围的重度发作性头痛，其典型表现为：突然发作，无先兆的剧烈头痛，多在夜间发作，使患者从睡眠中痛醒，伴有自主神经症状，每次发作持续 15～180min，骤然停止。发作频率从隔日 1 次到每日 8 次不等，呈明显的周期性发作。国际头痛协会头痛分类（ICHD-Ⅲ，2013）将其归类于原发性头痛——三叉自主神经性头痛。

（二）病因及发病机制

CH 的病因和发病机制至今尚不明确，目前有多种学说。血管学说认为，CH 发作时有明显的血管变化，发作时眼眶周围有温度变化，酒精或硝酸甘油等血管扩张剂可诱发头痛发作，提示 CH 与血管扩张有关。然而，现代的脑血流测定技术检查，并未能获得脑血管扩张的证据。由于 CH 发作有明显的周期性，曾提出过生物钟学说，该学说认为是体内生物钟紊乱引起头痛的发生。根据 CH 伴随症状类似组胺反应，用组胺可诱导 CH 发作，发作时患者血中组胺水平也升高，以及组胺脱敏疗法对部分患者有效，提出了组胺学说，但应用 H_1 和 H_2 受体拮抗剂对 CH 频率及强度无明显作用，因此，该学说未得到公认。Prusinski 等的研究发现，CH 患者额部皮下肥大细胞数量增多、活性增强；Speld 则用肥大细胞膜稳定剂治疗 CH 效果良好，从而提出了肥大细胞学说；Appenzeiter 等的研究认为，头痛是由于肥大细胞颗粒内释出作用于血管并引起疼痛的物质（缓激肽），沿三叉神经感觉轴突逆向活动所致。CH 多在夜间发作，多在 REM 期出现，较少发生在 NREM 期，从而认为，CH 发作与睡眠时单胺变化有关。

（三）临床表现

CH 通常在 20～40 岁发病，发病率男性高于女性 3 倍，其原因未明。通常在一段时间内出现一次接一次的成串发作，故名丛集性头痛，常在每年春季和（或）秋季发作 1～2 次。

CH 为发生于单侧眼眶、眶上和（或）颞部的难以忍受的烧灼样、刀戳样、针刺样或钻凿样疼痛，突然发作，无先兆症状，通常疼痛在 2～15min 内达到高潮，多在夜间发作，使患者从睡眠中痛醒，伴有自主神经症状，表现为同侧结膜充血、流泪、鼻充血、流涕、前额和面部出汗和（或）前额和面部发红、瞳孔缩小、上睑下垂、眼睑水肿，在极重度疼痛的患者，发作期间常不能平卧休息，出现躁动不安。疼痛不会向对侧蔓延。每次发作持续 15～180min。发作频率从隔日 1 次到每日 8 次不等，通常连续发作，丛集期为 1～11 个月，84% 患者为 14～120 天；40%～54% 患者的丛集期为每年 1 次，31% 患者为每年 2 次。48% 患者缓解期为 7～12 个月。在丛集性头痛期间，饮酒、服用硝酸甘油均可诱发头痛发作。部分患者可因应激、头外伤、疲劳、过热、过冷、耀眼光照、某些特殊食物（如巧克力、鸡蛋、乳制品）而诱发头痛发作。

ICHD-Ⅲ2013 依据 CH 发病一次持续时间和间歇期长短，将其分为发作性 CH 和慢性 CH 两个亚型，丛集期持续 7 天到 1 年不等，但至少有大于 1 个月的无头痛缓解期分隔时，称为发作性丛集性头痛，占所有患者的 90%；而丛集期持续时间超过 1 年，不伴有缓解期或缓解期小于 1 个月者，则称为慢性丛集性头痛，占 10%。

（四）诊断与鉴别诊断

1. 诊断标准（ICHD-Ⅲ，2013）

（1）至少有 5 次头痛发作并符合下列（2）～（4）项标准。

（2）单侧眼眶、眶上和（或）颞区的重度或极重度疼痛持续 15～180min（未经治疗）。

（3）符合下列 1～2 项标准：

1）头痛发作时至少同侧有下列 1 个症状和体征：①结膜充血、流泪；②鼻充血和（或）流涕；③眼睑水肿；④前额和面部出汗；⑤前额和面部发红；⑥耳塞满感；⑦瞳孔缩小和（或）上睑下垂。

2）不安或躁动。

（4）头痛发作期半数以上的时间头痛隔日发作 1 次或 1 日发作达 8 次。

（5）排除其他病因。

2. 鉴别诊断

（1）偏头痛：偏头痛与丛集性头痛的鉴别要点，见表 18-5。

表 18-5　偏头痛与丛集性头痛的鉴别要点

鉴别要点	偏头痛	丛集性头痛
家族史	可有	无
性　别	女性多见	男性多见
先　兆	可有	无
周期性	不明显	明显
部　位	额、颞部	眼眶、眶上、额前部
性　质	搏动性疼痛	烧灼样疼痛
程　度	中至重度	重度至极重度
发作时间	多白天发作	多夜间发作
伴随症状	恶心、呕吐、畏光、畏声	结膜充血、流泪、鼻充血、流涕、前额和面部出汗、瞳孔缩小、上睑下垂、眼睑水肿、躁动或不安
持续时间	4～72h	15～180min

（2）痛性眼肌麻痹（Tolosa-hunt 综合征）：为眼眶周围剧烈头痛，常伴有眼痛和眼肌瘫痪、复视，头颅影像学检查可发现部分病例海绵窦不对称性扩大或海绵窦壁有异常组织影像，激素治疗效果好。

（五）治疗

治疗原则与偏头痛相同。发作时一方面要终止头痛，另一方面预防再发。

1. 发作期治疗

早期及时应用吲哚美辛和皮质类固醇激素治疗可控制密集发作，并可获得迅速缓解。

（1）吲哚美辛：25～50mg 口服，每日 3 次。

（2）皮质类固醇激素：

1）泼尼松：40～80mg/d 口服，连用 1 周，有效后在 1 周内逐渐减量至停药。无效者 48h 后停药。或 20～40mg/d 口服，与麦角胺合用。

2）地塞米松：5～10mg/d 入液体静脉滴注，连用 5 天，后改为口服泼尼松维持至头痛不再复发。

（3）吸氧：部分患者吸入 100％纯氧（8～10L/min）10～15min 可使头痛缓解。使用面罩吸氧，流量为 7L/min，10～15min，近 80％的患者头痛可缓解。

（4）5-HT 受体激动剂：舒马普坦 6mg 皮下注射，可在数分钟内终止头痛，或 25～100mg 口服。

（5）麦角胺制剂：麦角胺 0.5mg 皮下注射，如果疗效不佳可再次给药，24h 内不超过 1mg。或麦角胺咖啡因 2 片口服，30min 后如果效果不佳可再口服 1～2 片，24h 内不超过 4 片，1 周不超过 12 片。

（6）利多卡因：采用 2% 利多卡因 1ml 滴鼻，滴于下鼻甲的最尾侧部分，能够产生蝶腭神经节阻滞作用，达到止痛效果，终止一次发作。若 3min 内未见完全缓解，可重复给药 1 次。反复使用可使 60%～70% 的患者疼痛缓解。

2. 预防性治疗

用于预防偏头痛复发的药物，也可用来防治丛集性头痛的复发。

第五节　痛性眼肌麻痹

（一）概述

痛性眼肌麻痹（painful ophthalmoplegia）是一种单侧的眼眶部疼痛，伴第 Ⅲ、Ⅳ、Ⅵ 对脑神经一支受累或多支同时受累的一组症状群，又称 Tolosa-Hunt 综合征。本病对皮质类固醇激素的治疗反应较好，但有复发倾向。国际头痛协会头痛分类（ICHD-Ⅲ，2013）将其归类于痛性脑神经病和其他的头面部疼痛。

（二）病因及发病机制

痛性眼肌麻痹的病因不明，可能与过敏或炎症（免疫反应性炎症）有关。皮质类固醇激素等免疫抑制剂治疗有效，支持本症的免疫学假说。痛性眼肌麻痹的主要病变部位是海绵窦，其解剖特征主要为：①窦内神经通过的上下顺序是 Ⅲ、Ⅳ、Ⅵ、Ⅴ1、Ⅴ2 脑神经；②颈内动脉周围的交感神经在第 Ⅲ 对脑神经的内侧；③Ⅴ1 在眶上裂上部，与第 Ⅲ 对脑神经相邻；Ⅴ2 位于海绵窦后下方，不通过窦的前壁；Ⅴ3 不通过海绵窦；④两侧海绵窦由环窦相连，因而海绵窦症状可扩展至两侧或两侧交替出现。

（三）临床表现

痛性眼肌麻痹可于任何年龄发病，但以壮年多见，男女发病无性别差异。大约 70% 患者病前有上呼吸道感染、咽喉炎、上颌窦炎、低热等病史。起病初常表现为眼球后眶区的持续性疼痛，可放射到颈部或颞部。疼痛的性质大多为持续性胀痛、刺痛或撕裂样剧痛，可伴有恶心、呕吐。数日后出现 Ⅲ、Ⅳ、Ⅴ 脑神经支配的眼肌麻痹，病变多为单侧性，表现为上睑下垂、眼球活动障碍、复视、瞳孔散大及对光反射消失，呈海绵窦综合征，由于病变使眼球、眼眶部静脉回流受阻，可产生眼睑水肿、球结膜充血和水肿、眼球突出，也可出现视盘水肿。病变累及视神经则可出现视力减退，少数出现视神经萎缩。有时视神经、三叉神经（通常是第 1 支）、面神经、听神经以及受交感神经支配的瞳孔也偶尔受累。症状持续数天、数周或数月而显著好转，但数月或数年后可再次复发，反复多次发作后常不能完全恢复。

（四）辅助检查

1. 外周血白细胞、红细胞沉降率、血浆 γ 球蛋白、C 反应蛋白可出现增高。

2. 脑脊液检查　可出现蛋白质和细胞计数轻度增高。

3. 脑 CT 检查　部分病例可发现视神经变粗、眶尖附近有异常区。海绵窦侧壁凸起成弓形、窦的两侧不对称或窦内密度不正常。

4. 脑 MRI 检查　可发现部分病例海绵窦不对称性扩大或海绵窦壁有异常组织影像，经类固醇激素治疗后临床症状改善，此影像体积也随之缩小或消失。

5. 脑血管造影检查　少数患者可发现颈内动脉末端到虹吸部狭窄。眶静脉造影可表现为眼上静脉闭塞、形成侧支静脉，同侧海绵窦显影模糊混浊。

（五）诊断与鉴别诊断

1. 诊断标准　（ICHD-Ⅲ，2013）

（1）单侧头痛发作，并符合下列第 3 项标准。

（2）下列 2 项标准：①MRI 或病理检查发现海绵窦、眶上裂或眼眶内肉芽肿性炎症；②同侧第Ⅲ、Ⅳ和（或）Ⅵ对脑神经一支或多支麻痹。

（3）符合下列 2 项标准：①头痛先于第Ⅲ、Ⅳ和（或）Ⅵ对脑神经麻痹时间≤2 周或同时发生；②头痛局限于同侧眼眶。

（4）不能归因于其他疾病。

2. 鉴别诊断

（1）颈内动脉瘤（carotidynia）：海绵窦内的颈内动脉瘤可引起第Ⅲ、Ⅳ、Ⅵ对脑神经和三叉神经眼支的麻痹，称海绵窦综合征。表现为一侧面部、颈部、下颌或眶周的搏动性、刀割样疼痛，亦可为钝痛，颈部活动、吞咽、咀嚼或咳嗽等可诱发或加重，颈部常有触痛。伴同侧动眼神经、滑车神经、展神经和三叉神经眼支麻痹。每次发作可持续数日或数周，慢性病例可持续数周至数年。可经脑 CT 增强扫描、CTA、MRA 或 DSA 检查发现动脉瘤而确诊。

（2）糖尿病性眼肌瘫痪：糖尿病时神经内膜滋养血管发生病变，可导致神经营养障碍，神经细胞轴突和施万细胞内部代谢异常以及滋养血管病变造成供氧不足引起神经病变，脑神经麻痹以动眼神经和展神经麻痹最为多见。其主要为动眼神经中心受累，故瞳孔括约肌一般不受累，对光反射存在，这与动脉瘤、痛性眼肌麻痹所引起的动眼神经麻痹几乎都有的瞳孔扩大是不同的。眼肌瘫痪可随糖尿病的被控制而好转或恢复。

（3）眼肌麻痹型偏头痛：有少数偏头痛患者在头痛发作时或发作后，出现同侧程度不等的瞳孔扩大、眼外肌瘫痪，持续数日甚至数月后恢复。患者多有反复发作的偏头痛史或家族史。脑 CT、MRI 或脑血管造影检查正常可资鉴别。

（4）眶上裂综合征和眶尖综合征：大多由副鼻窦炎的蔓延引起眶上裂或视神经孔处的骨膜炎所造成，也可为肿瘤侵袭该区域引起。眶上裂综合征表现为动眼、滑车和展神经以及三叉神经眼支的麻痹，但没有局部炎症性表现。若兼有视力障碍者，则称为眶尖综合征。

（5）丛集性头痛：多见于 20～50 岁的男性，通常在一段时间内出现一次接一次的成串发作，常常是在夜间发作，多为单侧眼眶为中心分布的剧烈疼痛，每次发作突来骤止，持续 15min～3h，发作时通常伴有同侧的结膜充血、流泪、鼻充血、流涕、前额和面部出汗和（或）前额和面部发红、瞳孔缩小、上睑下垂、眼睑水肿等。但眼球活动无障碍。

（六）治疗

主要应用大剂量皮质类固醇激素，一般泼尼松 60～80mg/d，症状消失后逐渐减量。同时应用抗生素和维生素类。对疼痛明显的患者可给予镇痛药物。由于本病对皮质类固醇激素特别敏感，多在用药后 48h 内症状缓解，1 周左右症状消失。皮质类固醇激素的早期及彻底应用，对促进炎症改善和减少后遗症具有重要意义。亦有人主张服药后 48h 无效者，可排除本病。

第六节　三叉神经痛

（一）概述

三叉神经痛（trigeminal neuralgia，TN）是一种最常见的头面部疼痛，特点是局限于一侧三叉神经 1 支或多支分布区域内的短暂的电击样疼痛，突发突止，一次发作持续数秒至 2min，洗漱、剃须、吸烟、说话和（或）刷牙等常诱发疼痛发作。口角、鼻翼、面颊和（或）舌部区域常为敏感区，轻触即可诱发疼痛发作，故称其为扳机点。疼痛间歇期完全正常。

（二）病因及发病机制

TN 分为原发性及继发性两种，通常临床上所指的 TN 是指原发性三叉神经痛。原发性三叉神经痛病因不明。目前多数学者认为，TN 的病因是由于邻近血管袢压迫了三叉神经根所致，导致神经纤维相互挤压，逐渐发生脱髓鞘改变，引起邻近纤维之间发生短路，轻微刺痛即可形成一系列冲动，通过短路传入中枢，引起剧痛，这种疼痛时间短暂，无任何神经体征。

（三）临床表现

1. 多见于中老年人，40 岁以上起病者占绝大多数（70％～80％），女性稍多于男性，2∶1～3∶1。

2. 发作情况　疼痛发作前常无预兆，疼痛部位局限于单侧三叉神经 1 支或多支分布区，以第 2 支、第 3 支发病最为常见，第 3 支受累约占 60％，第 2 支受累约占 30％，第 1 支受累者少见。疼痛多由一侧上颌支或下颌支开始（由眼支起病者极少见）后逐渐扩散到 2 支，甚至 3 支均受累，累及 3 支者较少见。第 3 支疼痛大多由下颌犬齿部开始，向后放射至耳深部或下颌关节处，少数亦可呈相反方向放射，大多数均局限于第 3 支支配范围内。第 2 支疼痛多由鼻孔处开始，放射至眼眶内缘或外缘处，有时亦可扩散至第 1 支区而产生眼部疼痛。性质为剧痛，呈闪电样、刀割样、烧灼样或撕裂样疼痛。疼痛具有短暂性、反复发作性、自发缓解性，每次发作时间从数秒到 1～2min，骤然停止。发作时患者常以手掌或毛巾紧按病侧面部，或用力揉搓面部以期减轻疼痛，以致出现局部皮肤粗糙，眉毛脱落。发作时常突然停止说话、进食等活动。严重者可伴有面部肌肉反射性抽搐，口角牵向一侧，称为痛性抽搐（tic douloureux）。有时伴有面部发红、皮肤温度增高、结膜充血、流泪、唾液分泌增多、鼻黏膜充血、流涕等症状，表情呈精神紧张、焦虑状态，有些患者甚至在床上翻滚。间歇期正常。可呈周期性发作，每次发作数日、数周或数月，缓解期亦可数周或数年，夜晚疼痛发作减少。病初发作次数少，随病情发展，发作逐渐频繁，间歇期逐渐缩短，疼痛亦逐渐加重而剧烈，最后每日可发作多次，很少自愈。部分患者发病周期与气候有关，春季与冬季容易发病。

3. 疼痛的诱因及触发点　疼痛常因洗漱、进餐、说话等诱发，或者由某些环境因素刺激，如强光、噪音或味觉刺激等引起。因患者怕诱发疼痛发作而不愿洗脸、刷牙、进食，故面部及口腔卫生极差，精神抑郁，面色憔悴。常在触摸眉毛、眼球、鼻翼、面颊、口角、牙周及舌等处诱发疼痛发作，故将其称为扳机点或触发点（trigger point），这是本病的一个诊断特点。

4. 神经系统查体　无阳性体征，有时因局部皮肤粗糙，局部触痛觉可轻度减退。

（四）诊断与鉴别诊断

1. 诊断标准　（ICHD-Ⅲ，2013）

（1）至少有时 3 次单侧面部疼痛发作，并符合下列（2）和（3）项标准。

（2）疼痛发生在三叉神经一支或多支分布区，放射不超出神经分布范围。

（3）疼痛至少满足下列 4 项中的 3 项标准：①周期性反复发作，持续时间从几分之一秒至 2min 不等；②重度的疼痛；③性质为射击样、电击样、针刺样、尖锐疼痛；④无害刺激受累侧面部可诱发疼痛。

（4）无神经缺损的临床证据。

（5）排除其他病因。

2. 鉴别诊断

（1）继发性三叉神经痛：原发性 TN 需注意与脑干及周围肿瘤、炎症、血管病变等引起的继发性 TN 相鉴别。继发性者特点为疼痛常呈持续性，检查发现有神经系统的阳性体征，脑影像学检查可发现脑干及周围部位的病变。

（2）牙痛：一般牙痛呈持续性钝痛，无扳机点，持续时间较长，牙齿对合或叩击时常有疼痛，因饮食过冷或过热的食物可诱发疼痛。常有龋齿等牙科疾病。X 线片有助于鉴别，拔除患牙，疼痛缓解。

（3）鼻窦炎：鼻窦炎为局部持续性钝痛，局部有压痛，可有发热、流脓涕等炎症表现，血常规检查示白细胞增多，鼻腔检查、X线片或CT检查可发现鼻窦炎症而确诊。

（4）三叉神经炎：多在感冒或副鼻窦炎等之后发病，为持续性剧痛，病史短，检查三叉神经区感觉减退或过敏，在受累的三叉神经分支有明显的压痛。可伴有三叉神经运动支功能障碍。

（5）颞颌关节炎：疼痛局限于颞颌关节区，咀嚼时疼痛而运动受限，颞颌关节局部有压痛。可行X线及专科检查协助诊断。

（6）舌咽神经痛（glossopharyngeal neuralgia）：疼痛部位在一侧软腭、扁桃体、咽舌壁、舌根及外耳道等处，表现为阵发性剧痛，吞咽、讲话、呵欠、咳嗽时常可诱发发作。丁卡因涂于患侧扁桃体和咽部可暂时缓解疼痛发作。

（7）非典型面痛：疼痛性质与部位不定，情绪是唯一加重疼痛的因素，无触痛点。多发生于忧郁和神经质的患者。

（五）治疗

原发性三叉神经痛治疗原则：以止痛为主要目标，应首选药物治疗，当药物治疗无效时，可考虑手术治疗。

1. 药物治疗

（1）卡马西平：为首选，50～100mg口服，每天2次，耐受后每日增加100mg，根据反应，最大可增加至200mg，每天3次，偶尔需要的剂量更高。疼痛停止后逐渐减量，以最小有效剂量维持。有效率约70％。

（2）苯妥英钠：开始剂量0.1g，每日3次，数日后效果不佳可每日增加0.05g，至0.6g/d，近半数病例有效。卡马西平治疗无效者，可两者合并使用，比单独用药疗效好。

（3）氯硝西泮：以上两药无效时，可应用氯硝西泮，4～6mg/d，40％～50％病例能完全控制，25％显著减轻。

以上药物大剂量应用时，常会引起困倦、嗜睡、头晕、步态不稳或共济失调等。应提醒驾驶人员注意。孕妇忌用。

（4）巴氯芬：有效率为70％，另30％不能耐受副作用，30～40mg/d，最大剂量60～80mg/d，副作用有恶心、呕吐及嗜睡等。亦可在卡马西平或苯妥英钠的基础上，加用巴氯芬15mg/d。

2. 手术治疗

药物治疗无效者，疼痛限于上颌支者可在周围支注射纯酒精或行神经切断术。疼痛位于第1、3支或多支的，则可用经皮三叉神经节射频热凝疗法或经皮三叉神经节甘油注射，因为这种治疗可保存角膜反射及咬肌肌力。年轻体健者，可考虑用微血管减压术或三叉神经感觉根切断术。

第七节　枕神经痛

（一）概述

枕神经痛（occipital neuralgia）包括枕大神经痛和枕小神经痛，枕神经痛是一种位于枕神经分布区内的发作性刺痛，有时伴有病变区域内的感觉减退或过敏。受累神经通常有压痛。

（二）病因及发病机制

枕大神经主要由第2颈神经后主支构成，自乳突和第1颈椎后面中点连线的正中处由深组织穿出，支配后枕部及颈部的感觉。枕小神经由C2～3发出，由胸锁乳突肌后缘穿出至皮下，继而上行并分布于枕外侧部、乳突及耳后侧面的上部分皮肤。枕神经行走途径较长，分布范围广，易受颈部多种因素的影响或刺激而引起疼痛。所以，一般认为枕神经痛是多种因素综合作用的结果。如在上呼吸道感染或鼻咽部存在感染病灶，或受凉、受潮后，可导致枕神经非特异性炎症引起疼痛；枕神经痛还可继发于各种颈椎和颈髓的病变，如颈椎骨质增生，寰枕畸形、颈髓肿瘤、外伤、多发性硬化等，这些病理改变将影响枕神经的特殊通道结构，刺激枕神经产生疼痛。中医认为，枕神经痛属于经络不通、气血瘀阻、不通则痛的机制。

（三）临床特征

枕神经痛可发生于任何年龄，以青壮年发病多见，男女发病无差异。最突出的症状为疼痛，多为一侧性，分布于后枕部及颈部的阵发性针刺样疼痛或剜痛，或闪电样疼痛，可向上放射至头顶部，一次疼痛一下或数下，疼痛发作位置较固定，可反复频繁出现，部分患者在间歇期也仍有钝痛。多数患者在枕神经出口处有压痛，也可出现枕神经分布区内局部的感觉减退或过敏。转动头颈、咳嗽、喷嚏，常可使疼痛加重。

（四）影像学检查

1. X线片检查　颈椎X线检查对诊断颈枕区病变有价值，包括颅底的上颈椎及张口正位像，以显示寰枕部情况，必要时借助汤氏位及断层摄影，了解枕大孔及齿状突的形态。

2. CT扫描检查　早期颈椎CT扫描检查不如X线片，但CT扫描的优点是可同时观察椎间盘，对排除椎间盘疾病具有意义。

（五）诊断与鉴别诊断

1. 诊断标准　（ICHD-Ⅲ，2013）

（1）单侧或双侧的疼痛，并符合以下（2）～（5）项标准。

（2）疼痛位于枕大、枕小神经和（或）第三枕神经分布区内。

（3）疼痛具有以下3项特征中的2项：①反复发作性疼痛持续数秒至数分钟；②重度疼痛；③性质为闪电样、刺痛、锐痛。

（4）疼痛伴有下列2项：

1）头皮或头发感觉减退和（或）感觉过敏；

2）下列1项或2项：①受累神经分支上有压痛；②扳机点在枕大神经发出处或C2神经分布区内。

（5）受累神经的局部麻醉阻滞可暂时缓解疼痛。

（6）排除其他病因。

2. 鉴别诊断

（1）中间神经痛：表现为发作性烧灼性痛，持续时间长，短者数分钟，长者数小时。疼痛主要位于一侧外耳道、耳廓及乳突部位，严重者可向同侧面部、舌外侧、咽部以及枕部放射，局部常伴以带状疱疹，还可有周围性面瘫，味觉和听觉改变，泪腺和唾液腺分泌障碍等。

（2）劳累、外伤后出现的疼痛：多为枕下骨关节疾病，如颈椎病、寰枕部畸形或损伤等。

（3）脑脊膜炎、蛛网膜下腔出血：可出现颈、枕部疼痛合并明显的颈项强直，应行腰椎穿刺和脑脊液检查以排除。

（4）高血压致枕部疼痛：区域弥散，多呈钝痛，重时为跳痛，常伴高血压、恶心、眩晕等症状，疼痛多于晨起后出现或加重。

（5）肺、胸膜、心脏或肝等疾病的牵涉性痛：亦可表现为颈枕部疼痛，同时有原发病的临床表现。

（六）治疗

枕大神经痛的临床治疗原则是以非手术治疗为主，首先应查明原因，对因治疗，可采取以下措施：

1. 一般治疗　局部热敷，避免头部剧烈活动。

2. 药物治疗　卡马西平 50～100mg 口服，最初每天 2 次，当耐受后再增加剂量。根据患者对药物的反应，3 天后增加到每天 2 次、每次 400mg 的最大剂量。也可选用 NSAID 药物，如对乙酰氨基酚 0.3～0.6g，每日 3 次口服；布洛芬 0.3g，每日 2 次口服；洛索洛芬钠 60mg 口服，每日 3 次。

3. 封闭治疗　如果疼痛剧烈而顽固或口服止痛药物疗效不佳，可使 2% 利多卡因 3ml＋地塞米松 5mg＋维生素 B_{12} 500μg，行枕大神经或枕小神经的局部阻滞，可使疼痛得到长期持续性或永久性缓解。

4. 局部理疗　可采用超短波、紫外线、碘离子透入等。

5. 针刺治疗　可取风池、外关、合谷、后溪、翳明、昆仑等穴。

（刘志辉）

第十九章　系统性疾病的神经系统损害

■■■学习重点

1. 掌握：肝性脑病的临床表现、诊断及鉴别诊断，肾性脑病的临床表现、诊断及鉴别诊断，肺性脑病的临床表现、诊断及鉴别诊断，红斑狼疮性脑病的临床表现，放射性脑病的临床分期及常见损伤部位，Lambert-Eaton 综合征的临床特点，糖尿病性周围神经病的临床表现、诊断及鉴别诊断，慢性酒精中毒性脑病的临床表现、诊断及鉴别诊断。

2. 熟悉：肝性脑病的治疗，肾性脑病的治疗，肺性脑病的治疗，红斑狼疮性脑病的脑电图特点与治疗，放射性脑病的发病机制及治疗产生副肿瘤综合征最常见的肿瘤，糖尿病性周围神经病的治疗，慢性酒精中毒性脑病的治疗。

3. 了解：肝性脑病的发病机制，肾性脑病的发病机制，肺性脑病的发病机制，红斑狼疮性脑病的发病机制，放射性脑病的鉴别诊断，副肿瘤综合征可能的发病机制，糖尿病性周围神经病的发病机制，慢性酒精中毒性脑病的发病机制。

■■■内容提要

（一）红斑狼疮性脑病

1. 系统性红斑狼疮合并中枢神经系统及周围神经系统的损害，引起多种神经及精神症状，称为红斑狼疮性脑病或神经精神狼疮。

2. 发病机制与免疫介导的脑血管损伤及血脑屏障的破坏有关，遗传和基因突变也可能参与了其发病的过程。

3. 临床表现因累及部位和病情严重程度不同可有不同表现，最常见的症状为脑血管病症状和癫痫发作。

4. 脑电图对红斑狼疮性脑病具有较高的敏感性，对早期诊断有重要意义。目前认为，抗磷脂抗体是狼疮性脑病最有意义的实验室检查。

5. 红斑狼疮性脑病的诊断尚缺乏统一的分类和诊断标准。红斑狼疮确诊后，当患者出现其他原因难以解释的神经系统症状、体征或肌肉症状时，影像学证实脑实质或脊髓损伤，并排除其他疾病，可诊断红斑狼疮性脑病。

6. 治疗措施必须个体化，轻症患者只需对症处理，大部分患者需要接受长期免疫抑制治疗及对症治疗。

（二）放射性脑病

1. 放射性脑病（又称放射性脑损伤）为头颈部恶性肿瘤患者放射治疗后产生神经系统损害症状的一组疾病，是肿瘤患者放射治疗后的严重并发症。

2. 发病机制尚无定论，主要与电离辐射的直接损伤、自由基损伤、血管内皮损伤、免疫及炎症损伤有关。

3. 临床可以分为急性期、早迟发反应期和晚迟发反应期。

4. 主要与原颅内肿瘤复发，头颈部肿瘤脑转移相鉴别。

5. 根据临床不同时期，可用脱水、糖皮质激素、自由基清除剂、神经营养及改善循环药物治疗。

（三）神经系统副肿瘤综合征

1. 恶性肿瘤非直接地或非转移性侵犯神经系统时，出现神经系统受累的临床症状群称为神经系统副肿瘤综合征。

2. 发病机制不明，可能与自身免疫反应、病毒感染和神经毒素有关。

3. 临床表现错综复杂，可合并或重叠累及中枢神经系统、周围神经系统、自主神经系统、神经肌肉接头和肌肉等不同部位。

4. Lambert-Eaton 综合征的特点是肢体近端肌群进行性无力和易疲劳，患肌短时间内反复收缩肌无力症状减轻，持续收缩后呈病态疲劳。

5. 副肿瘤性脑脊髓炎病变较广泛，侵犯中枢神经系统多个部位，包括边缘叶、脑干、小脑和脊髓等。临床命名以突出症状为依据。

6. 主要针对原发肿瘤进行治疗，免疫抑制剂治疗和血浆置换疗法有一定疗效。

第一节　概　述

神经系统是机体内主要的功能调节系统，在人体内不仅起着调节人体适应外界环境变化的作用，也起着调节其他系统和器官功能的作用。机体其他系统对神经系统亦发挥密切的影响。因此，当身体其他系统、器官发生局部病理变化时，中枢神经系统和周围神经系统均可能不同程度受累。诸多系统性疾病在发生发展进程中，尤其进入终末期时，或多或少引发神经系统的损害。不同系统的病变所导致神经损伤的病因和发病机制差异甚大，进而导致临床表现复杂各异。呼吸系统病变导致缺血缺氧，常引发脑部功能障碍，如呼吸衰竭时导致的肺性脑病；消化系统与神经系统关系密切，肝是消化系统主要器官之一，严重肝病变时可造成多种物质代谢障碍，引发机体代谢紊乱，或可造成神经系统的严重损害，如肝豆状核变性和肝性脑病等。肾是泌尿系统重要器官，当其发生病变时，水、电解质和酸碱平衡失调，可引发神经系统损害，如尿毒症性脑病；结缔组织疾病可直接侵犯神经系统，亦可因损害供应神经系统的血管引发神经系统损伤，如系统性红斑狼疮基本病理是脑内小血管炎，导致脑实质弥漫性或局限性微小病变；代谢性疾病如糖尿病所致的糖代谢障碍和微血管病变损害神经系统，导致周围神经病变；肿瘤导致神经系统损害主要为肿瘤转移、肿瘤局部浸润或压迫及副肿瘤综合征三类；理化因素亦是导致神经损害的重要因素，如肿瘤患者接受放射治疗导致脑和脊髓损害，急性大量饮酒和长期酗酒均可直接导致中枢神经系统损害，吸毒患者存在药物依赖和神经损伤。系统性疾病并发神经损害的诊断通常较为容易，分为原发病诊断和神经系统损害诊断，但以神经系统损害为首发症状的疾病常导致诊断困难，需要仔细鉴别。其治疗通常包括原发病病因治疗和继发神经损害对症处理，原发性疾病的有效治疗有时能缓解神经系统损害的症状。由于篇幅所限，本章只选择一些临床常见的伴有神经系统症状的系统性疾病加以论述。

第二节　肝性脑病

肝性脑病（hepatic encephalopathy）是由严重的急性或慢性肝病引起的中枢神经系统功能紊乱。以代谢紊乱为基础、意识行为失常和昏迷为其主要临床表现的一种综合征。肝性脑病是肝硬化最严重的并发症，又被称为肝昏迷。

（一）病因与诱因

肝性脑病的病因是急、慢性肝病或各种原因的门-体分流（porto-systemic venous shunting）。多种原因可以造成急慢性肝病，如肝炎病毒感染、对肝有毒性的药物应用及酗酒等。多数情况下，肝性脑病的发生会有些诱因的存在，大概可归纳为四方面：

1. 氨等含氮物质及其他毒物增加的诱因　如进食过量的蛋白质、输血、消化道大出血致肠道内大量积血；厌食、腹泻或限制液量、应用大量利尿剂或大量放腹水可致血容量不足而发生肾前性氮质血症；口服铵盐、尿素、蛋氨酸等使含氮物吸收增加；便秘使氨及肠道的其他毒性物质与肠黏膜的接触时间延长，吸收增加；感染（如自发性腹膜炎等）可增加组织分解代谢产氨增多；低血糖可使脑内脱氨作用降低；各种原因所造成低血压、低氧血症，某些抗结核药物、感染和缺氧等加重肝功能损害等，可致机体对肠道来的氨及其他毒性物质代谢能力降低，血中浓度升高。

2. 低钾碱中毒　常由于大量利尿或放腹水引起。碱中毒时，体液中 H^+ 减低，NH_4^+ 容易变成 NH_3，增加了氨通过血脑屏障的弥散能力，导致氨中毒。

3. 加重门体分流及肝损伤的因素　如自发性门体分流、手术进行分流或进行经颈静脉肝内门体分流术（transjugular intrahepatic portal-systemic shunt，TIPS）后等，使从肠道来的氨及其他毒性物质绕过肝直接进入体循环中，而致血浓度升高。

4. 镇静剂　镇静、催眠药可直接与脑内 GABA-苯二氮䓬受体结合，对大脑产生抑制作用。

（二）病理

急性病例的脑部病变主要为弥漫性神经细胞变性坏死、胞体肿胀、尼氏小体消失、核浓缩或溶解等，以大脑皮质、基底核、中脑黑质、脑桥、小脑等部位较严重；同时伴有胶质细胞增生（特别是星形胶质细胞），核圆而大、空而透亮，染色质极细，形成所谓 Alzheimer Ⅱ 型细胞，有些学者认为此型细胞为肝功能损害时脑部病理的特殊表现。慢性病例则表现为弥漫性片状大脑皮质坏死，皮、髓质交界处出现腔隙状态。镜下可见神经细胞及髓鞘变性，弥漫性原浆型星形细胞增生，有些细胞核内可见到包涵体。

（三）发病机制

肝性脑病的发病机制较为复杂，迄今尚未完全阐明，目前多数学者认为本病的发生是由多种综合因素所致，已提出多种学说：

1. 氨中毒学说　氨代谢紊乱引起的氨中毒，是肝性脑病，特别是门-体分流性脑病的重要发病机制。肝衰竭时，肝将氨合成尿素的能力减退；门-体分流存在时，肠道氨未经肝解毒而直接进入体循环，通过血脑屏障达到脑组织而引起中枢神经系统紊乱。

2. 氨、硫醇和短链脂肪酸的协同毒性作用　严重肝病患者的血液中甲基硫醇浓度升高，伴脑病者增高更为明显。短链脂肪酸主要是戊酸、己酸和辛酸，能诱发实验性肝性脑病，在肝性脑病患者的血浆和脑脊液中也明显升高。实验证明单独用氨、硫醇和短链脂肪酸这三种物质的任何一种，如用量较少，都不足以诱发肝性脑病；但如果联合使用，即使剂量不多也能引起脑部症状。为此有学者提出氨、硫醇和短链脂肪酸对中枢神经系统的协同毒性作用可能在肝性脑病的发病机制中具有重要地位。

3. 假性神经递质学说　肝衰竭时肝对食物中芳香族氨基酸（AAA）的清除发生障碍，使其过多的进入脑组织，经 β-羟化酶的作用分别形成 β-羟酪胺和苯乙醇胺，两者的化学结构与正常神经递质去甲肾上腺素相似，但不能传导神经冲动或作用很弱，因此称为假性神经递质（false neurochemical transmitter，FNT）。当 FNT 被脑细胞摄取并取代了突触中正常递质时，则导致神经传导障碍，兴奋冲动不能正常传至大脑皮质而产生异常的抑制，出现意识障碍。

4. 氨基酸代谢失衡学说　肝衰竭时胰岛素在肝内灭活减少，血中浓度升高，促使支链氨基酸（BCAA）大量进入肌肉组织而被清除，致 BCAA/AAA 比值由正常的（3～3.5）：1 降至1：1 或更低。BCAA 减少导致进入脑中的 AAA 增多。纠正氨基酸失衡能使肝对蛋白的耐受性增加，应用精氨酸、谷氨酸与门冬氨酸或其衍生物对实验性肝性脑病具有逆转作用。

5. 神经信息物质及受体改变学说 近年来，肝性脑病的实验研究多集中在神经生物学领域，包括血脑屏障的通透性改变、神经信息物质和受体研究等。研究表明急性肝衰竭导致的血脑屏障通透性增加是非特异性的，肝性脑病的动物或人类血浆、脑脊液、脑组织内存在 5-羟色胺升高、氨基酸失衡、假性神经递质出现、脑肠肽改变等异常现象，肝性脑病的动物或人类存在脑 GABA 受体、中枢型和外周型苯二氮䓬受体、血管活性肠肽和生长抑素等受体改变。

（四）临床表现

肝性脑病的临床表现多种多样，发病形式与原发肝病有关。

1. 临床类型可分为急性型和慢性型两种。

（1）急性型：见于两种情况：一种为暴发型肝炎，常在起病数日内由轻度的意识错乱迅速陷入深昏迷，甚至死亡，而无明确诱因，并伴有急性肝衰竭的表现，如黄疸、出血、凝血酶原活动度降低等。另一种为较严重的肝炎或肝硬化末期，在某些诱因下迅速发生昏迷。

（2）慢性型：常表现为间歇性的波动性意识与运动障碍，病程可长达数月至数年，多表现为定向力障碍，进而发生昏迷，发病往往与摄食高蛋白食物有关。本病常见于门静脉型肝硬化合并广泛侧支循环或门-体静脉分流术后。

近年来有人认为存在亚临床型肝性脑病，占肝硬化病例的 60%～70%，与过去是否有过临床型肝性脑病无关。临床表现无脑病证据，但行特殊的精神方面检查或智力测验可发现某些异常。关注亚临床型肝性脑病将有助于本病的早期诊断和治疗。

2. 临床分期 见表 19-1。

表 19-1 慢性肝性脑病的分期

分期	主要神经精神表现	神经系统体征	脑电图
Ⅰ期（前驱期）	轻度性格、行为改变	多无扑翼样震颤	无明显异常
Ⅱ期（昏迷前期）	精神错乱、行为失常	常出现扑翼样震颤，腱反射亢进，肌张力增高，锥体束征阴性	常出现异常的慢波（θ波）
Ⅲ期（木僵期）	木僵状态，尚能唤醒	如患者合作可出现扑翼样震颤	出现明显异常的 θ 波和三相慢波
Ⅳ期（昏迷前）	意识丧失，不能唤醒	深昏迷期不能引出扑翼样震颤，反射消失	出现 δ 波

肝性脑病均有肝衰竭的表现，除肝性昏迷外，尚有黄疸、腹水等相关临床表现，且有各种感染和肾衰竭，其直接死因常与感染和呼吸衰竭有关。

（五）诊断

诊断条件：①有引起肝性脑病的基础疾病如严重肝病和（或）广泛门体分流的病史如肝硬化、肝癌、门体静脉分流术后等；②有肝性脑病的诱因；③有明显肝功能损害表现；④神经精神症状及体征；⑤扑翼样震颤和肝臭；⑥血氨增高；⑦Ⅱ期及以上肝性脑病患者的脑电图可见明显异常，两侧前额及顶部出现对称的特征性 θ 波或极慢的 δ 波。

上述①～④是主要的诊断条件，⑤～⑥则有重要的参考价值。亚临床肝性脑病Ⅰ期的诊断如前述。

（六）鉴别诊断

主要应与中枢神经系统疾病（感染、脑血管意外、肿瘤和外伤等）进行鉴别。亦应注意与尿毒症、糖尿病昏迷、中毒（包括药物及酒精）等进行鉴别。精神或行为异常突出者应注意与精神病相鉴别。

（七）治疗

肝性脑病是严重肝病或门体分流时复杂代谢紊乱的结果，是严重的内科急症，病死率极高，治疗原则应为积极治疗原发病，维持机体的功能，消除各种可能诱发肝性脑病的因素，纠正各种代谢障碍和防治各种并发症。

1. 一般治疗

（1）食物与营养：肝性脑病患者往往食欲不振，或已处于昏迷状态，不能进食，需要积极给予营养支持。开始数日要禁食蛋白质，以减少氨在肠道内产生。在神志恢复后，可逐渐增加蛋白质的摄入，自每天 20g 开始，以后可增至每日 50～60g。无蛋白或低蛋白饮食期间，每日应保持足够的能量，一般每日能量应维持在 5857.6～6694.45J（1400～1600cal），并以碳水化合物为主。

（2）加强保肝治疗：应用各种维生素，并酌情使用保肝药物及能量合剂等。

（3）注意水、电解质及酸碱平衡。

2. 减少体内氨的产生

（1）停止摄入蛋白质食物。

（2）清洁灌肠：清除结肠内的积血或积粪，以减少氨的吸收。

（3）应用抗菌药物：抑制肠内细菌繁殖以减少氨的产生。常可选用：氨苄西林 1g，每日 4 次，口服；小檗碱 0.2～0.3g，每日 3 次，口服；甲硝唑 0.2g，每日 4 次，口服；乳酶生 0.5～1g，每日 3～4 次，口服。

（4）改变肠内环境减少氨吸收：可选用乳果糖、乳山梨醇口服或灌肠，使肠道内 pH 值降低、氨形成及吸收减少，用法为乳果糖浆 30ml，每日 3 次，口服或鼻饲。

3. 去氨药物治疗　　常用的去氨药物有谷氨酸、精氨酸、乙酰谷氨酰胺和门冬氨酸钾镁等。通常为谷氨酸与乙酰谷氨酰胺的联合应用，后者具有神经传递体和载体的作用，容易通过血脑屏障，进入脑内后转化为谷氨酸以降低脑内高氨现象。常用谷氨酸钾、谷氨酸钠各 20ml，乙酰谷氨酰胺 lg 加入 10% 葡萄糖液 500ml，每日 1 次，静脉滴注。对有呼吸性或代谢性碱中毒的肝性脑病患者不宜用谷氨酸，因本品为碱性溶液，用后可能加重碱中毒。精氨酸为酸性，对肝性脑病碱中毒有一定的治疗作用。门冬氨酸与氨结合可形成门冬酰胺，有解氨毒作用，另外钾、镁两种离子也对治疗肝性脑病有益，可用门冬氨酸钾镁 20ml，加入 10% 葡萄糖液 500ml，每日 1 次，静脉滴注。

4. 改善和恢复脑细胞功能

（1）支链氨基酸的应用：常用制剂有 14 氨基酸（14AA-800）、六合氨基酸。上述药物配方主要含 L-亮氨酸、L-异亮氨酸、L-缬氨酸、L-门冬氨酸、精氨酸和谷氨酸等支链氨基酸。常用六合氨基酸 250ml，每日 1 次，静脉滴注，7～10 天为一疗程。

（2）左旋多巴及卡比多巴的应用：左旋多巴能透过血脑屏障进入脑内转化为多巴胺，代替假性神经递质羟苯乙醇胺的作用，可使肝性脑病患者的意识转清。250mg，每日 1～2 次，5～7 天为一疗程。卡比多巴为一种多巴脱羧酶抑制剂，可减少左旋多巴在周围血液内的分解和增加进入脑内的量，故两者的联合应用可减少后者的剂量，并能提高疗效。

（3）细胞活性药物：如 ATP、细胞色素 C 与乙酰辅酶 A 等，目前已常规用于治疗肝性脑病。

5. 其他措施

（1）肾上腺皮质激素：目前有人报道应用大剂量肾上腺皮质激素治疗暴发型肝炎所致的肝性脑病有效，但多数人持不同意见，且认为大剂量肾上腺皮质激素有一定危险性，如并发感染及消化性溃疡出血等，故非一般常规用药。

（2）镇静剂的应用：患者烦躁不安常为昏迷的先兆，故使用镇静剂应慎重。必要时可以减量使用地西泮、东莨菪碱或异丙嗪、苯海拉明等，而禁用氯丙嗪、水合氯醛及哌替啶等。

（3）换血疗法：可治疗由各种原因引起的急性肝性脑病，但本疗法用血量多、技术操作复杂、且易引发感染，故只能在条件较好的医院内进行。

（4）透析或灌注疗法：包括血液透析、腹膜透析、血浆吸附和"人工肝"等方法，对肝性脑病有暂时苏醒作用。

（5）肝移植：对于肝硬化、慢性肝衰竭基础上反复发作的肝性脑病，肝移植可能是唯一有效的治疗方法。

6. 并发症的治疗

（1）低血糖症：低血糖症的发生常提示严重的肝损害。有人认为低血糖症是由肝内糖原分解及糖原异生作用缺陷所致，故对肝性脑病患者应定期测定血糖，以防低血糖症的发生。

（2）脑水肿：临床观察证明，部分急性肝性脑病并发脑水肿（发生率为38%～50%），甚至可发生脑疝。故一旦出现脑水肿征象，应及早使用脱水剂。急性肝性脑病昏迷发生2～3天后，即使无明显脑水肿表现，亦常需脱水治疗。可选用20%甘露醇，每次1g/kg，每6～12h 1次，快速静脉滴注（30min左右滴完）。甘露醇长期大量应用，可损害肾小管而发生血尿，此时应改用其他脱水剂。应用脱水剂后如症状好转，可延长给药间隔时间或减少给药次数，并逐渐停药。

（3）出血：重症肝功能不全时，在肝内合成的多种凝血因子缺乏或不足，再加上脾功能亢进所致的血小板减少，常易表现出血倾向。在急性肝衰竭时还可能出现弥散性血管内凝血（DIC），故应注意检测凝血项目和及时对症处理。

（4）电解质紊乱：定期测定血清钾的浓度，若低于正常，应及时纠正。

（5）继发感染：常见的感染有肺炎和泌尿道、肠道、腹膜感染或败血症等。并发感染可加重昏迷。应早期使用足量的抗菌药物。在药物选择方面，应尽量选用对肝肾损害较少的抗生素。

第三节　肾性脑病

肾性脑病（renal encephalopathy）为肾衰竭的严重并发症，是指急、慢性肾疾病所致肾衰竭引起的以氮质潴留为主而发生严重精神障碍的一组疾病。主要表现为精神症状、意识障碍、抽搐和不自主运动。临床症状具有显著的波动性，且个体差异甚大。

（一）发病机制

急性肾衰竭的少尿期、无尿期或多尿期均可出现神经精神症状，更可在尿毒症阶段出现。慢性肾衰竭的患者约有65%出现神经系统损害，经间断血液透析治疗者的神经系统并发症发病率明显降低（约20%）。

肾性脑病的发病机制至今尚未完全明确，可能与多种因素有关，包括各种代谢产物的积聚，水、电解质紊乱，酸碱平衡失调，渗透压改变以及高血压和贫血，这些因素均可导致神经系统病变。各种因素在致病作用上存在明显差异。目前认为肾衰竭时神经系统并发症是由多种因素综合作用的结果。

1. 中分子物质的积聚　实验表明，将透析后的透析液注入动物体内可引起中毒，而去除其中的中分子物质后（相对分子质量300～5000）则不引起毒性反应；腹膜透析时神经系统并发症的发病率较血液透析时为低，而前者更易使中分子物质通过，证实中分子物质可导致肾衰竭时的神经系统并发症，但其作用机制尚未明了。

2. 尿素　可引起肌阵挛发作，同时伴有脑干某些神经元的异常电位发放。但Lascelle发现只有在尿素浓度高达500mg/ml时才会抑制脑细胞的摄氧能力，说明尿素不是引起神经系统并发症的主要因素。

3. 甲状旁腺素　肾衰竭时甲状旁腺功能亢进，甲状旁腺素水平升高，促进钙离子内流，使细胞内钙超载导致神经元损伤；甲状旁腺素还可通过抑制线粒体的氧化磷酸化过程来影响组织的能量代谢，是引起肾性脑病的一个重要因素。

4. 能量代谢异常   肾衰竭患者的血脑屏障通透性增高，核苷酸代谢异常，ATP 酶受抑制，氧的摄取和利用障碍，这一系列的能量代谢异常均可导致神经系统的损害。

除以上因素外，肾衰竭患者常出现持续性高血压，可能发生高血压脑病，其原因可能与高血压、铝中毒和甲状旁腺功能亢进引起的血管钙化有关。

（二）病理

肾性脑病的病理变化缺乏特异性。外观可见脑膜轻度增厚，脑表面苍白，弥漫性脑水肿和白质瘢痕形成。神经元损害可见于大脑皮质、皮质下核团、脑干、小脑甚至脊髓的神经核团，有报道指出脑干的迷走神经核和蓝斑核受损最严重。白质中可有小片脱髓鞘区，胶质细胞增生并形成小胶质细胞结节。脑膜有轻度炎性反应。

（三）临床表现

1. 精神症状   系由肾衰竭导致的弥散性大脑功能障碍。多隐袭起病，早期常出现心理活动和认知过程的轻度障碍，表现为淡漠、困倦、易疲劳、易激惹、对环境的注意力和感知力降低以及记忆力减退等。随肾功能逐渐恶化，精神症状进一步加重，欣快、抑郁和焦虑可交替出现，并有定向力障碍或出现谵妄、幻觉和强迫状态，有时出现人格分离或梦样状态。精神症状随肾功能恶化而加重，可发展至意识障碍，病程中常有周期性短暂的精神活动正常期，但此时仍可出现病态行为。精神症状的特点是症状多变、内容丰富、情感障碍突出，随心理、环境和治疗等多种因素而急剧变化，经适当透析可获部分改善。精神症状的程度及内容与肾功能、血液中电解质、非蛋白氮和肌酐等的变化无平行关系，但非蛋白氮上升到 500mg/L 以上才出现精神症状。

2. 意识障碍   随着肾功能不全的加重，患者可由定向力障碍和精神异常发展至各种意识障碍。其程度深浅不一，可见嗜睡、昏睡以至昏迷，甚至去大脑强直状态。通常在尿毒症患者中所见到的精神症状也大都有意识障碍的背景。此外，继发于肾功能不全的水、电解质紊乱和代谢性酸中毒可加速和加重意识障碍的发生。脑电图的异常与意识障碍和脑损害的程度相一致。

3. 肌阵挛、抽搐和癫痫发作   肾功能不全时脑的兴奋性增高，约 1/3 的患者出现腿阵挛和癫痫发作。临床上表现为反射亢进、肌阵挛性肌肉抽动，以及局限性或全身性癫痫发作。肾衰竭伴发的高血压脑病、非蛋白氮的突然升高或降低、水、盐代谢紊乱和血液 pH 值的急剧变化等常为其诱发因素。

肌阵挛常见于面肌和肢体近端，可发生于肌束、肌群或肢体，表现为突然、急速、不规则的肌肉粗大颤搐。起始于一处，而后扩大至其他肌肉，有时可过渡到抽搐发作，为重度代谢紊乱的指征。

急性肾衰竭患者的抽搐多发生在无尿期的第 8～第 11 天，可伴有严重脑病，为临终前的表现。若无尿期持续 4～6 天而有望恢复者，抽搐常发生在多尿期之前或之后的数天内，这种发作常与水、尿素氮和其他电解质的急剧变化有关。

癫痫发作多在尿毒症后期出现，有时可持续到尿毒症恢复。发作前常先有运动性不安或肌阵挛发作。癫痫可表现为强直性痉挛、精神运动性发作、猝倒样发作等，有时还合并有内脏自主神经功能障碍及情感失调等。在尿毒症的高峰期还可合并有颞叶癫痫样发作，表现为知觉障碍，情感失调，发作性味觉、视觉和触觉障碍以及各种幻觉，有时伴有自主神经和内脏功能障碍。

4. 不自主运动   几乎所有出现意识障碍的肾衰竭患者均可伴有扑翼样震颤，两侧肢体可受到不同程度的侵犯，表现为掌指关节和腕关节的快速、无节律的伸屈运动，背伸慢而掌屈快，类似鸟的飞翔动作，为代谢性脑病具有的特征性症状。其他尚可见到四肢投掷样运动、震颤麻痹综合征、手足徐动症和面部表情肌的不自主运动等，常提示预后不良。

5. 头痛及脑膜刺激征　慢性肾衰竭出现尿毒症时可发生头痛，头痛与尿毒症并发的高血压无关。有 1/4～1/3 的患者可出现脑膜刺激症状，表现为颈项强直、凯尔尼格征阳性。脑脊液压力可升高，有时可呈现淡黄色、淋巴细胞增多，蛋白轻度增加，这可能与肾衰竭存在出血有关。

6. 脑神经及脑干症状　脑神经的损害呈轻微、短暂和易波动的特点。视神经的损害最为常见，表现为视力减退、视野缺损、出现暗点或偏盲，最后视力可完全丧失，发生所谓"尿毒症性黑矇"。此外还可出现眼球震颤、瞳孔缩小、复视、嗅觉减退、头晕、听力减退、吞咽乏力等其他多组脑神经受损的表现。伴有颅内压增高者还可出现视盘水肿及眼底出血，也可能出现继发性的视神经萎缩。

7. 自主神经功能障碍　急性肾衰竭可合并持久性的皮肤划纹症、足部皮肤干燥、膀胱和直肠括约肌功能障碍等。慢性肾衰竭晚期可出现唾液分泌减少、心动过速或过缓、进食后呕吐或腹泻、皮肤苍白、体温过低等症状。

8. 其他神经症状　尿毒症时还可出现其他一些神经症状，如单瘫、偏瘫、中枢性面瘫和舌瘫以及感觉过敏、感觉异常、失语、失用和共济失调等。

(四) 诊断

急性或慢性肾功能不全的患者，在肾功能不全期间出现神经精神症状，其脑功能抑制与兴奋性症状混合出现，且无神经精神病史，应考虑肾性脑病的可能。

(五) 鉴别诊断

1. 高血压脑病　肾衰竭常合并高血压，当血压急剧上升时，脑小动脉痉挛并产生脑水肿，可出现颅内压增高症状。检查时可见血压极度升高，视网膜动脉痉挛，脑脊液压力增高或呈血性。如未继发脑出血，脑部症状可随血压的降低而迅速恢复，不留任何后遗症。

2. 透析治疗的神经系统合并症　如平衡障碍综合征和透析性脑病。平衡障碍综合征系因透析后血液和脑组织间形成渗透压差，导致水向脑组织转移而出现急性脑水肿，表现为头痛、呕吐、意识障碍等高颅压症状。长期透析患者的脑内铝含量明显增加，从而影响体内一些重要的酶系统，并干扰钙、磷的正常代谢，从而可引起透析性脑病，表现为进行性言语障碍、肌阵挛、抑郁和痴呆等精神神经症状。

3. 肝性脑病或门脉性脑病　患者有肝病或门腔静脉吻合术史，常在进食动物蛋白或服用含氨类药物及消化道出血后出现症状。实验室检查发现肾功能正常而肝功能异常，且血氨增高。

4. 颅脑损伤时的肾衰竭　脑外伤、癫痫和颅内肿瘤等重度颅脑损伤可继发急性肾小管坏死，并导致肾衰竭，在病史上神经系统的病变先于肾衰竭，易予鉴别。

(六) 治疗

1. 透析疗法　由于肾衰竭后出现的水、电解质紊乱，代谢性产物积聚以及能量代谢障碍是引起肾性脑病的主要原因，因此采用透析疗法是治疗肾性脑病的有效措施。慢性肾功能不全患者在接受透析疗法后，多数患者的神经精神症状可渐趋稳定或逐步改善，轻者可以完全恢复。但对昏迷患者来说，因透析可引起脑水肿或心血管功能不全，故必须慎用。另外长期透析易于发生透析性脑病，此时透析应缓慢进行或在透析液中加入适量尿素。

2. 肾移植　有时肾性脑病虽经充分透析治疗仍难以恢复或恢复缓慢，此时进行肾移植常能收到良好效果，尤其是合并恶性高血压的患者，成功的肾移植还可使血压降低。

3. 神经症状的治疗　对抽搐发作者可应用地西泮静脉注射，并同时使用长效抗癫痫药以防止复发；也可应用谷维素和 B 族维生素治疗自主神经功能障碍。

4. 一般治疗　注意纠正肾衰竭伴发的内环境紊乱，纠正低血压、低血容量和水电解质平衡失调，积极控制感染，改善中毒症状等。

第四节　肺性脑病

肺性脑病（pulmonary encephalopathy）又称肺心脑综合征，是指由于各种慢性肺胸疾病伴发呼吸功能不全，导致高碳酸血症、低氧血症及动脉血 pH 值下降而引起的脑组织损害及脑循环障碍，而出现神经精神症状的一组综合征。

（一）发病机制与病理生理

肺性脑病发生的机制较为复杂，目前尚未完全阐明，但大多数学者认为：①由于慢性肺部疾患导致肺部损害，导致二氧化碳潴留，低氧血症，引起脑组织缺氧，脑内酸性代谢产物增加引起血管扩张、毛细血管通透性增加，从而产生脑水肿，颅内压增高，引起神经精神症状；②由于脑缺氧，亦可导致红细胞的渗出，引起周围血管病变而出现神经症状；③由于伴发氮质血症、心力衰竭而加重神经精神症状。引起肺性脑病的几个重要因素为：

1. 动脉血的 $PaCO_2$ 和 pH 值与肺性脑病的关系　肺性脑病的发生及其程度的轻重，与动脉血中 $PaCO_2$ 和 pH 值关系极为密切。正常 $PaCO_2$ 为 $35\sim45mmHg$，pH 值为 $7.35\sim7.45$。当 $PaCO_2>70mmHg$ 时，即出现呼吸性酸中毒；$PaCO_2>90mmHg$ 而 pH 值<7.25 时，则出现精神症状，表现为精神障碍、烦躁、兴奋不安甚至嗜睡；$PaCO_2>130mmHg$ 而 pH 值<7.15 时，精神症状加重，如昏迷和明显的高颅压症状，甚至瞳孔散大，直接、间接对光反射迟缓或消失，腱反射减弱或消失。神经精神症状的出现与 $PaCO_2$ 及 pH 值有一定关系，但两者并不一定平行。

2. 氮质血症肺性脑病患者的缺氧和 CO_2 潴留可能影响整个机体，可引起非蛋白氮增高。反之，非蛋白氮的增高亦易导致肺性脑病的发生。

3. 其他心力衰竭、电解质紊乱、血氨增高和继发感染等对肺行脑病的发生均有一定的影响。

总之，大多数人认为肺性脑病的发生是基于 CO_2 潴留引起的脑细胞内酸中毒及脑循环障碍。细胞内酸中毒及 CO_2 潴留后，由于碳酸酐酶的作用产生氢离子，使脑组织内 pH 值下降，并进一步使钠、氢离子移入细胞内，形成酸中毒。缺氧、酸中毒导致线粒体破坏，释放出各种水解酶，造成细胞坏死和自溶，加上钠离子内移而产生脑水肿。另一方面，pH 值下降使血管舒缩功能紊乱，丧失自动调节能力，从而影响被动的心排血量。$PaCO_2$ 每增加 10mmHg，则脑的血流相应增加 50%，形成反应性充血，加之缺氧致使毛细血管道透性增加，引起脑水肿而出现神经症状。

（二）临床表现

1. 前驱症状　头痛、头晕、记忆力减退、精神萎靡、失眠及多汗和睡眠时间颠倒；性格改变、突然多语或沉默、易怒或易笑、嗜好改变；定向力、计算力障碍；球结膜充血水肿。

2. 临床类型　①兴奋型：烦躁不安、呕吐、紧张、幻听幻视、言语杂乱，甚至狂叫乱动、抽搐、肌颤、瞳孔改变和视盘水肿，严重时可出现痫样抽搐、偏瘫及病理反射，然后进入深昏迷；②抑制型：表情淡漠、精神萎靡等，逐渐进入嗜睡、浅昏迷、呼吸不规则，当瞳孔改变时，随之进入深昏迷；③不定型：兴奋与抑制症状交替出现，最后进入深昏迷。

3. 临床分级　①轻型：神志恍惚、淡漠、嗜睡、精神异常或兴奋、多语，无神经系统阳性体征；②中型：出现浅昏迷、谵妄、躁动、肌肉轻度抽搐或语无伦次、结膜充血、水肿、多汗和腹胀，对各种刺激反射迟钝、瞳孔对光反射迟钝，无上消化道出血或 DIC 等并发症；③重型：结膜充血、水肿、多汗或有眼底视盘水肿，对各种刺激无反应，反射消失或出现病理反射征、瞳孔扩大或缩小、昏迷或出现痫样抽搐，可合并有上消化道出血、休克或 DIC。

（三）诊断

诊断标准为：

1. 慢性肺胸疾病伴有呼吸衰竭，出现缺氧及二氧化碳潴留。

2. 临床表现有意识障碍、神经、精神症状和定位神经体征。

3. 血气分析肺功能不全及高碳酸血症之表现，表现为 $50mmHg$（$6.67kPa$）$<PaO_2<$ $60mmHg$（$8kPa$），并可伴有 pH 值异常和（或）电解质紊乱等。

4. 排除了其他原因引起的神经、精神障碍而诊断。

（四）鉴别诊断

1. 低钠血症　多见于老年肺源性心脏病患者，可出现神经精神症状。但肺心病并发低钠血症者血清钠常明显降低，补充钠盐后症状可迅速改善，而血氧分压无明显降低，发绀也不显著。

2. 药物反应　肺心病患者应用激素、氯霉素、尼可刹米和阿托品药物时，由于患者敏感或剂量较大，常可引起神经精神症状，但在停药后神经精神症状可逐渐消失，血气分析无明显缺氧表现。

3. 老年性精神障碍　由脑萎缩、血管性痴呆、慢性酒精中毒等所致精神障碍的患者伴有呼吸衰竭时，应分清神经精神障碍的原因。

4. 其他疾病　如脑血管意外、CO 中毒、肝性脑病以及尿毒症和低血糖症等亦应注意鉴别。

（五）治疗

治疗原则：

1. 去除诱因　对各种慢性呼吸道疾病进行治疗，如应用抗菌药物控制感染及应用祛痰剂保持呼吸道通畅。

2. 处理呼吸衰竭

（1）纠正缺氧：宜用低流量持续吸氧，氧浓度保持在 $25\%\sim30\%$，氧流量为 $1\sim1.5L/min$。

（2）使用呼吸中枢兴奋剂：在保持呼吸道通畅的前提下，可用洛贝林持续静脉滴注。

3. 纠正电解质紊乱与酸碱平衡失调。

4. 防治脑水肿，促进脑细胞功能恢复。

（1）脱水剂：目前多主张甘露醇快速静脉滴注，重者可联用利尿剂或人血白蛋白。

（2）肾上腺皮质激素：地塞米松 $10\sim20mg/d$，分 $2\sim4$ 次静脉注射或稀释于液体中静脉滴注。

（3）脑保护治疗：如亚低温疗法和钙离子拮抗剂的应用，或纳洛酮 2mg 加入 10% 葡萄糖 500ml 静脉滴注，每日 1 次。

5. 镇静剂的应用问题　肺性脑病禁用呼吸中枢抑制剂（如吗啡、哌替啶等）。一般尽可能不用镇静剂。对烦躁严重或抽搐者，应首先找出原因（特别注意有无碱中毒与呼吸道阻塞）予以正确处理，必要时应用水合氯醛 15ml 灌肠或小剂量地西泮肌内注射，但必须严密观察神志和呼吸变化，若呼吸衰竭加重或痰液阻塞不能解除，应立即气管插管、吸痰与人工机械通气。

第五节　红斑狼疮性脑病

（一）概述

系统性红斑狼疮（SLE）合并中枢神经系统及周围神经系统的损害，可引起多种神经及精神症状，称为红斑狼疮性脑病或神经精神狼疮（neuropsychiatric systemic lupus erythematosus，NPSLE）。NPSLE 是 SLE 的严重并发症之一，据文献报道，25％～80％的 SLE 患者在病程中可出现 NPSLE。NPSLE 可发生在 SLE 诊断之前、同时或之后，但常（50％～60％）在 SLE 诊断后的第一年，其中 40％～50％发生在疾病活动期。患者除了 SLE 原有症状，还可出现头痛、癫痫、脑血管病、精神障碍、运动障碍、脊髓病及周围神经病等。

（二）病因及发病机制

SLE 导致神经系统损伤的机制十分复杂。目前公认的发病机制仍然为免疫介导损伤；同时，近年来的一些研究表明，遗传和基因突变也可能参与了 NPSLE 发病的过程。

1. 遗传机制及基因变异　既往的研究显示，NPSLE 发病不仅存在种族遗传倾向，而且有家族聚集趋势，如 NPSLE 患者的第一代亲属的发病率为 3％～5％，其中又以同胞姐妹和单卵双胎发病更多；提示 NPSLE 发病可能与某些易感基因相关。近年来，有学者发现人类白细胞抗原 HLA-DR2 组等位基因：HLA-DRB1＊1501 与神经精神症状正相关，与阳性狼疮细胞负相关，但通过何种途径致病尚不清楚；此外，回顾性研究发现 SLE 患者血浆同型半胱氨酸（Hcy）的水平升高，而导致 Hcy 代谢异常最常见的基因缺陷是一种 5，10-亚甲基四氢叶酸还原酶的基因突变。研究者发现，该基因在 SLE 和非 SLE 的癫痫患者中都有不同程度的纯合子/杂合子的变异，并且与 NPSLE 的癫痫发作有关，在种族分布中以高加索人最常见。

2. 免疫机制

（1）神经特异性抗体：SLE 患者体内可检测出多种以神经组织作为靶点的自身抗体，如抗神经元抗体、抗神经胶质细胞抗体、抗灰、白质抗体等，这些特异性抗体通过结合于神经细胞，促进细胞因子和炎症因子的分泌，导致广泛的神经组织损伤（包括神经元和轴突）。此外，还可能存在一些神经细胞表面的膜蛋白抗体，这些抗体只是影响了神经细胞的功能，而没有使细胞发生溶解和坏死，因此影像学可以没有发现病灶，但患者出现了短暂性或慢性的神经症状，如精神症状、癫痫发作、狼疮性舞蹈症等。

（2）抗体与脑血管损伤：部分 NPSLE 患者内皮细胞膜磷脂上可检测到抗磷脂（aPL）抗体，此抗体在磷脂结合蛋白 β2-糖蛋白存在的情况下与心磷脂结合，可造成颅内、外中小动脉内皮损伤；此外，抗磷脂抗体表面带有正电荷，与带有负电荷的磷脂结合后可影响凝血机制，这些都可导致动脉内血栓或栓子形成，引发脑梗死、短暂性脑缺血发作。另外，NPSLE 患者的中枢和周围神经的小血管可出现 SLE 特征性的血管炎改变，包括血管结构破坏、类纤维素性或透明变性伴坏死，合并有小血管增殖性改变伴闭塞等。

（3）免疫复合物和细胞因子对血脑屏障的破坏：研究发现，NPSLE 患者鞘内补体系统激活后可迅速促发一系列反应，包括白细胞趋化、促进吞噬作用等，使平滑肌和毛细血管通透性增加；而抗原-抗体复合物的沉积可造成脉络膜和血脑屏障的稳定性破坏，使抗体进入脑组织。

（三）病理

NPSLE 最常见的显微镜下病理改变为脑内小血管病变，可出现透明变性、血管周围炎症及内皮增生。脑实质的损害可弥漫全脑，最多见的改变为梗死和出血，包括新旧不一的微梗死、出血、皮质萎缩、脱髓鞘等；其中脑白质的脱髓鞘病灶有时类似于多发性硬化，而周围神经可出现多灶性不对称的脱髓鞘改变，部分周围神经可因为供血动脉病变而出现轴突变性。

（四）临床表现

NPSLE 是 SLE 的一种并发症，往往出现在 SLE 活动期，可因感染、劳累、受凉、日光暴晒、情绪激动、精神紧张或妊娠等诱发。NPSLE 因累及部位和病情严重程度不同可有不同表现，最常见的症状为脑血管病症状和癫痫发作；相对少见的有严重认知功能障碍、严重抑郁、急性精神错乱状态（ACS）和周围神经异常；相对罕见的有精神异常、脊髓炎、舞蹈症、脑神经病变和无菌性脑膜炎等。

1. 癫痫　最常见，占 NPSLE 17％ ～ 37％。发作类型多样，包括全身强直-阵挛发作

（GTCS）、单纯部分性发作、复杂部分性发作、癫痫持续状态、反射性癫痫、精神运动性发作等，以 GTCS 发作最为常见。其中 5%～10% 为 SLE 的首发症状，容易被误诊为原发性癫痫，值得注意。癫痫发作的原因多数是由于大脑皮质小血管炎引起血管闭塞，或小血管炎、蛛网膜下腔出血。也可继发于高血压、尿毒症、脑水肿或颅内高压。SLE 患者单次癫痫发作常见且与疾病活动度相关，但反复发作概率与健康人群相当。尽管如此，癫痫仍是 NPSLE 患者的主要死因之一，若癫痫发作得不到有效及时的控制，多数患者在发作后数天至 1 个月内死亡。

2. 脑血管疾病　也是 SLE 常见的神经症状，占 NPSLE 3%～15%。由于小血管炎造成血管闭塞、血管破裂，可造成脑梗死、脑出血或蛛网膜下腔出血；血小板减少也可引起颅内或脑内出血。其次，来源于心脏附壁血栓的脱落可造成心源性脑栓塞。而 SLE 并发的高血压、尿毒症本身也可引起脑血管疾病。

3. 头痛　头痛其实是 SLE 继发神经系统病变最常见的症状，但多因程度较轻而没有得到患者或医师的重视。主要表现为偏头痛，其次为紧张性头痛。偏头痛可伴或不伴视觉先兆，糖皮质激素治疗可以缓解。

4. 无菌性脑膜炎　包括急、慢性脑膜炎，常常出现在 SLE 早期，容易复发。由于免疫复合物沉积于脑内小血管使血管通透性增加，导致脑水肿、颅内压增高。临床表现包括头痛、呕吐、脑膜刺激征。腰椎穿刺脑脊液压力增高，白细胞升高，以淋巴细胞为主，病原菌检查阴性。激素治疗有效。

5. 脑神经病变　多数脑神经均可受累，以运动性脑神经为主，如第Ⅲ、Ⅳ、Ⅶ、Ⅸ、Ⅹ、Ⅻ对脑神经等，视神经病变也较常见。

6. 周围神经病变　较少见，主要为非对称性神经炎，少数可为对称性。最常见的症状是感觉异常，可有手套-袜套样痛觉减退；深感觉减退可出现感觉性共济失调。少数患者以累及神经根为主，脑脊液蛋白可升高，有的还可以出现蛋白-细胞分离现象。

7. 脊髓病　主要由脊髓血管炎导致脊髓缺血坏死、软化所致，可导致横贯性脊髓损伤。常急性或亚急性起病，胸段脊髓受累多见，表现为双下肢乏力，甚至完全性截瘫，受损平面以下浅深感觉消失、大小便功能障碍等。MRI 可发现相应节段脊髓呈长 T_2 信号，水肿、增粗，部分强化，但部分患者脊髓 MRI 检查可无异常发现。值得注意的是，约 25% 的脊髓病变患者可合并视神经病变，需与视神经脊髓炎相鉴别。

8. 运动障碍　为小血管炎致小脑和（或）基底核病变所致，可引起狼疮性舞蹈症、小脑性共济失调、帕金森综合征等。其中以狼疮性舞蹈症最为常见，可出现在疾病的任何时期，但以急性发作期多见。舞蹈症多为一过性，可单侧或双侧受累，影像学无异常改变，约四分之一患者可复发。

9. 认知功能障碍　轻中度认知功能障碍常见，主要表现为记忆力减退，可以恢复，也可以复发。影像学可有脑梗死和脑白质疏松改变。

10. 急性精神错乱状态（ACS）　脑部器质性病变以及患者所受的精神和社会压力可导致精神错乱发生，应行腰椎穿刺脑脊液检查及 MRI 除外非 SLE 病因，特别是感染。

（五）辅助检查

与 SLE 相关的检查参见内科学相关章节，本节主要介绍神经系统检查。

1. 脑脊液检查　目的首先是除外中枢神经系统感染，尤其隐球菌感染，因此应常规进行 CSF 的病原学检查。NPSLE 患者 CSF 常规检查无特异性改变，CSF 压力可轻度升高或正常，极少数可超过 300mmH_2O；CSF 压力明显升高者，需高度警惕是否合并感染。CSF 白细胞可轻度升高，以淋巴细胞为主；蛋白轻度增高，但一般不超过 1.0g/L。糖和氯化物多正常。此外，CSF 抗双链 DNA（dsDNA）抗体、抗磷脂抗体、IgG 及免疫复合物水平升高。CSF 中可查到抗神经元抗体和抗淋巴细胞的 IgG 抗体，对诊断 NPSLE 有帮助。而 CSF 中 C4 补体降低或抗磷脂抗体出现常提示活动性狼疮脑病。

近年来有报道称 NPSLE 患者活动期 CSF TNF-α、IFN-γ 含量明显升高、SIL-2R 轻微升高，症状缓解后可明显下降，与狼疮活动有关。

2. 血清抗体测定　有报道称抗核糖体 P 蛋白抗体与狼疮脑病的精神症状有关，抗核糖体 P 蛋白抗体 IgA、IgM 水平与精神症状的严重程度相关，可作为红斑狼疮性脑病精神异常诊断及随访的一个辅助方法。而抗磷脂抗体与血栓形成、血管闭塞相关。目前认为，抗磷脂抗体是狼疮脑病最有意义的实验室检查。

3. 脑电图　脑电图对红斑狼疮性脑病具有较高的敏感性，对提示早期的 NPSLE 有重要意义。NPSLE 的脑电图可表现为：①弥漫性慢波，提示脑部弥漫性病变，可能与患者体内存在抗神经元抗体有关，抗体与细胞结合后导致神经元广泛性被破坏，从而引起弥漫性脑功能障碍；②弥散性慢波伴阵发性高幅 θ 波、δ 波，往往提示颅内高压；③癫痫波，如局灶性棘波、尖波、棘慢复合波、尖慢复合波，提示继发性癫痫。此外，脑电图异常会随着患者病情好转而好转，因此，可用于监测病情、指导治疗。

4. 肌电图　肌电图及其他神经电图检查可帮助判断病灶位置，如周围神经受累患者可出现神经传导速度减慢，个别可显示轴突损害的改变；视神经受累患者，可出现视觉诱发电位异常；脑干病变患者可出现脑干听觉诱发电位异常，脊髓病变患者可出现体感诱发电位特异性改变等。

5. 影像学　NPSLE 的影像学检查缺乏特异性改变，但对于了解病灶情况有重要作用。CT 可发现脑出血、脑室扩张、大面积梗死等，但对大脑弥漫性病变不可靠；MRI 较 CT 阳性率高，MRI 检查可发现脑部多发梗死灶、脑出血、脑萎缩、白质疏松及脊髓异常信号等，尤其对脊髓病变是较理想的选择。

6. 脑血管造影　主要适用于血管病变诊断，如中枢神经系统血管炎所致闭塞，但往往缺乏特征性改变，需通过结合病史及其他实验室检查等与动脉硬化性血管闭塞等鉴别。

（六）诊断与鉴别诊断

SLE 的诊断目前中华医学会风湿病学分会推荐使用美国风湿病学会 1997 年推荐的 SLE 分类标准。至今为止，NPSLE 的诊断尚缺乏统一的分类和诊断标准。SLE 确诊后，当患者出现其他原因难以解释的神经系统症状、体征或肌肉症状时，影像学证实脑实质或脊髓损伤，并排除其他疾病，可诊断 NPSLE。

诊断 NPSLE 的前提是必须严格排除其他神经系统疾病，如中枢神经系统感染、其他原因所致卒中、多发性硬化等。

SLE 患者容易合并中枢神经系统感染，尤其隐球菌感染，需高度警惕，切勿误诊、漏诊。SLE 患者易合并隐球菌感染的原因在于：SLE 患者需长期使用糖皮质激素和免疫抑制剂，其中糖皮质激素可减弱机体的炎症反应，影响循环淋巴细胞的再分布及淋巴细胞功能，使细胞免疫功能异常，减少免疫球蛋白和补体合成，从而影响机体的防御机制；而免疫抑制剂的使用使 SLE 患者抗感染免疫进一步低下。此外，SLE 患者存在细胞免疫和体液免疫异常，如 T 淋巴细胞减少、补体水平下降、多核粒细胞功能异常等，在 SLE 活动期尤为明显。SLE 患者合并隐球菌性脑膜炎时可出现头痛、癫痫发作、精神异常或脑神经受损等相关表现，腰椎穿刺脑脊液压力明显升高，白细胞和蛋白均可升高，但脑脊液墨汁染色可找到隐球菌是确诊关键。

NPSLE 常表现为急性脑梗死，需与动脉硬化性脑梗死相鉴别。前者多见于青中年，女性居多，有明确的 SLE 病史，部分患者抗磷脂抗体阳性；MRI 表现为颞、顶、枕叶深部脑白质，病变以单侧多见，但一次病程中可同时有多条血管受累，病灶呈多发点片状等长 T_1、长 T_2 信号。而动脉硬化性脑梗死多见于中老年人，多有高血压、糖尿病、高脂血症、吸烟等血管危险因素，抗磷脂抗体等血管炎指标阴性；MRI 显示梗死灶符合病变动脉的供血区域，病灶无强化，一次发病往往由一条责任血管闭塞所致，灰质、白质均可受累。

此外，NPSLE 的头颅 MRI 表现有时与多发性硬化相似，但后者颅内异常信号主要见于室管膜下区、侧脑室和第三脑室周围，且病变长轴多垂直于侧脑室，活动期病变可强化，有占位效应；且患者无 SLE 病史。

值得注意的是，早期或经过免疫治疗的 NPSLE 患者，常规 MRI 检查可无阳性表现，此时可加做 MRS、DTI 等进一步检查。

(七) 治疗

NPSLE 患者病情严重程度和表现不一，治疗措施必须个体化，轻症患者可能只需对症处理，但大部分患者需要接受长期免疫抑制治疗，且病程中可能需要不断调整治疗方案。

1. 一般治疗　患者应尽量避免一些诱发因素，如紫外线照射、感染、精神刺激、劳累等，妊娠和分娩也可能加重病情。此外，慎用一些可能加重 SLE 的药物，如普鲁卡因胺、肼屈嗪等。

2. 免疫抑制治疗

(1) 糖皮质激素：目前激素仍是治疗本病的主要药物。急性神经系统狼疮一般可采用泼尼松每日 1mg/kg 进行治疗。对于重症患者，目前多主张进行大剂量甲泼尼龙冲击治疗：甲泼尼龙 500～1000mg/d，连续 3 天，然后给予泼尼松 1mg/(kg·d)；病情稳定后 2 周或疗程 8 周内，开始以每 1～2 周减 10% 的速度缓慢减量，减至 0.5mg/(kg·d) 后，减药速度按病情适当调慢；如果病情允许，泼尼松维持治疗的剂量尽量 < 10mg/d。

(2) 免疫抑制剂：免疫抑制剂对症状的控制不如激素快，且副作用较大，一般不作为首选。但对激素治疗效果欠佳的患者，可选用免疫抑制剂，如：甲氨蝶呤 7.5～15mg，每周 1 次；不良反应包括胃肠道反应、口腔黏膜糜烂、肝功能损害、骨髓抑制，偶见肺炎和肺纤维化。硫唑嘌呤 1～2.5mg/(kg·d)，常用剂量为 50～100mg/d，不良反应包括骨髓抑制、胃肠道反应、肝功能损害等。环磷酰胺 (Ctx) 对体液免疫的抑制作用较强，且抑制作用持久，是治疗重症 SLE 的有效药物之一。

(3) 联合冲击疗法：近年来普遍认为大剂量激素与环磷酰胺联合冲击疗法对于治疗 NPSLE 的疗效优于甲泼尼龙或环磷酰胺单冲击疗法。联合冲击治疗既可以抑制炎症反应，迅速控制 SLE 活动期的血管炎，改善临床症状，又可减少激素用量，缩短用药时间，减少不良反应，改善预后。用法如：甲泼尼龙 500～1000mg/d，连续 3 天，第 4 天用环磷酰胺 0.6～1.0g 冲击治疗 1 次，同时给予水化、碱化尿液等；之后改为口服泼尼松 1mg/(kg·d)。此外，还可增加丙种球蛋白冲击 0.4g/(kg·d) 3～5 天。

(4) 鞘内注射疗法：鉴于联合冲击疗法仍对于部分患者疗效不佳，且甲氨蝶呤等免疫抑制剂难以通过血脑屏障，因此有学者指出鞘内注射甲氨蝶呤和地塞米松可有效减轻狼疮脑病的病情。用法如下：生理盐水 3ml + 甲氨蝶呤 10mg + 地塞米松 10mg 鞘内注射，若一次注射后狼疮脑病短期内无明显好转，可重复注射，2 次鞘注间隔时间为 7 天，一般不宜超过 3 次。

3. 对症治疗

(1) 头痛：轻症患者如头痛、偏头痛，可采用非甾体类消炎止痛药减轻头痛；对合并焦虑、抑郁患者，可选氟西汀、盐酸帕罗西汀等抗抑郁药物治疗。

(2) 癫痫：虽然抗癫痫药物可能引起药物性狼疮，但对于已经确诊的 SLE，并不会加重病情，相反具有治疗作用。若单次癫痫发作，但 MRI 无抽搐相关病灶且脑电图无明确痫性放电时，可暂不给予抗癫痫药治疗；反复癫痫发作或 MRI 有明确致痫病灶、脑电图有明确痫性异常时，需长期服用抗癫痫药治疗。抗磷脂抗体阳性患者应加用抗凝治疗。

(3) 抗凝：以脑梗死起病的 NPSLE 患者，符合抗磷脂抗体综合征诊断的应将长期抗凝治疗作为卒中复发的二级预防。而对于抗磷脂抗体持续、中到高滴度阳性的 SLE 患者，目前推荐使用抗血小板药物作为一级预防。

（4）运动异常：症状持续存在者应给予对症治疗，如多巴胺拮抗剂氟哌啶醇等。

（5）精神异常：除免疫抑制治疗外，精神症状明显的患者可加用抗精神病药物治疗，如奥氮平等。

（6）脑神经或周围神经病变：除免疫抑制治疗外，可加用维生素 B_1、B_{12}、神经生长因子、神经节苷脂等药物促进神经修复。

4. 其他　对重症、危及生命的 NPSLE 经激素和免疫抑制剂治疗后效果欠佳时，有报道称大剂量化学治疗联合自体干细胞移植可使临床症状缓解，抗体水平下降，补体水平上升，恢复 T 细胞受体数目及减少激素用量等，但仍需更多临床试验去进一步验证。此外，新的药物也在不断问世，如一种特异性针对 B 淋巴细胞刺激因子的人类单克隆抗体贝利木单抗（belimumab），已经被证实能有效降低 SLE 复发率、减少激素用量和缩短治疗时间的药物，目前已经进入第三期临床试验。基因治疗也需是将来有效的一种治疗手段。

（八）预后

本病预后不良，文献报道该病死亡率高达 18.8%。患者晚期多出现多器官功能衰竭，特别是肾衰竭，也可以死于癫痫、大面积脑梗死以及药物不良反应等。但随着新的药物和治疗手段的不断出现，也许本病的预后能逐渐得到改善。

第六节　放射性脑病

（一）概述

放射性脑病（radiation encephalopathy，REP），又称放射性脑损伤（Radiation induced brain injury，RI）为头颈部恶性肿瘤患者放射治疗后产生神经系统损害症状的一组疾病，是肿瘤患者放射治疗后的严重并发症，偶发于电离辐射事故中。诸多因素影响着放射性脑损伤发病率，包括放射治疗的相关因素及个体因素等。1994 年 Crossen 总结 29 组 748 例接受头颈部放射治疗病例，发现 213 例出现程度不等的放射性脑病，发生率高达 28.5%。随着影像学检查的普及，实际的放射性脑病发生率可能更高。

（二）病因和发病机制

关于放射性脑病的发病机制还没有定论，目前主要有四个学说：

1. 电离辐射的直接损伤　放射线照射脑组织后，受照射组织的细胞上原子被射线电离激发从而启动细胞损伤。在分子水平的放射作用中，染色体 DNA 是射线损伤细胞的主要结构。射线对 DNA 的直接作用受到光子能量的影响，更多见于高能光子。DNA 双链断裂是放射过程中 DNA 的主要损伤类型，可直接导致关键基因的失活和突变，导致细胞死亡和（或）功能缺失。在 DNA 损伤修复后的染色体畸变中，不稳定型畸变如双着丝粒染色体和无着丝粒染色体片段会造成细胞死亡，这些致死性染色体畸变随放射后时间延长而减少，而稳定型畸变如易位等能够通过细胞周期而存留。此外，部分酶受放射线作用后也可降低或丧失其活性。放射亦可直接破坏膜系的分子结构，如线粒体膜、溶酶体膜、内质网膜、核膜和质膜，从而干扰细胞器的正常功能。以上各种损伤，均可引起细胞凋亡的发生。

2. 放射后自由基损伤　自由基主要通过损伤细胞内大分子物质从而导致细胞损伤和坏死。此外自由基还对线粒体、DNA、修复酶、转录蛋白等信号肽有调解作用，造成细胞凋亡。自由基对细胞的损伤主要包括以下途径：脂质过氧化损伤、损伤 DNA 分子、使蛋白质和酶分子失活、ROS 激活死亡基因程序、自由基还作为第二信使激活一系列炎症反应。

3. 放射后血管损伤　脑组织受到照射后脑内血管系统的变化主要为内皮细胞损伤、血脑屏障破坏和血管性水肿等，它们与早期损伤的发生有密切的关系，甚至有启动作用。血管损伤是早期放射损伤的重要病理基础之一。在分子和细胞水平，放射诱导的内皮细胞凋亡是第二信使神经酰胺介导的，神经酰胺由鞘磷脂酶活化后产生。鞘磷脂酶敲除后放射治疗动物模型的中枢神经系统内皮细胞凋亡减少，支持内皮细胞凋亡由酸性鞘磷脂酶介导的学说。

4. 免疫及炎症损伤机制 放射线作用于神经细胞，使细胞蛋白质或类脂质发生结构改变，具有新的抗原性，产生自身免疫反应，引起水肿、脱髓鞘或坏死。受照射的神经胶质细胞也释放抗原如各种细胞因子，发生过敏反应，加重脑损伤。

总之，放射后脑损伤的过程是一个连续、动态的过程。放射后神经胶质细胞、神经元和内皮细胞迅速出现凋亡，而且微环境的改变如缺血/缺氧和炎症反应亦介导继发损伤和细胞死亡。

（三）病理

放射性脑损伤的病理改变中常见有局部坏死、弥漫性白质损伤、萎缩和微血管病变。其血管病变包括血管内皮细胞增殖，血管壁变厚伴有纤维蛋白样坏死，血管变窄或闭塞。继血管损害之后，出现神经脱髓鞘，反应性胶质细胞增生和慢性炎症等一系列神经组织改变。一般在大于 50～60Gy 常规剂量照射后，脑组织的放射性反应与损伤可分为三个不同时期。

1. 急性期 尽管在放射性损伤后超早期，一般肉眼观察不到组织病理学改变，但是可以检测到分子和细胞水平的改变。在急性反应期，其病理特征是细胞毒性脑水肿和血管源性脑水肿。此后脑水肿的消退是随离子浓度的变化而产生的，而不是血脑屏障的关闭。上述变化发生在放射后数天至 1 个月，临床表现主要是脑水肿所致颅内压增高症状。

2. 早迟发反应期 放射后 1～6 个月，较大的血管发生迟发性改变，小动脉硬化变性，管腔狭窄或血栓形成，造成细胞毒性和血管源性脑水肿的进一步加重，并引起围绕闭塞小血管周围的小灶性脱髓鞘区。此期为早迟发反应期，临床表现仍主要是脑水肿所致的颅内压增高症状。

3. 晚迟发反应期 此期出现在放射结束 6 个月后，主要病理改变是血管系统的缓慢变性，特别是小动脉玻璃样变和纤维素性坏死。白质出现局灶性凝固性坏死，表现为神经细胞和胶质细胞变性、固缩和消失，毛细血管明显增多，管壁增厚呈玻璃样变性、管腔闭塞、周围伴有陈旧性出血，胶质瘢痕形成和少量炎细胞浸润，病灶周边脑组织水肿、神经纤维脱髓鞘和胶质细胞增生等改变，最后形成较大范围的放射性脑坏死。此期临床表现主要是脑水肿所致的颅内压增高和坏死脑组织所致的定位症状与体征。

（四）临床表现

放射性脑损伤可以分为急性期、早迟发反应期和晚迟发反应期，各期有相应的临床表现。

1. 临床分期 放射性脑损伤潜伏期 7～54 个月。再程放射治疗后放射性脑损伤出现的潜伏期较单程放射治疗组明显缩短。放射性脑损伤根据出现的时间分为急性期、早迟发反应期、晚迟发反应期。

（1）急性期：常发生于放射治疗过程中或照射后数天至 1 个月，多数在 7 日内。当照射量超过脑组织的耐受范围时，可产生直接损害，如脑膜无菌性炎症反应，脑脊液分泌增多；血管内皮细胞损害，使毛细血管壁通透性增加，引起毛细血管周围和间质水肿，颅内压力增高，因此在照射初期表现头痛、恶心、呕吐、记忆力减退等症状，严重者可迅速转为意识障碍、定向障碍、震颤、共济失调，部分可在数日内出现昏迷，伴发心血管功能衰竭而死亡。急性期脑损伤多数为可逆性过程，经脱水、激素及停止照射后症状可减轻或消失。

（2）早迟发反应期：常发生于照射后 1～6 个月，常表现为嗜睡、恶心、呕吐、易怒、食欲不振、兴奋性增高、学习记忆力减退等，也可表现为一过性、自限性的疲劳感或局部神经系统症状的恶化。

（3）晚迟发反应期：症状多出现于照射结束后 6 个月到 7 年以上，国内资料认为多在放射治疗后 1～5 年。根据病变的范围可分为局限性脑坏死和弥漫性脑白质损伤；局限性脑坏死症状和体征取决于照射部位，常表现为一侧运动、感觉和（或）神经反射障碍、失语、癫痫、意识障碍和精神异常等；弥漫性脑白质损伤可出现精神症状，包括人格改变、记忆力减退、精神错乱、注意力降低、学习困难、痴呆等，严重可致死。

2. 临床分型　放射性脑损伤的症状按受累的脑区分为大脑型、脑干型、混合型。

（1）大脑型：颞叶最常受累且损害最重。主要表现为：

1）精神症状：①记忆力减退：远近记忆力均减退，特别是近事遗忘，严重者甚至记不得亲人的名字；②定向力障碍：对时间、地点、人物均有不同程度的认识错误；③精神状态：表现为退缩、呆滞、答非所问，个别病例出现幻觉，包括视、听、嗅、触等幻觉；④智能：有不同程度的减退，甚至完全痴呆。

2）颅内高压的症状：表现为头痛，呕吐，发作性昏迷、抽搐。

（2）脑干型：病灶以脑桥为中心，可向中脑及延髓延伸，偶可向上累及丘脑，向下累及颈髓上段。表现为复视，头晕，构音不清，吞咽困难，走路不稳。客观检查有眼球外展麻痹、眼球震颤、舌肌萎缩、咽反射消失、肢体共济失调等脑桥及延髓受损征象。有学者总结 89 例鼻咽癌放射治疗后放射性脑损伤的临床特点，结果显示放射后脑损伤的首发症状及常见症状中占前三位的均是延髓性麻痹症状、神经功能障碍及头痛，这些是 LENT/SOMA 量表中可客观评估的脑损伤症状。其中，延髓性麻痹（包括声嘶或言语欠清、吞咽困难、饮水呛咳、咽反射减弱、软腭提升欠佳）远高于首发和常见症状中其他症状的比例，考虑因大脑、脑干或后组脑神经受损均可导致延髓性麻痹。

（3）混合型：同时存在上述的各种表现，多是疾病发展的晚期阶段，预后较差。

（五）辅助检查

1. 脑部 CT　典型者表现为白质内均匀的"指状"分布低密度灶，边缘较模糊，伴有水肿和不同程度的占位效应，部分两侧不对称性病变或单侧病变可因脑室受压，中线向健侧或病变程度较轻侧移位，增强扫描无强化或轻微周边强化。晚期 CT 表现为圆形或椭圆形、边界较为光整的低密度区；CT 值常显示其中心部分为液性，此时占位效应多不明显，甚至可以出现脑室质萎缩、中线向患侧移位等表现，增强扫描没有强化或轻度强化。由于血脑屏障的异常通透性，放射性坏死区在 CT 上可强化，因而与肿瘤复发有时难以鉴别。

2. 脑部 MRI　放射性脑损伤的影像学病理基础是水肿和脱髓鞘，早期 MRI 表现为损伤组织的 T_1、T_2 弛豫时间延长，即 T_1WI 呈低信号，T_2WI 呈高信号（图 19-1）。晚期病变出现液化坏死，则 T_1WI 信号更低，T_2WI 信号更高，与脑脊液相仿。血管损伤导致血脑屏障通透性增加，再加上异常血管的增生，增强扫描时可见受损区强化。强化后的病灶形态多种多样，大多数病变位于深部白质，在较大边缘明显强化病变内，低信号（即无强化）中央区代表坏死。

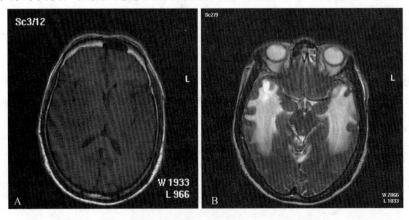

图 19-1　MRI 显示：局部脑组织轻度肿胀，T_1 病灶呈均匀指状低信号（A），T_2 呈均匀指状高信号，无明显占位效应（B）

3. 脑脊液检查　可发现脑脊液压力增高，淋巴细胞增多，蛋白质含量增高。

（六）诊断和鉴别诊断

1. 诊断　依据各种不同症状的发生时间，可分为三期：①急性期：常发生于照射后数天至 1 个月；②早迟发反应期：常发生于照射后 1～6 个月；③晚迟发反应期：常发生于照射 6 个月后。

根据病变的范围可分为局限性脑坏死和弥漫性脑白质损伤；局限性脑坏死其症状和体征取决于照射部位，常表现为一侧运动、感觉和（或）神经反射障碍、失语、癫痫、意识障碍和精神异常等；弥漫性脑白质损伤可出现精神症状，包括人格改变、记忆力减退、精神错乱、注意力降低、学习困难、明显痴呆等，严重可致死。

2. 鉴别诊断

（1）原颅内肿瘤复发：肿瘤复发多伴有颅底骨破坏，在复发灶周围少见水肿，累及脑才伴脑水肿，而放射性脑损伤早期出现脑水肿，病情发展缓慢。MRI 扫描有助于鉴别，PET 和 MRS 也可鉴别。

（2）头颈部肿瘤脑转移：脑转移瘤虽可发生于任何年龄，但以 40 岁以上好发，有系统肿瘤病史，症状性癫痫伴消瘦或发展迅速的肢体无力。影像学检查以 CT 和 MRI 为主。脑转移瘤的 MRI 信号无特异性，多在 T_1WI 为低信号，T_2WI 为高信号，由于转移瘤周围水肿明显，因此小转移灶在 T_1 像难以显示，但在 T_2 像则显示清晰。静脉注射顺磁性造影剂（Gd-DTPA）后可提高本病发现率。脑转移瘤的 CT 典型表现为边界清楚、圆形、低密度肿块，增强后可有不均匀强化，如肿瘤囊变或出血，可出现"环征"，但这种强化环的壁较厚且不规则，有时可见瘤结节。脑转移瘤出血时呈非钙化性均匀高密度影或高密度影中央伴低密度区，有时可见液平，增强后呈弥漫性密度增高或环状或结节状增强。

（3）放射诱发脑瘤（radiation-induced meningioma，RIM）：放射线可诱发肿瘤已为许多临床和实验所证实。最常见的放射诱发脑瘤依次为脑膜瘤、肉瘤（特别是纤维肉瘤）和神经胶质瘤。大剂量照射者潜伏期比小剂量照射者短，诱发良性脑膜瘤的潜伏期长而恶性脑膜瘤则短。一般认为放射诱发脑瘤与放射剂量有关，大剂量放射引起细胞水平的突变，多诱发恶性肿瘤。小剂量放射后，在产生局部组织非特异性炎症基础上，发生组织错生而形成肿瘤，多为良性肿瘤。

（4）脑脓肿：大多继发于颅外感染，少数因开放性颅脑外伤或开颅术后感染所致。病菌随不同途径侵入脑内形成脓肿，临床上可有畏寒、发热、头痛、呕吐、意识障碍、脑膜刺激征或局灶性的神经系统定位体征等。外周血白细胞总数和中性粒细胞增多，红细胞沉降率加快。颅内压增高症状常在继全身感染症状消退后出现，表现为曾一度好转的头痛、呕吐又出现或加重，半数患者有视盘水肿。严重者可并发脑疝。脑脓肿的头颅 CT 表现为边界清楚的低密度灶，增强后脓肿包膜呈均匀环状高密度带，脓肿中央密度不变。MRI 表现为脓肿中央区在 T_1 加权像上为低信号，在 T_2 加权像上信号较脑脊液高，包膜则为边界清楚的高信号环。

（5）多发性硬化：典型病例为青壮年发病，中枢神经系统病损，病灶多发，病程波动，有缓解、复发。头颅 CT 可发现脑室周围低密度影，而 MRI T_1 加权像上表现与 CT 相似，T_2 加权像上可见脑室周围、侧脑室前后角和脑白质，特别是胼胝体，有散在高信号硬化斑，但斑块的大小、多少与临床症状、体征的严重程度并不一致。有典型的视觉、听觉或躯体感觉诱发电位异常。脑脊液中 IgG 指数增高或寡克隆带阳性。

（七）治疗

放射性脑损伤在放射后不同时期有不同的病理特点和临床表现，故治疗方案有一定的差异。

1. 药物治疗

（1）急性反应期和早迟发反应期：其病理改变主要是细胞毒性脑水肿和血管源性脑水肿。多表现为头痛、恶心、呕吐、体温升高，甚至表现为精神和意识的改变，局部神经系统症状的恶化或癫痫发作。此期主要的治疗方法是脱水改善脑水肿和对症支持治疗，症状多可缓解。

常用的脱水药物有甘露醇、甘油果糖、呋塞米、七叶皂苷钠及糖皮质激素，其中糖皮质激素可获得较好的效果。推荐甲泼尼龙（methylprednisolone）0.5g/d 静脉滴注，持续 3～5 天后改用口服泼尼松 60mg，此后每周减量 10mg 至停药。使用激素时需注意其副作用的防治。

甘露醇每次常用量 1～2g/kg，用 20% 溶液快速静脉注射或滴注，半小时内注完，每 4～8h 1 次。

甘油果糖成人剂量 0.8～1.0g/（kg·d），可给予甘油果糖 250 毫升/次，每日 1～2 次，缓慢静脉滴注（每分钟不超过 40 滴）。用药后 10～20min 颅内压开始下降，降压效果维持 10～12h。

呋塞米（速尿）成人通常用 20～40mg，2～3 次/日，静脉推注。静脉用药后 5min 出现利尿作用，1h 药效达高峰，维持 2～4h，适用于脑水肿合并左心衰竭或肾功能不全者，可与甘露醇交替使用，减少各自的不良反应。

新的研究发现，血管内皮生长因子受体抑制剂贝伐珠单抗（bevacizumab，avastin）对放射性脑病的脑水肿病灶有较好的改善作用。

（2）晚迟发反应期：此期发生在放射结束 6 个月后，临床表现主要仍是脑水肿所致的颅内压增高和坏死脑组织所致的定位症状或体征。与急性期和早迟发反应期相比，此期药物脱水效果不佳。应同时联合脑保护剂（如吡拉西坦、胞磷胆碱、神经节苷脂）、改善微循环药物、自由基清除剂（如超氧化物歧化酶、维生素 E、依达拉奉）、免疫抑制剂（如环胞素 A、硫唑嘌呤）等。

1）脑保护剂 包括吡拉西坦、胞磷胆碱、神经节苷脂（GM1）、神经生长因子、甲氯芬酯等。如有神经损伤可采用营养神经治疗，常用药物包括神经生长因子、维生素 B₁、维生素 E、鱼肝油、辅酶 A 等。对肿瘤放射治疗后产生脑神经损伤的患者，不建议使用维生素 B₁₂，因其可能促进肿瘤组织生长导致复发。

2）改善循环药物 包括：①中药：活血化瘀，改善血液黏滞度、抗血小板聚集等，血栓通、川芎嗪、葛根素等可适当选用；改善微循环药物在有出血倾向者忌用；②二氢麦角碱类药物：常用药物有尼麦角林、二氢麦角碱等，常用剂量：尼麦角林，每次 0.5～1mg，每日 3 次口服；静脉滴注每次 4～8mg，溶于 100ml 生理盐水或 5% 葡萄糖中缓慢滴注；③钙离子拮抗剂：常用药物有尼莫地平等。常用剂量：尼莫地平，每次 30～60mg，每日 3 次口服。

3）自由基清除剂 超氧化物歧化酶（superoxide dismutase，SOD）、维生素 E 等，能清除自由基，减轻自由基损伤，改善辐射所致的后期效应。依达拉奉是新型自由基清除剂，常用剂量为：30mg 加入生理盐水 100ml，静脉滴注，2 次/日，14 天为一个疗程。

4）其他免疫抑制剂 放射性脑损伤的病理损害涉及免疫机制，部分患者单纯使用糖皮质激素效果欠佳时，加用其他免疫抑制剂，可有一定效果。

对症支持治疗包括加强营养，输注白蛋白、丙种球蛋白、血浆等，有助于改善症状。这点在一般情况较差的患者尤其重要。由于延髓性麻痹易致吞咽困难、呛咳，应注意进食速度，必要时鼻饲食物，防止吸入性肺炎，加强抗感染。康复治疗如针灸、理疗、高压氧等，对疾病恢复有一定帮助。

2. 手术治疗 对于糖皮质激素反应不佳的患者，手术切除坏死病灶常常可以减少激素的用量并且缓解患者由脑水肿产生的症状。故经过积极的内科治疗后，症状无改善呈进行性加重者则应果断采取手术治疗。关于手术时机与对象的选择，有报道认为手术仅适用于囊变期有严重症状和体征患者，或认为对有严重脑水肿、颅内压增高可能继发脑疝经保守治疗无效，深度昏迷危及生命的患者。可根据具体情况选用开窗术、分流术或坏死灶清除术。

（八）预防

肿瘤放射治疗并发症的出现除了与放射治疗剂量有关外，更主要是与病灶容积有关。由于治疗后短期内体积不会有明显缩小，若肿瘤容积过大，势必引起散射范围的增大，致使较多的正常组织一次性接受较大剂量的辐射。因此，第一，对于体积过大的肿瘤，仍应以手术切除为主，术后若有肿瘤残留，再考虑放射治疗。第二，精心设计剂量计划，最大限度地避免周围正常结构的损伤。第三，对于颅内某些对放射线特别敏感的组织（如视通路、脑干等）或特殊部位的某些病灶（如凸面或纵裂脑膜瘤），由于易出现明显的放射反应，照射剂量的选择应特别慎重。第四，定期影像学随访，及早发现和预测可能出现的并发症，并积极进行预防性治疗。三维适形放射治疗技术（3 dimensional conformal radiation therapy，3D-CRT）利用挡铅的修饰致使剂量仅局限于肿瘤区，达到保护正常组织的目的。虽然与单纯外照射 3 年总生存率及局部控制率间无统计学差异，但放射治疗并发症远低于单纯外照射放疗组。

第七节　神经系统副肿瘤综合征

（一）概述

副肿瘤综合征（paraneoplastic neurological syndrome，PNS）为肿瘤的远隔效应（remote effects），是肿瘤对患者机体远处器官或组织非转移性损害的统称。当恶性肿瘤非直接地或非转移性侵犯神经系统时，出现神经系统受累的临床症状群称为神经系统副肿瘤综合征。它不包括由于恶性肿瘤直接蔓延、浸润、压迫、转移所产生的相应器官组织的症状；也不包括由于对恶性肿瘤进行放射治疗、化学治疗或其他治疗所引起的症状。恶性肿瘤长期接受免疫抑制剂治疗出现的机会性感染，或恶性肿瘤侵犯某器官出现的全身代谢障碍等也不属于神经系统副肿瘤综合征。

1888 年 Oppenheim 首先报告 1 例恶性肿瘤合并周围神经病变的病例。其后，他又报道 1 例淋巴瘤合并延髓性麻痹。1890 年 Auche 报道了胃、胰腺、子宫的恶性肿瘤合并周围神经病。1956 年 Guichara 提出了"副肿瘤综合征"概念。此后，国内外均陆续有文献报道 PNS 的差异甚大的临床表现类型。PNS 的临床表现复杂各异，既可出现中枢神经系统各个部位损伤的症状，也可以出现周围神经和肌肉损伤的症状。PNS 与恶性肿瘤的病程往往不同步，可以先出现原发灶症状，也可以原发灶症状和 PNS 同时出现，但多数是先出现神经系统症状后才发现原发肿瘤病灶，时间间隔可以长达 1～2 年。据统计，大约 1% 的恶性肿瘤患者出现 PNS，50% 以上病例为肺癌所致，尤其是小细胞肺癌，PNS 也见于卵巢癌、淋巴瘤、食管癌、淋巴瘤、乳腺癌、胃癌、前列腺癌和胸腺瘤等多种恶性肿瘤。

（二）病因和发病机制

PNS 的病因和发病机制至今尚未全清，目前已有人提出如下几种学说：

1. 自身免疫反应学说　认为某些癌肿与神经、肌肉组织存在共同抗原决定簇，肿瘤细胞作为抗原，启动机体产生高度特异性抗体，在补体的参与下不仅杀伤肿瘤细胞，同时也损伤机体的神经、肌肉组织。被破坏的神经、肌肉组织刺激 B 淋巴细胞产生更多的抗体，引起更强烈、更广泛的自身免疫反应。近年来在 PNS 患者的血液和脑脊液中发现了一些与神经组织相关的抗体，如抗神经元抗体（抗 Hu 抗体）、抗神经元骨架蛋白抗体（抗 Ri 抗体）、抗浦肯野细胞抗体（抗 Yo 抗体）等。自身免疫反应学说是目前比较公认的发病机制。

2. 病毒感染学说　目前尚无病毒感染的有力证据。但病毒感染往往可激发自身免疫反应，例如吉兰-巴雷综合征。因此，自身免疫和病毒的机会性感染两者在 PNS 的发病中所起的作用很难区分。

3. 神经毒素学说　认为是恶性肿瘤分泌的神经毒素引起机体神经、肌肉组织损伤。目前缺乏有力的证据。

另外，某些恶性肿瘤可引起高血钙、低血糖、低血钠和抗利尿激素分泌增加等，这些内分泌和代谢障碍等因素也可引起神经、肌肉组织损害。

因此，PNS 的发病可能是上述多种因素共同作用的结果。

（三）病理

除了原发肿瘤病理改变外，受损的神经、肌肉组织可以出现严重程度不等的组织病理学改变。大脑半球、小脑、脑干和脊髓可出现广泛的神经细胞变性、脱失，伴有胶质细胞增生，血管周围有单核细胞浸润；周围神经可出现节段性髓鞘脱失和轴突变性，后根神经节细胞脱失，血管周围不同程度单核细胞浸润；肌肉组织偶见炎细胞浸润。脑脊液检查常常显示细胞增多、鞘内合成 IgG 增多和出现寡克隆带。部分 PNS 在血液和脑脊液中可以查到与肿瘤相关的抗体。

（四）临床表现

神经系统副肿瘤综合征的临床表现错综复杂，症状可单独出现，亦可合并或重叠发生，累及中枢神经系统、周围神经系统、自主神经系统、神经肌肉接头和肌肉等不同部位，神经系统症状可发生于恶性肿瘤被诊断前数月、甚至数年，亦可在恶性肿瘤出现后数周、数月甚至数年后才出现神经系统症状。目前我国临床上尚没有统一的 PNS 分类，表 19-2 为 2006 年荷兰学者 de Beukelaar 的分类。

表 19-2　神经系统副肿瘤综合征的分类

部位	疾病
中枢神经系统	脑脊髓炎（encephalomyelitis）*
	边缘叶性脑炎（limbic encephalitis）*
	脑干脑炎（brainstem encephalitis）
	亚急性小脑变性（subacute cerebellar degeneration）*
	视性眼阵挛-肌阵挛（opsoclonus-myoclonus）*
	僵人综合征（stiff-person syndrome）
	副肿瘤性视觉障碍综合征（paraneoplastic visual syndrome）
	肿瘤相关的视网膜病变（cancer-associated retinopathy）
	黑色素瘤相关的视网膜病变（melanoma-associated retinopathy）
	副肿瘤性视神经病（paraneoplastic optic neuropathy）
	运动神经元综合征（motor neuron syndromes）
	亚急性运动神经元病（subacute motor neuronopathy）
	其他运动神经元综合征（other motor neuron syndromes）
	亚急性感觉神经元病（subacute sensory neuronopathy）
	急性感觉、运动神经元病（acute sensorimotor neuropathy）
周围神经系统	伴有 M 蛋白的慢性感觉运动神经病（chronic sensorimotor neuropathy with M-proteins）
	亚急性自主神经病（subacute autonomic neuropathy）
	副肿瘤性周围神经血管炎（paraneoplastic peripheral nerve vasculitis）
神经肌肉接头和肌肉	Lambert-Eaton 综合征（Lambert-Eaton myasthenic syndrome）*
	神经性肌强直（neuromyotonia）
	皮肌炎（dermatomyositis）*
	急性坏死性肌病（acute necrotizing myopathy）
	恶病质肌病（cachectic myopathy）

注：* 是经典的神经系统副肿瘤综合征

（五）诊断和鉴别诊断

神经系统副肿瘤综合征发病率较低，约占恶性肿瘤的 1%，以肺癌最多，诊断有一定难度。恶性肿瘤明确诊断后出现神经症状，排除肿瘤直接侵犯与转移或除外放射治疗、化学治疗影响，需要考虑 PNS。中年以上发病，出现典型神经系统多组临床症状且不能用单一局部病灶解释时，应注意积极查找是否存在肿瘤可能。PET 对于早期发现肿瘤原发灶具有重要价值。PNS 可以同时导致神经系统多灶性损害，多种神经症状出现叠加，易与神经系统变性疾病相混淆，必须仔细观察，加以鉴别。相关肿瘤抗原筛查，对 PNS 的诊断和鉴别诊断具有重要意义。

（六）治疗与预后

针对原发肿瘤的治疗是最重要的，部分 PNS 患者的神经、肌肉症状可获得不同程度改善或恢复。有人主张采用糖皮质激素、免疫抑制剂和血浆置换疗法等进行治疗，但疗效难以肯定，且总的预后不良。

下面重点描述几种临床比较常见的 PNS。

一、Lambert-Eaton 综合征

Lambert-Eaton 综合征（Lambert-Eaton myasthenic syndrome，LEMS）又称肌无力综合征，是最常见的神经系统副肿瘤综合征。该病特点是肢体近端肌群进行性无力和易疲劳，患肌短时间内反复收缩肌无力症状减轻，持续收缩后呈病态疲劳。

（一）病因和发病机制

LEMS 为自身免疫性疾病，至少一半以上的患者伴有肿瘤，其中 80% 以上为小细胞肺癌。LEMS 患者的肿瘤细胞表面的抗原决定簇与突触前膜神经末梢钙通道蛋白具有交叉免疫性，前者所产生的抗体也对神经末梢突触前膜产生免疫应答，导致钙通道，特别是电压依赖性钙通道不能正常开放。当神经冲动到达神经末梢时，钙内流减少，突触前膜不能正常释放乙酰胆碱（Ach），最终导致神经肌肉接头传递功能障碍。

（二）病理

肌肉活检显示靶纤维轻度增生，非特异性 II 型肌纤维萎缩。电镜显示突触后膜皱褶和二级突触间隙面积增加，Ach 囊泡和受体数目正常，神经末梢无变性。定量冰冻刻蚀电镜研究发现，Ach 释放部位单位面积膜内大颗粒数减少，排列不正常的膜内大颗粒丛集数增加。

（三）临床表现

成年男性多见。约 2/3 的患者伴发恶性肿瘤，其中约 80% 为小细胞肺癌，也可伴发其他自身免疫性疾病。通常呈亚急性起病，主要表现为进行性四肢和躯干骨骼肌无力，下肢重于上肢，近端重于远端，走路呈鸭步或摇摆步态。LEMS 肌无力表现特点：患肌在短时间内（15s 左右）反复收缩肌无力症状减轻，而持续收缩后肌无力又有所加重。腱反射减弱或消失，少有感觉障碍。部分患者主诉肌痛，以股部肌肉明显，无肌束震颤。晚期可出现脑神经支配的肌肉麻痹，如眼外肌麻痹、面瘫和吞咽困难。80% 以上病例出现自主神经功能障碍，最常见者为唾液、泪液和汗液分泌减少，直立性低血压，阳痿和括约肌功能障碍等。症状出现顺序通常为下肢无力、自主神经功能障碍、上肢无力、脑神经支配肌无力、肌痛和肌僵直。可以合并其他 PNS。

（四）辅助检查

1. 肌电图检查 低频（＜10Hz）重复电刺激波幅变化不大，肌肉复合动作电位可下降；高频（20～50Hz）重复电刺激动作电位波幅可增高 2～20 倍（波幅增高 200% 以上为阳性）。大力收缩 15s 后，如波幅增高超过 25% 应高度怀疑本病，超过 100% 可以确诊。

2. 药物试验 依酚氯铵或新斯的明试验有时呈阳性，但远不如重症肌无力患者明显。

3. 血清肌酶谱多正常。约 34% LEMS 患者可检查出器官特异性抗体和免疫球蛋白异常。

（五）诊断和鉴别诊断

根据肌无力的分布特点，短暂用力后肌无力症状可暂时减轻，伴有自主神经功能障碍，加

上肌电图的特征性改变和抗胆碱酯酶药物疗效不肯定，临床可行诊断。对 40 岁以上的 LEMS 患者应进行全面检查，以发现潜在的恶性肿瘤，特别是小细胞肺癌。本病应与重症肌无力鉴别。

（六）治疗

如合并恶性肿瘤则应进行手术、放疗或化疗。可以应用免疫抑制剂和血浆置换疗法进行治疗。而单独应用血浆置换治疗效果并不理想。免疫球蛋白静脉滴注有一定疗效。应避免应用钙通道阻滞剂。应用增加递质释放的药物，如 3，4-二氨基吡啶，可缓解症状。胆碱酯酶抑制剂通常无效。

二、副肿瘤性脑脊髓炎

副肿瘤性脑脊髓炎（paraneoplastic encephalomyelitis，PEM）早在 1965 年已被人们所认识。PEM 病变较广泛，侵犯中枢神经系统多个部位，包括边缘叶、脑干、小脑和脊髓等。临床命名以突出症状为依据，实际上病变往往互相重叠。引起 PEM 最常见的恶性肿瘤是小细胞肺癌。

（一）病理

病变可广泛累及大脑半球、小脑、脑干和脊髓等。最显著的形态学改变为神经细胞脱失和胶质细胞增生，伴有血管周围淋巴细胞浸润。灰质病变重于白质。坏死的神经细胞远端发生沃勒变性（Wallerian degeneration），软脑膜也可见到淋巴细胞浸润。临床症状的突出表现往往取决于受损害部位和病理改变的严重程度。

（二）临床表现

1. 副肿瘤性边缘叶性脑炎（limbic encephalitis） 边缘叶性脑炎是 PNS 的经典类型之一，常合并小细胞肺癌。病变主要侵犯大脑的边缘系统，包括胼胝体、扣带回、穹窿、海马、杏仁核、额叶眶面、颞叶内侧面和岛叶，灰质重于白质。起病多呈亚急性，进展达数周之久，也可隐袭起病。早期症状常常是焦虑和抑郁，以后则出现严重的近记忆力减退。其他尚有烦躁、错乱、幻觉，部分或全身癫痫发作。部分患者表现为进行性痴呆，偶可自然缓解。脑脊液检查常见白细胞增多、蛋白质含量增高。80％脑电图异常，表现为局灶或普遍慢波，可伴颞叶痫样放电。MRI 典型改变为 T_2 像单侧或双侧颞叶内侧高信号，强化少见，也可以表现为脑萎缩。部分患者的血清和脑脊液中可检测出抗 Hu 或抗 Ma2 抗体，提示合并小细胞肺癌或睾丸癌的可能。神经症状常在肿瘤被诊断前出现，有的长达 2 年之后才发现肿瘤。应注意与皮质-纹状体-脊髓变性（Creutzfeldt-Jakob 病）和阿尔茨海默病相鉴别。部分病例在治疗肿瘤后症状获得改善。因此，应该高度重视潜在肿瘤的寻找和治疗。血浆置换或静脉滴注大剂量免疫球蛋白与免疫抑制剂联合治疗，具有一定的疗效。

2. 副肿瘤性脑干脑炎（brain stem encephalitis） 病变主要累及下部脑干，包括下橄榄核、前庭神经核、脑神经运动核、黑质、脑桥基底部和背盖部。临床症状包括眩晕、呕吐、共济失调、眼球震颤、眼球运动障碍、延髓性麻痹和病理反射阳性等。少见症状有耳聋、肌阵挛、不自主运动，也可出现帕金森综合征样表现。迄今尚无有效疗法。

3. 副肿瘤性脊髓炎（myelitis） 常为脑脊髓炎的部分表现。可以累及脊髓的任何部位，特别是脊髓前角细胞。临床表现为进行性肢体瘫痪和肌萎缩，上肢重于下肢，可伴有肌束震颤。有时因颈项肌和肋间肌受累而导致抬头无力和呼吸困难。如脊髓后角受损则可出现分离性感觉障碍。如交感神经受损则可表现自主神经功能障碍。本病也无有效疗法。

三、亚急性小脑变性

亚急性小脑变性（subacute cerebellar degeneration），又称副肿瘤性小脑变性（paraneoplastic cerebellar degeneration，PCD），是临床最常见的 PNS，可合并任何恶性肿瘤，但最常见的是小细胞肺癌，也可见于女性生殖系统肿瘤和霍奇金病等。半数以上患者的神经系统症状先于肿瘤数月到 2～3 年出现，给诊断带来一定的困难。

（一）病因和发病机制

本病为自身免疫性疾病。应用免疫组化和免疫印迹等敏感技术，发现 PCD 患者血清和脑脊液中含有高效价抗浦肯野细胞抗体（抗 Yo 抗体），在无神经症状的肿瘤患者、其他神经系统疾病患者和正常人则无此种抗体。抗浦肯野细胞抗体染色可见浦肯野细胞着色明显，小脑皮质及其他细胞偶见较淡着色，而小脑以外神经细胞和神经组织均不着色，说明抗浦肯野细胞抗体具有特异性。靶细胞抗体研究发现，抗原蛋白分子量因原发肿瘤类型而异，女性生殖系统肿瘤（如卵巢癌和乳腺癌）合并 PCD 者，其抗浦肯野细胞抗体检测多为阳性。因此，认为 PCD 的发病机制是由肿瘤抗原引起的自身免疫反应。研究发现，PCD 患者血清或脑脊液存在抗 Yo 抗体提示合并女性生殖系统肿瘤；抗 Hu 抗体提示合并小细胞肺癌；抗 PCA-Tr 抗体和抗 mGluR1 抗体提示合并霍奇金病。

亚急性小脑变性病经常合并其他类型的神经系统副肿瘤综合征，尤其是 Lambert-Eaton 综合征。也有部分亚急性小脑变性并不合并恶性肿瘤，但也可能与自身免疫反应有关。

（二）病理

最突出的病理改变为小脑的浦肯野细胞广泛而严重脱失，存活的细胞呈变性改变，伴有胶质细胞增生。血管周围有单核细胞浸润及成片的浸润灶。上述病理改变也可见于大脑半球、脑干和脊髓，但都比较轻。

（三）临床表现

本病多呈亚急性发病，首发症状常表现为眩晕或步态不稳，经数周至数月发展至肢体和躯干对称性共济失调，很快即丧失生活自理能力，可伴有构音障碍、进食困难、复视和眼球震颤（以垂直性眼震为主）。有的病例呈急性发病，数小时至数日内症状达高峰；也有的病程进展缓慢。除了小脑损伤症状外，还可以出现认知能力下降、锥体束和锥体外系症状。部分患者可合并周围神经病症状和体征。

（四）辅助检查

1. 脑部 CT 或 MRI 早期正常，后期出现弥漫性小脑萎缩。

2. 脑脊液检查可以发现淋巴细胞增多，蛋白质含量增高，IgG 增高和寡克隆带阳性。

3. 血清和脑脊液中可检测出抗 Yo 抗体、抗 Hu 抗体、抗 PCT-Tr 抗体和抗 mGluR1 抗体等自身抗体。

（五）诊断和鉴别诊断

临床表现为亚急性进行性小脑性共济失调，结合血清或脑脊液检测到特异性抗体，则不难诊断。应与原发性或转移性小脑恶性肿瘤相鉴别。其次应与晚发型遗传性共济失调相鉴别，后者多有阳性家族史，常合并骨骼异常和心脏改变，基因检测可以帮助明确诊断。急性发病者应与小脑出血、小脑梗死、小脑脓肿、感染及中毒等引起的小脑共济失调相鉴别。

（六）治疗

主要针对原发肿瘤进行治疗。部分患者原发肿瘤治愈后，PCD 症状也随之好转。免疫抑制剂治疗和血浆置换疗法有一定疗效。对症和支持治疗也有助于提高患者生存质量。

第八节　糖尿病性周围神经病

糖尿病性周围神经病是糖尿病最常见的慢性并发症之一，是一组以感觉和自主神经症状为主要临床表现的周围神经病。它与糖尿病肾病和糖尿病视网膜病变共同构成糖尿病三联征，严重影响糖尿病患者的生活质量。流行病学调查显示 20 世纪 70 年代末期，我国 20 岁以上人群中糖尿病的患病率不足 1.0%，1996 年已经上升至 3.2% 左右，而且还在以 1.0‰ 的速度逐年增加；经济比较发达地区的患病率已高于 5.0%。据估计，目前我国 1 型糖尿病患者已达 400 万人，2 型糖尿病患者已近 4000 万人。

糖尿病性周围神经病是各型糖尿病最常见的并发症之一，发病率高达 60%～90%。男女发病率相同。糖尿病发病后 5 年内远端感觉神经病的发病率为 4%，20 年后为 20%。本病多为隐匿起病，也可在血糖控制不佳或发生糖尿病昏迷后突然发病。少数患者在出现周围神经病症状后才发现患有糖尿病。糖尿病性周围神经病的基本病因是糖尿病未得到有效控制，导致周围神经病变。这是糖尿病最常见的慢性并发症之一，临床表现多种多样，其发生机制有多种学说，目前很难用单一的机制来解释如此多样的神经病变。多元病理机制的共同作用可能最终导致复杂多变的临床表现。

(一) 发病机制

1. 代谢紊乱学说

(1) 组织蛋白糖基化：血糖升高可引起组织蛋白发生糖基化，糖基化蛋白终产物不仅是造成糖尿病全身性并发症的重要因素，而且还可破坏周围神经的髓鞘结构，引起髓鞘脱失。微丝、微管蛋白的糖基化可导致轴突变性。糖尿病患者这种组织蛋白的糖基化过程在血糖水平恢复正常后仍可继续进行，造成持续性的周围神经损害。

(2) 肌醇代谢异常：肌醇是合成磷脂酰肌醇的底物，而磷脂酰肌醇不仅能影响细胞膜 Na-K-ATP 酶的活性，而且还是细胞跨膜信息传递的重要物质。细胞对肌醇的摄取需要一种 Na 依赖性载体，肌醇与葡萄糖的结构相似，高血糖可竞争性抑制 Na 依赖性载体，减少细胞对肌醇的摄取，使细胞内肌醇水平下降，直接影响神经结构和功能。

(3) 山梨醇果糖代谢障碍：高血糖可使周围神经施万细胞内的醛糖还原酶活性增加，加速葡萄糖转化生成山梨醇的过程，山梨醇又在山梨醇脱氢酶的作用下氧化生成果糖，使山梨醇和果糖在细胞内过多积聚，引起细胞内渗透压增高，水钠潴留，结果导致周围神经神经膜细胞（施万细胞）坏变、髓鞘脱失和轴突变性。

2. 微循环障碍学说

(1) 微血管病变和缺血缺氧：高血糖可使微血管的结构蛋白糖基化，造成血管内皮增生，内膜增厚、玻璃样变性和基底膜增厚以及毛细血管通透性增加。严重者可致血管狭窄，甚至血栓形成，引起周围神经组织缺血缺氧性损害。对单纯糖尿病和糖尿病合并周围神经病患者甲皱循环的对比研究显示，合并周围神经病变的糖尿病患者微循环的能见度明显下降，视野呈暗红色，大部分管襻模糊不清，且数目减少，同时管襻变细变短可见输入支痉挛及微血管瘤存在，襻周渗出。血流速度明显减慢，呈泥沙样团聚样流态。

(2) 血管活性因子减少：糖尿病周围神经病血管活性因子（NO）减少，神经内膜滋养血管对血管舒张因子的敏感性降低，平滑肌舒张功能异常，导致微循环障碍。此外花生四烯酸的代谢异常使前列环素（PGl_2）和血栓烷素（TXA_2）的比例下降，血管收缩，血液呈高凝状态，其结果是神经组织缺血缺氧。

3. 免疫机制学说　研究显示 12% 的糖尿病周围神经病患者血清抗 GM1 抗体阳性，且与远端对称性多发性神经病有关。88% 的患者抗磷脂抗体阳性，而无神经并发症的糖尿病患者仅 32% 有该抗体阳性。表明糖尿病周围神经病的发病机制与自身免疫有关。

糖尿病性周围神经病的主要病理特征为轴突变性和节段性脱髓鞘同时存在，且伴有明显的髓鞘再生和无髓纤维增生。有关坐骨神经、腓肠神经和迷走神经病变的空间分布特点研究显示，轴突变性和脱髓鞘均呈逆向性变性改变（dying back），即神经轴突远端变性较重，近端相对较轻。多发性节段性髓鞘脱失可以是原发性，也可以是继发性。部分患者有肥大神经病的病理特点，表现为施万细胞增生形成洋葱头样结构，可见胶原纤维增生伴胶原囊形成。临床表现为痛性神经病患者的腓肠神经活检可见选择性细有髓纤维缺失，伴无髓纤维轴突发芽。糖尿病性周围神经病的尸检病理观察有时可以发现后根节细胞和脊髓前角细胞脱失以及神经根和后索的神经轴突变性。

血管病变是糖尿病性周围神经病的病理特征之一。神经外膜和内膜小血管内皮细胞肿胀，管腔狭窄甚至闭塞，血管外膜明显增厚并伴单核细胞浸润。基底膜增厚是糖尿病性周围神经病的另一病理特征。神经束膜、施万细胞和血管内皮细胞处的基底膜均可有明显增厚，其中以神经束膜最为显著。病程越长的远端对称性神经病，其基底膜增厚越明显，病程短的单神经病则增厚的程度较轻。

（二）临床表现

糖尿病性周围神经病的临床表现多种多样，通常根据临床病理特征分为以下几种类型（表19-3）。

表 19-3　糖尿病性周围神经病的临床分类

---
1. 对称性多发性神经病
    1.1 远端型原发性感觉神经病
        大髓纤维受累为主
        小髓纤维受累为主
        两者混合受累
    1.2 自主神经病
    1.3 慢性进行性感觉运动自主神经病
2. 非对称性神经病
    2.1 急性或亚急性近端型运动神经病
    2.2 脑神经单神经病
    2.3 单神经病和多发单神经病
    2.4 嵌压性神经病
---

1. 远端型原发性感觉神经病　表现为远端肢体对称的多发性周围神经病，是糖尿病性周围神经病最常见的类型。多起病隐匿，首先累及下肢远端，自下向上进展，很少波及上肢。细有髓纤维受累时表现为痛性周围神经病或痛温觉缺失，主要症状有发自肢体深部的钝痛、刺痛或烧灼样痛，夜间尤甚。双下肢有袜套样的感觉减退或缺失，跟腱和膝跳反射减退或消失。严重的感觉神经病时可累及躯干下半部分的腹侧，背侧不受累，称为糖尿病躯干多神经病，此时如忽略躯干背侧的感觉，查体易误诊为脊髓病。粗有髓纤维受累时主要表现为深感觉障碍，出现步态不稳，易跌倒等感觉性共济失调症状。

2. 自主神经病　几乎见于所有病程较长的糖尿病患者，交感和副交感纤维均可受累。心血管自主神经功能障碍时，表现为心率对活动和深呼吸的调节反应减弱，甚至发展为完全性心脏失神经。由于交感缩血管功能减退，易发生直立性低血压，起立时出现头晕、黑矇甚至晕厥。胃肠自主神经功能症状包括食管和胃肠蠕动减慢，胃排空时间延长，即所谓糖尿病胃轻瘫症。其他胃肠功能障碍还包括恶心、呕吐、腹胀、便秘和腹泻。泌尿生殖系统自主神经功能异常时表现为性功能低下、阳痿、排尿无力、残余尿多和尿潴留。这种低张力性膀胱易诱发尿路感染和肾衰竭。其他自主神经损害的症状还有瞳孔异常和汗腺分泌障碍，表现为瞳孔缩小，对光反射迟钝，下肢无汗，头和手代偿性多汗。

3. 糖尿病足　是感觉神经病的严重并发症，其发生与自主神经功能障碍引起的皮肤干燥、皲裂，小血管病导致的肢端缺血以及肢体痛觉缺失和关节变形引发的足端位置觉异常有关。临床表现为足趾、足跟和踝关节等处经久不愈的溃疡。

4. 少数患者除有四肢远端感觉障碍外，还同时合并远端肌无力和肌萎缩，腱反射减低或消失，也可同时合并自主神经功能损害，即所谓糖尿病感觉运动神经病或慢性进行性感觉运动自主神经病。

5. 急性或亚急性近端型运动神经病又称近端糖尿病神经病或瘫痪性糖尿病神经炎，1995年由 Garland 正式命名为糖尿病肌萎缩（diabetic amyotrophy）。其发生率为 0.8%，肌活检病理表现为散在或成小群的肌纤维萎缩，两型纤维均可受累，以 1 型为主，有时可见靶纤维，肌间质明显增生。神经活检可见轴突变性和脱髓鞘改变同时存在。神经电生理检查发现以近端肌肉和脊旁肌的神经分支受累为主，而远端很少受累。

近端糖尿病神经病可急性、亚急性或隐袭起病，见于各期糖尿病，也可与远端运动感觉型神经病先后发生。主要累及一侧或两侧骨盆带肌，尤其是股四头肌，此外，髂腰肌、臀肌和大腿的内收肌群也可受累。上肢带肌几乎不受累。早期以一侧下肢近端肌无力和肌萎缩起病，约半数逐渐累及双下肢近端，表现为起立、行走和走楼梯困难，常伴有大腿深部和腰骶区锐痛。

6. 糖尿病单神经病或多发性单神经病以股神经、坐骨神经、臂丛神经和正中神经受累多见，其次为腓肠神经、尺神经、冈上神经和胸长神经。一般起病较急，表现为受累的神经支配区突发疼痛或感觉障碍，肌力减退。

7. 糖尿病引起的脑神经损害以动眼神经麻痹最为常见，其次为展、滑车、面神经和三叉神经。有时可表现为多数脑神经损害。多为骤然起病，可为单侧或双侧，也可反复多次发作。

8. 糖尿病引起的嵌压性神经病主要表现为腕管综合征、肘管综合征和跗管综合征。

（三）辅助检查

1. 电生理检查　糖尿病性周围神经病患者可有神经传导速度减慢和末端运动潜伏期延长，反映周围神经脱髓鞘性损害。肌电图检查可见动作电位波幅下降，反映轴突变性。F 波潜伏期、传导速度、波幅和时限的改变可反映近端神经的病变，弥补远端神经传导速度测定的不足。H 反射可测定 a 运动神经元的兴奋性和运动纤维的功能状态，为神经损害提供依据。单纤维肌电图（SFEMG）可通过纤维密度和颤搐（twitch）参数反映神经轴突的发芽和神经再支配情况。

2. 脑脊液检查　66% 的糖尿病性周围神经病可有蛋白升高，平均 0.6g/L，很少超过 1.2g/L，以球蛋白升高为主。有电生理检查异常但无临床症状的亚临床期糖尿病性周围神经病很少有脑脊液蛋白升高。

3. 实验室检查

（1）血糖及糖耐量测定。

（2）其他血液检查：包括肝功能、肾功能、红细胞沉降率常规检查；风湿系列、免疫球蛋白电泳等与自身免疫有关的血清学检查。

（3）血清重金属（铅、汞、砷、铊等）浓度检测。

（4）尿液检查：包括尿糖、尿常规、本-周蛋白、尿卟啉以及尿内重金属排泄量。

4. 其他辅助检查　必要时组织活检（包括皮肤、腓肠神经、肌肉和肾），与其他感觉性周围神经病进行鉴别。

（四）诊断

根据 WHO 糖尿病性周围神经病协作组标准，糖尿病性周围神经病的诊断标准：

1. 有确定的糖尿病，即符合糖尿病的诊断标准。

2. 四肢或双下肢有持续性疼痛和（或）感觉障碍。

3. 一侧或双侧踇趾振动觉减退。

4. 双踝反射消失。

5. 主侧（即利手侧）腓神经传导速度低于同年龄组正常值的 1 倍标准差。

此外 F 波和 H 反射的测定以及单纤维肌电图可为近端和亚临床期的糖尿病性周围神经病的诊断提供线索。

（五）鉴别诊断

本病应与其他感觉性周围神经病和痛性周围神经病进行鉴别，糖尿病肌萎缩应与股四头肌肌病、进行性脊髓性肌萎缩以及腰骶神经根病变所引起的股四头肌肌萎缩相鉴别。

（六）治疗

1. 对症治疗　糖尿病性周围神经病的疼痛症状可口服苯妥英钠 0.1g，2～3 次/日，也可用卡马西平 0.1g，2～3 次/日。疼痛伴有焦虑症状的患者可用阿普唑仑 0.4mg，2 次/日或阿米替林 25mg，2～3 次/日，均可获得满意疗效。吲哚美辛（消炎痛）和吡罗昔康（炎痛喜康）对顽固性的神经痛可能有一定疗效。糖尿病胃肠轻瘫综合征可用红霉素来增加胃动素与其受体的结合，加强胃壁肌收缩，促进胃排空。治疗方法为红霉素 200～250mg，3～4 次/日。目前多用多潘立酮（吗丁啉）10mg，3 次/日。对低张性神经性膀胱可用新斯的明 0.25～0.5mg，肌内或皮下注射，同时加用诺氟沙星预防和治疗泌尿系感染。

2. 病因治疗

（1）控制糖尿病：应用降糖药和控制饮食使血糖维持在正常水平是治疗和预防糖尿病性周围神经病的根本原则。

（2）肌醇治疗：6g/d，连服 6 个月，可能取得一定疗效。

（3）免疫抑制治疗：近年发现糖尿病患者血清内有抗胰岛细胞抗体，且病理可见周围神经血管周围有淋巴细胞和单核细胞浸润，表明免疫机制可能参与其发病。静脉注射用免疫球蛋白已用于治疗糖尿病肌萎缩，不但可明显改善肌力，而且可以缓解疼痛。用药方法为：人血丙种球蛋白（丙种球蛋白）400mg/（kg·d），连用 5 天，然后用泼尼松 60mg/d，至少 3 个月，用时应增加胰岛素和降糖药的用量，密切监测血糖。也有报道用环磷酰胺、硫唑嘌呤及血浆交换治疗有效的。

3. 促神经代谢和神经营养治疗

（1）神经营养药：维生素 B_1、维生素 B_6、维生素 B_{12}、三磷腺苷（ATP）和烟酸对轻型患者及预防有益。

（2）神经节苷脂：因其具有增强 Na-K-ATP 酶的活性、刺激神经芽生、促进神经再支配和触发神经肌肉接头形成的药理作用，可改善糖尿病性周围神经病的感觉症状。用法为：20～40mg/d，肌内注射，或 40～80mg/d，静脉点滴。

4. 中药治疗　由于病理机制不清，西药治疗无肯定疗效，近年来中药治疗本病取得了一些令人鼓舞的结果。中医辨证分析认为本病以气阴两虚为本，痰瘀阻络为标。中药治疗多从活血化瘀、温补肾气、益气养阴的角度着手，标本兼顾，并与"重则防标，缓则治本"的原则相结合。

（七）预后

糖尿病性周围神经病是糖尿病的严重并发症之一，合并自主神经病的患者有较高的致残率和死亡危险性，一项前瞻性的随访研究显示有自主神经功能症状和自主神经功能试验异常的患者，2.5 年后病死率为 44%，5 年后病死率为 56%，半数死于肾衰竭，半数死于突发的呼吸循环骤停和低血糖，以及继发于无张力膀胱的泌尿系感染。

糖尿病肌萎缩的患者预后相对良好，开始起病的数周内进展较快，但以后的病程中极其缓慢。约 1/5 的患者在 6～18 个月后肌力完全恢复，其中又有 1/5 的患者可复发。

（八）预防

主要是防治糖尿病，一级预防重点是合理膳食，适量运动，控制血糖，防止并发症。

第九节　慢性酒精中毒性脑病

慢性酒精中毒性脑病可由长期饮酒成瘾后，饮酒者无法控制自己的饮酒行为，并且逐渐出现或突然停饮后急剧产生躯体症状外，通常还伴有患者兴奋、话多、自控能力下降、易激惹、行为异常；随后出现动作精确性差、步态不稳；最后出现中枢抑制，从嗜睡到昏迷，严重者可因中枢抑制而死亡。

(一) 发病机制

1. 个体素质

(1) 遗传因素：家系研究发现，酒精依赖患者血缘亲属中患酒精依赖者高于一般人群，而酒精依赖患者一级亲属患酒精依赖的危险性较普通人群高4~7倍。双生子研究发现，酒精依赖的发病率，单卵双生明显高于二卵双生。寄养子研究发现，后代嗜酒与血缘父母嗜酒关系密切，而与寄养父母嗜酒关系不密切。另有研究发现，起病年龄较早的男性酒精依赖患者受遗传因素影响明显，起病年龄较晚和女性患者受遗传因素影响较小。

(2) 生化因素：东方人如中国人、日本人、越南人、印尼人，体内乙醛脱氢酶较西方人低，饮酒易引起乙醛在体内积聚，释放出胺类物质，产生面红、头痛、头晕、嗜睡、呕吐和心动过速等不良反应，因此酒精依赖发生率较西方人低。

2. 心理因素　有人指出，嗜酒者病前人格特征常为被动、依赖、自我中心、易生闷气、缺乏自尊心等。依据行为学理论，饮酒可以使焦虑、忧伤等负性情绪明显缓解；另外饮酒可以使饮酒者获得主观上的力量感、生理上的温暖感、心理上的强健与满足感，因此饮酒行为很容易被固定下来，久之就会成瘾。

3. 社会文化因素　我国酿酒、饮酒已有五千余年历史，在节假日以及庆典、聚会上饮酒已成为一种习俗。我国还有以酒浸药的习惯，将酒赋予各种医疗功能。而且随着人民生活水平的提高，对酒的需求量在不断增加。这些都促进了饮酒行为的增加。

(二) 临床表现

1. 酒精依赖 (alcohol dependence)　又称为酒精成瘾，是指由于反复饮酒引起的对酒渴求的一种特殊心理和生理状态，表现为对酒精强烈的渴求和经常需要饮酒的强迫性体验。可连续或周期性出现，停止饮酒常出现戒断症状，如感到坐立不安或出现肢体震颤、恶心、呕吐、出汗等症状，恢复饮酒则这类症状迅速消失，否则持续数天。如进一步发展，则可有短暂的错觉、幻觉和视物变形，发音不清。最后可有癫痫发作或震颤谵妄。因此酒精依赖者存在对酒精的精神或躯体依赖。酒精依赖症状有轻有重，取决于诸多因素，如饮酒量、酒的种类，饮酒的时间及方式，种族及个体素质等。酒精依赖患者的判定，应结合文化背景进行，在某些不受酒量、时间和场合限制均可饮酒的国家和地区容易陷于酒精依赖。如果饮酒量、时间及场合不顾及文化背景的允许而随意追求饮酒的，则往往是已陷入了酒精依赖的患者。酒精依赖者为了谋求饮酒后的精神效应或避免停酒产生的戒断综合征而不断饮酒。有的酒精依赖者常在清晨饮酒（晨饮），或随身带酒频繁饮用。他们对酒精往往耐受性高，饮酒量大，为了饮酒常影响社会功能。大多数酒瘾者都曾多次试图戒酒却以失败告终。

2. 慢性酒精中毒性精神障碍

(1) 酒精中毒性幻觉症 (alcoholic hallucinosis)：是1847年由Marcel首先报道。是长期饮酒引起的幻觉状态。大多数患者在酒精依赖状态下，习惯性持续饮酒后或突然停饮或显著减少饮酒量后24~48h之内发生，也可在饮酒的情况下出现的以幻觉为主要症状的精神病状态。酒精中毒性幻觉症的幻觉是慢性酒精中毒患者在意识清晰状态下出现的，其幻觉以幻听为主，也可有幻视，常为原始性或各种小动物幻视。幻听内容大多对患者不利，常表现为原始性幻听或内容充满不愉快和敌意的幻听。在幻觉的基础上可产生嫉妒妄想或被害妄想，因而有相应的情感反应和冲动行为，常伴有表现恐惧或出现攻击行为。幻觉多在晚上加重，持续数天、数周或数月，一般不超过6个月。不包括醉酒状态下由于意识状态的改变所产生的错觉、幻觉或妄想。

（2）痉挛发作（convulsion rumfits）：是指严重酒精中毒患者在急剧中断饮酒或大量饮酒等情况下出现的痉挛大发作，也称之酒精性癫痫。其发生是由于严重躯体依赖，断酒后血中酒精浓度发生急剧变化，引起血清镁、钾离子浓度降低，动脉血的 pH 值上升，这时光诱发肌阵挛阈值降低，导致痉挛发作。

（3）震颤谵妄（delirium tremble）：是指一种在慢性酒精中毒基础上急性发作性精神障碍。震颤谵妄多发生在持续大量饮酒 10～15 年以上，年龄在 30～40 岁以上酒精依赖患者，通常在长期饮酒突然停酒、饮酒量显著减少后 72～96h 内出现，有的观点认为它是后期戒断症状之一。表现为突然精神状态发生变化，发作前数天可先有不安、过敏、不眠、震颤、食欲减少等前驱症状。谵妄发作时，早期意识混浊不深，患者对外界刺激可有反应，但因注意力涣散可出现定向力障碍。幻觉以幻视为主，一旦出现，内容丰富多样，大多为小动物和各种各样的昆虫在爬行。也可有内容鲜明，生动的幻听、幻触等。暗示性高是酒精震颤谵妄的另一个特征。在幻觉明显时，知觉障碍由暗示增强，如检查者暗示说在墙上可看见人，患者则出现如检查者所说的错觉或幻觉。

（4）酒精中毒性嫉妒妄想（alcoholic delusion of jealousy）：是长期饮酒引起的妄想状态。指慢性酒中毒患者意识清晰，以嫉妒妄想为主。出现的坚信配偶对己不贞的妄想，可能与长期饮酒引起的性功能低下、性生活不满意有关，是酒精中毒性精神障碍常见的临床类型之一。也可见被害妄想，常伴有相应的情感反应和行为。起病较慢，病程迁延。

（5）柯萨可夫精神病（Korsakov psychosis）：1887 年 Kopcakob 首先报道，大多数患者是震颤谵妄的后遗症，也可是酒精中毒性幻觉症的后遗症。也有由于严重嗜酒数十年后缓慢发展而成。常发生于长期饮酒者，起病缓慢或紧接震颤谵妄后发生。表现为近记忆障碍，常伴有错构和虚构、定向障碍和欣快症。严重者智能减退，多伴有周围神经炎等症状和体征。本症以严重近记忆力障碍、遗忘、错构及虚构，定向力障碍为基本症状。新近的研究又指出本病是顺行性遗忘、逆行性遗忘、视知觉与解决问题能力缺陷的认知综合障碍。不同患者可有轻重不等的多发性神经炎，肌萎缩或肌麻痹，腱反射减弱。呈慢性病程，往往经久不愈。也有患者在数月中完全恢复到正常。

（6）韦尼克（Wernicke）病或 wernicke 脑病（高位出血性脑灰质炎）：是最严重的酒精中毒性精神病。长期饮酒者 1 次过量饮酒后突然发生谵妄、昏睡、或肌肉抽搐、眼球麻痹、去大脑强直，严重者由昏迷而死亡。清醒后可转为柯萨可夫精神病或酒精中毒性痴呆。本症是由于长期饮酒，引起弥漫性皮质性脑萎缩。

（7）酒精中毒性痴呆（alcoholic dementia）：在长期大量酗酒的患者中，有的出现脑器质性痴呆。它可由于慢性酒精中毒反复发生震颤谵妄、痉挛发作出现急性或慢性进行性人格改变、智力低下，记忆力障碍的痴呆状态。

（8）酒精所致情感障碍：反复大量饮酒，常可引起严重抑郁症状，称为酒精所致情感障碍，酒精所致情感障碍多在严重酒精依赖后出现，明显的情绪低落与饮酒密切相关，但抑郁的程度较抑郁症为轻，常无自责自罪及焦虑不安，睡眠障碍一般为入睡困难，早醒少见，昼重夜轻的日间变化也少。病程短，停酒后多在短期内可减轻或消失。酒精中毒所致自杀与抑郁症相同，终身自杀率大约为 15%，说明两者有某些共同性。

对于酒精伴发的情感障碍，一般不需用大量的抗抑郁药，只要戒酒大多数情感障碍可以消失。严重的抑郁，戒酒后抑郁症状亦不消失者，可适当给予抗抑郁药治疗。抑郁症状消失后，如不再饮酒，亦不需长期服用抗抑郁药治疗。在临床实践中，对于控制饮酒能力低的门诊患者，适当给予抗抑郁药改善情绪，并可减少饮酒的欲望，这是由于单纯改变了抑郁，还是某些抗抑郁药降低了渴求，其机制尚有待进一步探讨。

（9）人格衰退（personality deterioration）或人格改变：此类患者对饮酒的需要超过其他

一切活动，个性变得以自我为中心，自私、孤僻、不修边幅、无责任感、不关心他人，行为标准下降。为了获得酒喝，往往不择手段，不诚实，好欺骗，甚至偷窃和诈骗。任何劝告或惩罚均无济于事。丧失对家庭和社会的责任感。

3. 躯体症状　常见神经系统损害为末梢神经病变、癫痫发作、共济失调、视神经萎缩和痴呆等。有研究显示，癫痫基本发生在突然戒酒后或急剧增减饮酒量时，主要表现为大发作，但脑电图改变并不明显。另外营养不良很常见，胆囊炎、胃炎、胃溃疡、心肌炎、肾硬化和肝硬化均可发生。酒精中毒性肝硬化是重要的死亡原因之一。长期饮酒可引起胎儿综合征，表现为体重低、智能低和生长发育障碍。

（三）诊断

有长期或反复饮酒史，并具有与酒精依赖及酒中毒的各类精神障碍相关的特点和体征及社会问题。

（四）治疗

由于酒精依赖患者对酒精的强烈渴求和身体依赖，以致不能自拔，因此，除轻症外一般应在住院条件下戒酒，而且住院期间也应杜绝一切酒的来源，以保证戒酒成功。对酒精依赖的治疗传统上分为急性期治疗（或称解毒治疗）及恢复期治疗两个阶段。

1. 解毒治疗　戒酒，对明显酒精依赖患者不仅一定要在住院条件下进行，而且早期最好在封闭病房中进行。这一方法是为了对抗常出现的严重的戒断综合征，另一方面为了对抗早期戒酒阶段非常艰难、痛苦而易于重新饮酒的渴求。戒酒应该是立即的、完全的，而逐渐减酒会增加戒酒的难度。从长远利益出发，戒酒也应该是绝对的，而不应是控制的饮酒。只是那些严重酒精依赖者，而且合并严重的躯体病或躯体状况十分不佳，一次戒酒会发生严重反应或可能出现严重戒断症状可考虑采用逐渐减酒，且一般时间不要过长。

在解毒期治疗的患者，最初应如躯体病患者一样进行全面的神经病学和内科学方面的检查，对电解质、心脏及血液循环功能应特别注意，合并严重的躯体病应及时处理。控制严重的躯体戒断症状是解毒期的关键。

（1）苯二氮䓬类药物：首选苯二氮䓬类药物能较好地缓解和改善戒酒过程中出现的颤抖、抽搐、焦虑不安，甚至震颤谵妄等症状。此类药物与酒精有交叉依赖作用，对心血管系统影响小，本身较安全，很少出现抑制呼吸、降低血压的副作用，用量以不使患者出现戒断症状为原则。国内常用的药物有地西泮（安定）、氯氮卓（利眠宁）、阿普唑仑（佳静安定）等，近年来也常用氯硝西泮（clonazepam, rivotril）注射。用药量一般第1天应使患者无明显戒断症状为宜，如果出现过度睡眠，可少用1次，如果仍有明显的戒断症状，则应加大剂量。常用地西泮或氯硝西泮（氯硝安定）口服或注射。对于戒断中出现的痉挛发作可给予地西泮10mg肌内注射或静脉注射，2～4h1次，发作消失后不需继续给药预防。为了防止苯二氮䓬类药物的滥用及成瘾，国外主张在控制症状后的第2天开始递减20％的药量，一般5天减完。我们的临床经验，根据症状加量或减量，一般不超过7天，患者戒断症状基本消失，药物可渐停用。对戒断症状及慢性中毒的躯体及神经系统并发症，应及时对症治疗。

国内还报道，在戒断症状明显时，并用羟嗪（安泰乐）或氯普噻吨（泰尔登）等对症治疗，一般10～14天为1个疗程，可取得满意效果。也有报道用普萘洛尔（心得安），可乐定可减轻戒断症状。

（2）支持疗法：酒精依赖患者，尤其严重慢性酒精依赖患者常常以酒代饭，导致营养不良，维生素缺乏，尤其是B族维生素缺乏，因此应给予营养支持治疗。需大量补充B族维生素和维生素C，并及时补充营养，维持水电解质平衡。北京大学精神卫生研究所采用促大脑代谢治疗酒精依赖患者，可减轻戒断症状，对改善患者的营养状况及记忆力都有较好的疗效。28.75％谷氨酸钠200ml、三磷腺苷（腺苷三磷酸）0.1g、辅酶A100U、维生素C3g、10％葡萄糖 500ml 静脉滴注，1 次/日，30 天为 1 疗程。胰岛素低血糖治疗，对改善酒精依赖患者的营养、减轻中毒及戒断症状亦有较好的效果。中医中药，通过辨证论治可调理全身，采用耳针还可起到调肝健脾的作用并可改善睡眠。

（3）胰岛素低血糖治疗：10％葡萄糖 500ml 加入胰岛素 10～20mg 静脉滴注，并给大量 B 族维生素。

2. 恢复期治疗　教育，对症支持治疗。

(五) 预防

要积极宣传酒精对人体造成的危害，提高人群的整体认识水平。严禁未成年人饮酒，加强法律监督和检查工作。提倡生产低度酒，控制或禁止烈性酒的生产。

1. 重视和加强有关酒害的精神卫生宣传工作，尤其宣传文明饮酒，不劝酒，不酗酒，不空腹饮酒，不喝闷酒，提倡移风易俗，以饮料代酒，并应减少职业之便伴发的酒精依赖。

2. 早期干预　国外的经验对于严重酒精依赖的地区，尽早筛选出有酒问题者，对其讲解有关酒的卫生知识，如说明男女每周最多饮酒量及与酒的躯体损害和社会家庭问题的关系。给患者发放简单的有关知识的手册。大约经过 5min 的简单干预，半年后随访中，每个被干预者约降低 1/3 饮酒量。如果综合医院的医护人员及基层的卫生工作者都能积极进行这样的干预，将获得满意的预防效果。

3. 严格执行《中华人民共和国未成年人保护法》，控制和禁止未成年者饮酒，同时应健全并加强有关法律的宣传和检查的力度。

4. 提倡国家生产低度酒，减少或停止烈性酒的生产，打击非法造酒、冒牌劣质酒等违法行为。

5. 及时治疗某些躯体疾病或精神疾病，避免以酒代药所导致酒精依赖。

（彭　英　刘　芳）

主要参考文献

[1] 陈彬，郑日亮，吕鹤，等．眼咽型肌营养不良一家系临床、电生理、病理和基因分析．中华神经科杂志，2008，41：328-331．

[2] 丁则昱，崔丽英．肌电图运动诱发实验对周期性麻痹的诊断价值．中国免疫学和神经病学杂志，2008，15：69-71．

[3] 高绪文，郑明新．临床脊髓病学．北京：人民卫生出版社，1997．

[4] 郭斌，满国彤，宁路线，等．维克托神经病学．7 版．北京：人民卫生出版社，2002：1507-1593．

[5] 洪道俊，袁云．线粒体病的临床治疗现状．中华神经科杂志，2007，40：280-281．

[6] 贾建平．神经病学．6 版．北京：人民卫生出版社，2008．

[7] Lee Goldman，AndrewI．Schafer．西氏内科学（第 24 版）：神经病学分册．北京：北京大学医学出版社，2012．

[8] 李春，穆荣．欧洲抗风湿病联盟 2010 年神经精神狼疮的治疗建议．中华风湿病学杂志，2011，15（3）：207-208．

[9] 刘斌．以多血管病变为主的表皮痣综合征一例报告．中华神经科杂志，2005，38（1）：24．

[10] 刘学伍，迟兆富，焉传祝．神经病学新理论新技术．北京：人民军医出版社，2009．

[11] 栾兴华，陈彬，刘旸，等．常染色体显性遗传性微管聚集性肌病存在 SCN4A 基因突变（附 1 家系报告）．中国神经精神疾病杂志，2008，34：103-107．

[12] Maurice Victor，Allan H．Ropper．亚当斯-维克托神经病学（英文影印版）．7 版．北京：科学出版社，2001．

[13] 蒲传强，吴卫平，郎森阳．神经系统感染免疫病学．北京：科学出版社，2003．

[14] 秦兵．癫痫综合征及临床治疗．北京：人民卫生出版社，2012．

[15] 沈光莉，吕鹤，毕鸿雁，等．皮肌炎的微血管免疫病理改变．中华医学杂志，2006，86：1912-1915．

[16] 沈庆煜，肖颂华，叶剑虹，等．依达拉奉治疗放射性脑病的临床研究．中华放射医学与防护杂志，2007，27（6）：568-569．

[17] 史玉泉．实用神经病学．2 版．上海：上海科学技术出版社，1978．

[18] 唐亚梅，彭英．放射性神经损伤．北京：人民卫生出版社，2012：235-267．

[19] 王翠兰，丁伟，孙丽，等．临床头面痛学．济南：山东大学出版社，2007：169-179，236-238．

[20] 王璐，张巍，郝红军，等．抗信号识别颗粒抗体肌病八例临床分析．中华风湿免疫病杂志，2012，16：593-595．

[21] 王维治．神经病学．4 版．北京：人民卫生出版社，2001：79-80．

[22] 王维治．神经病学．5 版．北京：人民卫生出版社，2004．

[23] 王新德．现代神经病学．北京：人民军医出版社，2008．

[24] 王拥军．神经病学临床评定量表．北京：中国友谊出版公司，2005．

[25] 王拥军. 神经病学. 2版. 北京：北京大学医学出版社，2009.

[26] 王拥军. 神经内科专科医师培训用书——神经病学. 北京：科学出版社，2009.

[27] 王拥军，张星虎. 医学专业必修课考试辅导丛书：神经病学. 北京：科学技术文献出版社，2002.

[28] 王拥军，张星虎. 医学专业必修课考试辅导教材：神经病学（修订版）. 北京：科学技术文献出版社，2006.

[29] 魏岗之. 神经病学（第16卷 神经系统脱髓鞘性疾病）. 北京：人民军医出版社，2003.

[30] 吴记平，胡绍先，刘小军，等. 双冲击疗法联合鞘内注射治疗重症狼疮脑病伴多系统损害的临床观察. 内科急危重症杂志，2007，13（2）：80-81.

[31] 吴江. 神经病学. 北京：人民卫生出版社，2007：282-289.

[32] 吴江. 神经病学. 2版. 北京：人民卫生出版社，2011.

[33] 谢琰臣，许贤豪，张华，等. 以大剂量糖皮质激素为主综合治疗重症肌无力的临床观察. 中华神经科杂志，2006，39：511-515.

[34] 许贤豪. 神经免疫学. 武汉：湖北科技出版社，2000.

[35] 姚生，毕鸿雁，郑日亮，等. 线粒体DNA A3243G点突变在成年患者中的临床特点. 中华神经科杂志，2007，40：220-224.

[36] 叶任高. 内科学. 6版. 北京：人民卫生出版社，2004.

[37] 袁云. 分子病理学对遗传性肌病诊断的影响. 中华神经科杂志，2005，38：665-668.

[38] 袁云. 骨骼肌疾病的临床病理诊断. 中华神经科杂志，2006，39：505-507.

[39] 袁云. 线粒体脑肌病伴高乳酸血症和卒中样发作的临床研究进展. 中华神经科杂志，2007，40：775-776.

[40] 张缪佳. 风湿性疾病诊断流程与治疗策略. 北京：科学出版社，2007：35-51.

[41] 张培林. 神经解剖学. 北京：人民卫生出版社，1987.

[42] 张星虎，赵志刚. 治疗指南：神经病学分册. 北京：化工工业出版社，2006.

[43] 赵志刚，张星虎，张永革. 当代神经精神科用药选择. 北京：人民卫生出版社，2003.

[44] 郑日亮，焉传柱，吕海东，等. 散发性包涵体肌炎七例临床及病理特点. 中华神经科杂志. 2007，7：796-799.

[45] 中华医学会风湿病学分会. 系统性红斑狼疮诊断及治疗指南. 中华风湿病学杂志，2010，14（5）：342-346.

[46] 周爱儒，查锡良. 生物化学. 5版. 北京：人民卫生出版社，2000.

[47] Anttila V，Winsvold BS，Gormley P，et al. Genome-wide meta-analysis identifies new susceptibility loci for migraine. Nature Genetics. 23 June 2013，DOI：10. 1038/ng. 2676.

[48] Beenakker EA，Fock JM，Van Tol MJ，et al. Intermittent prednisone therapy in Duchenne muscular dystrophy：a randomized controlled trial. Arch Neurol，2005，62：128-132.

[49] Castro C，Gourley M. Diagnosis and treatment of inflammatory myopathy：issues and management. Ther Adv Musculoskelet Dis，2012，4（2）：111-120.

[50] Chang CC，Cheng CJ，Sung CC，et al. A 10-year analysis of thyrotoxic periodic paralysis in 135 patients：focus on symptomatology and precipitants. Eur J Endocrinol，

2013，169（5）：529-536.

[51] Chiewthanakul P，Sawanyawisuth K，Foocharoen C，et al. Clinical features and predictive factors in neuropsychiatric lupus. Asian Pac J Allergy Immunol，2012，30（1）：55-60.

[52] Dimachkie MM，Barohn RJ. Idiopathic inflammatory myopathies. Semin Neurol，2012，32（3）：227-236.

[53] European Association for the Study of the Liver. EASL Clinical Practice Guidelines：Wilson's disease. Hepatol，2012，56：671-685.

[54] Fling BW，Cohen RG，Mancini M，et al. Asymmetric pedunculopontine network connectivity in parkinsonian patients with freezing of gait. Brain，2013，136（8）：2405-2418.

[55] Gazewood JD，Richards DR，Clebak K. Parkinson disease：an update. Am Fam Physician，2013，87（4）：267-273.

[56] Ghirardello A，Bassi N，Palma L，et al. Autoantibodies in polymyositis and dermatomyositis. Curr Rheumatol Rep，2013，15（6）：335.

[57] Gilman S，Wenning GK，Low PA，et al. Second consensus statement on the diagnosis of multiple system atrophy. Neurology，2008：71：670-676.

[58] Goldman S M，Quinlan PJ，Ross GW，et al. Solvent exposures and parkinson disease risk in twins. Ann Neurol，2012，71：776-784.

[59] Graus F，Dalmau J. Paraneoplastic neurological syndromes. Curr Opin Neurol，2012，25（6）：795-801.

[60] Grimes D，Gordon J，Snelgrove B，et al. Canada guideline on Parkinson' disease introduction. Can J Neurol Sci，2012，39（Suppl 4）：S1-S30.

[61] Heacache Classification committee of International Headache Society. The international Classification of Headache disorders. 3rd ed. Cephalagia，2013，33（9）：629-808.

[62] Heatwole CR，Statland JM，Logigian EL. The diagnosis and treatment of myotonic disorders. Muscle Nerve，2013，47（5）：632-648.

[63] Hong D，Bi H，Yao S，et al. Clinical phenotype of autosomal dominant progressive external ophthalmoplegia in a family with a novel mutation in the C10orf2 gene. Muscle Nerve，2010，41（1）：92-99.

[64] Hong D，Luan X，Chen B，et al. Both hypokalemic and normokalaemic periodic paralysis in different members of a single family with novel R1129Q mutation in SCN4A gene. J Neurol Neurosurg Psychiatry，2010，81（6）：703-704.

[65] Jurkat-Rott K，Lerche H，Weber Y，et al. Hereditary channelopathies in neurology. Adv Exp Med Biol，2010，686：305-334.

[66] Le Panse R，Berrih-Aknin S. Autoimmune myasthenia gravis：autoantibody mechanisms and new developments on immune regulation. Curr Opin Neurol，2013，26（5）：569-576.

[67] Lehmann-Horn F，Jurkat-Rott K，Rüdel R. Diagnostics and therapy of muscle channelopathies—Guidelines of the Ulm Muscle Centre. Acta Myol，2008，27：98-113.

[68] Li Y，Shi X，Rong X，et al. Neurosurgery and prognosis in patients with radiation-induced brain injury after nasopharyngeal carcinoma radiotherapy：a follow-up study.

Radiat Oncol，2013，8：88.

[69] Maurice Victor，Allan H. Ropper. Adams and Victor's Principles of Neurology. 7 th ed. New York：McGraw-Hill，2011.

[70] McDonald CM. Clinical approach to the diagnostic evaluation of hereditary and acquired neuromuscular diseases. Phys Med Rehabil Clin N Am，2012，23（3）：495-563.

[71] Mercuri E，Muntoni F. Muscular dystrophies. Lancet，2013，381（9869）：845-860.

[72] Mitchell J D，Borasio G D. Amyotrophic lateral sclerosis. Lancet，2007，369：2031-2041.

[73] Mitsuhashi S，Kang PB. Update on the genetics of limb girdle muscular dystrophy. Semin Pediatr Neurol，2012，19（4）：211-218.

[74] Moraes-Fontes MF，Lúcio I，Santos C，et al. Neuropsychiatric features of a cohort of patients with systemic lupus erythematosus. ISRN Rheumatol，2012：98-218.

[75] Olanow CW，Stern MB，Sethi K. The scientific and clinical basis for the treatment of Parkinson disease（2009）. Neurology，2009，72（Suppl 4）：S1-S136.

[76] Paganoni S，Amato A. Electrodiagnostic evaluation of myopathies. Phys Med Rehabil Clin N Am，2013，24（1）：193-207.

[77] Pedersen KF，Larsen JP，Tysnes OB，et al. The Norwegian ParkWest Study. Prognosis of Mild Cognitive Impairment in Early Parkinson Disease. JAMA Neurol，2013，70（5）：580-586.

[78] Plomp JJ，Huijbers MG，van der Maarel SM，et al. Pathogenic IgG4 subclass autoantibodies in MuSK myasthenia gravis. Ann N Y Acad Sci，2012，1275：114-122.

[79] Popescu A，Kao AH. Neuropsychiatric systemic lupus erythematosus. Curr Neuropharmacol，2011，9（3）：449-457.

[80] Roberts EA，Schilsky ML. American Association for Study of Liver Diseases（AASLD）. Diagnosis and treatment of Wilson disease：an update. Hepatology，2008，47：2089-2111.

[81] Rong X，Tang Y，Chen M，et al. Radiation-induced cranial neuropathy in patients with nasopharyngeal carcinoma. A follow-up study. Strahlenther Onkol，2012，188（3）：282-286.

[82] Rowland LP. Merritt's Neurology. 11 th ed. Baltimore：Lippincott Williams & Wilkins，2005.

[83] Savica R，Grossardt BR，Bower JH，et al. Incidence and Pathology of Synucleinopathies and Tauopathies Related to Parkinsonism. JAMA Neurol，2013，70（7）：859-866.

[84] Silvestri NJ，Wolfe GI. Myasthenia gravis. Semin Neurol，2012，32（3）：215-226.

[85] Statland JM，Ciafaloni E. Myasthenia gravis：Five new things. Neurol Clin Pract，2013，3（2）：126-133.

[86] Stefanova N，Bücke P，Duerr S，et al. Multiple system atrophy：an update. Lancet Neurol，2009，8（12）：1172-1178.

[87] Tang Y，Li Y，Luo D，et al. Epilepsy related to radiotherapy in patients with nasopharyngeal carcinoma. Epilepsy Res，2011，96（1-2）：24-28.

［88］ Tang Y，Luo D，Rong X，et al. Psychological disorders，cognitive dysfunction and quality of life in nasopharyngeal carcinoma patients with radiation-induced brain injury. PLoS One，2012，7（6）：365-429.

［89］ Titulaer MJ，Lang B，Verschuuren JJ. Lambert-Eaton myasthenic syndrome：from clinical characteristics to therapeutic strategies. Lancet Neurol，2011，10（12）：1098-1107.

［90］ Wang X，Ying H，Zhou Z，et al. A Successful Treatment of Radiation-Induced Temporal Lobe Necrosis With Mouse Nerve Growth Factor. J Clin Oncol，2011，29（17）：509-511.

［91］ Wang Z，Qi XK，Yao S，et al. Phenotypic patterns of MELAS/LS overlap syndrome associated with m. 13513G&gt；A mutation，and neuropathological findings in one autopsy case. Neuropathology，2010，30（6）：606-614.

［92］ Wenning GK，Stefanova N. Recent developments in multiple system atrophy. J Neurol，2009，256（11）：1791-1808.

［93］ Yu Shengyuan，Liu Ruozhou，Zhao Gang，et al. The prevalence and burden of primary headaches in China：A population-based door-to-door survey. Headache，2012，52（6）：582-591.

［94］ Zhao D，Hong D，Zhang W，et al. Mutations in mitochondrially encoded complex I enzyme as the second common cause in a cohort of Chinese patients with mitochondrial myopathy，encephalopathy，lactic acidosis and stroke-like episodes. J Hum Genet，2011，56（11）：759-764.

中英文专业词汇索引

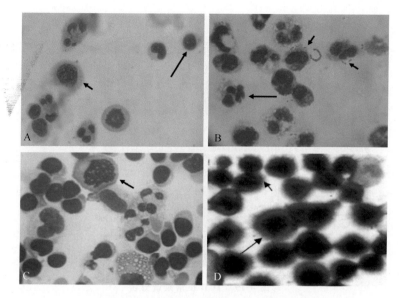

彩图 4-2　几种常见异常脑脊液细胞学检查

A：病毒性脑膜炎：淋巴细胞（长箭头）和激活淋巴细胞（短箭头）增多；B：化脓性脑膜炎：中性粒细胞增多（长箭头）和胞体内外的致病菌（短箭头）；C：结核性脑膜炎：中性粒细胞、浆细胞（箭头）和淋巴细胞三类炎细胞共存；D：新型隐球菌性脑膜炎：成堆的新型隐球菌（长箭头）和芽胞生成（短箭头）

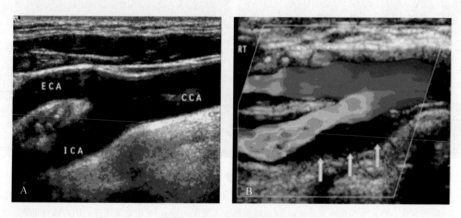

彩图 4-17　颈动脉超声显像

A：二维超声显像示正常颈动脉。CCA：颈总动脉；ECA：颈外动脉；ICA：颈内动脉。B：彩色多普勒血流影像示动脉硬化斑块。颈内动脉近端扁平型低回声斑块（均质回声、规则型，箭头所示）

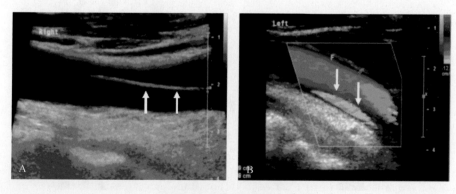

彩图 4-18　颈动脉夹层动脉瘤

A：二维影像纵断切面显示颈总动脉管腔内线状等回声（撕脱的内膜），形成双腔；

B：彩色多普勒血流影像（CDFI）显示双腔结构，前方为假腔，后方为狭窄的真腔（彩色血流）

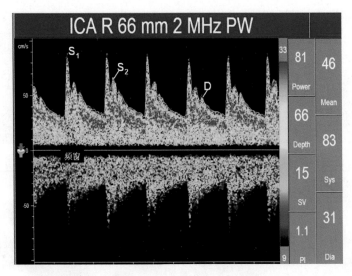

彩图 4-19　TCD 正常频谱分析

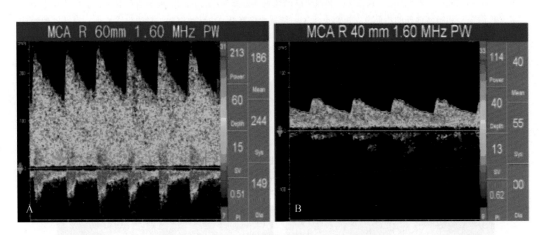

彩图 4-20　大脑中动脉重度狭窄 TCD 检测分析

A：右侧大脑中动脉（MCA R）狭窄段 Vs 244cm/s、Vd149cm/s、Vm186cm/s、PI 0.51，收缩期频窗小时，涡流、湍流频谱混叠。Vs：收缩期血流速度；Vd：舒张期血流速度；Vm：平均血流速度；PI：搏动指数。B：右侧大脑中动脉狭窄远段 Vs 55cm/s、Vd30cm/s、Vm40cm/s、PI 0.62，血流频谱呈低搏动性特征

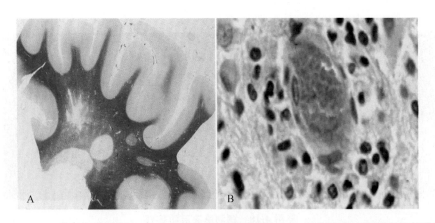

彩图 10-1　A：脑组织髓鞘染色（LFB）染色显示髓鞘脱失；B：脑组织内血管周围炎细胞浸润

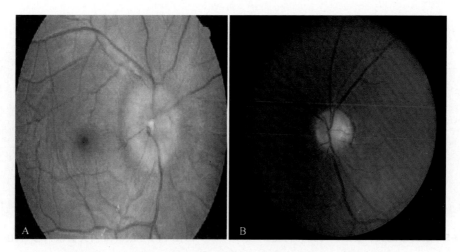

彩图 10-6　眼底镜检查显示视盘水肿（A 图）和视神经萎缩（B 图）

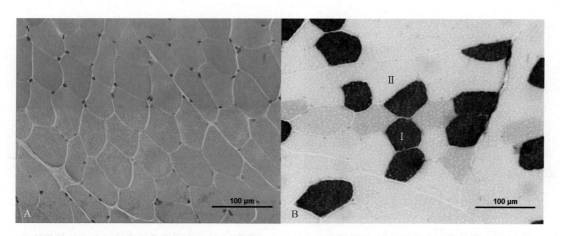

彩图 14-1　A：肌纤维多角状形态（HE 染色）；B：Ⅰ 型和 Ⅱ 型肌纤维（ATP 酶染色 pH 值 4.6）

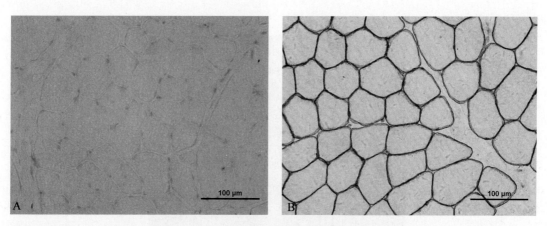

彩图 14-4　抗肌萎缩蛋白染色。A：患者肌纤维表面出现缺乏抗肌萎缩蛋白；B：正常对照

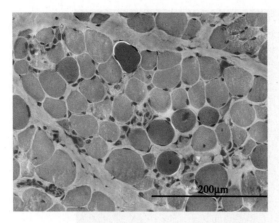

彩图 14-5　肌纤维肥大、萎缩、坏死和再生
（HE 染色）

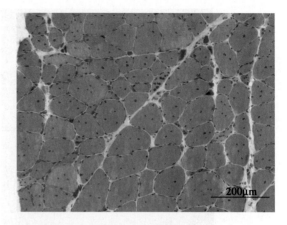

彩图 14-6　肌纤维内大量核内移（HE 染色）

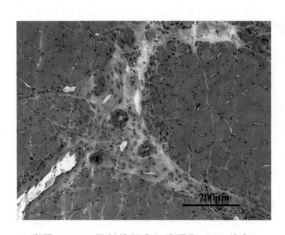

彩图 14-10　肌纤维间炎细胞浸润（HE 染色）

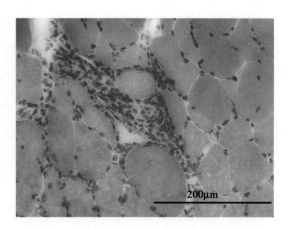

彩图 14-11　束周肌纤维萎缩和外膜的炎细胞浸润
（HE 染色）

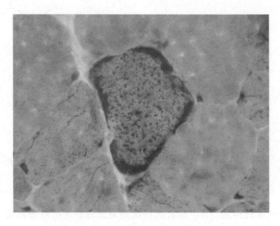

彩图 14-14　破碎红纤维（MGT 染色）

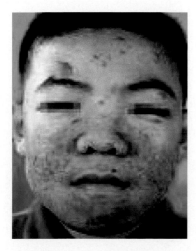

彩图 17-1　结节性硬化症

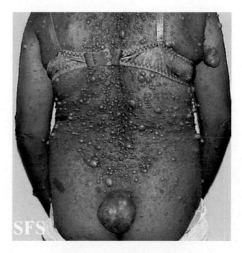

彩图 17-2　神经纤维瘤病